全国卫生职业教育新形态规划教材
（供护理专业使用）

临床基础护理技术

许利琼　牛　耿　罗伟香◎主编

北京科学技术出版社

INTRODUCING MACHIAVELLI: A GRAPHIC GUIDE by PATRICK CURRY,
ILLUSTRATIONS BY OSCAR ZARATE
Text and illustrations copyright ©2013 Icon Books Ltd
This edition arranged with ICON BOOKS LTD and The Marsh Agency Ltd
through BIG APPLE AGENCY, INC., LABUAN, MALAYSIA
Simplified Chinese edition copyright:
2024 SDX JOINT PUBLISHING CO., LTD
All rights reserved

图书在版编目（CIP）数据

临床基础护理技术 / 许利琼，牛耿，罗伟香主编
. —北京：北京科学技术出版社，2023.8
全国卫生职业教育新形态规划教材
ISBN 978-7-5714-3200-3

Ⅰ.①临… Ⅱ.①许… ②牛… ③罗… Ⅲ.①护理学
—高等职业教育—教材 Ⅳ.① R47

中国国家版本馆 CIP 数据核字（2023）第 156645 号

责任编辑：安致君
责任校对：贾　荣
责任印制：李　茗
封面设计：异一设计
版式设计：瑾源恒泰
出　版　人：曾庆宇
出版发行：北京科学技术出版社
社　　　址：北京西直门南大街 16 号
邮政编码：100035
电　　　话：0086-10-66135495（总编室）
　　　　　　0086-10-66113227（发行部）
网　　　址：www.bkydw.cn
印　　　刷：北京捷迅佳彩印刷有限公司
开　　　本：787 mm×1092 mm　1/16
字　　　数：700 千字
印　　　张：34.5
版　　　次：2023 年 8 月第 1 版
印　　　次：2023 年 8 月第 1 次印刷
ISBN 978-7-5714-3200-3

定　　价：88.00 元

编者名单

主　编　许利琼　牛　耿　罗伟香

副主编　陈午艳　彭粤铭　赵　冰　高　燕　谢　静

编　者（按姓氏笔画排序）

丁艳红（深圳市人民医院）

王　歌（深圳市人民医院）

牛　耿（深圳职业技术学院）

方安帅（深圳市人民医院）

邓武红（深圳市人民医院）

叶凤清（深圳市人民医院）

田素萍（深圳市人民医院）

师瑞月（深圳市人民医院）

庄艳云（深圳市人民医院）

江文霞（深圳市人民医院）

许士海（深圳市人民医院）

许利琼（吉安职业技术学院）

李　威（深圳市人民医院）

李锦铃（深圳市人民医院）

吴　敏（吉安职业技术学院）

应雪琴（吉安职业技术学院）

沈　艳（深圳市人民医院）

张译文（包头医学院卫生健康学院）

陈午艳（吉安职业技术学院）

陈美丽（深圳市人民医院）

陈燕如（深圳市人民医院）

罗伟香（深圳市人民医院）

赵　冰（沈阳医学院护理学院）

赵文英（深圳市人民医院）

钮学静（包头医学院卫生健康学院）

贺　艳（吉安职业技术学院）

袁　媛（西安思源学院）

徐　娜（吉安职业技术学院）

徐穗莲（深圳市人民医院）

高　燕（包头医学院卫生健康学院）

黄　蓉（吉安职业技术学院）

黄丽娴（深圳市人民医院）

梁　冲（西安思源学院）

彭粤铭（深圳市人民医院）

蒋玉蓉（深圳市人民医院）

曾建凤（吉安职业技术学院）

温　馨（包头医学院卫生健康学院）

谢　静（昌吉职业技术学院）

谢曼英（深圳市人民医院）

管　骅（深圳市人民医院）

潘楚云（深圳市人民医院）

戴宁军（深圳市人民医院）

前　　言

《临床基础护理技术》是卫生行业护士"三基三严"的核心内容，也是高等职业教育护理类专业的核心课程。

2019年国务院印发的《国家职业教育改革实施方案》指出：要借鉴"双元制"等模式，总结现代学徒制和企业新型学徒制试点经验，校企共同研究制订人才培养方案，及时将新技术、新工艺、新规范纳入教学标准和教学内容，强化学生实习实训；要校企"双元"合作开发国家规划教材，倡导使用新型活页式、工作手册式教材并配套开发信息化资源。

为适应新时期职业教育改革发展，本团队在长达6年院校联合培养合作的基础上，编写了《临床基础护理技术》教材。

本教材特色鲜明，主要体现在5个方面。

一是医校、校校合作。医学教育日新月异，护理技术也与时俱进，本教材内容由院校编者保留吸收各层级护理教育成熟技术，医院编者补充完善临床新技术，保证编写内容和临床对接紧密，适用于护理专业学生和临床护理人员。

二是项目化课程构建。本教材设计遵循护理工作岗位要求，以护理工作过程为导向，构建项目化课程。按照病人从入院到出院的护理工作流程，遵循学生由易到难的认知逻辑，设计"模块引领—项目导入—任务驱动"编写框架，符合职教特色，具有创新性。

三是案例引导教学。教材结构中创设了"案例导入""案例分析""案例讨论"等板块，所有案例均是由医院编者选取的最新临床典型案例。教材围绕育人目标，紧扣教学内容，导入临床情境，运用临床思维分析案例，开展案例讨论。将临床整体护理"提出问题、解决问题"的方法和理念融入教学内容，培养学生独立自主的创新意识。案例引导是护理类教材的创新之举，也是本教材的核心特色。

四是临床"三新"（新技术、新规范、新指南）融入。本教材共包括6个模块、23个项目、76个任务。每个任务均由一位院校编者和一位医院编者共同完成，编者参考最新的行业规范、技术标准、操作指南，以确保每个任务的先进性、规范性、科学性。教材中纳入了护理技术操作用语及规范流程考核表等内容，有利于引导和启发学生在护患沟通时的主动性，强化学生的人文关怀意识。

五是新型活页式。本教材为新型活页式，教师可结合具体教学计划、实训条件及学生实际情况安排教学内容，也可以对项目和任务进行改造，重新排列和自由组合。每个任务实施都按照护理程序设计了工作任务单，方便学生开展课中实训活动和课后实训总结。

《"十四五"卫生健康人才发展规划》提出全面推进健康中国建设，将老年健康、医养结合、托育服务、健康服务业等相关领域人才需要一并纳入卫生健康人才范畴。结合高等职业学校护理专业的培养目标，本教材适用于在各级各类医疗机构、养老机构、保健机构等领域从事临床护理、养老护理、健康保健等工作的高素质技术技能人才。

习近平总书记在党的二十大报告中指出："教育、科技、人才是全面建设社会主义现代化国家的基础性、战略性支撑。"要坚持人才是第一资源，坚持面向人民生命健康，努力培养造就现代化强国战略需要的高技能人才。本教材立足医药卫生行业，为全面提升护理人才培养质量，推进健康中国建设，促进全民健康提供强有力的人才保障。

在整个教材的编写过程中，我们得到了42位编者所在单位相关领导和同事们的大力支持，在此表示衷心感谢。

尽管我们在本教材的编写过程中付出了许多辛苦和努力，但由于能力和水平有限，难免会有疏漏之处。我们衷心希望使用本教材的教师、学生以及临床护理人员能够及时给予批评和指正。我们将虚心听取大家的意见和建议，继续不断完善教材，努力打造符合职业教育特色的一流教材。

许利琼　牛　耿　罗伟香

2022 年 5 月

目　录

模块四　基本生命支持

模块一 入院基础护理

项目一 医院护理环境

教学计划表

授课主题		项目一 医院护理环境
工作任务		任务1 认识医院 任务2 医院环境管理
建议学时		2学时
教学目标	知识目标	1. 掌握医院的性质与任务 2. 掌握医院环境的种类 3. 掌握医院科室的设置和护理工作 4. 熟悉医院环境的调控
	能力目标	1. 能正确介绍医院的基本环境和组织机构 2. 能为病人创设良好的住院环境
	素质目标	1. 具有严谨求实的工作态度 2. 有"爱伤"观念，确保病人安全
教学重点		1. 门诊部、急诊科、病区的护理工作 2. 病区物理环境的调控
教学难点		病区社会文化环境创设

任务1 认识医院

【案例导入】

张某，男，68岁，正在公园散步。突然，他感到胸口有压迫感，疼痛逐渐加剧，像是有人在胸骨后方施加巨大压力。这种疼痛逐渐向他的左臂、左肩、颈部和下颌部蔓延。张某想起了以前听说过的"心梗"症状，开始感到恐慌。随着时间的推移，张某感到呼吸急促，即使停止散步也无法缓解。他开始冒冷汗，额头湿漉漉的。恶心感袭来，张某觉得胃部不适，甚至有呕吐的冲动。和他一起散步的李某说："500 m 左右有一家区级医院（医院等级是一级甲等），我们快去那里吧！"

请问：

（1）可以送张某去区级医院就诊吗？

（2）应该送到什么级别的医院？到医院哪个科室就诊？

（3）在候诊过程中护士应该做哪些护理工作？

【知识基础】

（一）医院的概念

医院是对广大民众或特定人群进行防病治病的场所，是提供诊治和护理服务的医疗卫生机构。医院配有一定数量的病床设施、医务人员和必要的医疗设备。

（二）医院的性质与任务

1. 医院的性质

根据 1982 年 1 月 12 日原卫生部颁布实施的《全国医院工作条例》，医院的基本性质是："医院是治病防病，保障人民健康的社会主义卫生事业单位，必须贯彻国家的卫生工作方针政策，遵守政府法令，为社会主义现代化建设服务。"

2. 医院的任务

《全国医院工作条例》在阐明医院性质的同时，还明确了医院的任务："以医疗工作为中心，在提高医疗质量的基础上，保证教学和科研任务的完成，并不断提高教学质量和科研水平。同时做好扩大预防、指导基层和计划生育的技术工作。"

（1）医疗工作。医院的主要任务是医疗工作。医疗工作以诊治和护理两大业务为主体，并与医技部门密切配合形成医疗团体，为病人提供优质的医疗和护理服务。门诊、急诊是医疗工作的第一线；住院医疗是针对危重、疑难、复杂等病人进行的诊治和护理；康复医疗是运用物理、心理等方法，消除和缓解病人的功能障碍，弥补和重建病人的功能缺失，设法改善和提高病人的各方面功能。

（2）教育教学。医学各个专业的教育都包括学校教育和临床实践两个阶段，医院为医学生提供了临床实践的场所，目的是加强理论联系实际，提高临床实践技能。同时医学教育的一个显著特点是终身教育制，在提高学校教育质量的同时，加强专业培训制度化、规范化的工作，使毕业后继续教育成为医学生毕业后都必须接受的一种医学正规教育制度。因此，医院也是在职人员接受继续教育的场所，目的是更新知识，提高业务技术水平。

（3）科学研究。许多临床问题是科学研究的主要课题，因此医院是医学学科发展的重要基地，承担了科学研究的工作。通过开展科研工作，一方面可以解决临床上的各种疑难问题，推动医学学科的发展；另一方面也可将科研成果应用到教学中，促进医学教学的发展。

（4）预防保健和社区卫生服务。除了上述各项任务外，医院还是人民群众的卫生保健中心，承担着各级预防保健和社区卫生服务工作。如进行健康教育、健康咨询、疾病普查、指导优生优育、倡导健康生活方式等工作，加强人民群众的自我保健意识以提高生活质量。

（三）医院的种类

根据分类方法的不同，可将医院划分为以下类型。

1. 按收治范围分类

可分为综合性医院和专科医院。

（1）综合性医院。设有一定数量的病床且分科全面，一般设有内科、外科、妇产科、儿科、五官科、皮肤科、肿瘤科、传染科、中医科等各类疾病的诊疗科室，还有药剂、检验、影像等医技部门，并配有相应的医务人员和设备。综合性医院除了医疗功能之外还具有教学、科研、预防保健等功能。

（2）专科医院。主要针对某种疾病或某些器官的疾病而设的医院，如肿瘤医院、传染病医院、结核病防治院、精神卫生中心、口腔医院、眼科医院、妇产科医院、职业病防治院、康复医院等。

2. 按特定任务分类

根据特定任务和特定服务对象可将医院分为企业医院、军队医院、医学院校附属医院等。

3. 按所有制分类

根据所有权不同可将医院分为全民所有制医院、集体所有制医院、个体所有制医院、股份制医院和中外合资医院等。

4. 按医院分级管理办法分类

医院分级管理就是按照医院不同的任务与功能、设施条件、医疗服务质量和管理水平、技术建设水平等进行综合评价，将医院划分为三级（一、二、三级）十等（每级设甲、乙、丙三等，三级医院增设特等）。

（1）一级医院。是直接向有一定数量人口的社区提供预防医疗、保健和康复服务的基层医疗卫生机构，是我国三级医疗结构的基础。病床数量一般在 20~100 张，如农村乡、镇卫生院，城市街道卫生院等。

（2）二级医院。是向多个社区提供全面的医疗、护理、预防保健服务的卫生机构，并能承担一定的教学、科研任务及指导基层卫生机构开展工作的地区性医院。病床数量一般在 100~500 张，如一般市、县医院，省、直辖市的区级医院和一定规模的企事业单位、厂矿等的职工医院。

（3）三级医院。是向跨地区、省、市，在全国范围提供医疗卫生服务的机构，是国家高层次的医疗卫生机构。一般是省或全国的预防、医疗、教学和科研相结合的技术中心，可直接提供全面的医疗护理、预防保健和高水平的专科服务，同时指导一、二级医院的医疗工作。病床数量一般在500张以上，如国家、省、市直属的大医院，医学院的附属医院等。

5. 按经营目的分类

分为非营利性医院和营利性医院。

（四）医院的组织结构

目前我国医院的组织结构是以原国家卫生和计划生育委员会统一颁布的《综合医院组织编制原则》为依据而设置的。各个医院的组织结构基本相似，实行院长负责制。大致可分为：行政后勤部门、诊疗部门和辅助诊疗部门（图1-1-1-1）。各部门之间分工明确，各尽其责，并且相互协调，相互合作。医院的护理组织结构有两种形式：300张床位以上的医院要求设立护理部，实行"护理部主任—科护士长—病区护士长"三级管理

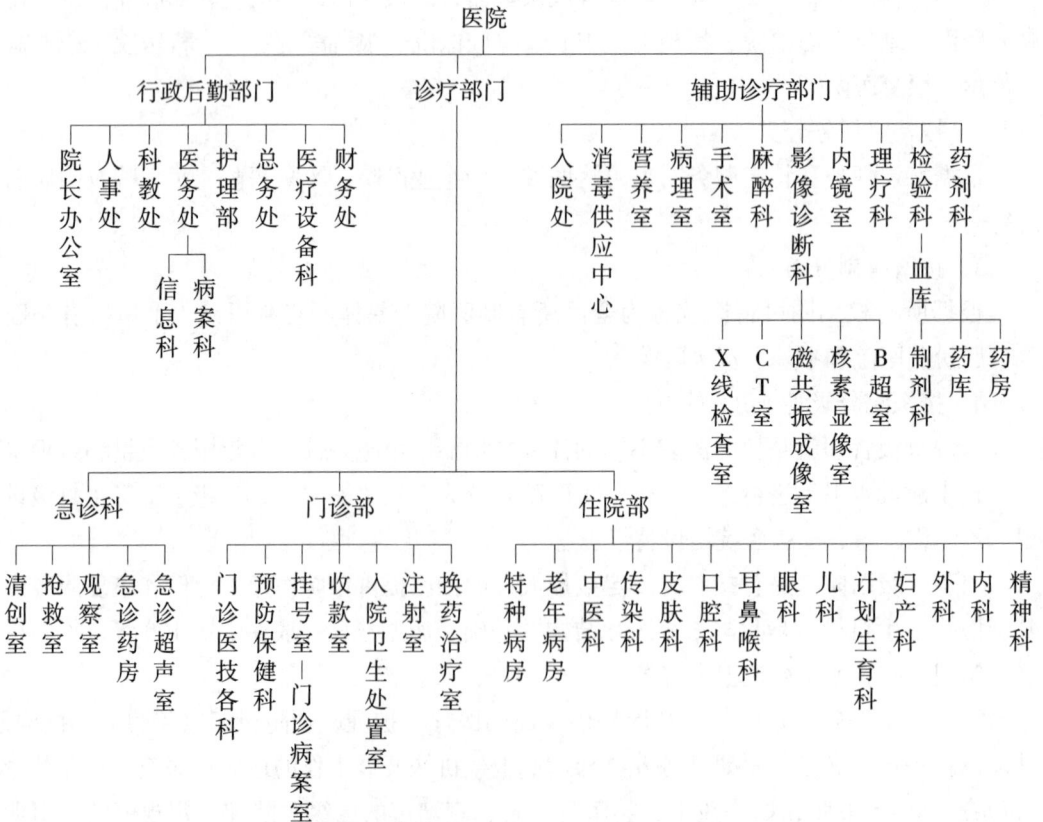

图1-1-1-1 医院的组织结构

体系；300张床位以下的医院要求由总护士长负责，实行"总护士长—病区护士长"二级管理体系。

（五）医院业务科室的设置和护理工作

1. 门诊部

门诊部作为医疗工作的第一线，是医院重要的服务窗口，是集诊查、治疗、处置、科研教学、心理咨询、卫生宣教、计划免疫及行政管理于一体的功能部门。门诊部的工作直接反映医院的服务质量与水平，因此，门诊部的医护人员应努力为病人提供优质的服务和就医环境。

（1）门诊部的特点与设置要求。门诊部具有病人数量多、分布不均、流动性强、人员杂、病种多、就诊时间短、病情观察受限、诊疗环节复杂等特点，同时还具有病人要求多、投诉多、医生连续性差、风险大等特点。这就要求医院门诊部的设置要充分体现"以病人为中心"的服务理念，具体措施如下。

1）优化就诊流程，使就诊流程清晰明了，标识醒目。

2）门诊的候诊和就诊环境设置以方便病人为目的，门诊科室分布指示清晰，诊疗部门布局合理，同时保持环境的整洁、安静、舒适，并配备绿色植物。

3）增加便民措施，如在相应区域配置电脑查询机、自动提款机、简易商店等。

4）医务人员应保持仪表整洁规范，以建立病人对医院的信任感和安全感，并营造一种愉快、温馨的就医氛围，同时导医应改变接诊模式，接诊病人时应主动热情。

（2）门诊部的环境布局要求。门诊部设有与各科室相对应的诊室，并设有咨询处、挂号处、收费室、候诊室、治疗室、输液室、手术室、换药室、化验室、药房等。诊室内配备诊查床，床边设有遮隔设备，室内设有洗手池和诊断桌，诊断桌上放置各种检查用具、化验单、检查申请单、处方等。治疗室内备有各种抢救物品和设备，如吸氧装置、电动吸引器、除颤仪等，各种物品应分类放置。随着社会的不断发展和人们就医观念的改变，医院门诊的就医环境愈来愈受到人们的重视，因此，加强医院门诊环境的建设和管理是医院人性化服务建设的重中之重。

（3）门诊部的护理工作。

1）预检分诊。预检分诊工作应由经验丰富的护士担任，应做到先预检分诊后挂号就诊。门诊护士应热情接待病人，在简明扼要地询问病史、观察病情和护理体检的基础上，对病人进行初步的评估，判断病情的轻重缓急和隶属专科，给予病人合理的分诊和挂号指导。对疑似传染病病人或传染病病人实行严格的隔离措施，防止传染病的扩散传播。

2）组织候诊与就诊。病人挂号后，应分别到各科门诊候诊室等候就诊。为保证病人候诊和就诊顺利，尽可能缩短病人的候诊时间，维持好诊疗秩序，护士应做好以下护理工作：整理候诊厅和各诊疗室的环境，使候诊厅和各诊疗室保持适宜的温度和湿度，准备好诊疗所需用物并保证其性能良好；分开并整理初诊和复诊病历，收集整理各种化验单和检查报告单；维持良好的候诊环境和诊疗环境，指导病人按挂号顺序有序就诊，如遇高热、剧痛、呼吸困难、出血、休克等病情加重的病人，护士应立即安排其就诊或将其送急诊处理。对病情较重或年老体弱的病人，可适当调整就诊顺序，让其提前就诊；密切观察候诊病人的病情变化，根据病情测量病人的体温、脉搏、呼吸、血压等，并将结果记录在门诊病历上；必要时可协助医生进行诊查工作；需要时指导病人正确留取各类标本，耐心解答病人及其家属提出的相关疑问；就诊结束后及时整理用物、检查并关闭门窗和电源。

3）健康教育。护士可以利用候诊时间对病人开展健康教育，根据就诊专科的特点和性质，耐心、热情地向病人介绍该专科常见病、多发病的预防、治疗及康复等相关知识。护士可以采取形式多样的健康教育方式，如健康教育小手册、图片、视频、口头语言等。

4）治疗工作。根据医嘱执行需在门诊进行的治疗，如注射、换药、导尿、灌肠、穿刺、引流等，应严格遵守查对制度和操作规程，及时、准确地给门诊病人实施治疗，确保治疗安全有效。

5）消毒隔离。门诊是病人的集散地，病种多而复杂，人群流动性大，容易发生交叉感染，因此要认真做好消毒隔离工作。要按规定对门诊部的空间、地面、墙壁、桌椅、扶手、诊查床、平车、轮椅等定期进行严格的清洁和消毒处理，医疗垃圾分类后及时处理。对传染病病人或疑似传染病病人，应将其分诊到隔离门诊就诊，并按规定做好疫情报告工作。

6）保健工作。经过相关培训的护士可直接参与各类保健门诊的咨询、健康体检、疾病普查、预防接种等保健工作。

2．急诊科

急诊科是医院的独立科室，是抢救危、急、重症病人的重要场所，可为病情危及生命的病人或意外灾害事件提供快速、高效的医疗服务，是城市急救网络的基本组成部分，在医疗服务体系中占有重要的地位。

（1）急诊科的特点与设置要求。急诊科的特点是危、急、重症病人多，时间紧、周转快等，这就要求医院合理安排人力和物力资源，配备经过专业培训、能胜任急诊工作的医务人员，对从事急诊工作的护士实行定期培训、合格上岗制度；合理配置急救设备和药品。急诊是抢救病人生命的第一线，急诊科的管理应达到标准化、程序化和制度化。急诊科的设置要以方便抢救病人为目的，以最大限度地缩短候诊时间、争取抢救时机、提高抢救效率为原则。具体要求如下。

1）急诊科应位于医院的前部或一侧，标志醒目，便于寻找。

2）急诊环境应宽敞、明亮、安静、整洁、空气流通。

3）各个工作单元布局合理并设有明显标志，路标指向清晰。

4）夜间有明显的灯光和快捷通畅的抢救通道。

（2）急诊科的环境布局要求。急诊科一般设有护士站、预检处、诊疗室、抢救室、监护室、留观室、清创室、治疗室、处置室等，并配有挂号室、收费室、药房、急诊化验室、急诊超声室、急诊CT室等，形成一个相对独立的单元，以保证急救工作的顺利实施。

（3）急诊科的护理工作。

1）预检分诊。护士接待急诊病人后，要通过"一问、二看、三检查、四分诊"的顺序，快速准确地做出判断，并立即通知相关专科医生进行诊治。如遇需要立即展开抢救的危重病人，应立即通知值班医生并送往抢救室，配合医生进行抢救；如遇患有或疑似患有传染病的病人，应立即将其安排到隔离室就诊；如遇意外灾害事件，应立即通知护士长和医院相关部门快速启动应急预案并配合救治伤员；如遇法律纠纷、刑事案件、交通事故等事件，应尽快通知医院保卫部门或直接联系公安部门，保留有效证据，并请家属或陪送者留下，以协助相关部门了解情况。

2）准备抢救物品。抢救物品包括一般物品、无菌物品、急救药品、抢救设备和通信设备。一般物品主要有：听诊器、血压计、开口器、压舌板、舌钳、吸氧管、吸痰管、胃管、止血带、手电筒、输液架等；无菌物品主要有：各种急救包、穿刺包，各种无菌敷料包，各种无菌手术包、气管插管包、导尿包，各种型号的注射器、输液器、输血器、无菌手套等；急救药品主要有：中枢神经兴奋剂、强心剂、利尿剂、血管扩张剂、抗心律失常药、拟肾上腺素药、镇痛镇静剂、抗胆碱药、止血药等，此外还有解毒药、纠正水、电解质紊乱及调节酸碱平衡失调的药物等；抢救设备主要有：氧疗设备、负压吸引设备、多功能生命体征监测仪、电除颤器、心脏起搏器、简易呼吸器、呼吸机、超声波诊断仪、洗胃机、心电图机、血气分析仪、血液净化仪、体外起搏器、输液泵、注射泵、肠内营养输注泵及各种急救用具等；通信设备主要有：电话、传呼系统、对讲机等。

所有抢救物品要做到"五定"，即定品种数量、定点放置、定人保管、定期消毒灭菌和定期检查维修，抢救物品的完好率要求达到100%。所有护士都必须熟练掌握抢救物品和设备的性能及使用方法。

3）配合抢救。急诊护士应严格按急诊服务流程与规范，积极配合医生进行以下抢救工作。①在医生到达之前，护士应根据病人病情做出初步判断，并立即实施必要的紧急处理，如保持呼吸道通畅，进行人工呼吸、胸外心脏按压、给氧、吸痰、洗胃、止血、配血、固定、建立静脉输液通道等，为病人的抢救争取时间，为医生的治疗收集信息。②在医生到达后，护士应立即汇报处理情况，正确执行医嘱（包括口头医嘱），积极配合医生进行抢救，同时密切观察病人病情变化，判断抢救效果，及时为医生提供相关资料；一般情况下，医生不得下达口头医嘱，但抢救急、危、重症病人时可以下达口头医嘱。护士在执行口头医嘱时应当复诵一遍，双方确认无误后方可执行。③做好抢救记录。及时、准确、清晰、规范地做好抢救记录。记录的内容应包括病情变化、抢救时间及措施、参加抢救的医务人员姓名及专业技术职称等，并且一定要注明病人和医生到达的时间，抢救措施落实的时间，急诊病历书写的就诊时间应当精确到分钟。抢救结束后，医生应在规定时间内及时据实补记口头医嘱。④认真执行查对制度。各种急救药品的空瓶须经两人核对无误后才可丢弃，输液和输血的空瓶、空袋应集中按规定放置，以便进行统计和核对。

4）留院观察。急诊科一般都设有留院观察室，配有一定数量的观察床，以收治暂时不能确诊、不宜搬动、病情危重且暂时住院困难或经过短时间留院观察后可以离院的病人。一般病人的留院观察时间为3~7 d。留院观察室的护理工作包括：对留院观察的病人进行入室登记，建立病案，详细填写各项护理记录，书写病情报告；加强对留院观察病人的病情观察，及时处理和执行医嘱，做好病人的晨晚间护理和心理护理；做好留院观察病人及其家属的管理工作。

3. 病区

病区是医务人员为住院病人提供医疗服务的主要功能区，是住院病人在医院接受诊疗、护理及康复休养的主要场所，也是医务人员开展医疗、预防、教学和科研活动的重要基地。病区的设置、布局和管理直接影响医疗护理各项任务的完成和服务质量，因此，护士应为病人创设一个舒适、整洁、安静、安全的物理环境，以促进病人身心健康和保证医院各项任务顺利完成。

（1）病区的设置和环境布局。要求每个病区设有护士站、医生办公室、会议室、医护休息室、值班室、示教室、病室、抢救室、危重病室、治疗室、换药室、配膳室、仓库、浴室、厕所、处置室等。有条件的病区还可设置病人康复室、娱乐室、会客室等。护士站应设在病区的中心位置，并与抢救室、危重病室、治疗室相邻，以方便护士观察重症病人的病情变化及实施抢救。

每个病区最好设置30~40张床位，每间病室设2~4张床位，尽量配备卫生间，也可根据需要设置单间。病床应配有床旁桌椅和遮隔设备，且床间距不小于1 m，以利于保护病人隐私和方便治疗护理。除此之外，还应配置中心供氧装置和中心负压吸引装置、呼叫系统、电视、电话、壁柜等。现代化医院建设要求病室向家庭化发展，更有利于病人适应住院环境，促使病人放松和增加病人舒适感。

（2）病区的环境管理。病区的环境管理要尽可能体现对病人的人文关怀。具体体现在：①病室墙壁颜色应尽可能选择较柔和的暖色调，有利于病人保持平静的心情；②及时协助病人更换污染的被服以保持病人床单位的整洁和舒适；③病床之间要有足够的活动空间，避免过分拥挤和狭窄；④医疗仪器和设备要做到定点放置和专人管理，勤擦拭、勤整理；⑤积极为病人创造和谐的病室气氛，介绍同病室的病人相互认识，鼓励病人之间加强交流，以促进病人的身心康复。

（3）病区的护理工作。病区护理工作的核心是以病人为中心，运用护理程序对病人实施系统化整体护理，为病人提供优质护理服务，满足其生理、心理、精神、文化和社会的需要，促进病人早日康复。主要护理内容可归纳如下。

1）迎接新病人。护士应在接到住院处通知后立即根据病人病情做好接收新病人的所有准备工作，包括准备合适的病人床单位，建立住院病历，必要时准备抢救设备和物品等。

2）做好入院之初的护理工作。包括向病人介绍主管医生、主管护士、各种规章制度、病区环境，进行护理体检，书写护理病历，制订护理计划，实施护理措施，评价护理效果等。

3）做好住院期间的护理工作。包括正确执行各种医嘱，及时正确实施治疗和护理措施，观察病情变化，评估治疗与护理效果，及时解决病人出现的生理、心理及社会问题，并做好住院病人的各项生活护理和基础护理工作。

4）做好出院、转出及死亡病人的护理工作。

5）做好病区环境管理工作，避免和消除一切不利于病人身心康复的环境因素。

6）开展病区管理、临床教学、培训和护理科研活动，不断提高临床护理工作水平和质量。

【案例分析】

一级医院是直接向有一定数量人口的社区提供预防医疗、保健和康复服务的基层医疗卫生机构，是我国三级医疗结构的基础。张某出现了急性心肌梗死的相关症状，情况危急，应立即拨打120，将其送往有胸痛救治绿色通道的三级医院救治。虽然事件发生的时间是周一上午9点，医院门诊正常开诊，但病人情况紧急，病情变化快，应该立即送往急诊进行救治。急诊科是医院的独立科室，是抢救危、急、重症病人的重要场所，可为病情危及生命的病人或意外灾害事件提供快速、高效的医疗服务。到达急诊后，预检分诊护士要通过"一问、二看、三检查、四分诊"的顺序，快速准确地做出判断，并立即通知相关专科医生进行诊治。同时做好生命体征测量和登记，如果病人情况危重，应当直接将其送入抢救室并进行对症处理。

【学习总结】

请总结各级各类医院的特点。

（曾建凤　彭粤铭）

任务 2　医院环境管理

【案例导入】

张某在人民医院抢救室通过心电图检查、心肌酶学检查后，被初步判断为非 ST 段抬高型心肌梗死，护士给予开放静脉通道、心电监护、遵医嘱用药后，症状有所缓解。心内科医生会诊后收入冠心病监护病房（CCU）进一步治疗。

请问：

（1）作为病区护士，你应该如何为病人提供良好的住院环境？

（2）你应该如何与病人建立良好的护患关系呢？

【知识基础】

病区环境管理

1. 病区环境的特点

良好的病区环境应具备以下特点。

（1）专业的医疗护理服务。医疗护理服务的对象是病人，病人具有生物和社会双重属性。因此，在专业分工越来越精细的同时强调各专业人员团结协作，共同为病人提供高质量的综合服务。由于护理人员在提高医疗护理服务质量中发挥着相对独立的作用，因此，现代医院对护理人员专业素质的要求在不断提高，要求其具备扎实过硬的专业理论知识、熟练规范的操作能力和丰富的临床经验，能够科学地护理病人，并在专业发展日新月异的同时能满足病人多方位的健康需求。

（2）安全舒适。医院作为病人治疗疾病、恢复健康的场所，应将满足病人安全的需要放在第一位。病人的安全舒适感来自以下几个方面。

1）舒适的物理环境。物理环境包括空间、空气、光线、温度、湿度、噪声等。医院的建筑设计、环境布局、设备配置等应符合相关要求和标准，各种安全设施齐全且性能良好。

2）安全的生物环境。在治疗性医疗环境中，致病菌及感染源相对密集，容易发生交叉感染。因此，应建立完善的医院感染监控系统，健全并执行相关制度，避免医院感染的发生，保证医院生物环境的安全性。

3）和谐的社会环境。良好的医患、护患关系能有效地减轻和消除病人的压力，有助于提高治疗效果。因此，医护人员应耐心热情地对待病人，积极与病人建立良好的人际关系，为病人营造良好的就医氛围，加强对病人的心理支持，以增加病人的心理安全感。

（3）统一管理。医院的医疗服务面广，分工协作部门多，在"一切以病人为中心"的服务理念指导下，制定医院的规章制度，统一管理，保证病人和工作人员的安全，提高工作效率和服务质量。

（4）特殊的医院文化。医院文化有狭义和广义之分。狭义的医院文化是指医院在长期医疗活动中逐渐形成的以人为核心的价值观念、文化理论、生活方式和行为准则等。广义的医院文化泛指医院主体和客体在长期的医学实践中创造的特定的物质财富和精神财富的总和。适宜的医院文化是构建和谐医患关系的必要条件，医院文化的构建正在由表层的物质文化向深层的精神文化渗透，将"以病人为中心"的服务理念融入医院管理中是医院文化建设的关键。

2. 病区环境的调控

病区环境直接影响住院病人的身心舒适和治疗效果，病人都希望能在安全、舒适和优美的环境中接受治疗、护理和休养，因此，创造并维持适宜的病区环境是护士的重要职责。当病区环境不能满足病人的身心需要时，护士应积极采取适当的措施对其进行调控。病区环境可分为物理环境和社会文化环境两大类。

（1）病区的物理环境。物理环境是医院存在和发展的基础，主要指医院的建筑设计、基础设施以及环境布局等，它是表层的、有形的、具体的，包括工作场所、视听环境、嗅觉环境、诊疗单元、仪器设备等。物理环境是影响病人身心舒适的重要因素，关系到疾病的治疗效果和转归。因此，保持物理环境的整洁、舒适、安全和美观，应从以下几个方面进行调控。

1）空间。每个人都需要一个适合其成长、发展及活动的空间，医院在为病人安排住院空间时，必须考虑到病人的整体需求。要尽可能在医院条件允许的情况下，综合考虑病人的病情、不同个体的需要，以保证病人有足够的活动空间，同时方便治疗和护理操作的实施。

2）温度。适宜的温度使病人感觉安宁舒适，有利于病人休息、治疗及护理工作的进行。一般来说，普通病室内适宜的温度是 18～22℃，产房、手术室、新生儿室、老年病室内适宜的温度是 22～24℃。室温过高会使神经系统受到抑制，干扰呼吸和消化功能，不利于体热散发，使人烦躁，影响体力恢复；室温过低则使病人畏缩不安、肌肉紧张、缺乏动力，也容易在诊疗护理时受凉。

病室内应配有室温计，以便护士能随时评估和调节室内温度。护士可根据气温变化采取不同的调节措施，如夏季气温过高时，可采用空调或电风扇调节室温，也可打开门窗增加室内空气流通，加快体热的散发，以使病人感觉舒适；冬季除空调外还可采用暖气或其他取暖设备保持合适的室温；此外，护士在实施各种护理措施时应尽可能避免不必要的病人身体暴露，防止病人受凉。

3）湿度。指空气中含水分的程度。病室湿度一般指相对湿度，即在一定温度条件下，单位体积的空气中所含水蒸气的质量与饱和气压的百分比。湿度会影响皮肤蒸发散热的速度，从而造成人体对环境舒适感的差异；温度的高低会影响人体对湿度的需要，温度越高，对湿度的需求越低。病室相对湿度以 50%～60% 为宜，湿度过高或过低都会给病人带来不适感。湿度过高，蒸发散热作用减弱，抑制汗液排出，病人感到潮湿、气闷，尿液排出量增加，加重肾脏负担；湿度过低，室内空气干燥，人体蒸发大量水分，可引起口干咽痛、烦渴等不适，对气管切开或呼吸道疾病的病人尤其不利。

病室内应有湿度计，以便护士能随时评估和调节室内湿度。当室内的湿度过低时，可使用加湿器，无条件时，可以在地面上洒水，冬天可在暖气或火炉上安放水槽、水壶等蒸发水汽以提高室内湿度。当湿度过高时，最好使用空气调节器、除湿器等，无条件时，可通过打开门窗使空气流通以降低湿度。在调节湿度的同时注意病人皮肤的护理，当皮肤潮湿、出汗较多时，应及时给予清洁护理并更换衣服；当皮肤干燥时，可涂抹润肤乳增加湿度。

4）通风。通风可促进室内空气流通，保持空气新鲜，并可调节室内的温度和湿度，降低室内空气中二氧化碳的浓度及微生物的密度，减少呼吸道疾病的传播。不洁空气易导致呼吸道疾病的传播，而且污浊的空气中氧气含量不足，容易使人出现烦躁、倦怠、头晕和食欲缺乏等症状。因此，病室应每日定时开窗通风换气。通风效果与通风面积（门窗大小）、室内外温度差、通风时间和室外气流速度有关。一般通风 30 min 即可达到完全置换室内空气的目的。通风时应避免对流风直接吹到病人，冬季通风时应注意保暖。

5）噪声。指能使人产生生理和心理不适的一切声音，凡是不想听、不悦耳，对人的生理及心理造成影响的声响都属于噪声。一般来说，在健康状态下，人需要一定的声音刺激，但当健康状况不佳时，人适应噪声的能力减弱，少许噪声也会影响病人情绪，影响其休息和睡眠。衡量噪声强度的单位是"分贝"（dB），根据世界卫生组织规定的噪声标准，白天病区较适宜的噪声强度是 35～40 dB。我国环境保护部 2008 年发布的《社会生活环境噪声排放标准》中规定，白天医院病室的噪声应控制在 40 dB 以下，夜间医院病室的噪声应控制在 30 dB 以下。噪声会影响人的身心健康，严重的噪声会引起听力损害甚至能造成听力的丧失。噪声的危害程度取决于噪声强度大小、噪声频率高低、噪声持续时间和个人耐受性。噪声强度在 50～60 dB 时就能产生相当大的干扰；长时间处于 90 dB 以上的环境中，能导致耳鸣、血管收缩、血压升高、肌肉紧张，以及出现头痛、失眠、焦躁等症状；突发性噪声，如爆炸声、鞭炮声、警报声等，虽然持续时间短，但当强度高达 120 dB 以上时，可造成高频率的听力损害，甚至永久性耳聋。

作为护士应尽可能为病人创造一个安静的环境，虽然周围环境中的噪声有时并非护士所能控制的，但病区工作人员可以做到"四轻"以减少噪声，"四轻"即说话轻、走路轻、操作轻、关门轻。①说话轻：说话声音不可太大，工作人员应评估自己的音量并保持适当的音量。但也不可耳语，避免病人产生怀疑、恐惧与误会。②走路轻：应穿软底鞋，走路时脚步要轻巧，防止发出不悦耳的声音。③操作轻：操作时动作要轻，整理物品时应避免相互碰撞，应定期检查推车的轮轴并滴注润滑油，桌椅脚应钉橡胶垫，以减少因摩擦而发出的声音。④关门轻：病室的门窗应定期检查维修，开关门窗时，随时注意轻开、轻关，以避免产生不必要的噪声。

除此之外，护士还应向病人及其家属宣传保持病室安静的重要性，以取得他们的理解和配合，共同为病人创造一个安静的休养环境。同时，过于安静的病室环境容易使病人产生孤寂感，可鼓励病情较轻及恢复期的病人使用带耳塞的收音机或随身听，随时收听新闻、音乐及各种信息，以丰富病人的住院生活。

6）光线。病室采光有自然光源和人工光源两种，护士可根据不同情况的需要以及不同病人对光线的需求进行调节。

自然光源指阳光，阳光是维持人类健康的要素之一，当阳光照射到人体，会通过皮肤感受器和视觉分析器作用于中枢神经系统，经反复的反射作用调整人体各器官和组织的生理功能，促进身体健康。阳光中的红外线、可见光、紫外线等都具有很强的生物学作用。适当的阳光照射能使照射部位温度升高、血管扩张、血流加速，改善皮肤和组织的营养状况，使人食欲增加、心情愉快。阳光中的紫外线具有灭菌作用，并可促进人体内维生素 D 的合成。同时，光线的变化能减少病人与外界的隔离感。因此，护士应经常开启门窗、打开窗帘以使阳光能照进病室或协助病人去室外接受阳光照射，但应避免阳光直接照射病人眼睛，以防引起目眩。

为了满足病室夜间照明及保证特殊检查和治疗护理的需要，病室必须准备人工光源，可依光源的作用进行设计及调节亮度。抢救室、监护室、楼梯、药柜内的灯光要明亮；普通病室的照明除一般吊灯外还应有地灯或可调节的床头灯，既不干扰病人的睡眠，又可以保证夜间巡视工作的进行。病区还应配有一定数量的立式鹅颈灯，以适用于不同角度的照明，为特殊诊疗提供方便。

7）装饰。优美的环境使人感觉舒适愉快。病室的布置应以简洁美观为主，这样不但可以让病人感到身心舒适，而且可以使病人精神愉悦。现代医院可以根据各病室的不同特点来设计不同的颜色，应用于病室的墙壁、挂画、窗帘、被单、护士服等，不仅可以让病人感到身心舒适，还可产生积极的治疗效果。如手术室可选用绿色或蓝色装饰，使病人安静、产生信任感；儿科病室可采用暖色系与卡通图片装饰，以减轻儿童的恐惧感。不同颜色的作用有：绿色使人有清凉感，适用于发热的病人；灰色和蓝色有安抚镇静的功能；黄色有刺激兴奋的作用，对抑郁症病人常可产生疗效；蓝绿色可令人注意力集中。病室走廊还可适当地挂一些装饰画，摆放一些绿色植物、花卉盆景等以美化环境。此外，可以在病室的周围栽种树木、修建花坛、摆放桌凳等，供病人休息、散步和观赏。

（2）社会文化环境。医院良好的社会文化环境是医院文化建设的重要载体和表现形式，是医院提供人性化服务和落实"一切以病人为中心"理念的具体体现。病区是社会的一个特殊组成部分，对初次住院的病人来说，病区的陌生人际关系和规章制度会使之感到不适应，产生不良的心理反应。因此，护士应帮助病人尽快转变角色以适应病区环境。

1）人际关系。是在社会交往过程中形成的、建立在个人情感基础上的彼此为寻求满足某种需要而建立起来的人与人之间的互相吸引或排斥的关系。在医院环境中，人际关系具有重要的作用，它可以间接或直接地影响病人的身心健康。对住院病人来说，重要的人际关系包括护患关系、病友关系和病人与家属的关系。

①护患关系。护患关系是在护理工作中，护士与病人之间产生和发展的一种工作性、专业性和帮助性的人际关系。彼此尊重和相互信任的护患关系有利于护理工作的正常进行和病人的身心健康。因此，在具体的医疗护理活动中，护士要对所有病人一视同仁，一切从病人的利益出发，尊重病人的人格和权利，满足病人的身心需求；同时，病人也应该尊重护士的职业和劳动，在诊疗护理工作中尽力与护士配合，充分发挥护理的效果，争取早日康复。护士在护患关系中处于相对主动的位置，因此护患之间的相互影响力是不平衡的。处于主导地位的护士，其行为直接影响着护患关系的好坏，为建立良好的护患关系，护士应注意自己的语言、行为举止、情绪和工作态度。

②语言。语言是特别敏感的刺激物，能影响人的心理及整体状况，甚至影响到人的健康，可作为生理和心理的治疗因素，也是心理护理的重要手段。护士应善于运用语言，根据病人的年龄、个性和心理特征调整说话的语气和方式，以发挥语言的积极作用。与病人进行有效的语言沟通不仅可以获取病人真实完整的心理状况，同时还能为病人提供良好的情感支持，得到病人的信任，促进良好护患关系的建立。

③行为举止。人的行为是在思想支配下的活动，是思想的外在表现。在护理活动中，护士的行为及技术操作常受到病人的密切关注，是病人对自身疾病和治疗效果认识

的重要信息来源。因此，在护理活动中，护士要精神饱满、着装得体、举止大方、亲切自然，操作时做到轻、快、稳、准，消除病人的疑虑，带给病人心理上的安慰。

④情绪。情绪有很大的感染力，护士的积极情绪可使病人开朗乐观，护士的消极情绪会使病人变得焦虑悲观。因此，护士要学会在自我情绪认知的基础上控制情绪，掌握情绪调整的方法，寻找正确的压力释放途径，及时将不良情绪进行转移和宣泄，时刻以积极的情绪去感染病人，为病人提供一个积极乐观、身心愉悦的心理环境。

⑤工作态度。护士的工作态度对病人的身心健康和护患关系的发展具有重要影响。在护理工作中，护士应以认真负责的工作态度使病人获得安全感和信赖感，同时真诚、友善、热情的态度可使病人感到温暖并获得支持。

⑥病友关系。共同的住院生活使病友们自然地形成了一个新的社会环境，在共同的治疗和康复生活中相互影响。在积极的病室群体气氛中，同病室病友之间相互照顾、相互帮助，并交流疾病的治疗、护理常识和生活习惯等，有利于消除病人的陌生感和不安全感；而在消极的病室群体气氛中，同病室病友之间交往较少，彼此缺乏关照，病人会感到寂寞、孤独。护士是病人群体氛围的调节者，有责任协助病友之间建立良好的情感交流，引导病室内的群体气氛向着积极的方向发展，善于觉察某些消极情绪的出现并能耐心解释和正确引导。

⑦病人与家属的关系。家属是病人最重要的社会支持系统。家属对病人病情的关心与理解以及对病人的心理支持，可增强病人战胜疾病、恢复健康的信心和勇气。因此，护士应多与病人家属沟通，共同做好病人的身心护理，满足病人的身心需要。

2）规章制度。医院的各种规章制度是依据国家相关部门有关医院管理的各项规定并结合每个医院自身特点所制定的规则，主要有入院须知、探视制度、陪护制度等。合理的规章制度既能保证医疗护理工作的正常运行，又能预防和控制医院感染的发生，为病人创造一个良好的休养环境。但医院的规章制度对病人而言，在一定程度上是一种约束，会对病人产生一定的不良影响。因此，护士应协助病人熟悉医院的各项规章制度，具体措施如下。

①耐心解释，取得理解。护士应向病人及其家属解释每一项规章制度的内容和执行各项规章制度的必要性和意义，以取得病人及其家属的理解和主动配合。

②维护病人的自主权。允许病人对周围环境有一定的自主权，在不违反医院规章制度的前提下，尽可能让病人对个人环境拥有一定的自主权，并对其居住空间表示尊重。如护士进入病室前应先敲门取得其同意再进入，出来后应关好门；帮助病人整理个人物品和病人床单位时，应先取得病人的同意等。

③尊重探视人员。在工作中要让病人切身感受到作为人的自由和尊严。因此，护士要尊重前来探视病人的家属和朋友，家属和朋友可以给病人带来心理上的支持和帮助，满足病人爱和归属的需要。但如果探视时间不恰当，影响到医疗护理工作，则要进行适

当的限制和劝阻，并给予解释，以取得病人和探视人员的理解和配合。

④尊重病人的隐私权。尊重病人的隐私权是维持良好护患关系的重要保证和取得病人信任与配合的重要条件。因此，护士应当尊重、爱护和关心病人，保护病人隐私。如在为病人做治疗护理时，先应取得病人的同意，并适当遮挡病人，避免不必要的暴露；护士有义务对病人的诊断、检查结果、治疗记录、个案讨论等信息保密。

⑤鼓励病人自我照顾。一般当病人因生活自理能力下降或被限制了活动，生活需要依赖他人照顾时都会存在较重的思想负担。在病情允许的情况下，护士应创造条件并鼓励病人积极参与自我照顾，提高自护能力，增强病人战胜疾病、恢复健康的信心。

【案例分析】

对于本病例中的病人，应根据病人需要调整病床高度和位置，让病人绝对卧床休息；病人出汗后应协助其更换衣物和床单、枕套；尽量减少噪声，调节监护仪报警参数和音量，确保病人能够得到充分的休息；注重保护病人隐私，在进行护理操作或在床上大小便时，使用屏风或围帘；保持病房内空气流通，减少感染风险；病人虽然病情危重，但是神志清醒、心情恐慌，因此护士要注意倾听和关注，耐心倾听病人的诉求和需求，表现出关心和理解。避免在病人面前讨论病情和其他负面信息，与病人和家属保持良好沟通，及时更新病情、检查结果和治疗计划。向病人和家属提供疾病相关知识，教授自我管理技巧，提供心理支持。展现专业技能和护理知识，为病人树立对护理团队的信心。

【学习总结】

请总结提供良好住院环境的方法。

（曾建凤　彭粤铭）

项目二　医院感染的预防与控制

授课主题	项目二　医院感染的预防与控制
工作任务	任务1　认识医院感染 任务2　常用清洁、消毒、灭菌的方法 任务3　无菌技术 任务4　隔离技术
建议学时	12学时
教学目标　知识目标	1. 掌握常用的消毒灭菌方法 2. 掌握无菌技术和隔离技术的操作要点 3. 掌握标准预防的具体措施 4. 熟悉医院感染的概念、发生条件 5. 熟悉医院日常的清洁、消毒、灭菌方法
能力目标	1. 能采用适当的方法，预防与控制医院感染 2. 能选择合适的方法，进行医院日常的清洁、消毒、灭菌 3. 能遵循无菌技术操作原则，完成无菌技术基本操作 4. 能遵循隔离原则，完成隔离技术基本操作 5. 能采取正确措施，进行标准预防
素质目标	1. 具备不怕苦不怕脏的劳动精神 2. 具备无菌观念、安全意识 3. 具有慎独精神，规范自身行为
教学重点	无菌技术、隔离技术的操作方法
教学难点	1. 物理消毒灭菌的条件 2. 不同物品的最佳消毒、灭菌方法

任务1　认识医院感染

【案例导入】

　　某市妇幼保健院在9月19日至10月18日期间共出生了244名婴儿，其中49名婴儿于出生后3~18 d先后出现发热，以及消化系统、循环系统、呼吸系统、泌尿系统等多脏器功能障碍，其中15名重症患儿死于多器官功能障碍综合征。通过调查发现，住院产妇中有两名产妇携带柯萨奇B族病毒，其生产的两名婴儿感染了母亲的柯萨奇B族病毒后，又在婴儿室内引起了交叉感染。

请问这是一起什么性质的事件？发生的原因是什么？

【知识基础】

（一）概念

医院感染又称医院获得性感染、医院内感染，狭义上指住院病人在住院期间遭受病原体侵袭而引起的诊断明确的感染或疾病，包括在住院期间的感染和在医院内获得而在院外发生的感染，但不包括入院前已开始或入院时已处于潜伏期的感染。广义上医院感染的对象包括所有在医院活动的人群，如医生、护士及病人家属，但主要是住院病人。若在医疗机构或其科室的病人中，短时间内发生 3 例以上同种同源感染病例的现象称为医院感染暴发。

医院感染的确定主要依据临床诊断，同时需力求做出病原学诊断。

1. 医院感染的诊断标准

（1）无明确潜伏期的感染，入院 48 h 后发生的感染。

（2）有明确潜伏期的感染，自入院起超过平均潜伏期后发生的感染。

（3）本次感染直接与上次住院有关。

（4）在原有感染基础上出现其他部位新的感染（慢性感染的迁延病灶除外），或在已知病原体的基础上分离出的新病原体（排除污染和原来的混合感染）的感染。

（5）新生儿在分娩过程中和产后获得的感染。

（6）由于诊疗措施激活的潜在性感染，如疱疹病毒、结核杆菌等的感染。

（7）医务人员在医院工作期间获得的感染。

2. 医院感染的排除标准

（1）皮肤黏膜开放性伤口只有细菌定植而无炎症表现。

（2）由于创伤或非生物性因子刺激而产生的炎症表现。

（3）新生儿经胎盘获得的感染（出生后 48 h 内发病），如单纯疱疹、弓形体病等。

（4）病人原有的慢性感染在医院内急性发作。

（二）医院感染的分类

根据病原体的来源，将医院感染分为外源性感染和内源性感染。

（1）外源性感染又称交叉感染，指感染病原体来自病人体外，通过直接或间接的传播途径使病人遭受的感染。如医护人员的手、血制品、病人与病人之间、病人与医护人员之间直接感染，以及通过水、空气、污染的医疗器械等的间接感染。

（2）内源性感染又称自身感染，指病人遭受其自身固有菌群的侵袭而发生的感染。在人体的口咽、肠道、呼吸道、泌尿生殖道及皮肤等部位寄居的正常菌群或条件致病菌，在正常情况下是不致病的，而当人体的皮肤、黏膜受损失去屏障功能，抵抗力下降、免疫功能下降或寄居原部位的细菌发生易位时，原有的生态平衡失调，可引起感染。

（三）医院感染发生的条件

医院感染的发生必须具备感染源、传播途径和易感宿主 3 个基本条件，当三者同时存在并相互联系时就构成感染链，导致感染的发生。切断感染链中任何一个环节，感染就不可能发生。因此，医护人员可以通过各种措施切断感染链，达到预防医院感染发生的目的。

1. 感染源

感染源是指病原体自然生存、繁殖并排出的宿主（人或动物）或场所，又称病原微生物贮源。在医院感染中主要感染源如下。

（1）内源性感染源。感染源为病人自身。指病原体为寄居在病人身体某些特定部位（呼吸道、口腔黏膜、胃肠道、泌尿生殖道和皮肤等）的常居菌或暂居菌，或来自外环境并定植在这些部位的正常菌群，以及身体其他部位感染的病原微生物，在一定条件下成为内源性感染的重要来源。

（2）外源性感染源。感染源为病人以外的宿主或医院环境。主要包括以下几种。

1）已感染的病人及病原携带者。已感染的病人是最重要的感染源。病原携带者（包括携带病原体的病人、医务人员、探视人员）是医院感染中的另一重要感染源，一方面病原微生物不断生长繁殖并经常排出体外，另一方面携带者本身因无自觉症状而常常被忽视，因此其临床意义重大。

2）医院环境。医院的空气、水源、设备、器械、药品、食品以及垃圾等容易受各种病原微生物的污染而成为感染源，如铜绿假单胞菌、沙门菌等兼有腐生特性的革兰阴性杆菌可在潮湿的环境或液体中存活和繁殖。

3）动物感染源。各种动物如鼠、蚊、蝇、蟑螂、蝉、螨等都可能感染或携带病原微生物而成为动物感染源，其中以鼠类的意义最大。鼠类不仅是沙门菌的重要宿主，而且是鼠疫、流行性出血热等传染病的感染源。

2. 传播途径

传播途径是指病原体从感染源排出后侵入易感宿主的途径和方式。主要传播途径如下。

（1）接触传播。指病原体通过感染源与易感宿主之间直接或间接接触而进行的传播方式。接触传播是外源性感染的主要传播途径。

1）直接接触传播。感染源直接将病原微生物传播给易感宿主，如母婴间风疹病毒、巨细胞病毒、艾滋病病毒等的传播感染；病人之间、病人与医务人员之间也可通过手的直接接触而感染病原体。

2）间接接触传播。感染源排出的病原微生物通过媒介传递给易感宿主。最常见的传播媒介是医务人员的手，其次是各种侵入性诊治器械、病室物品和生物媒介。

（2）空气传播。指带有病原微生物的微粒子（≤5μm）如飞沫、菌尘，远距离（>1m）通过空气流动导致的疾病传播。如含出血热病毒的啮齿类动物、家禽通过排泄物污染尘埃后形成气溶胶颗粒传播流行性出血热；开放性肺结核病人排出结核杆菌通过空气传播给易感人群。

（3）飞沫传播。指带有病原微生物的飞沫核（>5μm）在空气中短距离（<1m）移动到易感人群的口鼻黏膜或眼结膜等导致的传播。病人伤口脓液、排泄物、皮肤鳞屑等传染性物质；个体在咳嗽、打喷嚏、谈笑时可从口、鼻腔喷出的小液滴；医务人员进行某些诊疗操作时产生的液体微粒；这些液滴或液体微粒都称为飞沫。飞沫含有呼吸道黏膜的分泌物及病原体，液滴较大，在空气中悬浮时间不长，只能近距离地传播给周围的密切接触者。如猩红热、百日咳、白喉、麻疹、急性传染性非典型肺炎（SARS）、流行性脑脊髓膜炎、肺鼠疫等主要通过飞沫传播。

（4）饮水、饮食传播。食物中常带有各种条件致病菌，尤其是大肠埃希菌及铜绿假单胞菌可在病人肠道定植，增加感染机会。病原体通过饮水、饮食传播常可导致感染暴发流行。

（5）生物媒介传播。是指动物或昆虫携带病原微生物，作为人类病原微生物传播的中间宿主，如禽类传播致病性禽流感，蚊子传播疟疾、乙型脑炎等。

3. 易感宿主

易感宿主指对某种疾病或传染病缺乏免疫力的人。如将易感者作为一个总体，则称为易感人群。医院是易感人群相对集中的地方，易发生感染且容易流行。

病原体传播到宿主后是否引起感染主要取决于病原体的毒力和宿主的易感性。病原体的毒力取决于其种类和数量，而宿主的易感性取决于病原体的定植部位和宿主的防御功能。医院感染常见的易感人群主要有：①婴幼儿及老年人；②机体免疫功能严重受损者；③营养不良者；④接受各种免疫抑制剂治疗者；⑤不合理使用抗生素者；⑥接受各种侵入性诊疗操作者；⑦手术时间或住院时间长者；⑧精神状态差，缺乏主观能动性者。

（四）医院感染发生的促发因素

1. 易感人群增多

住院病人中慢性病、恶性疾病、老年病的病人比例增加，病人机体免疫力减弱，而某些治疗方法如放疗、化疗等又可降低病人对感染的防御能力。

2. 侵入性诊治手段增多

现代诊疗技术如内镜、泌尿系导管、动静脉导管、气管切开、气管插管、吸入装置、脏器移植、牙钻、采血针、吸引管、监控仪器探头等侵入性诊治手段，使因器械污染、皮肤黏膜损伤导致感染的概率增加。

3．抗生素的广泛应用

治疗期间无适应证的预防性用药、术前用药时间过早、术后停药时间过晚或联合用药过多等，均导致病人体内正常菌群失调，从而使耐药菌株增加，内源性感染增多。

4．医院内感染的管理制度不健全

医院感染管理制度不健全、缺乏对消毒灭菌效果的监控；医务人员对医院感染的严重性认识不足，未严格执行无菌技术和消毒隔离。

5．环境污染严重

医院是病原体汇集的场所，如卫生设施不足或处理不当，感染机会增加。

（五）医院感染的预防和控制

为保障医疗安全、提高医疗质量，各级各类医院应建立医院感染管理责任制。医院感染的预防与控制属于一项系统工程，需要统一协调管理，领导重视是做好医院感染管理工作的前提，各职能部门的配合支持关系到医院感染控制系统能否正常运转，专职人员的水平决定着医院感染管理工作的成效。

1．建立医院感染管理体系

医院感染管理机构应有独立完整的体系，《医院感染管理办法》规定：住院床位总数在100张以上的医院通常设置三级管理组织，即医院感染管理委员会、医院感染管理科、各科室医院感染管理小组；住院床位总数在100张以下的医院应当指定分管医院感染管理工作的部门，其他医疗机构应当有医院感染管理专（兼）职人员。

（1）医院感染管理委员会。是医院感染管理的最高组织机构和决策机构，负责制订本医疗机构医院感染管理计划及医院感染防控总体方案，并对医院感染管理工作进行监督和评价。其成员由医院感染管理部门、医务部（或医务科）、护理部、临床科室、消毒供应室、手术室、临床检验部门、药事管理部门、设备管理部门、后勤管理部门及其他有关部门的主要负责人组成，主任委员由医院院长或者主管医疗工作的副院长担任。

（2）医院感染管理科。肩负着管理和专业技术指导双重职责的职能科室。在医院领导和医院感染管理委员会的领导下行使管理和监督职能，对医院感染相关事件的处理进行专业技术指导。需配备满足临床需要的专（兼）职人员来具体负责医院感染的预防与控制，负责人应具有高级专业技术职称。

（3）各科室医院感染管理小组。是医院感染管理三级组织的"一线"力量，是医院感染管理制度和防控措施的具体实践者。小组成员包括医生和护理人员，通常由科主任或主管副主任、护士长、病室医生组长、护理组长组成，在科主任领导下开展工作。

2．加强预防医院感染的宣传教育

向医务人员、病人及家属、配餐员、卫生员、护工等进行预防医院感染的宣传教育是防止医院感染的一项重要工作。采取多种形式，提高医护人员有关医院感染的专业素养，加强职业道德教育，要求医护人员必须有高度的责任感，严格遵守诊疗过程中的操作规程。

3．健全、落实各项规章制度

（1）管理制度。如病人入院、住院和出院3个阶段的随时、终末和预防性消毒隔离制度，清洁卫生制度，供应室物品消毒管理制度，感染管理报告制度等。

（2）监测制度。严格按照最新版本《医院消毒供应中心清洗、消毒及灭菌效果监测标准（WS 310.3–2016）》和《医疗机构消毒技术规范（WS/T 367–2012）》要求，包括对灭菌效果、一次性医疗器材及门、急诊常用器械的监测，对感染高发科室，如手术室、内镜室、重症监护室、血液透析室、产房、新生儿病室、口腔科、烧伤病室等消毒卫生标准的监测。

（3）消毒质量控制标准。如医护人员卫生、手的消毒、空气消毒、物体表面的消毒、各种管道装置的消毒、护理用品消毒和非医疗用品的消毒等，应符合国家卫生行业标准（WS 310.1-2016～WS 310.3-2016），医院消毒供应中心的管理规范，清洗、消毒及灭菌技术操作规范，清洗、消毒及灭菌效果监测标准。

4．医院布局设施合理

医院建筑布局合理，设施应有利于消毒隔离。如与病人直接接触的科室均应设置物品"处置室"，将病人接触过的物品先消毒达到无害化后再进一步处理；医院还应有污水处理设备，对医院内产生的污水进行无害化处理，保护环境；电梯合理分布，设置污物运送专用电梯，和无菌物品、人员运送的电梯分开；做好探视者和陪护者的管理等。

5．履行医院感染控制的职责

医务人员在医院感染管理中应履行以下职责。

（1）严格执行技术操作规程等医院感染管理的各项规章制度。

（2）掌握抗感染药物的临床合理应用原则，合理使用抗生素。

（3）掌握医院感染诊断标准。

（4）发现医院感染病例，应及时送病原学检查、查找感染链、积极治疗病人、如实填写报告等。

（5）参加预防与控制医院感染的知识技能培训。

（6）掌握自我防护知识，预防锐器刺伤，正确进行各项技术操作。

【案例分析】

有关部门成立专项调查组，认为：该事件为医院感染所致，是一起严重的医院感染事件。调查发现该院没有专门负责医院感染工作的机构和人员；医护人员消毒知识贫乏，管理人员未进行专门训练；分娩室及婴儿室没有统一有效的消毒制度；复用物品的清洁消毒不规范，配奶过程存在洁污交叉，消毒和感染防护工作不到位；缺乏一套完善的监测手段，不能进行消毒效果的正确判定；隔离制度不严。以上情况是导致此次新生儿感染暴发流行的重要原因。

医院感染的预防与控制，是贯穿医疗活动的"主线"，是保证病人安全的"底线"，是依法执业的"红线"。建立医院感染管理机构、落实医院感染管理措施、加强医院感染知识的教育、督促各级人员自觉采取行动预防与控制医院感染，具有十分重要的意义。

（温馨 潘楚云）

任务 2 常用清洁、消毒、灭菌的方法

【案例导入】

某医院 ICU 有 4 例老年病人，2 例为肺部感染并发多器官功能障碍，1 例为脑出血术后，1 例为胃癌术后，住院时间均超过 2 周，其中 3 例病人机械通气超过 72 h。近日，4 例病人痰培养检测发现多重耐药鲍曼不动杆菌。院感环境调查：ICU 病房的床单位、呼吸机、床旁电脑、键盘，均检测出有鲍曼不动杆菌定植。

护士应如何对该病房进行终末处理？

【知识基础】

（一）概念

（1）清洁。是指用物理方法清除物体表面的污垢、尘埃和有机物的过程。

（2）消毒。是指用物理或化学的方法清除或杀灭除芽孢以外的所有病原微生物，使其数量减少到无害程度的过程。

（3）灭菌。是指用物理或化学的方法杀灭所有微生物（包括致病的和非致病的）以及细菌芽孢的过程。

（二）清洁、消毒、灭菌的方法

1. 清洁法

用清水洗净或用肥皂水、洗洁精等刷洗物品表面，使其光洁，无血渍、污渍、水垢等残留物质和锈斑。常用于医院地面、墙壁、桌椅、病床等的清洁，也是物品消毒灭菌前的必要步骤。特殊污渍如碘酊污渍，可用乙醇或维生素 C 溶液擦拭；甲紫污渍，可用乙醇或草酸擦拭；陈旧血渍，可用过氧化氢溶液浸泡后洗净；高锰酸钾污渍，可用维生素 C 溶液或 0.2%～0.5% 过氧乙酸溶液浸泡后洗净。

2. 物理消毒、灭菌法

（1）热力消毒、灭菌法。利用热力作用使微生物的蛋白质凝固变性、酶失活、细胞

壁和细胞膜发生改变从而导致其死亡。分干热法和湿热法两种，前者由空气导热，传导较慢；后者由空气、水、水蒸气导热，传导快，穿透力强。因此，湿热灭菌所需温度较低、时间较短。

1）燃烧灭菌法。是一种简单、迅速、彻底的灭菌方法，包括焚烧法和烧灼法。

①焚烧法。直接在焚烧炉内焚毁。常用于无保留价值的污纸、特殊感染（如破伤风、气性坏疽、铜绿假单胞菌感染）的敷料及病理标本的灭菌处理。

②烧灼法。直接用火焰灭菌。常用于培养用的试管或烧瓶，当开启或关闭塞子时，将试管（瓶）口和塞子，在火焰上来回旋转 2~3 次，避免污染；金属器械及搪瓷类物品急用时，或无条件用其他方法消毒时，金属器械可放在火焰上烧灼 20 s，搪瓷容器倒入少量 95%~100% 乙醇后慢慢转动，使乙醇分布均匀，然后点火燃烧直至熄灭。

注意事项：用此法灭菌，须远离氧气、乙醚、汽油等易燃、易爆物品；在燃烧途中不得添加乙醇，以免火焰上窜而致烧伤或火灾；贵重器械及锐利刀剪禁用此法灭菌，以免损坏器械或使刀刃变钝。

2）干烤灭菌法。利用特制的烤箱，通电升温后进行灭菌，其热力传播与穿透主要靠空气对流与介质的传导，灭菌效果可靠。适用于玻璃、金属、搪瓷类物品、油脂及各种粉剂等在高温下不损坏、不变质、不蒸发的物品的灭菌，不适用于纤维织物、塑料制品等物品的灭菌。

方法：将所需消毒、灭菌的物品洗净晾干后放入电烤箱内，干烤灭菌所需的温度和时间应根据物品种类和烤箱的类型来确定，一般情况下消毒时箱温 120~140℃，时间 10~20 min；灭菌时箱温 150℃时间 2.5 h，箱温 160℃时间 2 h，箱温 170℃时间 1 h，箱温 180℃时间 0.5 h。

注意事项：物品应清洁，玻璃器皿需保持干燥；物品包装大小合适，体积通常不超过 10 cm×10 cm×20 cm，粉剂、油剂厚度不超过 0.6 cm，凡士林纱布厚度不超过 1.3 cm；装载符合要求，装载高度不超过烤箱内腔高度的 2/3，勿与烤箱底和四壁接触，物品间应留有空隙；温度设置合理，充分考虑物品对温度的耐受力，按要求设定温度，有机物灭菌温度不超过 170℃；准确计算灭菌时间，从烤箱内达到灭菌温度时算起，同时需打开柜体的排风装置，中途不宜打开烤箱添放新的物品；灭菌后开启柜门，待烤箱内温度降至 40℃以下方可打开烤箱，以防玻璃器皿炸裂；监测灭菌效果。

3）煮沸消毒法。是家庭和某些基层医疗单位常用的一种消毒方法。此法简单、方便、经济、实用，适用于搪瓷、金属、玻璃、餐饮具、橡胶类等耐湿、耐高温物品的消毒。

方法：将物品刷洗干净后全部浸没在水中，加热煮沸后维持 5~10 min 即可杀灭繁殖体达到消毒目的；煮沸 15 min 可杀灭多数细菌芽孢，某些热抗力极强的细菌芽孢需煮沸更长时间，如肉毒芽孢需煮沸 3 h 才能杀灭。

注意事项：物品必须刷洗干净并完全浸没在水中，水面应至少高于物品最高处 3 cm；空腔导管腔内预先灌满水，大小相同的碗、盆不能重叠，器械轴节及容器盖子要打开，放入总物品不宜超过容量的 3/4。橡胶制品用纱布包好，待水沸后放入，3~5 min 取出；玻璃器皿（用纱布包裹）、金属及搪瓷类物品应从冷水或温水时放入；如中途加入物品，则在第二次水沸后重新计时。水的沸点受气压影响，一般海拔每增高 300 m，消毒时间需延长 2 min。为增强灭菌作用、去污防锈，可将碳酸氢钠加入水中，配成 1%~2% 的浓度，沸点可达 105℃。消毒后应将物品及时取出置于无菌容器内，及时应用，4 h 内未用需要重煮消毒。

4）压力蒸汽灭菌法。是一种临床应用最广、效果最为可靠的首选灭菌方法。是利用高压饱和蒸汽的高热所释放的潜热（当 1 g 100℃ 水蒸气变成 1 g 100℃ 的水时，释放出 2255 J 的热能）灭菌。适用于耐高温、耐高压、耐潮湿的物品，如器械、敷料、搪瓷、橡胶、玻璃制品和某些药品、溶液细菌培养基等的灭菌。

压力蒸汽灭菌器分下排气压力蒸汽灭菌器和预真空压力蒸汽灭菌器两大类。下排气压力蒸汽灭菌器下部有排气孔，灭菌时利用重力置换的原理，使热蒸汽在灭菌器中自上而下将冷空气由下排气孔排出，灭菌器全部充满热蒸汽。下排气压力蒸汽灭菌器包括手提式压力蒸汽灭菌器（图 1-2-2-1）和卧式压力蒸汽灭菌器（图 1-2-2-2）。预真空压力蒸汽灭菌器，配有真空泵，在通入蒸汽前先将内部抽成真空，形成 2.0~2.7 kPa 的负压，以利蒸汽迅速穿透到物品内部。可分为预真空法和脉动真空法，后者通过多次抽真空使灭菌效果更可靠。

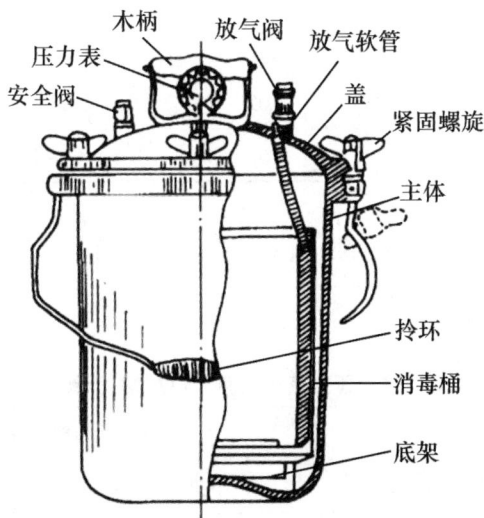

图 1-2-2-1 手提式压力蒸汽灭菌器

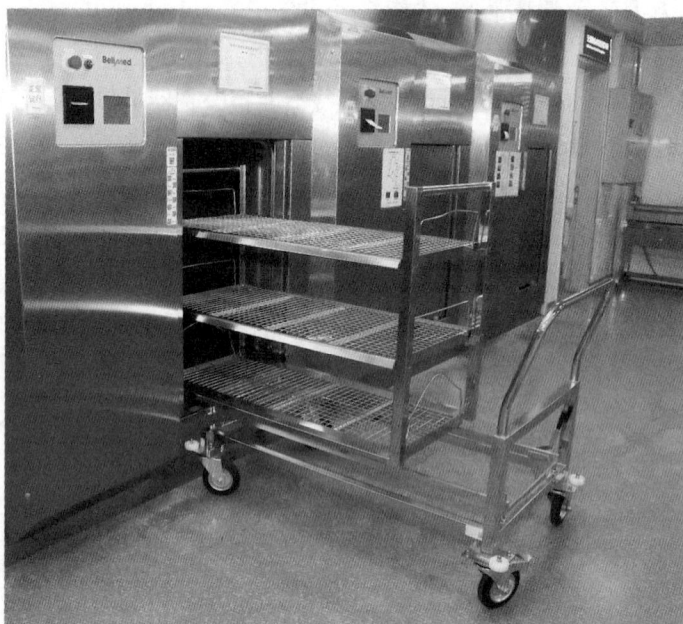

图 1-2-2-2　卧式压力蒸汽灭菌器

应根据待灭菌物品选择适宜的压力蒸汽灭菌器和灭菌程序，灭菌器的操作方法遵循使用说明，灭菌参数见表 1-2-2-1。

表 1-2-2-1　压力蒸汽灭菌器灭菌参数

类别	物品类别	压力（kPa）	温度（℃）	所需最短时间(min)
下排气式	敷料	102.9	121	30
	器械	102.9	121	20
预真空式	敷料、器械	205.8	132~134	4

快速压力蒸汽灭菌法适用于对裸露物品的快速灭菌，灭菌时间和温度与灭菌器种类、物品是否带孔有关。见表 1-2-2-2。

表 1-2-2-2　快速压力蒸汽灭菌（132℃）所需最短时间

物品种类	灭菌时间（min）	
	下排气式	预真空式
不带孔物品	3	3

续表

物品种类	灭菌时间（min）	
	下排气式	预真空式
带孔物品	10	4
不带孔＋带孔物品	10	4

注意事项：操作人员要经过专门训练，合格后才能上岗；严格遵守操作规程；设备运行前每日进行安全检查并预热，预真空灭菌器每日开始灭菌运行前还应空载进行 B-D 试纸测试。包装前器械或物品须清洗擦干，包装材料要求透气性好但不能有微生物，常用脱脂棉布、专用包装纸、带通气孔的器具；卧式灭菌器内物品包不大于 30 cm×30 cm×25 cm，预真空灭菌器内物品包体积可以是 30 cm×30 cm×50 cm，器械包重量不宜超过 7 kg、敷料包重量不宜超过 5 kg；物品捆扎不能过紧，包内放置化学指示物，包外贴化学指示胶带。使用专用灭菌架或篮筐装载灭菌物品，灭菌包之间留有空隙；宜将同材质物品置于同一批次灭菌，如材质不同，将纺织类物品竖放于金属、搪瓷类物品之上；卧式灭菌柜装填量不得超过 80%、预真空灭菌柜装填量不得超过 90%，但不小于柜室容量的 10%，如使用脉动真空压力蒸汽灭菌器，装填量不得小于柜室容量的 5%。灭菌时随时观察压力及温度并准确计时，加热速度不宜过快，只有当柜室的温度达到要求时才能开始计算灭菌时间。灭菌器温度降至室温、压力表在"0"位时取出的物品冷却 > 30 min；每批次应检查灭菌是否合格，若灭菌不彻底或有可疑污染则不做无菌包使用；快速压力蒸汽灭菌后的物品 4 h 内使用，不能储存。

监测灭菌效果：①物理监测法，将留点温度计的水银柱甩至 50℃以下，放入灭菌包内，待灭菌后检查读数是否达到灭菌温度。②化学监测法，是目前广泛使用的常规检测手段。主要是通过化学指示剂的化学反应，灭菌后呈现的颜色变化来辨别是否达到灭菌要求。常用化学指示胶带法，使用时将其粘贴在需灭菌物品的包装外面，也可选用化学指示卡（管），放在标准试验包的中央部位。③生物监测法，最可靠的监测方法。按照《消毒技术规范》的规定，将嗜热脂肪杆菌芽孢菌片制成标准生物测试包或生物 PCD，或使用一次性标准生物测试包对灭菌器的灭菌质量进行生物监测。④B-D 试验，预排气灭菌器每日开始灭菌运行前空载进行 B-D 测试，检测合格，方可使用。

（2）光照消毒法（辐射消毒）。主要利用紫外线或臭氧的灭菌作用，使菌体蛋白光解、变性而致细菌死亡。

1）日光曝晒法。利用日光的热、干燥和紫外线的作用达到消毒效果。常用于床垫、毛毯、衣服、书籍等物品的消毒。将物品放在直射日光下曝晒 6 h，定时翻动，使物品各面均受到日光照射。

2）紫外线消毒法。紫外线属于波长在 100 ~ 400 nm 的低能电磁波，消毒使用的 C 波紫外线波长在 250 ~ 270 nm，其中灭菌力最强的为 253.7 nm。紫外线可杀灭多种微生物，包括杆菌、病毒、真菌、细菌繁殖体、部分芽孢等。其灭菌机制为：使微生物的 DNA 变性，失去转换能力而死亡；破坏菌体蛋白中的氨基酸，使菌体蛋白光解变性；降低菌体内氧化酶的活性；紫外线可使空气中的氧气电离产生具有极强灭菌作用的臭氧。

常用的紫外线消毒法有紫外线灯消毒法和紫外线消毒器消毒法。紫外线灯有普通直管热阴极低压汞紫外线消毒灯、高强度紫外线消毒灯、低臭氧紫外线消毒灯和高臭氧紫外线消毒灯 4 种；紫外线消毒器是采用臭氧紫外线灭菌灯制成的，主要包括紫外线空气消毒器、紫外线表面消毒器和紫外线消毒箱 3 种。

由于紫外线辐射能量低、穿透力低，因此主要适用于空气、物体表面和液体的消毒。

使用方法：空气消毒时首选紫外线空气消毒器，可在室内有人活动时使用，开机 30 min 即可达到消毒效果。在室内无人的情况下，也可用悬吊式或移动式紫外线灯直接照射。紫外线灯安装的数量 ≥ 1.5 W/m³，有效照射距离为 1.8 ~ 2.2 m，照射时间 ≥ 30 min。物品表面消毒时最好使用便携式紫外线消毒器近距离照射或悬吊式紫外线灯照射；小件物品可放入紫外线消毒箱内照射，也可采用悬吊式紫外线灯照射，有效距离为 25 ~ 60 cm，照射时间为 20 ~ 30 分钟。照射时应将物品摊开或挂起，使其各个表面受到直接照射。用于液体消毒时可采用水内照射法或水外照射法，紫外线光源应装有石英玻璃保护罩，水层厚度应 < 2 cm，并根据紫外线辐照的强度确定水流速度。

注意事项：一般每周用 70% ~ 80% 乙醇布巾或棉球擦拭灯管表面 1 次，发现灯管表面有灰尘、油污时，应随时擦拭。消毒环境清洁、干燥，电源电压 220 V，适宜温度为 20 ~ 40℃，相对湿度为 40% ~ 60%；若温度过低或相对湿度过高，应适当延长照射时间。紫外线的消毒时间须从灯亮 5 ~ 7 min 后开始计时，建立时间登记卡，若使用时间超过 1000 h，需更换灯管。紫外线对人的眼睛、皮肤均有强烈的刺激，照射时人应离开房间，必要时戴防护镜和穿防护衣或用纱布遮盖双眼、用被单遮盖暴露的肢体，照射后开窗通风 3 ~ 4 min。定期监测紫外线灯消毒效果，至少每年标定 1 次灯管照射强度。普通 30 W 直管型新灯辐照强度应 ≥ 90 μW/cm²，使用中辐照强度应 ≥ 70 μW/cm²；30 W 高强度紫外线新灯的辐照强度应 ≥ 180 μW/cm²。主要应用物理、化学、生物监测法：物理监测法是开启紫外线灯 5 min 后，将紫外线辐照计于所测紫外线灯下正中垂直 1 m 处，仪表稳定后所示结果即为该灯管的辐照强度；化学监测法是开启紫外线灯 5 min 后，将紫外线灯强度辐射指示卡置于紫外线灯下正中垂直 1 m 处，照射 1 min 后，判断辐照强度；生物监测法一般每月 1 次，主要通过对空气、物品表面的采样，检测细菌菌落数以判断其消毒效果。

3）臭氧灭菌灯消毒法。灭菌灯内装有臭氧发生管，在电场作用下，将空气中氧气转化成高纯臭氧。臭氧稳定性极差，在常温下可自行分解为氧，所以臭氧不能瓶装生产，只能现场生产立即使用。臭氧主要依靠其强大的氧化作用灭菌，是一种广谱灭菌剂，可杀灭细菌繁殖体、芽孢、病毒、真菌，并可破坏肉毒杆菌毒素等。主要用于空气、水及物品表面的消毒。

方法：空气消毒时，应在关闭门窗、无人状态下，臭氧浓度 20 mg/m³，持续 30 min；水消毒时，根据不同场所按厂家产品使用说明书要求使用；物品表面消毒时，密闭空间内臭氧浓度 60 mg/m³，持续 60～120 min。

注意事项：臭氧对人体有害，国家规定大气中臭氧浓度 ≤ 0.16 mg/m³；臭氧具有强氧化性，可损坏多种物品，且浓度越高对物品损坏越重；温湿度、有机物、水的混浊度、pH 等多种因素可影响臭氧的灭菌作用；空气消毒后开窗通风 ≥ 30 min，人员方可进入室内。

4）电离辐射灭菌（冷灭菌）。是利用放射性核素^{60}Co 发射的高频 γ 射线或电子加速器产生的高能电子束穿透物品进行灭菌。此法具有广谱灭菌作用，适用于不耐高温物品的灭菌，如橡胶、塑料、高分子聚合物（如一次性注射器、输液器、输血器等）、精密医疗仪器、生物医学制品、节育用具及金属等。

注意事项：应机械传送物品以防放射线对人体的伤害；为增强 γ 射线的灭菌效果，灭菌应在有氧环境下进行；湿度越高灭菌效果越好。

5）过氧化氢等离子体灭菌法。是一种新型的低温灭菌技术，多采用过氧化氢蒸汽低温等离子体灭菌器。灭菌器在高频电磁场作用下促使过氧化氢气体发生电离反应，形成包括正电氢离子和自由电子（氢氧电子和过氧化氢电子）等的低密度电离气体云，具有很强的灭菌作用。适用于不耐热、不耐湿的诊疗器械，如电子仪器、光学仪器等的灭菌。

灭菌参数：过氧化氢作用浓度 > 6 mg/L，灭菌腔壁温度 45～65 ℃，灭菌周期 28～75 min。

注意事项：不适用的灭菌对象有吸收液体的物品或材料、由含纤维素的材料制成的物品或其他任何含木质纸浆的物品、一头闭塞的内腔、液体或粉末、一次性使用物品、植入物、不能承受真空的器械。装载之前，所有物品均需正确清洗和充分干燥，并使用专用的包装材料和容器。灭菌包不叠放，不接触灭菌器内壁。灭菌效果监测：①物理监测法，每次灭菌应连续监测并记录每个灭菌周期的灭菌参数，符合灭菌器使用说明或操作手册要求；②化学监测法，观察包内包外化学指示物的颜色变化，判断其灭菌是否合格；③生物监测法，用嗜热脂肪杆菌芽孢或枯草杆菌黑色变种芽孢作为生物指示剂，每天至少进行 1 次灭菌循环的检测。

6）过滤除菌法。利用生物洁净技术，除掉空气中 0.5 ~ 5 μm 尘埃，以达到洁净空气的目的，通常用层流通风法和过滤除菌法。层流通风主要使室外空气通过空隙 < 0.2 μm 的高效过滤器，利用物理阻留、静电吸附等原理除去介质中的微生物，达到空气洁净之目的。凡在送风系统上装备高效空气过滤器的房间，称生物洁净室。主要用于手术室、烧伤病区、器官移植病区等保护性区城。过滤除菌是将待消毒的介质，通过规定孔径的过滤材料，去除气体或液体中的微生物，但不能将微生物杀灭。

7）微波消毒灭菌法。微波是一种频率高、波长短、穿透力强的电磁波。在电磁波的高频交流电场中，物品中的极性分子发生极化进行高速运动，并频繁改变方向，互相摩擦，使温度迅速升高，达到消毒灭菌效果。微波可杀灭包括芽孢在内的所有微生物，常用于餐具的消毒。

注意事项：对人体有害，应避免小剂量长期接触或大剂量照射；盛放物品时不用金属容器；物品高度不超过柜室腔高的 2/3，宽度不超过转盘周边，不接触装置四壁；微波的热效应需要一定的水分，待消毒的物品应浸入水中或用湿布包裹；被消毒的物品应为小件或不太厚。

3. 化学消毒灭菌法

凡不适用于物理消毒灭菌且耐潮湿的物品如金属锐器（刀、剪、缝针）和光学仪器（胃镜、膀胱镜等），以及皮肤、黏膜，病人的分泌物、排泄物，病室空气等，均可采用此法。化学消毒灭菌法是利用液体或气体的化学药物渗透到菌体内，使菌体蛋白凝固变性，细菌酶失去活性，导致微生物代谢障碍而死亡；或破坏细胞膜结构，改变其通透性，导致细胞膜破裂、溶解，从而达到消毒灭菌的目的。

理想的化学消毒灭菌剂应具备的条件：灭菌谱广，有效浓度低，作用速度快，性质稳定，无刺激性、腐蚀性，不引起过敏反应，无色、无味、无臭，且用后易于除去残留药物，易溶于水，可在低温下使用，不易受有机物、酸、碱及其他物理、化学因素的影响，毒性低，不易燃烧、爆炸，使用无危险性，用法简便，价格低廉，便于运输。

（1）化学消毒灭菌剂的使用原则。根据物品的性能及不同微生物的特性，选择合适的消毒灭菌剂。严格掌握消毒灭菌剂的有效浓度、消毒时间及使用方法，使用新鲜配制的消毒液。消毒灭菌前，物品要洗净擦干；浸泡时，打开器械的轴节或套盖，大小相同的碗盆不能重叠，管腔要灌满药液，物品全部浸没在消毒液内；浸泡消毒后的物品使用前应用无菌生理盐水或无菌蒸馏水冲洗，气体消毒后的物品，应待气体散发后再使用，以免刺激组织。消毒液应定期更换，易挥发的要加盖、定期监测调整浓度。消毒液中不能放置纱布、棉花等物，以防降低消毒效力。

（2）化学消毒灭菌剂的使用方法。

1）浸泡法。将需消毒的物品完全浸没在消毒液中的方法。按被消毒物品和消毒液的种类不同，确定消毒溶液浓度、浸泡时间。适用于耐湿不耐热物品的消毒，如锐利器械、精密仪器等。

2）擦拭法。用化学消毒液擦拭被污染物体表面或进行皮肤消毒的方法。应选用易溶于水、穿透性强、无显著刺激性的消毒剂。常用于地面、家具、墙壁等的消毒。

3）喷雾法。用喷雾器将化学消毒剂均匀喷洒在空气中和物体表面进行消毒的方法。常用于空气和物品表面（如墙壁、地面）的消毒。

4）熏蒸法。利用消毒药品所产生的气体进行消毒灭菌的方法。常用于换药室、手术室、病室的空气消毒。在消毒间或密闭的容器内，也可用熏蒸法对被污染的物品进行消毒灭菌。空气消毒常用的消毒剂及消毒方法见表1-2-2-3。

表1-2-2-3　空气消毒常用的消毒剂及消毒方法

消毒剂	消毒方法
2%过氧乙酸	8 ml/m³，加热熏蒸，密闭门窗 30～120 min
纯乳酸	0.12 ml/m³，加等量水，加热熏蒸，密闭门窗 30～120 min
食醋	5～10 ml/m³，加热水 1～2 倍，加热熏蒸，密闭门窗 30～120 min，用于流感、流脑、H_1N_1 感染病人病室的消毒

（3）常用的化学消毒灭菌剂见表1-2-2-4。

表1-2-2-4　常用的化学消毒灭菌剂

消毒剂名称	消毒效力	性质与作用原理	适用范围及使用方法	注意事项
戊二醛	灭菌	无色透明液体、有醛刺激性气味，通过醛基的烷基化直接或间接与微生物的蛋白质及酶的氨基结合，引起一系列反应导致微生物灭活	（1）适用：不耐热的诊疗器械、器具与物品的浸泡消毒与灭菌 （2）使用前加入 pH 调节剂（碳酸氢钠）和防锈剂（亚硝酸钠），使溶液的 pH 调节至 7.5～8，浓度为 2%～2.5% （3）物品彻底清洗、干燥后，完全浸没在消毒液中，消毒时间 60 min，灭菌时间 10 h；内镜消毒时按要求采用浸泡法或擦拭法	●室温下密闭、避光保存于阴凉、干燥、通风处；盛装消毒剂的容器应洁净、加盖，使用前经消毒处理 ●加强日常监测，配制好的消毒液最多可连续使用 14 d，使用中的戊二醛含量应 ≥ 1.8% ●消毒或灭菌后以无菌方式取出，用无菌水冲净，再用无菌纱布擦干 ●对皮肤、黏膜有刺激性，对人体有毒性，配制和使用中均应注意个人防护

消毒剂名称	消毒效力	性质与作用原理	适用范围及使用方法	注意事项
甲醛	灭菌	无色透明液体，刺激性强，能使菌体蛋白变性，酶活性消失	（1）适用：不耐湿、不耐热的诊疗器械、器具和物品的灭菌，如电子仪器、光学仪器、管腔器械、金属器械、玻璃器皿、合成材料物品 （2）应用：使用低温甲醛蒸汽灭菌器进行灭菌，根据使用要求装载适量 2% 复方甲醛溶液或福尔马林（35%～40% 甲醛溶液）。灭菌参数：温度 55～80℃，相对湿度 80%～90%，时间 30～60 min	● 灭菌箱需密闭，使用专用灭菌溶液，不可采用自然挥发或熏蒸法 ● 操作者按规定持证上岗 ● 对人体有一定毒性和刺激性，运行时周围环境中甲醛浓度 < 0.5 mg/m³ ● 灭菌物品摊开放置，消毒后应去除残留甲醛气体，需设置专用排气系统
环氧乙烷	灭菌	低温为无色液态，有芳香醚味，超过 10.8℃ 变为气态，易燃易爆；不损害消毒的物品且穿透力强；与菌体蛋白结合，使酶代谢受阻而杀灭微生物	（1）适用：不耐热、不耐湿的诊疗器械、器具和物品的灭菌，如电子仪器、光学仪器，以及纸质、化纤、塑料、陶瓷、金属等制品 （2）按照环氧乙烷灭菌器生产厂家的操作说明或指导手册，根据物品种类、包装、装载量与方式等确定灭菌参数。灭菌时使用 100% 纯环氧乙烷或环氧乙烷和二氧化碳混合气体；小型环氧乙烷灭菌器灭菌参数：药物浓度 450～1200 mg/L，温度 37～63℃，相对湿度 40%～80%，作用时间 1～6 h	● 存放于阴凉通风、远离火源、静电，无转动的马达处；储存温度低于 40℃，相对湿度 60%～80% ● 应有专门的排气管道，每年监测工作环境中的环氧乙烷浓度，工作人员要严格遵守操作程序并做好防护、培训 ● 物品灭菌前需彻底清洗干净，由于环氧乙烷难以杀灭无机盐中的微生物，所以不可用生理盐水清洗；物品不宜太厚，装载量不超过柜内总体积的 80% ● 不可用于食品、液体、油脂类和粉剂等的灭菌，每次灭菌应进行效果监测及评价
过氧乙酸	灭菌、高效	无色或浅黄色透明液体，有刺激性气味，带有醋酸味，能产生新生态氧，主要通过氧化和酸性作用等使细菌死亡	（1）适用：耐腐蚀物品、环境、室内空气等的消毒；专用机械消毒设备适用于内镜的灭菌 （2）常用浸泡法、擦拭法、喷洒法或冲洗法 一般物品表面：0.1%～0.2% 溶液，作用 3 min；空气：0.2% 溶液，喷雾作用 60 min 或 15% 溶液（7 ml/m³）加热熏蒸；耐腐蚀物品：0.5% 溶液，冲洗 10 min；食品用工具、设备：0.05% 溶液，作用 10 min	● 稳定性差，应密闭贮存于通风、阴凉、避光处，防高温，远离还原剂和金属粉末 ● 定期检测其浓度，如原液低于 12% 则禁止使用 ● 现配现用，配制时避免与碱或有机物相混合，使用时限 ≤ 24 h ● 加强个人防护，空气熏蒸消毒时室内不应有人，消毒后及时通风换气

续表

消毒剂名称	消毒效力	性质与作用原理	适用范围及使用方法	注意事项
二溴海因	高效	白色或淡黄色结晶，溶于水后，能水解生成次溴酸，使菌体蛋白变性	（1）适用：饮水、游泳池、污水和一般物体表面消毒 （2）将药剂溶于水，配成一定浓度的有效溴溶液，游泳池水消毒时常用浓度为 1.2 ~ 1.5 mg/L；污水消毒用浓度为 1000 ~ 1500 mg/L，90 ~ 100 min；一般物体表面消毒用浸泡、擦拭和喷洒等方法，浓度 400 ~ 500 mg/L，时间 10 ~ 20 min	● 密闭贮存于阴凉、干燥、耐酸容器内，远离易燃物及火源，禁止与酸或碱、易氧化的有机物和还原物共同贮存 ● 不适用于手、皮肤黏膜和空气的消毒 ● 对有色织物有漂白作用；对金属制品有腐蚀作用，消毒时应加入防锈剂亚硝酸钠 ● 刺激性强，使用时需加强个人防护
含氯消毒剂（常用液氯、漂白粉、漂白粉精、二氧化氯、酸性氧化电位水等）	高、中效	在水溶液中释放有效氯，有强烈的刺激性气味，通过氧化、氯化作用破坏细菌酶的活性，使菌体蛋白凝固变性	（1）二氧化氯：适用于物品、环境、物体表面及空气的消毒。常用浸泡法、擦拭法，时间 30 min，消毒液浓度根据被污染微生物的种类决定：细菌繁殖体污染，浓度为 100 ~ 250 mg/L；乙肝病毒、结核杆菌污染，浓度为 500 mg/L；细菌芽孢污染，浓度为 1000 mg/L；空气消毒时，500 mg/L 溶液按 20 ~ 30 mg/m³ 作用 30 ~ 60 min （2）酸性氧化电位水：适用于灭菌前手工清洗手术器械，内镜消毒，手、皮肤和黏膜消毒，餐饮具、瓜果蔬菜消毒，一般物体表面、卫生洁具、环境、织物的消毒。有效氯含量（60±10）mg/L，一般使用流动浸泡法。	● 密闭保存在阴凉、干燥、通风处，粉剂需防潮 ● 配制的溶液性质不稳定，应现配现用，使用时间 ≤ 24 h ● 有腐蚀及漂白作用，不宜用于金属制品、有色织物及油漆家具的消毒 ● 消毒时如存在大量有机物，应延长作用时间或提高消毒液浓度 ● 消毒后的物品应及时用清水冲净 ● 配制好的酸性氧化电位水室温下储存不超过 3 d，每次使用前应在出口处检测 pH 和有效氯浓度；使用完毕排放后需再排
含氯消毒剂（常用液氯、漂白粉、漂白粉精、二氧化氯、酸性氧化电位水等）	高、中效	在水溶液中释放有效氯，有强烈的刺激性气味，通过氧化、氯化作用破坏细菌酶的活性，使菌体蛋白凝固变性	消毒时间：手消毒 1 ~ 3 min；皮肤、黏膜消毒 3 ~ 5 min；餐饮具消毒 10 min；瓜果蔬菜消毒 3 ~ 5 min；物品表面消毒浸泡 3 ~ 5 min 或擦洗 5 min；内镜冲洗消毒按说明书进行	放少量碱性还原电位水或自来水以减少对排水管路的腐蚀

消毒剂名称	消毒效力	性质与作用原理	适用范围及使用方法	注意事项
含氯消毒剂（常用液氯、漂白粉、漂白粉精、二氧化氯、酸性氧化电位水等）	高、中效	在水溶液中释放有效氯，有强烈的刺激性气味，通过氧化、氯化作用破坏细菌酶的活性，使菌体蛋白凝固变性	（3）其他含氯消毒剂：适用于物品、物体表面、分泌物、排泄物的消毒，对细菌繁殖体污染的物品，用含有效氯 500 mg/L 的消毒液浸泡或擦拭 10 min 以上；被乙肝病毒、结核杆菌、细菌芽孢污染的物品用含有效氯 2000～5000 g/L 的消毒液浸泡擦拭或喷洒 30 min 以上；按有效氯 10000 mg/L 的干粉加入排泄物中，略加搅拌后，作用 > 2 h；按有效氯 50 mg/L 加入医院污水中搅拌均匀，作用 2 h 后排放	放少量碱性还原电位水或自来水以减少对排水管路的腐蚀
醇类（乙醇、异丙醇、正丙醇或两种成分的复方制剂）	中效	无色澄清透明液体，具有乙醇固有的刺激性气味，能破坏细胞膜的通透性屏障，使细胞质凝固丧失代谢功能，达到消毒功效	（1）常用体积比 70%～80% 的乙醇溶液，适用于手、皮肤、物体表面及诊疗器具的消毒 （2）常用擦拭法、浸泡法或冲洗法手消毒：擦拭揉搓时间 ≥ 15 s （3）皮肤、物体表面：擦拭 2 遍，作用 3 min （4）诊疗器具：将物品完全浸没在消毒液中，加盖，作用 ≥ 30 min；或进行表面擦拭消毒	• 密封保存于阴凉、干燥、通风、避光避火处，定期测定，用后盖紧，保持有效浓度 • 不适于空气消毒及医疗器械的消毒灭菌；不宜用于脂溶性物体表面的消毒 • 不应用于被血、脓、粪便等有机物严重污染表面的消毒 • 对醇类过敏者慎用
含碘消毒剂（碘伏）	中效	黄棕色至红棕色固体粉末，有碘气味，碘与聚醇醚和聚乙烯吡咯酮类表面活性剂形成的络合物，能迅速而持久地释放有效碘，使细菌体等蛋白质氧化而失活，	（1）适用：手、皮肤、黏膜及伤口的消毒 （2）常用擦拭法、冲洗法。碘伏浓度：手及皮肤消毒时 2～10 g/L；黏膜消毒时 250～500 mg/L （3）外科手消毒：擦拭或刷洗，作用 3～5 min （4）手部皮肤：擦拭 2～3 遍，作用 ≥ 2 min （5）注射部位皮肤：擦拭 2 遍，时间遵循产品说明 （6）口腔黏膜及创面：1000～2000 mg/L 擦拭，作用 3～5 min	• 避光密闭保存于阴凉、干燥通风处 • 稀释后稳定性差，宜现用现配 • 皮肤消毒后无须乙醇脱碘 • 对二价金属制品有腐蚀性，不做相应金属制品的消毒 • 对碘过敏者慎用

续表

消毒剂名称	消毒效力	性质与作用原理	适用范围及使用方法	注意事项
含碘消毒剂碘伏	中效	从而达到连续灭菌的目的	（7）阴道黏膜及创面：500 mg/L 冲洗，作用时间遵循产品说明	
碘酊	中效	棕红色澄清液，有碘和乙醇气味，能使细菌蛋白氧化变性从而达到杀菌的目的	（1）适用：注射部位皮肤、手术部位皮肤以及新生儿脐带部位皮肤消毒 （2）使用浓度：有效碘 18～22 g/L，擦拭 2 遍以上，作用 1～3 min，稍干后用 70%～80% 乙醇擦拭脱碘	● 避光密闭保存于阴凉、干燥通风处 ● 不适用于破损皮肤、眼及黏膜的消毒 ● 对二价金属制品有腐蚀性，不做相应金属制品的消毒 ● 对碘、乙醇过敏者慎用
复方季铵盐类消毒剂（苯扎溴铵）	中、低效	具有芳香气味的无色透明液体，属阳离子表面活性剂，能吸附带阴离子的细菌，破坏细胞膜，改变细胞的渗透性，使蛋白质变性	（1）适用：环境、物体表面、皮肤与黏膜的消毒 （2）常用擦拭法、浸泡法 （3）环境或物品表面：用 1000～20000 mg/L 消毒液擦拭或浸泡，作用时间 15～30 min （4）皮肤：原液皮肤擦拭，作用时间 3～5 min （5）黏膜：用 1000～2000 mg/L 的消毒溶液，作用方法遵循产品说明	● 避免接触有机物和拮抗物，不宜与阴离子表面活性剂如肥皂或洗衣粉合用，也不能与碘或过氧化物同用 ● 低温时可能出现混浊或沉淀，可置于温水中加温 ● 高浓度原液可造成严重的角膜以及皮肤、黏膜灼伤，操作时须加强防护 ● 不适于瓜果蔬菜类消毒
复方氯己定	中、低效	无色透明，无沉淀、不分层，液体能破坏菌体细胞膜的酶活性，使胞质膜破裂	（1）适用：手、皮肤、黏膜的消毒 （2）常用擦拭法或冲洗法 （3）手术部位及注射部位、皮肤和伤口创面：有效含量 ≥ 2 g/L 的氯己定 - 乙醇溶液（70% 体积比）局部涂擦 2～3 遍，作用时间遵循产品说明 （4）外科手消毒：使用方法遵循产品说明 口腔、阴道或伤口创面：有效含量 ≥ 2 g/L 的氯己定水溶液冲洗，作用时间遵循产品说明	● 密闭存放于避光、阴凉、干燥处 ● 不适用于被结核杆菌、细菌芽孢污染的物品的消毒 ● 不能与阴离子表面活性剂如肥皂混合使用或前后使用 ● 纱布、棉花有吸附作用，会降低药效，所以溶液内不可投入纱布、棉花等

（三）医院日常的清洁、消毒、灭菌

清洁、消毒、灭菌工作贯穿于医院日常的诊疗护理活动和卫生处理工作中，主要包括对医院环境、各类用品、病人分泌物及排泄物等进行处理的过程，其目的是最大限度减少医院感染的发生。

1. 消毒、灭菌方法的分类

根据消毒、灭菌因子的浓度、强度、作用时间和对微生物的杀灭能力，可将消毒、灭菌法分为 4 个作用水平。

（1）灭菌法。杀灭一切微生物（包括细菌芽孢）以达到灭菌保证水平的方法。包括热力灭菌、电离辐射灭菌等物理灭菌法，以及采用戊二醛、环氧乙烷、甲醛等灭菌剂在规定条件下，以合适的浓度和有效的作用时间进行的化学灭菌法。

（2）高水平消毒法。杀灭一切细菌繁殖体包括分枝杆菌、病毒、真菌及其孢子和绝大多数细菌芽孢的方法。包括臭氧消毒法、紫外线消毒法，以及含氯制剂、碘酊、过氧化物、二氧化氯等能达到灭菌效果的化学消毒剂在规定条件下，以合适的浓度和有效的作用时间进行的消毒方法。

（3）中水平消毒法。杀灭除细菌芽孢以外的各种病原微生物包括分枝杆菌的方法。包括煮沸消毒法，醇类、碘类（碘伏等）、部分含氯消毒剂等以合适的浓度和有效的作用时间进行的化学灭菌方法。

（4）低水平消毒法。只能杀灭细菌繁殖体（分枝杆菌除外）和亲脂病毒的消毒方法。包括通风换气、冲洗等机械除菌法和使用苯扎溴铵、氯己定等的化学消毒方法。

2. 预防性消毒和疫源性消毒

根据有无明确感染源，医院消毒分为预防性消毒和疫源性消毒。

（1）预防性消毒指在未发现明确感染源的情况下，为预防感染的发生对可能受到病原微生物污染的物品和场所进行的消毒。例如医院的医疗器械灭菌、诊疗用品的消毒、餐具的消毒和一般病人住院期间和出院后进行的消毒等。

（2）疫源性消毒指对疫源地内污染的环境和物品的消毒，包括随时消毒和终末消毒。

1）随时消毒。指疫源地内有传染源存在时进行的消毒，目的是及时杀灭或清除由感染源排出的病原微生物。应根据现场情况随时进行，消毒合格标志为自然菌的消亡率 ≥ 90%。

2）终末消毒。指传染源离开疫源地后进行的彻底消毒。可以是传染病病人住院、转移后，对其住所及污染物品进行的消毒。也可以是传染病病人出院、转院或死亡后，对病室进行的最后一次消毒。应根据消毒对象及其污染情况选择适宜的消毒方法，要求空气或物体表面消毒后自然菌的消亡率 ≥ 90%，排泄物、分泌物或被污染的血液等消毒后不应检出病原微生物或目标微生物。

3. 环境消毒

医院环境常被病人、隐性感染者或带菌者排出的病原微生物污染，成为感染的媒介。因此，医院环境的清洁与消毒是控制医院感染的基础。医院环境要清洁，无低洼积水、灰尘、垃圾、蛛网、蚊蝇及蚊蝇滋生地，窗明几净。环境表面的日常清洁消毒遵循先清洁后消毒的原则；发生感染暴发或者环境表面检出多重耐药菌，需实施强化清洁与消毒。环境空气和物品表面的菌落总数符合卫生标准，见表 1-2-2-5。

表 1-2-2-5　各类环境空气、物品表面菌落总数卫生标准

环境类别	空气平均菌落数		物品表面平均菌落数
	CFU/ 平皿	CFU/m^3	CFU/m^2
Ⅰ类洁净手术室	符合 GB50333 要求 [b]	≤ 150	≤ 5
其他洁净场所	≤ 4.0（30 min）[c]	≤ 150	≤ 5
Ⅱ类环境	≤ 4.0（15 min）	–	≤ 5
Ⅲ类环境	≤ 4.0（5 min）	–	≤ 10
Ⅳ类环境	≤ 4.0（5 min）	–	≤ 10

注：CFU/ 平皿为直径 9 cm 白平板暴露法，CFU/m^3 为空气采样器法。
[b]《医院洁净手术部建筑技术规范》（GB 50333-2013），2014 年 6 月 1 日实施，其中规定，洁净手术部用房等级为 4 级，其菌落要求根据手术区和周边区而不同。
[c] 平板暴露法检测时的平板暴露时间。

（1）环境空气消毒。从空气消毒的角度可将医院环境分为 4 类，根据类别采用相应的消毒方法，如采用空气消毒剂，须符合《空气消毒剂卫生要求》（GB27948–2011）规定。

1）Ⅰ类环境。为采用空气洁净技术的诊疗场所，包括层流洁净手术室、层流洁净病室和无菌药物制剂室等。通常选用安装空气净化消毒装置的集中空调通风系统、空气洁净技术、循环风紫外线空气消毒器或静电吸附式空气消毒器、紫外线灯照射消毒、达到Ⅰ类环境空气菌落数要求的其他空气消毒产品。

2）Ⅱ类环境。均为有人房间，包括普通手术室、产房、婴儿室、早产儿室、导管室、血液病病区、烧伤病区等保护性隔离病区，以及重症监护病区、新生儿室等。必须采用对人无毒、无害且可连续消毒的方法，如通风、Ⅰ类环境净化空气的方法，以及达到Ⅱ类环境空气菌落数要求的其他空气消毒产品。

3）Ⅲ类环境。包括母婴同室、消毒供应中心的检查包装灭菌区和无菌物品的存放区、血液透析中心（室）、注射室、换药室、急诊室、化验室、其他普通住院病区和诊室等。除可采用Ⅱ类环境净化空气的方法外，还可采用化学消毒剂和中草药熏蒸或喷雾、达到Ⅲ类环境空气菌落数要求的其他空气消毒产品。

4）Ⅳ类环境。包括普通门、急诊及其检查、治疗室，感染疾病科门诊及病区。可采用Ⅲ类环境中的空气消毒方法。

（2）环境和物品表面消毒。医疗环境中的各种物体表面、地面清洁，不得检出致病性微生物。如无明显污染，采用湿式清洁；如受到肉眼可见的污染时应及时清洁、消毒。①对治疗车、床挡、床头柜、门把手、灯开关、水龙头等频繁接触的物体表面每天清洁、消毒。②被病人血液、呕吐物、排泄物或病原微生物污染时，应根据具体情况采用中水平消毒法或高水平消毒法，少量（＜10 ml）的溅污，可先清洗再消毒；大量（≥10 ml）的溅污，先用吸湿材料去除可见污染，再清洁和消毒。③人员流动频繁、拥挤的场所应在每天工作结束后进行清洁、消毒。④感染高风险的部门如Ⅰ类环境、Ⅱ类环境中的科室以及感染性疾病科、检验科、耐药菌和多重耐药菌污染的诊疗场所，应保持清洁、干燥，做好随时消毒和终末消毒。地面消毒用400～700 mg/L有效氯的含氯消毒液擦拭，作用30 min，物体表面消毒方法同地面，或用1000～2000 mg/L季铵盐类消毒液擦拭。⑤被朊毒体、气性坏疽及突发不明原因的传染病病原体污染的环境表面或物品表面应做好随时消毒和终末消毒。

4. 被服类消毒

包括全院病人衣服和床上用品、医务人员的工作服帽和值班被服的清洗、消毒，主要在洗衣房进行。间接接触病人的被芯、枕芯、被褥、床垫、病床围帘等，应定期清洗与消毒，遇污染应及时更换、清洗与消毒。直接接触病人的衣服和床单被套、枕套等，应一人一更换，住院时间长者每周更换，遇污染及时更换。更换后的用品应及时清洗与消毒，消毒方法合法、有效。

每个病区应有3个衣被收集袋，分别收放有明显污染的病人衣被、一般病人的衣被及医务人员的工作服帽、值班被服。一次性使用衣被收集袋用后焚烧；非一次性使用者采用不同的清洗、消毒方法：①病人的一般衣被如床单、病员服等用1%洗涤液，70℃以上热水（化纤衣被40～50℃）在洗衣机中清洗25 min，再用清水漂洗。②感染病人的被服应专机洗涤，用1%～2%洗涤剂于90℃以上洗30 min或70℃含有效氯500 mg/L的消毒洗衣粉溶液洗涤30～60 min，然后用清水漂净。甲类及按甲类管理的乙类传染病病人的衣服应先用压力蒸汽灭菌后，再送洗衣房洗涤或烧毁。③病人的污染衣被应先去除有机物，然后按感染病人的被服处理，婴儿衣被应单独洗涤。④工作人员的工作服及值班被服应与病人的被服分机或分批清洗、消毒。同时应注意加强工作人员的防护以及衣被的收集袋、接送车、洗衣机、洗衣房、被服室等的消毒。

5. 器械物品的清洁、消毒、灭菌

医疗器械及其他物品是导致医院感染的重要途径之一。必须严格执行医疗器械、器具的消毒技术规范，并遵循消毒灭菌法的选择原则。

进入人体组织、无菌器官的医疗器械、器具和物品必须达到灭菌水平；接触皮肤、黏膜的医疗器械、器具和物品必须达到消毒水平；各种用于注射穿刺、采血等有创操作的医疗器具必须一用一灭菌。灭菌后的器械物品不得检出任何微生物；消毒时要求不得检出致病性微生物，对试验微生物的杀灭率 ≥ 99.9%，对自然污染的微生物杀灭率 ≥ 90%；如使用化学消毒剂消毒灭菌，应定期检测消毒液中的有效成分，使用中的消毒液染菌量 ≤ 100 CFU/ml，不得检出致病性微生物；消毒后的内镜，细菌总数 ≤ 20CFU/ 件，不得检出致病性微生物。

普通病人污染的可重复使用的诊疗器械、器具和物品与一次性使用物品分开放置；一次性使用的不得重复使用。疑似或确诊气性坏疽及突发原因不明的传染病病原体感染者宜选用一次性诊疗器械、器具和物品，使用后进行双层密闭封装焚烧处理；可重复使用的污染器械、器具及物品由消毒供应中心统一按要求回收并处置。

6. 医院污物、污水的处理

（1）医院污物的处理。医院污物主要指以下几种。

1）医疗垃圾。在诊疗、卫生处理过程中产生的废弃物，包括感染性废物、病理性废物、损伤性废物、药物性废物、化学性废物 5 类。

2）生活垃圾。指病人生活过程中产生的排泄物及垃圾。包括剩余饭菜、果皮、果核、罐头盒、饮料瓶、手纸、各种包装纸、粪、尿等。这些污物均有被病原微生物污染的可能，所以应分类收集，通常设置黑、黄、红 3 种颜色的污物袋。黑色袋装生活垃圾，黄色袋装医用垃圾，红色袋装放射垃圾，损伤性废物置于医疗废物专用的黄色锐器盒内。垃圾袋需坚韧耐用，不漏水；医院污物处理需遵循相应的法规要求并建立严格的管理制度，如污物入袋制度、运送交接制度、暂存登记制度、卫生安全防护制度、污物污染应急预案等。

（2）医院污水的处理。医院污水指排入医院化粪池的污水和粪便，包括医疗污水、生活污水和地面雨水。医院污水经预处理和消毒后，最终排入城市下水道网络，污泥用作农田肥料，如不加强管理，可能会含有各种病原微生物和有害物质，将造成环境污染和社会公害。因此，医院应建立集中污水处理系统并按污水种类分别进行排放，排放质量应符合《污水综合排放标准》；综合医院的感染病区和普通病区的污水应实行分流，分别进行消毒处理。

（四）消毒供应中心（室）

消毒供应中心是医院内承担所有重复使用诊疗器械、器具、物品的清洗、消毒、灭菌以及灭菌物品供应的部门，是预防和控制医院内感染的重要科室。消毒供应中心工作质量的好坏，直接影响诊疗和护理质量，关系到病人和医务人员的安危。消毒供应中心的工作必须遵循有关规定（WS 310.1-2016 ~ WS 310.3-2016）。

1. 消毒供应中心的设置

医院应独立设置消毒供应中心，条件好的医院消毒供应中心应为附近基层医院服务。

（1）建筑原则。应遵循医院感染预防与控制的原则，遵守国家法律法规对医院建筑和职业防护的相关要求。

（2）基本要求。消毒供应中心应有与产房、临床科室、手术室直接传递物品的专用通道；周围环境应清洁、无污染源，区域相对独立；内部通风，采光良好，气体排放、温度和湿度控制符合要求；建筑面积应符合医院建设标准的规定，并兼顾未来发展的需要。

2. 消毒供应中心的布局

分为工作区域和辅助区域，各区域标志明显、界限清楚、通行路线明确。

（1）工作区域。包括去污区、检查包装灭菌区和无菌物品存放区，其划分应遵循"物品由污到洁，不交叉、不逆流；空气流向由洁到污；去污区保持相对负压；检查包装灭菌区保持相对正压"的原则。各区间应设实际屏障；去污区和检查包装灭菌区均应设洁、污物品通道和人员出入缓冲间（带）。工作区域的洗手设施应采用非手触式水龙头开关，无菌物品存放区不应设洗手池。

1）去污区。为污染区域，用于对重复使用的诊疗器械、器具和物品进行回收、分类、清洗、消毒（包括运输器具的清洗、消毒等），此区域工作人员应采用标准防护。

2）检查包装灭菌区。为清洁区域，用于对已去污的诊疗器械、器具和物品进行检查、装配、包装及灭菌（包括敷料制作等），要求器械和敷料分室包装。

3）无菌物品存放区。为清洁区域，用于对已灭菌物品的存放、保管；一次性用物应设置专门区域存放。

（2）辅助区域。包括工作人员值班室、办公室、休息室、更衣室、卫浴间等。

3. 消毒供应中心的工作内容

（1）回收。对临床各科使用过的需重复使用的诊疗器械、器具和物品集中进行回收；对被朊毒体、气性坏疽及突发原因不明的传染病病原体污染的诊疗器械、器具和物品，应双层封闭包装并标明感染性疾病名称，由消毒供应中心单独回收。应采用封闭式回收，避免反复装卸；不应在诊疗场所对所污染的诊疗器械、器具和物品进行清点，回收工具每次使用后也要清洗、消毒、干燥后备用。

（2）清洗、消毒。

1）清洗方法。包括机械清洗和手工清洗。机械清洗适用于大部分常规器械的清洗，手工清洗适用于精密、复杂器械的清洗和有机物污染较重器械的初步处理。精密器械的清洗应遵循生产厂家提供的使用说明或指导手册；有管腔和表面不光滑的物品，应用清洁剂浸没后手工刷洗或超声清洗；能拆卸的复杂物品应拆开后清洗。

2）清洗步骤。包括冲洗、洗涤、漂洗、终末漂洗。清洗用水、物品及操作等遵循国家有关规定。

3）对被朊毒体、气性坏疽及突发原因不明的传染病病原体污染的诊疗物品，应先消毒灭菌再清洗。

4）清洗后的器械、器具和物品应进行消毒处理。首选湿热消毒，也可采用75%乙醇、酸性氧化电位水或其他国家许可的消毒液进行消毒。

（3）干燥、检查与保养。首选干燥设备根据物品性质进行干燥处理；无干燥设备及不耐热的器械、器具和物品使用消毒低纤维絮擦布、压力枪或≥95%乙醇进行干燥处理；管腔类器械使用压力气枪进行干燥处理；不应使用自然干燥法进行干燥。使用目测或带光源放大镜对干燥后的每件器械、器具和物品进行检查，要求器械表面及关节、齿牙处光洁无锈、无血渍、无水垢，功能完好无损毁；带电源器械还应进行绝缘性能的安全检查。器械保养时根据不同特性分类处理，如橡胶类物品应防粘连、防老化；玻璃类物品避免碰撞、骤冷骤热；金属类器械使用润滑剂防锈，以免损坏锐利刀剪的锋刃；布类物品防霉、防火、防虫蛀等。

（4）包装。包括装配、包装、封包、注明标识等步骤，器械与敷料应分室包装。

1）包装前应根据器械装配技术规程，核对器械的种类、规格和数量，拆卸的器械应组装。

2）手术器械应摆放在篮筐或有孔盘中配套包装：盆、盘、碗等单独包装，轴节类器械不应完全锁扣，有盖的器皿应开盖；摆放的物品应隔开，朝向一致，管腔类物品应盘绕放置并保持管腔通畅。

3）包装分为闭合式和密封式两种。普通棉布包装材料应无破损、无污渍，一用一清洗；开放式的储槽不应用于灭菌物品的包装；硬质容器的使用遵循操作说明；灭菌手术器械采用闭合式包装，两层包装材料分两次包装；密封式包装采用纸袋、纸塑料等材料。

4）灭菌包外设有灭菌化学指示胶带；高度危险性物品包内放置化学指示卡；如果透过包装材料可以直接观察包内灭菌化学指示卡的颜色变化，则不放置包外灭菌化学指示胶带；使用专用胶带或医用热封机封包，应保持闭合的完好性，胶带长度与灭菌包体积、重量相适宜，松紧适度；纸塑袋、纸袋等密封包其密封宽度应≥6 mm，包内器械距包装袋封口≥2.5 cm；硬质容器应设置安全闭锁装置；无菌屏障完整性破坏时应可识别。

5）灭菌物品包装的标识应注明物品名称、数量、灭菌日期、失效日期、包装者等内容。

（5）装载、灭菌及卸载。根据物品的性质选择适宜的灭菌方法。按照不同的灭菌器要求装载灭菌包，放置方法恰当，尽量将同类物品同锅灭菌，装载时标识应注明灭菌时间、灭菌器编号、灭菌批次、科室名称、灭菌包种类等，标识应具有可追溯性。灭菌后按要求卸载，并且待物品冷却，检查包外化学指示胶带变色情况以及包装的完整性和干燥情况。

（6）储存与发放。灭菌后物品应分类、分架存放于无菌物品存放区。一次性使用无菌物品应去除外包装后，放入无菌物品存放区。物品存放架或柜距地面高度应≥20 cm，离墙≥5 cm，距天花板≥50 cm，物品放置应固定位置、设置标识、定期检查、盘点、记录。在有效期内发放。发放时有专人专窗，或者按照规定线路由专人、专车或容器加防尘罩去临床科室发放；接触无菌物品前应先洗手或手消毒；无菌物品的发放遵循先进先出的原则，确认无菌物品的有效性；发放记录应具有可追溯性；发放无菌物品的运送工具应每日清洁处理，干燥存放，有污染应消毒处理，干燥后备用。

（7）相关监测。消毒供应中心应有专人负责质量监测，根据要求定期对清洁剂、消毒剂、洗涤用水、润滑剂、包装材料等进行质量检查；定期进行监测材料的质量检查；对清洗消毒器、超声清洗器、灭菌器等进行日常清洁和检查；根据灭菌器的类型对灭菌效果分别进行检查。

4. 消毒供应中心的管理

消毒供应中心在主管院长或其相关职能部门的直接领导下开展工作，由护理管理部门、医院感染管理部门、人事管理部门、设备及后勤管理部门等协同管理，以保障消毒供应中心的工作需要，确保医疗安全。

消毒供应中心应建立健全岗位职责，建立操作规程、消毒隔离、监测、设备管理、器械管理（包括外来医疗器械）及职业安全防护等管理制度和突发事件的应急预案；建立质量管理追溯制度；完善质量控制过程的相关记录；同时建立与相关科室的联系制度。

消毒供应中心的工作人员应接受与岗位职责相应的岗位培训，正确掌握：各类诊疗器械、器具与物品的清洗、消毒、灭菌的知识与技能；相关清洗、消毒、灭菌设备的操作规程；医院感染与控制的知识；职业安全防护原则和方法。同时根据专业进展，开展继续教育培训，更新知识。

【案例分析】

多重耐药菌指的是一种病原微生物，对三类或三类以上的抗生素同时耐药的情况。目前临床上常见的多重耐药菌有耐甲氧西林的金黄色葡萄球菌，耐万古霉素的肠球菌，耐碳青霉烯类的鲍曼不动杆菌，以及多重耐药的铜绿假单胞菌等。多重耐药菌是院内感染的常见病原体，可能引起外科手术部位的感染、泌尿系统的感染，与插管、置管相关的管道内的血液感染等。

护士应为多重耐药菌病人的病房进行终末消毒处理，处理原则为先消毒再清洁再消毒。工作流程：病房用紫外线照射消毒，时间 ≥ 30 min →拆除床上用品，整理病房用物→用 500～1000 mg/L 的二氧化氯消毒液进行全面喷洒消杀（需翻转床垫 1 次，喷洒后将床垫悬空），作用时间 30 min →紫外线消毒 ≥ 30 min，有利于消毒液干燥→开窗通风→分别用 1000 mg/L 含氯消毒剂和清水对床单位进行擦拭。

使用后的听诊器、血压计、体温表、输液架，使用含醇消毒湿巾擦拭。当室内温度低于 20℃或高于 40℃，相对湿度大于 60% 时，应适当延长紫外线灯照射时间。

【拓展知识】

医用物品对人体的危险性分类

1968 年 E.H.Spaulding 根据医疗器械污染后使用所致感染的危险性大小及在病人使用之前的消毒或灭菌要求，将医疗器械分 3 类，即高度危险性物品、中度危险性物品和低度危险性物品。

（一）高度危险性物品

进入人体无菌组织、器官、脉管系统或有无菌体液从中流过的物品或接触破损皮肤、破损黏膜的物品，一旦被微生物污染，具有极高感染风险，如手术器械、穿刺针、腹腔镜、活检钳、心脏导管、植入物等。高度危险性物品使用前必须灭菌。

（二）中度危险性物品

与完整黏膜相接触，而不进入人体无菌组织、器官和血流，也不接触破损皮肤、破损黏膜的物品，如胃肠道内镜、气管镜、喉镜、体温表、呼吸机管道、麻醉机管道、压舌板、肛门直肠压力测量导管等。中度危险性物品使用前应选择高水平或中水平的消毒方法消毒，菌落总数应 ≤ 20 CFU/ 件，不得检出致病性微生物。重复使用的氧气湿化瓶、吸引瓶、婴儿暖箱水瓶以及加温加湿罐等采用高水平的消毒方法消毒。

（三）低度危险性物品

与完整皮肤接触而不与黏膜接触的器材，包括生活卫生用品、病人及医务人员生活和工作环境中的物品。如听诊器、血压计等；病床围栏、床面以及床头柜、被褥；墙面、地面；痰盂（杯）和便器等。低度危险性物品使用前可选择中、低水平消毒法或保持清洁；遇有病原微生物污染，针对所污染的病原微生物种类选择有效的消毒法。低度危险性物品的菌落总数应 ≤ 200 CFU/ 件，不得检出致病性微生物。

【学习总结】

请总结常用的清洁、消毒、灭菌方法。

（温馨 潘楚云）

任务 3 无菌技术

【案例导入】

吴某，男，30 岁，因车祸导致右上肢开放性损伤，急诊入院时 T 36.0 ℃、P 89 次 / 分、BP 90/56 mmHg、R 24 次 / 分；完善相关实验室检查后，外科医生予清创缝合，请准备用物并协助医生完成操作。

【知识基础】

无菌技术概述

（一）概念

1. 无菌技术

指在医疗、护理操作中，防止一切微生物侵入人体和防止无菌物品、无菌区域被污染的操作技术。

2. 无菌物品

指经过物理或化学方法灭菌后保持无菌状态的物品。

3. 无菌区域

指经过灭菌处理后未被污染的区域。

4. 非无菌物品或非无菌区域

指未经灭菌处理或虽经灭菌处理但又被污染的物品或区域。

（二）无菌技术操作原则

1. 操作环境要求

操作区域和操作台要清洁、宽敞、干燥，操作前 30 min 通风、停止清扫、减少人员走动。

2. 操作者仪表、行为要求

（1）操作前。着装整洁、修剪指甲、洗手、戴口罩，必要时穿无菌衣、戴无菌手套。

（2）操作中。应面向无菌区域，但不可面对无菌区谈笑、咳嗽、打喷嚏；手臂须保持在腰部或操作台面以上；不应跨越无菌区域。

3．无菌物品管理要求

（1）无菌物品和非无菌物品应分别放置，并有明显标志。

（2）无菌物品须存放在无菌包或无菌容器内，无菌包或无菌容器外注明物品名称、灭菌日期，按有效期先后顺序摆放。

（3）定期检查无菌物品保存情况。如符合存放环境要求，使用纺织品材料包装的无菌物品有效期为 14 d，否则不应超过 7 d；医用一次性纸袋包装的无菌物品，有效期为 30 d；使用一次性医用皱纹纸、一次性纸塑袋、医用无纺布或硬质容器包装的无菌物品，有效期为 180 d；由医疗器械生产厂家提供的一次性使用无菌物品遵循包装上标识的有效期；无菌包过期或包布潮湿应重新灭菌。

4．操作过程无菌要求

（1）取用或传递无菌物品必须使用无菌持物钳（或镊）。

（2）无菌物品一经取出，即使未使用也不可放回无菌容器或无菌包。

（3）无菌物品疑有污染或已被污染，应予更换或重新灭菌。

（4）一套无菌物品仅供一位病人使用。

无菌持物钳的使用法

（一）目的

取放或传递无菌物品，保持无菌物品的无菌状态。

（二）操作程序

1．评估

操作环境，持物钳。

2．计划

（1）护士准备。着装整洁，剪指甲，洗手，戴口罩。

（2）用物准备。无菌持物钳，盛放无菌持物钳的容器。

1）种类。临床常用的无菌持物钳有卵圆钳、三叉钳和长、短镊子 4 种。

2）存放。每个容器只放一把无菌持物钳。保存方法包括干燥保存法和湿式保存法。

①干燥保存法。即将盛有无菌持物钳的无菌干罐保存在无菌包内，使用前开包，4 h 更换 1 次。目前临床主要使用干燥保存法。

②湿式保存法。消毒液要浸没至持物钳轴节以上 2 ~ 3 cm 或镊子长度的 1/2；无菌持物钳及容器应每周清洁、消毒 2 次，同时更换消毒液；使用频率较高的部门（如门诊换药室、注射室、手术室等）应每天清洁、灭菌；取放无菌持物钳时不可触及液面以上容器内壁；放入无菌持物钳时需松开轴节，以利于其与消毒液充分接触。

（3）环境准备。光线适宜，整洁、宽敞、干燥。

3. 实施

见表 1-2-3-1。

表 1-2-3-1　无菌持物钳的使用法

操作流程	操作步骤	要点说明
1. 检查标识	检查并核对名称、有效期、灭菌标识	● 确保在有效期内 ● 第一次使用，应记录打开日期、时间并签名，4 h 内有效
2. 开盖取钳	打开盛放无菌持物钳的容器盖，手持无菌持物钳上 1/3 处，闭合钳端，将钳移至容器中央，垂直取出，关闭容器盖	● 手不可触及容器口边缘和内面 ● 盖闭合时不可从盖孔中取、放无菌持物钳
3. 钳端向下	使用时保持钳端向下，在腰部以上视线范围内活动	
4. 放回钳盖	使用后闭合钳端，打开容器盖，快速垂直放回容器中	● 防止无菌持物钳在空气中暴露过久

4. 评价

（1）取放无菌持物钳时，未触及容器口边缘。

（2）使用时钳端始终向下。

（三）注意事项

（1）严格遵守无菌操作原则。

（2）盛放持物钳的容器应大口有盖，且每个容器只能放一把无菌持物钳；取放无菌持物钳时应先闭合钳端，不可触及容器口边缘；使用过程中，始终保持钳端向下；如需到远处夹取无菌物品，应连同容器一起搬移，就近使用。

（3）无菌持物钳只能用于夹取或传递无菌物品（油纱布除外），不可用于换药或消毒皮肤。

（4）干燥法保存时应 4 h 更换 1 次。

无菌容器的使用法

（一）目的

用于盛放无菌物品并保持其无菌状态。

（二）操作程序

1. 评估

无菌容器的种类及有效期。

2．计划

（1）护士准备。着装整洁，剪指甲，洗手，戴口罩。

（2）用物准备。盛有无菌持物钳的无菌罐，盛放无菌物品的容器。常用的无菌容器有无菌盒、无菌罐、无菌盘等。无菌容器内盛灭菌器械、棉球、纱布等。

（3）环境准备。光线适宜，整洁、宽敞、干燥。

3．实施

见表1-2-3-2。

表1-2-3-2　无菌容器的使用法

操作流程	操作步骤	要点说明
1．检查标识	检查并核对无菌容器名称、灭菌日期、失效期、灭菌标识	● 应同时查对无菌持物钳以确保在有效期内
2．正确开盖	打开容器盖，平移离开容器，内面向上拿在手中或盖的内面向上置于稳妥处	● 盖子不得在无菌容器上方翻转，以防灰尘落于容器内造成污染 ● 拿盖时，手勿触及容器盖的边缘及内面
3．夹取物品	用无菌持物钳从无菌容器内垂直夹取无菌物品	● 无菌持物钳及物品不可触及容器边缘
4．正确盖盖	取物后立即将盖由近向远或从一侧向另一侧盖严	● 避免容器内无菌物品在空气中暴露过久
5．持托容器	手持无菌容器时（如无菌碗）应托住容器底部	● 手指不可触及容器边缘及内面 ● 第一次使用，应记录开启日期、时间并签名，24 h内有效

4．评价

（1）无菌容器的内面及边缘无污染。

（2）及时盖严无菌容器。

（三）注意事项

（1）严格遵守无菌操作原则。

（2）持无菌容器时应托住底部，手指不可触及无菌容器的内面及边缘。

（3）从无菌容器取出的物品虽未使用也不可放回无菌容器。

（4）无菌容器应定期消毒灭菌；一经打开，使用时间不超过24 h。

取用无菌溶液法

（一）目的

保持无菌溶液的无菌状态，供治疗护理用。

（二）操作程序

1．评估

操作环境，无菌溶液的名称及有效期。

2．计划

（1）护士准备。着装整洁，剪指甲，洗手，戴口罩。

（2）用物准备。无菌溶液弯盘、无菌容器、无菌持物钳、消毒液、棉签、启瓶器、记录纸、笔等。

（3）环境准备。光线适宜，整洁、宽敞、干燥。

3．实施

见表1-2-3-3。

表 1-2-3-3　取用无菌溶液法

操作流程	操作步骤	要点说明
1. 清洁瓶表面	取盛有无菌溶液的密封瓶，擦净瓶外灰尘	
2. 核对检查	核对瓶签上的药名、剂量、浓度、有效期，检查瓶盖有无松动，瓶身有无裂缝，对光检查溶液的澄清度	● 确保溶液质量可靠
3. 消毒开瓶	用启瓶器撬开瓶盖，消毒瓶塞，待干后盖上无菌纱布，打开瓶塞	● 手不可触及瓶口及瓶塞的内面
4. 冲洗瓶口	手握溶液瓶的标签面，倒出少量溶液于弯盘冲洗瓶口	● 避免溶液外溅和沾湿标签
5. 倒出溶液	由原处倒出所需溶液于无菌容器中	● 瓶口高度适宜，瓶口不接触容器，液体勿外溅
6. 盖好瓶塞	倒液后立即塞好瓶塞	● 必要时消毒瓶塞后再盖好
7. 记录整理	（1）在瓶签上注明开瓶日期、时间并签名，将瓶放回原处 （2）按要求整理用物并处理	● 已开启过的无菌溶液，瓶内溶液有效期24 h ● 余液只做清洁操作用

4．评价

（1）无菌溶液未被污染。

（2）瓶签未浸湿，瓶口未污染，液体未溅出。

（三）注意事项

（1）严格遵守无菌操作原则。

（2）不可将物品伸入无菌溶液瓶内蘸取溶液或直接接触瓶口倒液；已倒出的溶液不可再倒回瓶内。

（3）已开启的无菌溶液瓶内的溶液，24 h内有效，余液只做清洁操作用。

无菌包的使用法

（一）目的

从无菌包内取出无菌物品，供无菌操作用。

（二）操作程序

1. 评估

操作环境，操作台面，无菌包的名称及有效期。

2. 计划

（1）护士准备。着装整洁，剪指甲，洗手，戴口罩。

（2）用物准备。无菌持物钳、无菌包、包布、治疗巾、敷料和器械、标签、化学指示胶带、记录纸、笔等。

（3）环境准备。光线适宜，整洁、宽敞、干燥。

3. 实施

见表 1-2-3-4。

表 1-2-3-4　无菌包的使用法

操作流程	操作步骤	要点说明
▲包扎法		
1. 放物包扎	（1）将物品、化学指示卡放在包布中央，玻璃物品先用棉垫包裹 （2）把包布一角盖住物品，然后折盖左右两角（角尖端向外翻折），最后一角折盖后，用化学指示胶带粘贴封包	● 避免玻璃物品碰撞损坏 ● 避免开包时污染包布内面
2. 贴好标签	贴上标签，注明物品名称、灭菌日期，送灭菌处理	
▲开包法		
1. 检查核对	检查并核对无菌包名称、灭菌日期、有效期、灭菌标识，无潮湿或破损	● 应同时查对无菌持物钳以确保在有效期内 ● 如标记模糊或已过期，包布潮湿破损，则不可使用
2. 开包取物		
桌上开包法	（1）将无菌包放在清洁、干燥处，撕开粘贴 （2）用拇指和示指揭开包布外角，再揭开左右两角，最后揭开内角 （3）用无菌钳取出所需物品，放在事先备好的无菌区内	● 手不可触及包布内面，操作时不可跨越无菌区

操作流程	操作步骤	要点说明
手上开包法	若将小包内物品全部取出使用，可将包托在手上打开，另一手将包布四角抓住，稳妥地将包内物品放入无菌区域内	● 手不可触及包布内面
一次性物品取用法	（1）先查看无菌物品的名称、灭菌有效期、封包有无破损，核对无误后方可打开 （2）打开取用 1）一次性无菌注射器或输液器：在封包上特制标记处用手撕开（或用剪刀剪开），暴露物品后，可用手取 2）打开一次性无菌敷料或导管：用拇指和示指揭开双面粘合封包上下两层（或消毒封包边口后，再用无菌剪刀剪开），暴露物品后，用无菌持物钳夹取	● 根据不同物品的不同要求开启
3. 整理用物	如包内用物未用完，按原折痕包好，注明开包日期及时间并签名	● 已打开过的无菌包内物品的有效期为24 h

4．评价

（1）包扎无菌包方法正确，松紧适宜。

（2）打开或还原无菌包时，手未触及包布内面及无菌物品。

（3）操作时，手臂未跨越无菌区。

（4）开包日期及时间记录准确。

（三）注意事项

（1）严格遵守无菌操作原则。

（2）打开无菌包时手只能接触包布四角的外面，不可触及包布内面，不可跨越无菌区。

（3）包内物品未用完，应按原折痕包好，并注明开包时间及日期，限24 h有效。

（4）包内物品超过有效期、被污染或包布受潮、破损，须重新灭菌。

铺无菌盘法

（一）目的

将无菌治疗巾铺在清洁、干燥的治疗盘内，形成无菌区，放置无菌物品，以供检查、治疗、护理用。

（二）操作程序

1．评估

操作环境，治疗项目，无菌物品有效期。

2．计划

（1）护士准备。着装整洁，剪指甲，洗手，戴口罩。

（2）用物准备。无菌持物钳、无菌包（内置无菌治疗巾）、治疗盘、无菌物品及容器、标签、弯盘、记录纸、笔等。

（3）环境准备。光线适宜，整洁、宽敞、干燥。

3．实施

见表1-2-3-5。

表 1-2-3-5　铺无菌盘法

操作流程	操作步骤	要点说明
1．查对开包	（1）取无菌治疗巾包，查看其名称、灭菌标记、灭菌日期，有无潮湿、松散及破损 （2）打开无菌包，用无菌钳取出一块无菌巾，放于清洁治疗盘内 （3）将剩余无菌治疗巾按原折痕包好，并注明开包日期、时间并签名	●应同时查对无菌持物钳、无菌物品以确保在有效期内 ●治疗盘应清洁、干燥 ●包内治疗巾在 24 h 内有效
2．取巾铺盘		
▲单巾单层底铺盘	（1）双手捏住无菌巾一边外面两角，轻轻抖开，双折铺于治疗盘上，将上层呈扇形折于近侧，开口边向外暴露无菌区 （2）放入无菌物品后，拉平扇形折叠层，盖于物品上，上下层边缘对齐。将开口处向上翻折 2 次，两侧边缘向下翻折 1 次，露出治疗盘边缘	●治疗巾的内面为无菌区，不可触及衣袖及其他有菌物品 ●上下层无菌巾边缘对齐后翻折以保持无菌状态
▲单巾双层底铺盘	（1）双手捏住无菌巾一边外面两角，轻轻抖开，从远到近，3 折成双层底，上层呈扇形折叠，开口向外 （2）放入无菌物品，拉平扇形折叠层盖于物品上，边缘对齐	
▲双巾铺盘	（1）双手捏住无菌巾一边外面两角，轻轻抖开，从远侧向近侧平铺于治疗盘上 （2）放入无菌物品后，再取无菌巾一块，无菌面向下盖于物品上，上下两层边缘对齐。四周超出治疗盘部分向上翻折 1 次	
3．记录签名	注明铺盘日期及时间并签名	●保持盘内无菌，4 h 内有效

4．评价

（1）无菌物品及无菌区域未被污染。

（2）无菌巾上物品放置有序，使用方便。

（三）注意事项

（1）严格遵守无菌操作原则。

（2）铺无菌盘的区域必须清洁、干燥，无菌巾避免潮湿污染。

（3）手、衣物等非无菌物品不可触及无菌面，不可跨越无菌区。

（4）铺好的无菌盘尽早使用，有效期不超过4 h。

戴脱无菌手套法

（一）目的

预防病原微生物通过医务人员的手传播疾病和污染环境。

（二）操作程序

1. 评估

操作环境，无菌手套的号码及有效期。

2. 计划

（1）护士准备。着装整齐，剪指甲，洗手，戴口罩。

（2）用物准备。无菌手套、弯盘。无菌手套一般有两种类型：①天然橡胶、乳胶手套；②人工合成的非乳胶产品，如聚乙烯手套。

（3）环境准备。光线适宜，整洁、宽敞、干燥。

3. 实施

见表1-2-3-6。

表 1-2-3-6　戴脱无菌手套法

操作流程	操作步骤	要点说明
1. 核对开包	（1）检查并核对无菌手套号码、灭菌日期、包装 （2）开手套袋	● 选择大小合适的手套 ● 确认在有效期内
2. 取戴手套		
▲分次取戴	（1）一手掀起手套袋开口处外层，另一手捏住手套翻折部分（手套内面）取出手套，对准五指戴上 （2）未戴手套的手掀起另一袋口，戴好手套的手指插入另一手套的翻折内面（即手套外面）取出手套，同法戴好 （3）将后一只戴好的手套的翻边扣套在工作服衣袖外面，同法套好另一只手套	● 手不可触及手套的外面（无菌面） ● 手套外面不可触及非无菌物

操作流程	操作步骤	要点说明
▲一次取戴	（1）两手拇指和示指同时掀起手套袋开口处外层，一手持手套翻折部分同时取出一双手套 （2）将两手套五指对准，一手捏住手套翻折部分，一手对准手套五指戴上；再以戴好手套的手指插入另一手套的翻折内面，同法戴好另一手套 （3）将后一只戴好的手套的翻边扣套在工作服衣袖外面，同法套好另一只手套	
3. 检查调整	（1）双手对合交叉调整手套的位置 （2）检查是否漏气	● 戴好手套的双手保持在腰以上视线范围内
4. 脱下手套	用戴手套的手捏住另一手套腕部外面翻转脱下，再将脱下手套的手指插入另一手套内将其翻转脱下	● 勿使手套外面（污染面）接触到皮肤 ● 不可强拉手套边缘或手指部分以免损坏
5. 整理用物	按要求整理用物并处理，洗手、脱口罩	● 弃手套于黄色垃圾袋内

4．评价

（1）无菌手套无污染。

（2）戴脱手套时未强行牵拉手套。

（三）注意事项

（1）严格遵循无菌操作原则。

（2）手套大小合适；修剪指甲。

（3）戴手套时，手套外面不可触及非无菌物品和未戴手套的手；戴手套后手始终保持在腰部或操作台面以上视线范围内；如发现手套破损或可疑污染立即更换；脱手套时，应翻转脱下，避免强拉，手套外面勿触及皮肤，脱手套后应洗手。

（4）诊疗护理不同病人之间应更换手套；一次性手套应一次性使用。

（5）戴手套不能替代洗手，必要时进行手消毒。

铺无菌治疗盘法

无菌治疗盘指将无菌治疗巾铺在清洁、干燥的无菌盘内，形成无菌区域，放置无菌物品，以供治疗、护理使用。

（一）目的

（1）正确使用无菌巾布置无菌治疗盘。

（2）正确取用无菌溶液，保证无菌溶液的无菌状态。

（3）正确使用无菌容器、无菌持物钳，保持无菌容器的无菌状态，确保操作过程不被工作人员污染。

（4）正确戴脱无菌手套，保证操作全程的无菌性。

（二）操作程序

1. 评估

评估操作环境、治疗项目、无菌物品的有效期。

2. 计划

（1）护士准备。着装整洁，修剪指甲，洗手，戴口罩。

（2）用物准备。

1）治疗车上层。治疗盘2个、无菌治疗碗包1个、无菌治疗巾包1个（含3块治疗巾）、无菌镊子桶包1个、弯盘1个、棉签1包、250 ml无菌溶液1瓶、无菌手套1副、标签纸、笔。

2）治疗车下层。生活垃圾桶、医用垃圾桶。

（3）环境准备。清洁、宽敞、明亮，定期消毒。

3. 实施

见表1-2-3-7。

无菌技术操作
评价标准

表 1-2-3-7　铺无菌治疗盘法

操作流程	操作步骤	要点说明
1. 评估擦盘	评估环境和用物，检查各物品的名称、有效期、灭菌日期、灭菌标识、无菌包质量，分别用小毛巾清洁桌面和治疗盘	● 超过有效期、潮湿、破损不可用
2. 取持物钳	打开持物钳筒盖，手持无菌持物钳，将容器移至中央，闭合钳端垂直取出	
3. 开无菌包	（1）打开无菌治疗巾包，解开系带卷于包布边下，按无菌操作步骤逐层打开 （2）查对包布内指示卡变色情况，正确处理指示卡	● 无菌盘保持于腰平面至视野之内
4. 取无菌巾	无菌包内如为两块及以上数量的治疗巾时，使用无菌持物钳夹取治疗巾放于治疗盘中，按原折痕包好包布，一字法束缚（无菌巾内如为一块治疗巾时，可按无菌原则，手取治疗巾放于治疗盘中，收好包布放于车下）	● 无菌巾的内面为无菌面，手不可触及无菌巾的内面
5. 铺无菌盘	（1）按无菌原则，将治疗巾双折铺于治疗盘上（治疗巾横折、竖折均可） （2）上层向对侧扇形折叠，开口向外	● 非无菌物品远离无菌区，保持无菌盘内物品处于无菌状态
6. 取治疗碗	打开无菌包布取出无菌换药碗于无菌盘中	

操作流程	操作步骤	要点说明
7. 开无菌罐	打开无菌罐盖，用持物钳取出无菌棉球 6～8 个、无菌干燥纱块 2 个置于无菌盘换药碗内，盖无菌罐盖	
8. 倒无菌液	（1）清洁瓶表面：取盛有无菌溶液的密封瓶，擦净瓶外灰尘 （2）核对检查：确保溶液质量可靠，核对瓶签上的药名、剂量、浓度、有效期，检查瓶盖有无松动，瓶身有无裂缝，对光检查溶液的澄清度。用启瓶器撬开瓶盖，消毒瓶塞，待干后盖上无菌纱布 （3）消毒开瓶：打开瓶塞 （4）冲洗瓶口：手握溶液瓶的标签面，倒出少量溶液于弯盘冲洗瓶口 （5）倒出溶液：由原处倒出所需溶液于无菌容器中	● 手不可触及瓶口及瓶塞的内面 ● 避免溶液外溅和沾湿标签 ● 瓶口高度适宜，瓶口不接触容器 ● 倒溶液时高度适宜，勿使瓶口接触容器口周围，勿使溶液溅出
9. 盖无菌盘	拉平扇形折叠层，遮盖于物品上，对齐上下层边缘，开口处向上翻折 2 次，两边边缘分别向下翻折 1 次，注明此盘名称、铺盘的时间、失效时间、铺盘者姓名	● 确保盘面平整
10. 穿脱手套	（1）取戴手套：两手拇指和示指同时掀起手套袋开口处外层，一手持手套翻折部同时取出一双手套。将两手套五指对准，一手捏住手套翻折部分，一手对准手套五指戴上；再以戴好手套的手指插入另一手套的翻折内面，同法戴好另一手套。将后一只戴好的手套的翻边扣套在工作服衣袖外面，同法套好另一只手套 （2）检查调整：双手对合交叉调整手套的位置。检查手套是否漏气 （3）脱下手套：用戴手套的手捏住另一手套腕部外面翻转脱下，再将脱下手套的手指插入另一手套内将其翻转脱下	● 戴好手套的双手保持在腰以上视线范围内 ● 勿使手套外面（污染面）接触到皮肤 ● 不可强拉手套边缘或手指部分以免损坏 ● 弃手套于黄色垃圾袋内
11. 整理记录	按规定整理用物，洗手、脱口罩	

4．评价

（1）严格遵循无菌操作原则。

（2）操作过程中无菌用物未被污染。

（3）日期记录准确。

【案例分析】

根据病史介绍，病人右上肢开放性损伤，拟行急诊清创缝合。清创缝合术开始前护士应进行操作环境及用物准备，操作过程中用到的无菌技术有：无菌包的使用，无菌容器的使用，无菌持物钳的使用，铺无菌盘，取无菌溶液，戴脱无菌手套。

【学习总结】

请总结无菌技术实施步骤。

（贺艳　叶凤清）

任务 4　隔离技术

【案例导入】

张某，男，38 岁，本科学历，程序员。因前一日进食不洁食物后出现持续发热，畏寒，全身不适伴疲乏，恶心呕吐，腹胀，于我院感染科门诊就诊。体格检查：病人神志清楚，T 38.8℃；P 112 次 / 分；R 24 次 / 分；BP 138/90 mmHg，皮肤和巩膜黄染，尿液深黄。肝功能检查：血清胆红素和转氨酶升高，血清抗 –HAV IgM 抗体阳性。门诊拟"甲型肝炎"收治入院。

我们在为此类病人进行护理操作时会使用到哪些隔离技术？

【知识基础】

隔离技术概述

隔离是采用各种方法、技术，防止病原体从病人及携带者传播给他人的措施。通过隔离可以切断感染链，将传染源、高度易感人群安置在指定地点和特殊环境中，暂时避免与周围人群接触，防止病原微生物在病人、工作人员及媒介物中扩散。

（一）隔离区域的划分

1. 清洁区

是指凡未被病原微生物污染的区域。如医护人员的值班室、更衣室、配膳室、浴室以及库房等。

2. 潜在污染区

也称半污染区，是指凡有可能被病原微生物污染的区域，如医护办公室、治疗室、护士站、化验室、病人用后的物品或医疗器械等的处理室、内走廊等。

3. 污染区

是指病人直接或间接接触、被病原微生物污染的区域。如病室、处置室、污物间、厕所以及病人入院、出院处理室等。

4. 两通道

指进行传染病诊治的病区中的医务人员通道和病人通道。医务人员通道出入口设在清洁区一端，病人通道出入口设在污染区一端。

5. 缓冲间

指进行传染病诊治的病区中清洁区与潜在污染区之间、潜在污染区与污染区之间设立的两侧均有门的小室，为医务人员的准备间。

6. 负压病区（病室）

通过特殊通风装置，使病区（病室）的空气按照由清洁区向污染区流动，使病区（病室）内的压力低于室外压力。负压病区（病室）排出的空气需经处理，确保对环境无害。

（二）医院建筑布局与隔离要求

根据病人获得感染性的危险程度，医院可分成4个区域。①低危险区（清洁区）：不接触病人的区域。包括行政管理区、教学区、图书馆、生活服务区等。②中等危险区（半污染区）：非感染病人、非高度易感病人的护理区域，包括普通门诊、普通病室。③高危险区（污染区）：有感染病人的区域，如感染疾病科门诊、感染疾病科病室。④极高危险区：高度易感病人的区域（保护性隔离）或监护区域（如手术室、产房、重症监护病室、早产儿室、新生儿病室、血液透析室、移植病室等）。

同一等级分区的科室宜相对集中；高危险区域的科室宜相对独立，且与普通门诊和病区分开，远离食堂、水源和其他公共场所；通风系统应区域化，防止区域间空气交叉感染；按照要求配备合适的手卫生设施。

1. 呼吸道传染病病区的布局与隔离要求

适用于经呼吸道传播疾病病人的隔离。

（1）建筑布局。应设在医院相对独立的区域。分为清洁区、潜在污染区、污染区，设立两通道和三区间的缓冲间。各区域之间宜用感应对控门，缓冲间两侧的门不宜同时开启，以减少区域之间空气流通。经空气传播疾病的隔离病区，应设置气压为 −30 Pa，缓冲间的气压宜为 −15 Pa。

（2）隔离要求。①应严格服务流程和三区的管理，各区之间界线清楚，标识明显。②病室内应有良好的通风设施；安装适量的非手触式开关的流动水洗手池。③不同种类传染病病人应分室安置。疑似病人应单独安置；受条件限制的医院，同种疾病病人可安置于一室，两病床之间距离不小于 1.1 m。

2．感染性疾病病区的布局与隔离要求

适用于主要经接触传播疾病病人的隔离。

（1）建筑布局。应设在医院相对独立的区域，远离儿科病区、重症监护病区和生活区。设单独入口、出口和入院出院处理室。中小型医院可在建筑物的一端设立感染性疾病病区。

（2）隔离要求。①分区明确，标识清楚。②病区通风良好，自然通风或安装通风设施，配备适量的非手触式开关的流动水洗手设施。③不同种类感染性疾病病人应分室安置；疑似病人应单独安置；每间病室不应超过 4 人，病床间距不小于 1.1 m。

3．普通病区、门诊、急诊的布局与隔离要求

（1）普通病区。在病区的末端，设一间或多间隔离病室；感染性疾病病人与非感染性疾病病人宜分室安置；受条件限制的医院，同种感染性疾病，同种病原体感染病人可安置于一室，病床间距宜大于 0.8 m；病情较重的病人宜单人间安置。

（2）门诊。普通门诊应单独设出入口，设置问询、预检分诊、挂号、候诊、诊断、检查治疗、交费、取药等区域；儿科门诊应自成一区，出入方便，并设预检分诊、隔离检查室等；感染疾病科门诊符合国家相关规定。各诊室应通风良好，配备适量的流动水洗手设施和（或）速干手消毒剂；建立预检分诊制度，发现传染病病人或疑似传染病病人，应到专用隔离诊室或引导至感染疾病科门诊诊治，可能污染的区域应及时消毒。

（3）急诊。应单独设出入口、预检分诊、诊检室、隔离诊查室、抢救室、治疗室、观察室等；有条件的医院宜设挂号、收费、取药、化验、X 线检查手术室等；严格预检分诊制度，及时发现传染病病人及疑似病人，及时采取隔离措施；各诊室应配备非手触式开关的流动水洗手设施和（或）速干手消毒剂；急诊观察室床间距不小于 1.2 m。

（三）隔离的管理要求

1．布局规范

建筑布局应符合医院卫生要求，并应具备隔离预防的功能，区域划分明确、标识清楚。

2．隔离制度

应根据国家的有关规定，结合本医院的实际情况，制定隔离预防制度并实施。

3．实施原则

隔离的实施应遵循"标准预防"和"基于疾病传播途径的预防"的原则。应采取有效措施，管理感染源、切断传播途径和保护易感人群。

4．人员管理

应加强传染病病人的管理，包括隔离病人，严格执行探视制度。加强医务人员隔离知识与防护知识的培训，手卫生符合规范。

（四）隔离原则

1．隔离标志明确，卫生设施齐全

（1）隔离病区设有工作人员与病人各自的进出门、梯道，通风系统区域化；隔离区域标识清楚。入口处配置更衣、换鞋的过渡区，并配有必要的卫生消毒设备等。

（2）隔离病室门外或病人床头安置不同颜色的提示卡（卡正面为预防隔离措施，反面为适用的疾病种类）以表示不同性质的隔离，门口放置用消毒液浸湿的脚垫，门外设立隔离衣悬挂架（柜或壁橱），备隔离衣、帽子、口罩、鞋套以及手消毒物品等。

2．严格执行服务流程，加强三区管理

明确服务流程，保证洁、污分开，防止因人员流程、物品流程交叉导致污染。

（1）病人及病人接触过的物品不得进入清洁区。

（2）病人或穿隔离衣的工作人员通过走廊时，不得接触墙壁、家具等。

（3）各类检验标本应放在指定的存放盘和存放架上。

（4）污染的物品未经消毒处理，不得带至他处。

（5）工作人员进入污染区时，应按规定穿隔离衣，戴帽子、口罩，必要时换隔离鞋；穿隔离衣前，必须备齐所需物品，各种护理操作应有计划并集中执行以减少穿隔离衣的次数和洗刷手的频率。

（6）离开隔离病区前脱隔离衣、鞋，并消毒手，脱帽子、口罩。

（7）严格执行探视制度，探陪人员进出隔离区域应根据隔离种类采取相应的隔离措施，接触病人或污染物品后必须消毒双手。

3．隔离病室环境定期消毒、物品处置规范

（1）隔离室应每日进行空气消毒和物品表面消毒，应用Ⅳ类环境的消毒方法，根据隔离类型确定每日消毒的频次。

（2）病人接触过的物品或落地物品应视为污染，消毒后方可给他人使用；病人的衣物、稿件、钱币、票证等消毒后才能交予家人。

（3）病人的生活用品如脸盆、痰杯、餐具、便器个人专用，每周消毒；衣服、床单、被套等消毒后清洗；床垫、被、褥等定期消毒；呕吐物、分泌物、排泄物及各种引流液须经消毒后方可排放。

（4）需送出病室处理的物品分类置于黄色污物袋内，袋外有明显标记。

4．实施隔离教育，加强隔离病人心理护理

（1）定期进行医务人员隔离与预防知识的培训，为其提供合适、必要的防护用品，使其正确掌握常见传染病的传播途径、隔离方式和防护技术，熟练掌握隔离操作规程，同时开展病人和探陪人员的隔离知识教育，使其能主动协助、执行隔离管理。

（2）了解病人的心理状态，合理安排探视时间，尽量解除病人因隔离而产生的恐惧、孤独、自卑等心理反应。

5. 掌握解除隔离的标准，实施终末消毒处理

（1）传染性分泌物3次培养结果均为阴性或已度过隔离期，医生开出医嘱后，方可解除隔离。

（2）对出院、转科或死亡病人及其所住病室、所用物品及医疗器械等进行的消毒处理，包括病人的终末处理、病室和物品的终末处理。病人的终末处理：病人转科或出院前，应沐浴，换上清洁衣服，个人用物须消毒后方能带离隔离区；如病人死亡，衣物原则上一律焚烧，尸体须用中效以上消毒剂进行消毒处理，并用浸透消毒液的棉球填塞口、鼻、耳、阴道、肛门等孔道，一次性尸单包裹后装入尸袋内密封再送太平间。病室及物品的终末处理见表1-2-4-1：关闭病室门窗、打开床旁桌、摊开棉被、竖起床垫，用消毒液熏蒸或用紫外线照射；打开门窗，用消毒液擦拭家具、地面；体温计用消毒液浸泡，血压计及听诊器放熏蒸箱消毒；被服类消毒处理后再清洗。

表 1-2-4-1　传染病病室及污染物品的消毒方法

类别	物品	消毒方法
病室	房间	2% 过氧乙酸熏蒸
	地面、墙壁、家具	0.2%～0.5% 过氧乙酸，1%～3% 漂白粉澄清液喷洒或擦拭
医疗用品	玻璃类、搪瓷类、橡胶类	0.5% 过氧乙酸溶液浸泡，高压蒸汽灭菌或煮沸消毒
	金属类	环氧乙烷熏蒸，0.2% 碱性戊二醛溶液浸泡
	血压计、听诊器、手电筒	环氧乙烷或甲醛熏蒸，0.2%～0.5% 过氧乙酸溶液擦拭
	体温计	1% 过氧乙酸溶液浸泡，75% 乙醇浸泡，碘伏（含 0.1% 有效碘）浸泡
日常用品	食具、茶杯、药杯	煮沸或微波消毒，环氧乙烷熏蒸，0.5% 过氧乙酸溶液浸泡
	信件、书报、票证	环氧乙烷熏蒸
被服类	被单、衣物	环氧乙烷熏蒸，高压蒸汽灭菌，煮沸消毒
其他	枕芯、被褥、毛织品	烈日下晒 6 h 以上或紫外线灯照射 60 min，环氧乙烷熏蒸，戊二醛熏蒸
	排泄物、分泌物	漂白粉或生石灰消毒，痰盛于蜡纸盒内焚烧
	便器、痰盂	3% 漂白粉澄清液或 0.5% 过氧乙酸溶液浸泡
	剩余食物	煮沸消毒 30 min 后弃掉
	垃圾	焚烧

（五）隔离种类及措施

目前，隔离预防主要是在标准预防的基础上，实施两大类隔离：一是基于传染源特点切断疾病传播途径的隔离，二是基于保护易感人群的隔离。

1. 基于切断疾病传播途径的隔离预防

确认的感染性病原微生物的传播途径主要有 3 种：接触传播、空气传播和飞沫传播。一种疾病可能有多种传播途径时，应在标准预防的基础上采取相应传播途径的隔离与预防。

（1）接触传播的隔离与预防。是对确诊或可疑感染了经接触传播的疾病如肠道感染、多重耐药菌感染、埃博拉出血热、皮肤感染等采取的隔离与预防。在标准预防的基础上，隔离措施还有如下内容。

1）隔离病室使用蓝色隔离标志。

2）病人的隔离。根据感染疾病类型确定病人入住单人隔离室或同病种感染者同室隔离；限制病人的活动范围，减少不必要的转运，如需要转运时，应采取有效措施，减少对其他病人、医务人员和环境表面的污染；病人接触过的一切物品，如被单衣物、换药器械等均应先灭菌，然后再进行清洁、消毒、灭菌；被病人污染的敷料应装袋标记后送焚烧处理。

3）医务人员的防护。进入隔离室前必须戴好口罩、帽子，从事可能污染工作服的操作时，应穿隔离衣；离开病室前，脱下隔离衣，按要求悬挂，每天更换清洗与消毒或使用一次性隔离衣，用后按医疗废物管理要求进行处置，应戴手套；离开隔离病室前，接触污染物品后应摘除手套，洗手和（或）手消毒。手上有伤口时应戴双层手套。

（2）空气传播的隔离与预防。是对经空气传播的呼吸道传染疾病如肺结核、麻疹、水痘等采取的隔离与预防。在标准预防的基础上，隔离措施还有如下内容。

1）隔离病室使用黄色隔离标志。

2）病人的隔离。安置单间病室，无条件时相同病原体感染病人可同居室，关闭通向走廊的门窗，尽量使隔离病室远离其他病室或使用负压病室；无条件收治时尽快转送至有条件收治呼吸道传染病的医疗机构，并注意转运过程中医务人员的防护；当病人病情允许时，应戴外科口罩，定期更换，并限制其活动范围；病人口鼻分泌物须经严格消毒后再倾倒，病人的专用痰杯要定期消毒，被病人污染的敷料应装袋标记后焚烧或做消毒—清洁—消毒处理；严格进行空气消毒。

3）医务人员的防护。严格按照区域流程，在不同的区域，穿戴不同的防护用品，离开时按要求摘脱，并正确处理使用过的物品；进入确诊或可疑传染病病人房间时，应戴帽子、医用防护口罩；进行可能产生喷溅的诊疗操作时，应戴护目镜或防护面罩，穿防护服；当接触病人及其血液、体液、分泌物、排泄物等物质时应戴手套。

（3）飞沫传播的隔离与预防。是对经飞沫传播的疾病如病毒性腮腺炎、百日咳、流行性感冒、流行性脑脊髓膜炎及急性传染性非典型肺炎（SARS）等采取的隔离与预防。在标准预防的基础上，隔离措施还有如下内容。

1）隔离病室使用粉色隔离标志。

2）病人的隔离。同空气传播的病人隔离；加强通风或进行空气的消毒；病人之间、病人与探视者之间相隔距离在 1 m 以上，探视者应戴外科口罩。

3）医务人员的防护。医务人员严格按照区域流程，在不同的区域，穿戴不同的防护用品，离开时按要求摘脱，并正确处理使用后物品；与病人近距离（1 m 内）接触时，应戴帽子、医用防护口罩；进行可能产生喷溅的诊疗操作时，应戴护目镜或防护面罩，穿防护服；当接触病人及其血液、体液、分泌物、排泄物等物质时应戴手套。

（4）其他传播途径的隔离与预防。对经生物媒介传播的疾病如鼠、蚤引起的鼠疫等，应根据疾病的特性，采取相应的隔离与防护措施。

2. 基于保护易感人群的隔离预防

保护性隔离是以保护易感人群作为制定措施的主要依据而采取的隔离，也称反向隔离，适用于免疫功能极度低下或极易感染的病人，如严重烧伤、白血病、脏器移植及免疫缺陷的病人和早产儿。应在标准预防的基础上，采取下列主要隔离措施。

（1）设专用隔离室。病人应住单间病室隔离，室外悬挂明显的隔离标志。病室内空气保持正压通风，定时换气；地面、家具等均应每天严格消毒。

（2）进出隔离室要求。凡进入病室内人员应穿戴灭菌后的隔离衣、帽子、口罩、手套及拖鞋；未经消毒处理的物品不可带入隔离区域；接触病人前、后及护理另一位病人前均应洗手。

（3）污物处理。病人的引流物、排泄物、被其血液及体液污染的物品，应及时分装密闭，标记后送指定地点。

（4）探陪要求。凡患呼吸道疾病或咽部带菌者，包括工作人员均应避免接触病人；原则上不予探视，探视者需要进入隔离室时应采取相应的隔离措施。

口罩、帽子的使用法

隔离技术是指个人防护用品的专业使用法。个人防护用品常指用于保护医务人员避免接触感染性因子的各种屏障用品，包括帽子、口罩、手套、护目镜、防护面罩、防水围裙／隔离衣、防护服等。

帽子可防止工作人员的头屑飘落、头发散落或被污染，分为一次性帽子和布制帽子。

口罩可阻止对人体有害的物质吸入呼吸道，也能防止飞沫污染无菌物品或清洁物品。口罩可以分为以下 3 类。①纱布口罩：能保护呼吸道免受有害粉尘、气溶胶、微生物及灰尘伤害，普通脱脂纱布口罩长 18 cm 左右，宽 14 cm 左右，应不少于 12 层，纱布要求密度适当，经纬纱均不得少于 9 根。②外科口罩：医务人员在有创操作过程中能阻止血液、体液和飞溅物传播，通常为一次性使用的无纺布口罩，有可弯折鼻夹，多为夹层，外层有防水作用，中间夹层有过滤作用，能阻隔空气中 5 μm 颗粒超过 90%，内层可以吸湿。③医用防护口罩：是能阻止经空气传播的直径 ≤ 1 μm 感染因子或近距离（< 1 m）接触经飞沫传播的疾病而发生感染的口罩，要求配有不小于 8.5 cm 的可弯折鼻夹，长方形口罩展开后中心部分尺寸长和宽均不小于 17 cm，密合型拱形口罩纵、横径均不小于 14 cm。口罩滤料的颗粒过滤效率应不小于 95%。

（一）目的

保护工作人员和病人，防止感染和交叉感染。

（二）操作程序

1．评估

帽子的大小、口罩种类、有效期；病人病情、目前采取的隔离种类。

2．计划

（1）护士准备。着装整洁，洗手。

（2）用物准备。根据需要备合适的帽子、口罩。

（3）环境准备。整洁、宽敞。

3．实施

口罩、帽子的使用法见表 1-2-4-2。

表 1-2-4-2　帽子与口罩的使用法

操作流程	操作步骤	要点说明
1．清洗双手		● 按揉搓洗手的步骤洗手
2．戴好帽子		● 帽子大小合适，能遮护全部头发
3．戴好口罩		● 根据用途及佩戴者脸型大小选择口罩，口罩应干燥、无破损、无污渍
▲纱布口罩	将口罩罩住鼻、口及下巴，口罩下方带系于颈后，上方带系于头顶中部	● 如系带是耳套式，分别将系带系于左右耳后
▲外科口罩	（1）将口罩遮住鼻、口及下巴，口罩下方带系于颈后，上方带系于头顶中部 （2）将双手指尖放在鼻夹上，从中间位置开始，用手指向内按压，并逐步向两侧移动，根据鼻梁形状塑造鼻夹 （3）调整系带的松紧度，检查密合性	● 如系带是耳套式，分别将系带系于左右耳后 ● 不应一只手提鼻夹

续表

操作流程	操作步骤	要点说明
▲医用防护口罩	（1）一只手托住防护口罩，有鼻夹的一面背向外 （2）将防护口罩遮住鼻、口及下巴，鼻夹部位向上紧贴面部 （3）用另一只手将下方系带拉过头顶，放在颈后双耳下，再将上方系带拉至头顶中部 （4）将双手指尖放在金属鼻夹上，从中间位置开始，用手指向内按鼻夹，并分别向两侧移动和按压，根据鼻梁的形状塑造鼻夹 （5）检查：将双手完全盖住口罩，快速呼气，检查密合性，如有漏气应调整鼻夹位置	● 确保不漏气 ● 不应一只手提鼻夹 ● 应调整到不漏气为止
4. 摘下口罩	（1）洗手后先解开下面的系带，再解开上面的系带 （2）用手指捏住系带将口罩取下丢入医疗垃圾袋内	● 如是一次性口罩，脱下后放入污物袋；如是纱布口罩，每日更换，清洗、消毒 ● 取下时不可接触污染面
5. 摘取帽子	洗手后取下帽子	● 如是一次性帽子，脱下后放入污物袋；如是布制帽子，每日更换，清洗、消毒

4．评价

（1）戴帽子、口罩方法正确。

（2）取下的口罩放置妥当。

（3）保持帽子、口罩的清洁、干燥。

（三）注意事项

1．使用帽子的注意事项

（1）进入污染区和洁净环境前、进行无菌操作等应戴帽子。

（2）帽子要大小合适，能遮住全部头发。

（3）被病人血液、体液污染后应及时更换。

（4）一次性帽子使用后，放入医疗垃圾袋集中处理。

（5）布制帽子保持清洁、干燥，每次或每天更换与清洁。

2．使用口罩的注意事项

（1）应根据不同的操作要求选用不同种类的口罩：一般诊疗活动，可佩戴外科口罩或纱布口罩；手术室工作或护理免疫功能低下病人、进行体腔穿刺等操作时应戴外科口罩；接触经空气传播或近距离接触经飞沫传播的呼吸道传染病病人时，应戴医用防护口罩。

（2）始终保持口罩的清洁、干燥；口罩潮湿、受到病人血液或体液污染后，应及时更换。

（3）纱布口罩应每天更换清洁与消毒，遇污染时及时更换；医用外科口罩只能一次性使用。

（4）正确佩戴口罩，不应只用一只手捏鼻夹；口罩不可悬于胸前，更不能用污染的手触摸口罩；佩戴医用防护口罩进入工作区域前，应进行密合性检查。

（5）脱口罩前后应洗手，使用后的一次性口罩应放入医疗垃圾袋内集中处理。

手的清洗与消毒法

（一）概念

（1）洗手。指医务人员用肥皂（或皂液）和流动水洗手，去除手部皮肤污垢、碎屑和部分致病菌的过程。

（2）卫生手消毒。指医务人员用手消毒剂揉搓冲洗双手，以减少手部暂居菌的过程。

（3）外科手消毒。指外科手术前医务人员用肥皂（或皂液）和流动水洗手，再用手消毒剂清除或者杀灭手部暂居菌和减少常居菌的过程。使用的手消毒剂可具有持续抗菌活性。

（二）目的

除去手部皮肤污垢及大部分暂居菌，切断通过手传播感染的途径。

（三）操作程序

1. 评估

手污染的程度，病人病情，目前采取的隔离种类。

2. 计划

（1）护士准备。着装整洁，修剪指甲，取下手表、饰物，卷袖过肘。

（2）用物准备。流动水洗手池设备、消毒刷、清洁剂、干手器或纸巾、消毒小毛巾，必要时备护手液或直接备速干手消毒剂。

（3）环境准备。整洁、宽敞。

3. 实施

见表1-2-4-3。

手卫生操作
评价标准

表1-2-4-3 手的清洁与消毒法

操作流程	操作步骤	要点说明
1. 充分准备	打开水龙头，调节合适水流和水温	● 水龙头最好是感应式或可用肘、脚、膝控制的开关
2. 淋湿双手	水温适当	● 太热或太冷会让皮肤干燥

操作流程	操作步骤	要点说明
▲卫生洗手	（1）在流动水下，使双手充分淋湿 （2）关上水龙头，取适量洗手液或肥皂（皂液），均匀涂抹至整个手掌、手背、手指和指缝 （3）揉搓双手，具体揉搓步骤为：①掌心相对，手指并拢相互揉搓；②掌心对手背，沿指缝相互揉搓，交换进行；③掌心相对，双手交叉指缝相互揉搓；④弯曲手指使关节在另一手掌指缝旋转揉搓，交换进行；⑤一手握另一手拇指旋转揉搓，交换进行；⑥5个手指尖并拢在另一手掌心旋转揉搓，交换进行；⑦握住手腕回旋式揉搓，交替进行	● 双手至少清洗 15 s，双手揉搓所有皮肤，包括指背、指尖和指缝
▲刷手方法	（1）用手刷蘸洗手液按"前臂→腕部→手背→手掌→手指→指缝→指甲"顺序彻底刷洗后用流水冲净 （2）按上述顺序再刷洗一次	● 每只手刷 30 s，两遍共刷 2 min ● 刷洗范围应超过被污染范围 ● 手刷应每日消毒，肥皂液应每日更换
3. 冲洗擦干	打开水龙头，在流动水下彻底冲净双手，用擦手纸或毛巾擦干双手或在干手器下烘干双手；必要时取适量护手液护肤	● 冲洗时手指向下，从肘部向指尖方向冲洗 ● 避免溅湿工作服 ● 冲水后立即关闭水龙头 ● 擦手毛巾应保持清洁、干燥，每日消毒

4．评价

手的清洗和消毒方法正确，冲洗彻底，工作服未被溅湿。符合《医务人员手卫生规范 WS/T 313—2019》。

（四）注意事项

（1）明确选择洗手方法的原则。当手部有血液或其他体液等肉眼可见污染时，应用洗手液和流动水洗手；当手部没有肉眼可见污染时，可用速干手消毒剂进行卫生手消毒。

（2）遵守洗手流程，揉搓面面俱到。遵守洗手流程和步骤，调节合适的水温、水流，避免污染周围环境或溅到身上；如水龙头为手触式，注意随时清洁水龙头开关。揉搓双手时各个部位都需洗到、冲净，尤其是指背、指尖、指缝和指关节等部位；冲洗双手时注意指尖向下，以免水流入衣袖，并避免溅湿工作服。

（3）刷洗时，身体应与洗手池保持一定距离，以免隔离衣污染水池边缘或水溅到身上。

（4）牢记洗手时机，掌握洗手指征。

1）直接接触每个病人前后。

2）接触病人血液、体液、分泌物、排泄物、伤口敷料等之后。

3）接触病人周围环境及物品后。

4）直接为传染病病人进行检查、治疗、护理后。

5）处理病人污物后。

6）从同一病人身体的污染部位移动到清洁部位时。

7）接触病人黏膜、破损皮肤或伤口前后。

8）穿脱隔离衣前后，脱手套之后。

9）进行无菌操作，接触清洁、无菌物品之前。

10）处理药物或配餐前。

避污纸的使用法

避污纸是备用的清洁纸片，做简单隔离操作时，用避污纸垫着拿取物品可保持双手或物品不被污染，以省略消毒程序。取避污纸时应从页面抓取，不可抵页撕取并注意保持避污纸清洁以防交叉感染。避污纸用后弃于污物桶内，集中焚烧。

穿脱隔离衣法

隔离衣是用于保护医务人员免受血液、体液和其他感染性物质污染，或用于保护病人免受感染的防护用品，分为一次性隔离衣和布制隔离衣。一次性隔离衣通常用无纺布制作，由帽子、上衣和裤子组成，可分为连身式和分身式两种。通常根据病人的病情、目前隔离种类和隔离措施确定是否穿隔离衣，并选择型号。

（一）目的

保护病人和工作人员免受病原体的侵袭而导致交叉传染。

（二）操作程序

1．评估

病人病情、目前采取的隔离种类，是否符合以下情形之一。

（1）接触经接触传播的感染性疾病病人，如传染病病人、多重耐药菌感染病人时。

（2）对病人实行保护性隔离时，如大面积烧伤病人、骨髓移植病人等病人的诊疗、护理时。

（3）可能受到病人血液、体液、分泌物、排泄物喷溅时。

2．计划

（1）护士准备。衣帽整洁，修剪指甲，取下手表、饰物，卷袖过肘，洗手，戴口罩。

（2）用物准备。隔离衣、挂衣架、手消毒用物、污物袋。

（3）环境准备。整洁、宽敞。

3. 实施

见表 1-2-4-4。

穿脱隔离衣操作
评价标准

表 1-2-4-4　穿脱隔离衣法

操作流程	操作步骤	要点说明
▲穿隔离衣法		
1. 检查取衣	（1）检查隔离衣的完整性、清洁情况，核对长短、型号是否适合 （2）手持衣领取下隔离衣，清洁面向自己，将衣领两端向外折齐，露出肩袖内口	● 隔离衣需全部遮盖工作服，有破损、潮湿则不可使用 ● 衣领及隔离衣内面为清洁面
2. 穿好衣袖	右手持衣领，左手伸入袖内，右手将衣领向上拉，使左手露出。换左手持衣领，右手伸入袖内，依上法使右手露出	● 衣袖勿触及面部、衣领
3. 系好衣领	两手持衣领，由领子中央顺着边缘向后将领带系（扣）好	● 系领子时袖口不可触及衣领、帽子、面部和颈部
4. 扣好袖口	扣好袖口（或系上袖带）	● 带松紧的袖口则不需系袖口
5. 系好腰带	将隔离衣一边（约在腰下 5 cm 处）渐向前拉，见到衣边捏住其外边缘，同法捏住另一侧边缘。双手在背后将边缘对齐，向一侧折叠。一手按住折叠处，另一手将腰带拉至背后，压住折叠处，将腰带在背后交叉，回到前面打一活结	● 手不可触及隔离衣内面 ● 隔离衣应能遮盖背面的工作服，折叠处不能松散 ● 若后侧下部边缘有衣扣应扣上 ● 穿好隔离衣后，双臂保持在腰部以上、视野范围内，且不得进入清洁区，不得接触清洁物
▲脱隔离衣法		
1. 松解腰带	解开腰带，在前面打一活结	● 若后侧下部边缘有衣扣应先解开
2. 解开袖口	解开袖口，将衣袖拉于肘部将部分衣袖塞入工作服袖下，露出双手	● 勿使衣袖外面塞入工作服袖内
3. 消毒双手		● 不能沾湿隔离衣
4. 解开衣领	解开领带（或领扣）	● 保持衣领清洁
5. 脱袖挂放	如需继续使用的隔离衣： （1）一手伸入一侧衣袖内，拉下衣袖过手，用衣袖遮盖着的手握住另一衣袖的外面将袖子拉下，双手轮换拉下袖子，渐从袖管中退至衣肩，再以一手握住两肩缝撤另一手 （2）双手握住衣领，将隔离衣两边对齐，挂在衣钩上。如需更换的隔离衣，脱下后清洁面向外，卷好投入污衣袋内	● 如挂在半污染区，清洁面向外；挂在污染区则污染面向外
6. 再次洗手	按卫生洗手法洗手	

4．评价

（1）隔离观念强，操作者、环境、物品无污染。

（2）手的消毒方法正确，冲洗彻底，隔离衣未被溅湿。

（三）注意事项

（1）穿隔离衣前，应备齐操作所需一切用物，检查隔离衣有无潮湿破损，长短需能遮盖工作服；穿脱隔离衣时避免污染清洁面和面部；穿隔离衣后，不得进入清洁区，不得接触清洁物品，只能在规定区域内活动，双臂应保持在腰部以上肩部以下视野范围以内。

（2）隔离衣应每天更换，接触不同病种病人时应更换隔离衣，如有潮湿或污染应立即更换。

（3）消毒手时，不能沾湿隔离衣，隔离衣也不可触及其他物品。

（4）脱下的隔离衣还需使用时，如挂在半污染区，清洁面向外；挂在污染区则污染面向外。

【案例分析】

根据病史介绍，病人因进食不洁食物后出现持续发热、畏寒、全身不适伴疲乏、恶心呕吐、皮肤和巩膜黄染、尿液深黄等临床表现，血清胆红素和转氨酶升高，血清抗 –HAV IgM 抗体阳性，可诊断为甲型肝炎。甲型肝炎病毒主要通过粪 – 口途径传播，处于潜伏期或急性期的病人，其粪便与血液中的甲型肝炎病毒可通过水源、食物以及用具对密切接触者进行感染。病人自发病日起应给予消化道隔离 3 周，隔离病室使用蓝色隔离标志；将病人的生活用具及排泄物进行严格消毒处理。护士为甲肝病人进行治疗时应佩戴帽子、口罩，进行手的清洗与消毒，戴无菌手套，并采用穿脱隔离衣等隔离技术来实施保护性措施。

【学习总结】

请总结穿脱隔离衣的实施步骤。

（贺艳　叶凤清）

项目三　入院护理

教学计划表

授课主题		项目三　入院护理
工作任务		任务 1　入病区前后护理 任务 2　床单位准备 任务 3　分级护理 任务 4　转运护理
建议学时		8 学时
教学目标	知识目标	1. 掌握入病区前、后的护理工作内容 2. 掌握分级护理的级别、适用对象及相应的护理要点 3. 熟悉入院程序
	能力目标	1. 能正确规范地为病人准备床单位，省时节力 2. 能安全正确地实施轮椅运送法和平车运送法
	素质目标	1. 具有吃苦耐劳的工作精神和严谨求实的工作态度 2. 关心体贴病人，确保病人安全
教学重点		1. 各种铺床法的目的、操作方法 2. 轮椅运送法、平车运送法的操作方法
教学难点		分级护理的级别适用对象及护理要点

任务 1　入病区前后护理

【案例导入】

王某，女，65 岁，因"右上腹间歇性疼痛 3 年余，加重 2 日"入院。入院时查体：T 36.2℃，P 90 次 / 分，R 20 次 / 分，BP 130/68 mmHg，右上腹压痛，无反跳痛，墨菲征阳性。腹部超声提示：胆囊炎症，胆囊多发结石。

你作为病区护士，应给予王某哪些初步护理？

【知识基础】

入院护理是指病人经门诊或急诊医生检查诊断后，因病情需要确定住院治疗时，医生签发住院证，由护士为病人提供一系列护理服务，协助病人入院。入院护理的目的主要包括：帮助病人熟悉医院环境，尽快适应医院生活，消除病人紧张、焦虑等不良反应；满足病人各种合理需求，调动病人配合治疗的积极性，促进护患关系；做好健康教育，满足病人对疾病知识的需求。

入病区前护理

入院程序是指门诊或急诊病人根据医生签发的住院证，自办理入院手续至进入病区的过程。

（一）办理入院手续

病人或家属凭门诊或急诊医生签发的住院证到住院处办理入院手续，如填写入院登记表格、缴纳住院保证金等。住院处接收病人后，立即电话通知病区值班护士做好接收新病人的准备。护士应根据病人病情需求提前做好迎接准备。如病区无空余床位时，可协助病人办理待床手续；急诊病人应设法与病室主管人员联系，调整或加床位安排病人入院。对急诊手术的病人，可先手术后再补办入院手续。

（二）实施卫生处置

护士应根据医院的条件、病人的病情及身体状况，在卫生处置室进行卫生处置。如理发、沐浴、更衣及修剪指甲等。对急危重症病人、即将分娩者、体质虚弱者可酌情免浴；对有体虱或头虱者，先灭虱，再进行卫生处置；对传染病病人或疑似传染病病人，应送隔离室进行卫生处置；病人换下的衣服和贵重物品以及暂时不用的物品，应交家属带回或办理手续存放在住院处。

（三）护送病人入病区

由住院处护士携门诊病历护送病人入病区。根据病人病情可选用不同的护送方式，如步行、轮椅、平车、担架等。护送过程中应注意安全和保暖，不应停止输液或给氧等必要的治疗，应根据病人病情合理安置卧位，以免病人不适。护送病人进入病区后，应与病区值班护士详细地交接病人的病情、个人卫生情况、所采取或需要继续的治疗护理措施及物品等。

入病区后护理

（一）目的

详见入院护理的目的。

（二）操作程序

1. 评估

（1）了解病人入院原因、目前的疾病和身体情况。

（2）评估病人的皮肤、意识状态、饮食、睡眠、大小便情况。

（3）询问病人有无过敏史、家族史、用药史。

患者入院操作
评价标准

2．计划

（1）护士准备。仪表端庄，衣帽整洁。洗手、戴口罩。核对入院病人信息。

（2）用物准备。病历、入院相关资料、各种评估单、治疗盘、消毒体温计、血压计、纱布2块、听诊器、指甲剪、弯盘、手消毒剂，酌情准备相关急救物品。

3．实施

（1）一般病人进入病区后的初步护理。

1）准备床单位。病区护士接到住院处通知后，应根据病人病情及治疗需要准备病人床单位。将备用床改为暂空床；酌情在床上加铺一次性医用中单；备齐病人所需用品，如病号服、热水瓶等。

2）入院介绍。病区护士应以热情的态度迎接新病人，向病人及家属做自我介绍，将病人引到指定的床位。介绍责任护士、主管医生及同病房病友，说明自己的工作职责和工作范围。护士应以自己的语言和行动消除病人的不安情绪，增强病人的安全感和对护士的信任。

3）给病人佩戴腕带标识。

4）通知医生。通知主管医生诊查病人，必要时协助医生诊查、治疗。

5）入院护理评估。测量病人的体温、脉搏、呼吸、血压、体重及身高，及时记录。收集病人的健康资料，了解病人身心状况，有助于制订护理计划。

6）通知营养科或膳食科为病人准备膳食。

7）填写住院病历和有关护理表格。填写首次护理评估单和病人入院登记本、诊断卡（一览表卡）、床头（尾）卡等。

8）介绍与指导。向病人及家属介绍病区环境、作息时间、有关规章制度、病人床单位及相关设备的使用方法，指导病人留取常规标本的方法、时间及注意事项。

9）根据医嘱或病情提供护理。根据医嘱或病情执行各项治疗和护理措施。

（2）急诊病人入病区后的初步护理。病区接收的急诊病人多从急诊室直接送入或由急诊室经手术室手术后转入，病区护士应立即通知医生，根据病人情况做好护理工作。

1）准备床单位。病区护士接到通知后，应立即准备好病人床单位，并在床上加铺一次性中单。急诊手术后的病人需准备麻醉床；危重病人安置在危重病室或抢救室以便抢救；传染病病人按消毒隔离原则安置。

2）准备急救药品及器材。如供氧装置、负压吸引装置、输液用具、急救车及急救物品等。

3）通知医生，配合救治。在医生未到之前，护士应根据病情做出初步判断，给予紧急处理，如建立静脉通道、止血、吸氧和吸痰等。医生来到之后，积极配合医生进行急救，做好护理记录。

4）入院护理评估。对不能正确叙述病情和要求的病人，如语言障碍、意识不清的病人或婴幼儿等，需暂留护送人员，以便询问了解病情及相关情况。

4．评价

（1）举止端庄、作风严谨、态度和蔼。

（2）与病人交流语言规范、针对性强，让病人和家属知晓。

（3）收集资料准确。

【案例分析】

根据王某的病史及症状，属于一般病人进入病区。病区护士需协助王某及家属，完成入病区后的初步护理。

将备用床改成暂空床；胆囊位于右上腹，针对急性期的胆囊肿胀疼痛，病人可取侧卧位以缓解疼痛；护士以热情的态度迎接新病人，自我介绍，介绍责任护士、主管医生、病房病友、病区环境、设施设备；给病人佩戴腕带标识，告知病人住院期间不可随意拆卸；通知主管医生诊查病人，告知医生病人目前病情；测量病人的体温、脉搏、呼吸、血压、体重及身高，及时记录；通知营养科或膳食科为病人准备清淡、低脂饮食；填写首次护理评估单和病人入院登记本、诊断卡（一览表卡）、床头（尾）卡等。饮食宣教：禁食油腻性食物、刺激性食物，以及产气、酸性食物等。

【拓展知识】

电子住院证

缴纳住院费，登记医保身份，这些需要人工排队才能完成的住院手续，现在只需要一部智能手机就能全部完成。

以申请电子住院证为例，病人微信扫病区张贴的"电子住院证"海报；填写病人相关个人信息；进入病区前再次扫码或进入系统查看电子住院证。为进一步提升互联网医院便捷性，现互联网医院同样支持电子入院证。医生可根据病人实际情况在线开立电子入院证，节约病人时间，增加实际使用灵活性。

"住院手续一键办理"业务缩短病人入院办理时间，提高病人就医满意度，手机端"自助入院服务系统"，以"智慧方式"让病人少跑路。

不同颜色的手腕带

医用腕带主要用于病人的身份识别及核查工作，区别腕带颜色的目的是让医务人员更加快速识别病人存在的风险，在忙碌的工作环境下按照事情的轻重缓急来有条理地安排工作，最大可能避免意外情况的发生。常见的腕带颜色主要有橙、蓝、粉、黄、绿、黑等，不同医院，腕带颜色代表不同的含义。某些医院会使用不同卡扣颜色进行区分。一般来说，黑色代表死亡病人，绿色代表非急症病人，白色代表急症病人，黄色代表危重病人，红色代表病危病人，紫色代表重度抑郁病人，蓝色代表普通病人。

【学习总结】

请总结入院程序的步骤以及病人进入病区后的初步护理。

（黄蓉 邓武红）

任务2 床单位准备

【案例导入】

王女士，65岁，因"右上腹间歇性疼痛3年余，加重2小时"入院。入院时查体：T 36.5℃，P 90次/分，R 20次/分，BP 130/68 mmHg，右上腹压痛，无反跳痛，墨菲征阳性。腹部超声提示：胆囊炎症，胆囊多发结石。医生与病人及家属沟通后，第二天早上行全麻下"腹腔镜胆囊切除术"。

术后病人返回病房，护士应准备哪种床单位？

【知识基础】

病人床单位的构成

病人床单位是指医疗机构提供给病人在住院期间使用的设备和家具，是病人在住院期间进行休息、睡眠、治疗和护理等活动的最基本的生活单位。病人大部分时间均在病人床单位内活动，因此，护士必须注意病人床单位的安全与整洁，并要有足够的活动空间。

病人床单位（图 1-3-2-1）的构成包括病床、床垫、床褥、枕芯、被芯、大单、被套、枕套、床旁桌、床旁椅、过床桌（需要时），另外还包括墙上的照明灯、呼叫装置、供氧和负压吸引管道等。

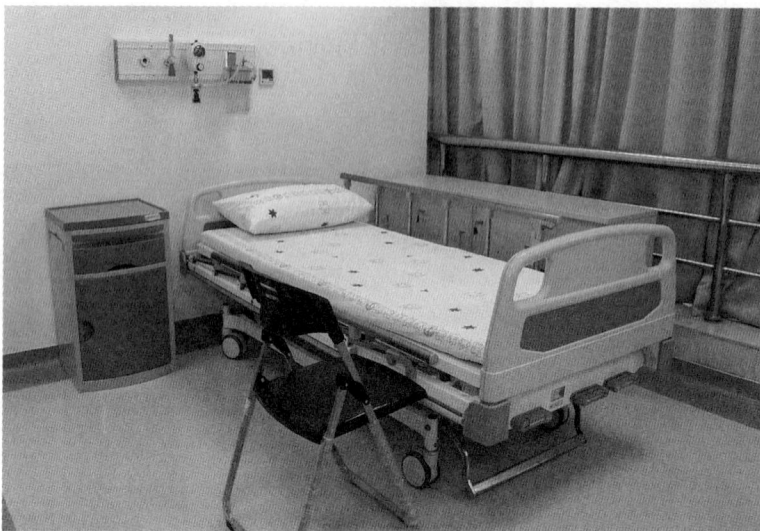

图 1-3-2-1　病人床单位的构成

（一）病床

病床也可称之为医疗床、护理床，是病室中的主要设备，是病人休息和睡眠的用具。卧床病人的一切活动，如饮食、排泄等都在床上进行，因此病床必须符合实用、耐用、舒适和安全的原则。普通病床一般长 2 m、宽 0.9 m、高 0.5 m，为床头、床尾可以抬高的手摇式床，以方便病人更换不同的卧位，床的两侧配有床挡。临床也可选用多功能病床，根据病人的需要，可以改变床的高低、变换病人的姿势、活动床挡，床脚有脚轮，便于移动。

（二）床上用品

（1）床垫。长、宽与床的规格相同，厚 10 cm。包布应选用牢固防滑的布料，垫芯可采用棕丝、棉花、木棉或海绵等，床垫应坚硬，避免承重较大的部位发生凹陷。

（2）床褥。长、宽与床垫的规格相同。包布用棉布制作，褥芯一般用棉花制作，吸水性强。

（3）枕芯。长 0.6 m，宽 0.4 m。枕面用棉布制作，内装木棉、人造棉、蒲绒、羽绒等。

（4）棉胎。长 2.3 m，宽 1.6 m。可用棉花、人造棉、羽绒等。

（5）大单。长 2.5 m，宽 1.8 m。用棉布制作。

（6）被套。长 2.5 m，宽 1.7 m。用棉布制作，尾端开口处有系带或拉链。

（7）枕套。长 0.65 m，宽 0.45 m。用棉布制作。

（8）一次性医用中单。长 1.5 m，宽 0.8 m，选用无纺布、吸水纸、绒毛浆、高分子吸水树脂、PE 防漏膜制作。

（三）其他设施

（1）床旁桌。放置在病人床头一侧，可以用于摆放病人日常生活所需的物品或护理用品等。

（2）床旁椅。病人床单位至少得有一把床旁椅，供病人、探视人员或医务人员使用。

（3）床上小桌（过床桌）是可以移动的专用床上桌，不用时可以移走或收放于床尾处。供病人在床上进食、阅读或进行其他活动所用。

（4）床头墙壁上配有照明灯、呼叫装置、供氧和负压吸引管道、多功能插座等。

（5）天花板上设有轨道、输液吊架，病床之间有隔帘等。

铺床法

病人床单位要保持整洁，床上用物需要定期更换。铺床法的基本要求是平整、紧扎，达到舒适安全、实用和耐用的目的。常用的铺床法有备用床铺床法、暂空床铺床法和麻醉床铺床法及卧床病人更换床单法。护士在进行铺床操作时应运用人体力学原理，遵守节力原则。

备用床（被套式）（图1-3-2-2）

（一）目的

保持病室整洁，准备接收新病人。

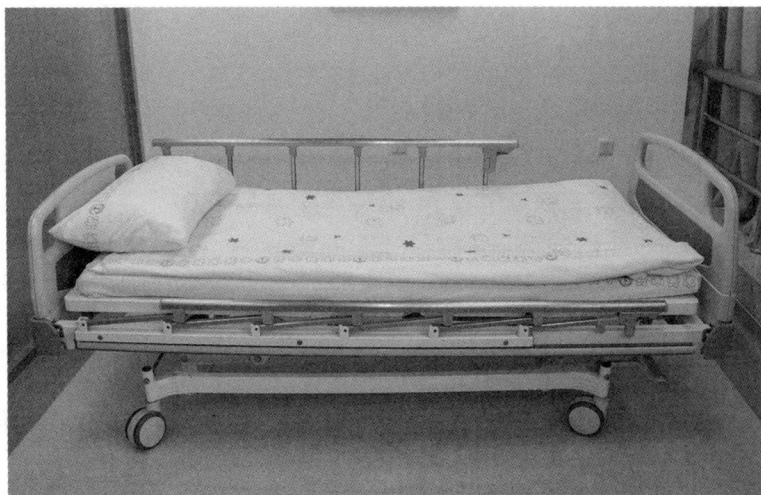

图 1-3-2-2　备用床

（二）操作程序

1．评估

（1）操作环境是否符合要求。

（2）病人床单位设施是否齐全，功能是否完好。

（3）床上用品是否齐全、清洁，规格与病人床单位是否相符。

（4）床旁设施，如呼叫装置、照明灯是否完好，供氧及负压吸引管道是否通畅，有无漏气等。

2．计划

（1）护士准备。着装整洁，洗手，戴口罩。

（2）用物准备（以被套法为例）。床、床垫、床刷、一次性刷床套、小畚箕、床褥、棉胎或毛毯、枕芯、大单、被套、枕套、治疗车。

（3）环境准备。病室内无病人进行治疗或进餐，环境整洁、通风等。

3．实施

见表 1-3-2-1。

铺备用床操作
评价标准

表 1-3-2-1　铺备用床（被套法）

操作流程	操作步骤	要点说明
1．备齐用物	（1）备齐并叠好用物，按使用先后顺序放于治疗车上，推至床边 （2）有脚轮的床，固定脚轮闸，必要时调整床的高度	● 便于拿取铺床用物，提高工作效率，节省体力 ● 避免床移动，方便操作
2．移开桌椅	（1）移开床旁桌，距离床 20 cm；移床旁椅至床尾正中，距离床约 15 cm （2）置用物于床尾椅上	● 便于操作 ● 便于取用
3．翻转床垫和扫床	翻转床垫，从床头至床尾清扫干净	● 避免床垫局部长期受压发生凹陷
4．铺平床褥	将床褥齐床头平放于床垫上，下拉至床尾，铺平	● 床褥中线与床中线对齐
5．铺大单	（1）将大单的横、纵中线对齐床面的横、纵中线放于床褥上，依次向床头、床尾打开大单再打开近侧和对侧大单 （2）铺近侧床头角，先将大单散开平铺于床头，一手托起床垫一角，另一手伸过床头中线，将大单平整入床垫下 （3）在距离床头约 30 cm 处提起大单边缘，使其与床沿垂直，呈一等腰三角形平铺于床面。以床沿为界将三角形分为上下两部分，先将下半部分平塞于床垫下，再将上半部分垂下并平塞入床垫下	● 护士站在床中部，身体靠近床边，双脚左右分开，两膝稍弯曲，使用肘部力量，减少来回走动，节时省力 ● 护士双脚前后分开站立，保持身体平衡 ● 铺大单顺序：先床头后床尾；先近侧后对侧 ● 使床平紧不易松散、美观 ● 使大单平紧、美观

操作流程	操作步骤	要点说明
5. 铺大单	（4）同法铺好床尾角大单 （5）双手同时拉平、拉紧大单中部边缘，平整塞入床垫下 （6）转至对侧，同法铺好对侧大单	
6. 套被套		
▲"S"形被套套法	（1）将被套的纵中线对齐床面的纵中线，头端齐床头放置，分别向床尾、床两侧打开铺平 （2）将被套尾端开口处上层打开至1/3处，将折好的"S"形棉胎（或毛毯）放于开口处 （3）拉棉胎上缘中部至被套头端中部，分别套好床头两角，使棉胎两侧与被套侧缘平齐，于床尾处拉平棉胎及被套，系好带子或拉上拉链	● 护士站在对侧床头处，身体靠近床边，双脚根据情况左右或前后分开，两膝稍弯曲，减少来回走动，节时省力 ● 便于放棉胎 ● 防止被头空虚 ● 避免棉胎下缘滑出被套
▲卷筒式被套套法	（1）将被套反面向外折叠，同"S"形被套套法打开并平铺于床面上，将棉胎铺于被套上，上缘齐床头 （2）将棉胎与被套一并自床头卷向床尾，再由开口端翻转至床头，于床尾处拉平棉胎及被套，系好带子或拉上拉链	
7. 折叠被筒	将盖被左右侧边缘向内折叠与床沿平齐，铺成被筒；再将被尾端向内折叠，与床尾平齐	● 盖被平整，中线对齐，上端距离床头15 cm
8. 套枕放置	（1）于床尾处套好枕套 （2）开口背门平放于床头盖被上	● 枕头平整、四角充实 ● 使病室整齐美观
9. 移回桌椅	将床旁桌椅移回原处	● 保持病室整齐
10. 整理用物	（1）推车离开病室 （2）整理用物，洗手	● 放于指定位置

4．评价

（1）护士操作时遵循节力原则，节时、省力。

（2）操作过程流畅，动作连续、轻稳。

（3）病室及病人床单位整洁、美观。

（4）大单中线与床中线对齐，四角平整、紧扎；盖被中线与床中线对齐，内外平整、被头充实，两侧及被尾内折对称；枕头平整、四角充实，开口背门。

（三）注意事项

（1）符合实用、耐用、舒适、安全的铺床原则。

（2）铺床前要检查床的各部件有无损坏。

（3）病人进餐或接受治疗时应暂停铺床。

（4）用物准备齐全，折叠正确并按使用先后顺序放置。

（5）各层床单中线对齐，四角折叠方正，床铺平整、舒适、整洁、美观。

（6）操作中应用节力原理：减少走动次数，避免无效动作；身体靠近床边，两腿根据情况左右或前后分开，稍屈膝，以扩大支撑面，增加身体稳定性。

附1-3-2-1 备用床（三单式）

（一）目的

同"备用床（被套式）"。

（二）操作程序

1. 评估

同"备用床（被套式）"。

2. 计划

（1）护士准备。同"备用床（被套式）"。

（2）用物准备。将被套改换为两条大单（分别为罩单和衬单），棉胎改换为毛毯，其余用物同"备用床（被套式）"。

（3）环境准备。同"备用床（被套式）"。

3. 实施

见表1-3-2-2。

表1-3-2-2 铺备用床（三单法）

操作流程	操作步骤	要点说明
1~5	同被套法铺备用床1~5，铺好近侧大单	
6. 铺衬单	将衬单反面朝上，头端反折10 cm与床头平齐，纵中线与床的纵中线对齐，展开铺于床面上，床尾部分按铺大单的方法折好床角	● 使床平整不易松散
7. 铺毛毯	将毛毯铺于衬单上，上端距离床头15 cm，将床尾部铺成直角	● 在距离床尾约30 cm处向上提起毛毯边缘，使其与床沿垂直，呈一等腰三角形。以床沿为界将三角形分为上下两部分，将上半三角的底边直角部分拉出，其边缘与地面垂直，平塞于床垫下，同法铺好另一角
8. 铺罩单	正面向上对齐纵中线，上端与床头平齐，将罩单向内反折15 cm包住毛毯后再将衬单向上反折包住毛毯和罩单，床尾折成45°角，垂于床边；转至对侧，逐层铺好衬单、毛毯和罩单	

续表

操作流程	操作步骤	要点说明
9. 套枕套	同"备用床（被套式）"	
10. 移回桌椅	同"备用床（被套式）"	● 保持病室整洁

4．评价

同"备用床（被套式）"。

（三）注意事项

同"备用床（被套式）"。

暂空床（被套式）（图1-3-2-3）

（一）目的

（1）供新入院或暂时离床活动的病人使用。

（2）保持病室整洁。

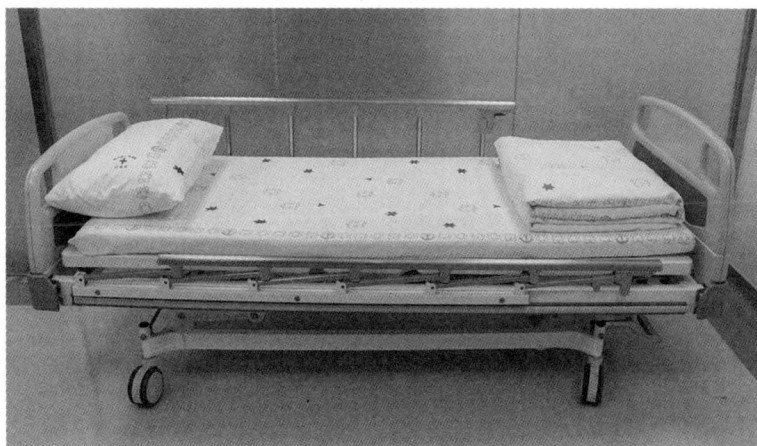

图 1-3-2-3　暂空床

（二）操作程序

1．评估

（1）新入院病人神志、诊断、病情，是否有伤口或引流管等情况。

（2）病人病情是否允许暂离床活动或外出检查。

2．计划

（1）护士准备。着装整洁，洗手，戴口罩。

（2）用物准备。同"备用床（被套式）"，必要时备橡胶中单和中单（或一次性中单）。

（3）环境准备。同"备用床（被套式）"。

3．实施

见表 1-3-2-3。

表 1-3-2-3　铺暂空床（被套法）

操作流程	操作步骤	要点说明
1．备齐用物	（1）备齐并叠好用物，按使用先后顺序放于治疗车上，推至床边 （2）有脚轮的床，固定脚轮闸，必要时调整床的高度	● 便于取用，提高工作效率，节省体力 ● 避免床移动，方便操作
2．移开桌椅	（1）移开床旁桌，距离床 20 cm，移床旁椅至床尾正中，距床约 15 cm （2）置用物于床尾椅上，将枕头放于方便处	● 便于操作 ● 便于取用
3．折叠盖被	将备用床的盖被上端向内折，然后扇形三折于床尾，使之与床尾平齐	● 方便病人上下床活动，并保持病室整洁、美观
4．铺橡胶中单及中单（视病情需要）	将橡胶中单及中单的纵中线与床面的纵中线对齐、上缘距离床头 45 ~ 50 cm 放于床面上，逐层打开，两单边缘下垂部分一并平塞入床垫下。转至对侧，分别将橡胶中单和中单边缘下垂部分拉紧塞入床垫下	● 避免床褥受污染 ● 中单应完全遮盖住橡胶中单，避免橡胶中单外露接触病人皮肤
5．整理用物	（1）推车离开病室 （2）整理用物，洗手	● 放于指定位置

4．评价

（1）同"备用床（被套式）"评价（1）~（4）。

（2）所准备的用物符合病人病情需要。

（3）病人上下床方便。

（三）注意事项

同"备用床（被套式）"。

麻醉床（被套式）（图1-3-2-4）

（一）目的

（1）便于接收和护理麻醉手术后的病人。

（2）保护床上用物不被血渍或呕吐物等污染，并且便于更换。

（3）使病人舒适、安全，预防并发症。

（二）操作程序

1．评估

（1）评估环境是否符合操作要求。

铺麻醉床操作
评价标准

（2）病人床单位设施是否安全、性能是否完好。

（3）病人的诊断、病情、手术和麻醉方式。

（4）手术后所需的治疗和护理用物。

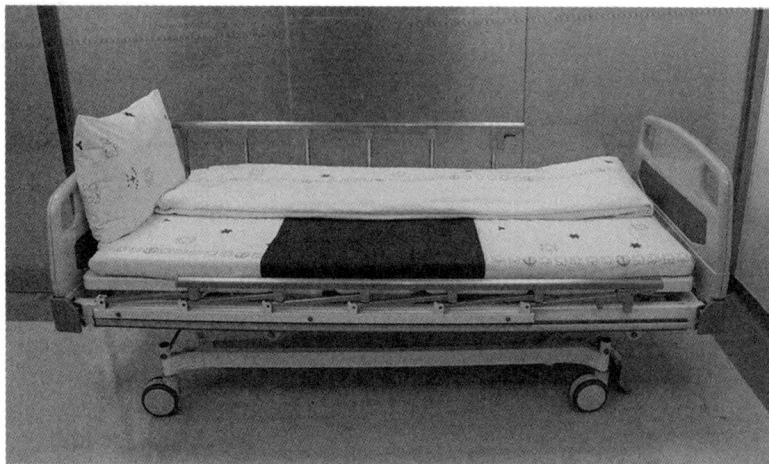

图 1-3-2-4　麻醉床

2．计划

（1）护士准备。着装整洁，洗手，戴口罩。

（2）用物准备。

1）床上用物。同"备用床（被套式）"，一次性中单 2 张、医用护理垫。

2）麻醉护理盘。治疗巾内有开口器、舌钳、通气导管、牙垫、治疗碗、氧气导管或鼻塞管、吸痰导管、棉签、压舌板、平镊、纱布或纸巾；治疗巾外有电筒、心电监护仪（血压计、听诊器）、治疗巾、弯盘、胶布、护理记录单、笔。

3）其他。输液架，根据需要另备吸痰和给氧装置、胃肠减压器、负压吸引器、引流袋、延长管、输液泵、微量泵等。

（3）环境准备。同"备用床（被套式）"。

3．实施

见表 1-3-2-4。

表 1-3-2-4　铺麻醉床（被套法）

操作流程	操作步骤	要点说明
1～5	同"备用床"1～5，铺好近侧大单	

续表

操作流程	操作步骤	要点说明
6. 铺一次性中单	（1）于床中部铺一次性中单，余下部分塞于床垫下 （2）于床头铺另一张一次性中单，余下部分塞于床垫下 （3）转至对侧，铺好大单、医用护理垫	● 根据病人的麻醉方式和手术部位铺一次性中单 ● 非全麻手术病人只需在床中部铺一次性中单 ● 腹部手术铺在床中部，医用护理垫上缘距床头 45～50 cm，下肢手术铺在床尾部 ● 一次性中单的上缘与床头平齐，下缘压在中部一次性中单上 ● 中线要对齐，各单应拉紧、铺平
7. 套好被套	同"备用床"步骤6	
8. 折叠被筒	（1）将盖被两侧边缘向内折叠与床沿对齐，尾端向内折叠与床尾对齐 （2）将盖被三折叠于一侧床边，开口向门	● 盖被平整，中线对齐，上端距离床头 15 cm ● 盖被三折置于一侧床边，便于将病人移到床上
9. 套上枕套	于床尾处套好枕套，系带，开口背门，横立于床头	● 防止头部受伤 ● 使病室整洁美观
10. 移回桌椅	将床旁桌移回原处，床旁椅移至盖被同侧	● 便于将病人搬移到床上
11. 放麻醉盘	将麻醉护理盘放在床旁桌上，其余用物按需要放于合适位置	● 便于取用
12. 整理用物	（1）推车离开病室 （2）整理用物，洗手	● 放于指定位置

4．评价

（1）同"备用床"评价（1）～（4）。

（2）所准备的用物能满足手术后病人的治疗护理需求。

（3）方便搬移病人。

（三）注意事项

（1）同"备用床"（1）～（6）。

（2）铺麻醉床时应更换干净的被单，保证手术后病人安全舒适，预防感染。

【案例分析】

根据病史，王某在全麻下行"腹腔镜胆囊切除术"。术后护士应准备麻醉床：盖被三折置于一侧床边，便于将病人移到床上；枕头横立于床头，防止头部受伤；病人未完全清醒，可能出现呕吐或伤口渗血、渗液等，为防止床单被污染，可在头部、腹部铺医用护理垫。

【拓展知识】

多功能护理床的发展

随着人口老龄化程度不断加深以及残障群体不断增加，如何为因身体疾病或残疾而生活无法自理的群体提供精细的照料和监护服务，已成为亟须解决的社会问题。多功能护理床作为日常医疗辅助设备，逐渐应用于医院、养老院、家庭中，在失能群体监护领域得到极大应用，并收获一致好评。

基础功能型：基础功能型护理床主要针对需要卧床康复的术后病人或存在运动障碍不能独立坐卧、屈腿伸展、翻身等一般卧床病人。20 世纪 90 年代随着计算机技术的发展，电动护理床逐渐取代传统护理床。起背、抬腿已成为多功能护理床的基本功能，部分护理床还能实现床体左右侧翻和侧平，可以更好地降低和预防压疮等并发症的发病率。

二便护理型：市面上多采用嵌入式便袋或电动升降盆帮助病人在卧床状态完成二便护理，该方式因其结构简单、价格便宜，在各种护理场景下得到广泛应用。用此方式的问题在于便后处理相对麻烦，极易污染床体。因此，全自动二便护理机器人的设计研发得到了国内外研究人员的密切关注。

自主移动型：该类产品旨在开发一款兼具床和轮椅功能的护理床，可以省去病人由床体至轮椅的转移过程，并具备一定的自主移动功能。如对接态时，护理床具备辅助病人抬腿、起背、翻身等基本功能；分离态时，病人可使用智能轮椅自主移动，解决了转移出行问题。

【学习总结】

请总结常用铺床法的实施步骤。

（黄蓉　邓武红）

任务 3　分级护理

护理分级标准

【案例导入】

李某，女，75岁，因"咳痰、气促、发热2天"入院。入院时查体：T 37.4℃，P 60次/分，R 24次/分，BP 116/44 mmHg。病人咳嗽、咳白色黏痰，难以咳出，伴气促。门诊实验室检查：白细胞计数 11.39×10^9/L，中性粒细胞比值89.4%。胸部CT：慢支肺气肿，双肺多发炎症。目前给予抗感染、平喘、止咳化痰等治疗，病人日常生活自理能力45分。

根据李某的情况，应给予几级护理？该级别护理的护理措施有哪些？

【知识基础】

（一）分级护理

分级护理是指病人在住院期间，医护人员根据病人病情和（或）自理能力进行分级别护理。可分为4个等级，分别为特级护理、一级护理、二级护理及三级护理。不同的护理级别针对不同的病情需要规定了相应的护理要求，以促进护理资源的合理分配，有利于护理工作的开展和保证护理质量。各级护理级别的适用对象及相应的护理要点见表1-3-3-1。

表 1-3-3-1　分级护理的适用对象及护理要点

护理级别	适用对象	护理要点
特级护理	1. 病情危重，随时可能发生病情变化需要抢救的病人 2. 重症监护病人 3. 各种复杂或者大手术后的病人 4. 各种创伤或大面积烧伤的病人 5. 使用呼吸机辅助呼吸，并需要严密监护病情的病人 6. 实施连续性肾脏代替治疗（CRRT），并需要严密监护生命体征的病人 7. 其他生命危险，需要严密监护生命体征的病人	● 安排专人24 h护理，严密观察病人病情变化，监测生命体征，并及时准确填写特别护理记录单 ● 备好急救所需物品 ● 根据医嘱，正确实施治疗、给药措施 ● 根据医嘱，准确测量出入量 ● 根据病人病情，正确实施基础护理和专科护理，如口腔护理、压疮护理、气道护理及管路护理等，实施安全措施 ● 保持病人的舒适和功能体位 ● 实施床旁交接班

护理级别	适用对象	护理要点
一级护理	1. 病情趋向稳定的重症病人 2. 病情不稳定或随时可能发生变化的病人 3. 手术后或者治疗期间需要严格卧床的病人 4. 自理能力重度依赖的病人	● 每小时巡视病人一次，观察病人病情变化 ● 根据病人病情，测量生命体征 ● 根据医嘱，正确实施治疗、给药措施 ● 根据病人病情，正确实施基础护理和专科护理，如口腔护理、压疮护理、气道护理及管路护理等，实施安全措施 ● 提供护理相关的健康指导
二级护理	1. 病情趋于稳定或未明确诊断前，仍需观察，且自理能力轻度依赖的病人 2. 病情稳定，仍需卧床，且自理能力中度依赖的病人，如：大手术后病情稳定者、年老体弱者、慢性病不宜多活动者、幼儿等	● 2 h巡视病人一次，观察病人病情变化 ● 根据病人病情，测量生命体征 ● 根据医嘱，正确实施治疗、给药措施 ● 根据病人病情，正确实施护理措施和安全措施 ● 提供护理相关的健康指导
三级护理	病情稳定或处于康复期，且自理能力轻度依赖或无须依赖的病人，如：一般慢性病人、疾病恢复期病人、择期手术前的病人等	● 3 h巡视病人一次，观察病人病情变化 ● 根据病人病情，测量生命体征 ● 根据医嘱，正确实施治疗、给药措施 ● 提供护理相关的健康指导

（二）自理能力分级

自理能力是指在生活中个体照料自己的行为能力。其分级依据巴氏指数评定表，对日常生活活动进行评定，确定自理能力等级。

日常生活活动指人们为了维持生存及适应生存环境而每天反复进行的、最基本的活动。日常生活活动评定又包括基本日常生活能力评定以及工具性日常生活能力评定。对病人的大便控制、小便控制、修饰、如厕、进食、转移、活动、穿衣、上下楼梯、洗澡共10项进行评定，将各项得分相加，其总分即为巴氏指数。根据总分，将病人自理能力分为4个等级，见表1-3-3-2。

巴氏指数评定表

表1-3-3-2　自理能力分级

自理能力等级	等级划分标准	需要照护程度
重度依赖	总分 ≤ 40 分	全部需要他人照护
中度依赖	总分 41 ~ 60 分	大部分需要他人照护
轻度依赖	总分 61 ~ 99 分	少部分需要他人照护
无须依赖	总分 100 分	无须他人照护

【案例分析】

李某日常生活自理能力评分 45 分，属于中度依赖，日常生活大部分需要他人照护。李某慢支肺气肿急性期合并肺部感染，病情不稳定，因此应给予李某一级护理。护理的重点包括：合理氧疗；保持呼吸道通畅，指导有效咳嗽、雾化、翻身拍背等；根据心功能补水，利于排痰；指导进行呼吸功能锻炼；观察生命体征和咳、痰、喘症状，痰液性质和量；注意饮食、提高机体的免疫力；心理疏导。

【拓展知识】

分级护理的发展史

我国的分级护理制度于 1956 年由护理前辈张开秀和黎秀芳首次提出，根据病人病情分轻、重、危"三级护理"。1982 年卫生部（现"卫健委"）下发了卫医字第 10 号《医院工作制度》，明确规定病人入院后，应根据病情决定护理分级，分为特级、一级、二级、三级护理 4 个级别。2009 年卫生部颁布实施了《综合医院分级护理指导原则（试行）》，完善了原有分级护理制度，提出确定护理级别的主体为医护人员，应根据病人疾病的轻、重、缓、急和生活自理能力来确定护理级别。

2013 年，国家卫生和计划生育委员会（现"卫健委"）首次将《巴氏指数评定表》纳入护理级别评定之中，即依据对日常生活活动进行评定所得总分，划分住院病人自理能力等级，颁布了《中华人民共和国卫生行业标准——护理分级》。分级护理中自理能力的评定有了客观科学的指标，为护士在临床工作中实施护理提供了一个很好的指南。

【学习总结】

请总结不同护理级别的适用对象和护理要点。

（黄蓉　邓武红）

任务 4　转运护理

【案例导入】

　　李某，女，75 岁，因"咳痰、气促、发热 2 天"入院。胸部 CT：慢支肺气肿，双肺多发炎症。既往糖尿病、高血压病史。日常生活自理能力评分 45 分，跌倒评分 45 分。为完善相关检查，医嘱给予心脏超声。

　　根据李某的病情，应该选择哪种转运工具？转运过程中需注意什么？

【知识基础】

　　病人入院、接受检查或治疗、室外活动、出院时，护士应根据病人的病情以及躯体活动受限程度选用不同的运送工具，常用的有轮椅和平车。在运送的过程中，护士应正确运用人体力学原理，选择合适的搬运方法，避免发生损伤，利于减轻操作疲劳与病人的痛苦，提高工作效率，安全转运病人。

轮椅运送法

（一）目的

（1）运送不能行走但能坐起的病人入院、出院、检查、治疗及室外活动。

（2）帮助病人下床活动，以促进血液循环和体力的恢复。

（二）操作程序

1. 评估

（1）病人的一般情况。年龄、病情、体重、躯体活动能力、损伤部位。

（2）病人的认知情况。意识状态、对轮椅运送法的认识程度、心理反应、理解合作程度。

（3）轮椅各部件的性能是否良好。

（4）地面是否干燥平坦，季节，室外的温度情况。

2. 计划

（1）病人准备。病人能了解轮椅运送的目的、方法及注意事项，愿意配合。

（2）护士准备。着装整洁，洗手，戴口罩。

（3）用物准备。轮椅（各部件性能良好）、毛毯（根据季节酌情准备）、别针、软枕（根据病人需要酌情准备）。

（4）环境准备。保证通道宽敞，地面防滑。

3. 实施

见表1-3-4-1。

表1-3-4-1　轮椅运送法

操作流程	操作步骤	要点说明
1. 检查轮椅	仔细检查轮椅性能，将轮椅推至床旁	●轮胎、座椅、椅背、脚踏板及制动闸等，确保各部分性能正常，保证病人安全
2. 核对解释	认真核对病人姓名、床号、腕带，向病人介绍搬运的过程、方法及配合事项	●确认病人，取得病人的理解与配合，避免差错
3. 上轮椅	（1）使椅背和床尾平齐，面向床头 （2）车闸制动，翻起脚踏板	●防止轮椅滑动 ●缩短距离，便于入座
4. 上轮椅前准备	（1）掀开被子，缓慢扶病人坐起 （2）协助病人穿衣、袜 （3）嘱病人手掌撑床，双足垂于床沿，维持坐姿 （4）协助病人穿好鞋子	●天冷时需用毛毯，将毛毯三折平铺在轮椅上，两边展开，使毛毯上端高过病人颈部15 cm左右 ●观察、询问病人有无眩晕等不适感 ●嘱病人注意保暖 ●方便下床
5. 协助坐椅	（1）嘱病人将双手置于护士肩上，护士面对病人，双脚分开站稳，双手环抱病人腰部，协助病人下床 （2）协助病人转身，嘱病人扶住轮椅把手，坐入轮椅中 （3）翻下脚踏板，协助病人将双脚置于踏板上 （4）嘱病人双手扶着轮椅两侧扶手，身体尽量向后靠稳，不可前倾、自行站起或下轮椅 （5）铺暂空床	●观察病情变化 ●如身体不能保持平衡者，应系安全带 ●使足部获得支托，确保病人安全 ●使用毛毯应将上端围在病人颈部，用别针固定；两侧围裹病人双臂，别针固定；再用余下部分包裹病人上身、腰部、两下肢及脚，露出双手，防止病人受凉
6. 护送病人	（1）观察病人，确定无不适后，松开车闸 （2）嘱病人勿前倾或自行下车，推病人至目的地	●运送过程中，随时观察、询问病人，确保安全
7. 下轮椅	（1）将轮椅推至床尾，轮椅椅背与床尾平齐 （2）固定车闸，翻起脚踏板 （3）解开固定毛毯的别针 （4）护士面对病人，双手置于病人腰部，双手协助病人站立并慢慢坐回床沿，脱去鞋子和保暖外衣，协助病人移至床正中	●护士运用节力原则 ●确保病人安全

操作流程	操作步骤	要点说明
8. 安置病人	协助病人取舒适卧位，盖好盖被	
9. 归还整理	整理病人床单位，观察病情，推轮椅回原处	● 便于其他病人使用
10. 准确记录	洗手，记录	● 记录执行时间和病人反应

4. 评价

（1）病人安全、舒适，无疲劳。

（2）护士动作协调、轻稳，运用节力原则。

（3）护患沟通有效，病人能主动配合，病人掌握使用轮椅的方法。

（三）注意事项

（1）使用前应仔细检查轮椅的轮胎、椅座、椅背、脚踏板及刹车等各部件的性能，以确保安全。

（2）寒冷季节加盖毛毯，嘱病人注意保暖。

（3）病人上下轮椅时，固定好车闸。

（4）病人如有下肢水肿、溃疡或关节疼痛，可在脚踏板上垫一软枕，抬高双脚，促进病人舒适。

（5）身体不能保持平衡者，应系安全带。

（6）推轮椅运送病人时，速度要慢，并随时观察病人病情变化。

（7）下坡时应减速，并嘱病人抓紧扶手，身体尽量向后靠，勿向前倾或自行下车；过门槛时，翘起前轮，避免过大的震动，保证病人的安全。

（8）告知病人在搬运过程中若有不适主动说明，防止意外发生。

【案例分析】

根据李某主诉、症状及体征考虑慢阻肺急性发作。李女士75岁，发热2天；咳痰，呼吸急促，乏力；日常生活能力评分45分；跌倒高风险。基于以上情况，护士应该选择轮椅转运李某。

转运需注意：备好氧气筒，全程吸氧；取舒适体位；注意观察病人面色、氧饱和度；上下轮椅时，固定好车闸；推轮椅运送病人时，速度要慢，下坡时应减速，并嘱病人抓紧扶手，身体尽量向后靠，勿向前倾或自行下车；过门槛时，翘起前轮，避免过大的震动，保证病人的舒适；告知病人在搬运过程中若有不适主动说明，防止意外发生等；寒冷季节注意保暖，必要时加盖毛毯。

【案例进展】

超声检查刚结束，李某突然感觉头晕、心慌，快速指尖血糖 3.8 mmol/L，HR 98 次/分，BP 142/89 mmHg，立即给予口服 10% 的葡萄糖，10 min 后，病人自觉症状有好转。

李某出现了什么情况？护士应该采用何种转运工具？

【知识基础】

平车运送法

（一）目的

运送不能起床的病人入院、出院、外出检查、治疗、手术等。

（二）操作程序

1. 评估

（1）病人的一般情况。年龄、病情、体重、躯体活动能力、损伤部位。

（2）病人的认知情况。意识状态、对平车运送法的认识程度、心理反应、合作程度。

（3）平车性能是否良好。

（4）地面是否干燥平坦，室外的温度情况。

2. 计划

（1）病人准备。病人能了解平车运送的目的、方法及注意事项，愿意配合。

（2）护士准备。着装整洁，洗手，戴口罩。

（3）用物准备。平车（车上置布单和橡胶单包好的垫子和枕头）、带套棉被或毛毯。如为骨折病人，平车上应备木板并将骨折部位固定稳妥。如为颈椎、腰椎骨折或病情危重的病人，应备帆布中单或布中单。

（4）环境准备。环境宽敞，道路通畅，便于操作。

3. 实施

见表 1-3-4-2。

表 1-3-4-2　平车运送法

操作流程	操作步骤	要点说明
1. 检查平车	仔细检查平车各部件，将平车推至病人床旁	● 确保车轮、车面、制动闸性能完好，保证病人安全
2. 核对解释	核对病人床号、姓名、腕带，向病人及家属解释操作的目的、方法和配合事项	● 确认病人，取得病人或家属的理解与配合
3. 安置导管	妥善安置好病人身上的输液管道及各种导管	● 避免导管脱落、受压或液体反流，保持导管通畅

操作流程	操作步骤	要点说明
4. 搬运病人		● 根据病人的病情和体重，确定搬运方法
▲挪动法 （图1-3-4-1）	（1）移开床旁桌椅，松开盖被 （2）将平车的大轮靠床头、小轮靠床尾推至与床平行，紧靠床边，调整平车或病床使其高度一致 （3）将车闸制动 （4）协助病人将上半身、臀部、下肢依次向平车挪动，由平车回床时，顺序相反，先挪动下肢，再挪动臀部、上半身	● 适用于病情尚可，能在床上配合，便于挪动的病人 ● 使病人头部卧于大轮端以减少颠簸引起不适 ● 防止平车移动，确保病人安全 ● 护士在旁边抵住平车，防止平车移动 ● 防止平车滑动，保证安全
▲一人搬运法 （图1-3-4-2）	（1）移床旁椅至对侧床尾 （2）将平车放至床尾，大轮端靠近床尾，使平车头端与床尾呈钝角 （3）将车闸制动，搬运者站在钝角内的床边 （4）松开盖被，协助病人穿好衣服 （5）护士一手臂自病人近侧腋下伸至对侧肩部外侧，另一手臂伸入病人大腿下 （6）嘱病人双臂交叉于护士颈后，双手用力握住 （7）抱起病人，移步转身，将病人轻放在平车上，卧于平车中央，盖好盖被	● 适用于上肢活动自如、体重较轻的病人 ● 运送时使病人头端卧于大轮端 ● 缩短搬运距离，省力 ● 护士两脚前后分开站立，可扩大支撑面，屈膝屈髋，降低重心 ● 防止平车滑动，保证安全
▲二人搬运法 （图1-3-4-3）	（1）移床旁椅至对侧床尾 （2）将平车放至床尾，大轮端靠近床尾，使平车头端与床尾呈钝角 （3）站位：护士甲乙两人站在病人同侧床旁，协助病人将上肢交叉于胸前 （4）分工：护士甲一手伸至病人头、颈、肩下方，另一手伸至病人腰部下方；护士乙一手伸至病人臀部下方，另一手伸至病人膝部下方，两人同时抬起病人至近侧床沿，再同时抬起病人稳步向平车处移动，将病人放于平车中央，盖好盖被	● 适用于不能活动、体重较重的病人 ● 缩短搬运距离，省力 ● 护士甲应该使病人头部处于较高位置，减轻不适 ● 抬起病人时，注意使用节力的原则，使病人靠近护士身体
▲三人搬运法 （图1-3-4-4）	（1）移床旁椅至对侧床尾 （2）将平车放至床尾，大轮端靠近床尾，使平车头端与床尾呈钝角 （3）站位：护士甲、乙、丙三人站在病人同侧床旁，协助病人将上肢交叉于胸前 （4）分工：护士甲双手托住病人头、颈、肩及胸部；护士乙双手托住病人背、腰、臀部；护士丙双手托住病人膝部及双足。三人同时抬起病人至近侧床沿，再同时抬起病人稳步向平车处移动，将病人放于平车中央，盖好盖被	● 适用于不能活动、体重超重的病人 ● 护士甲应使病人头部处于较高位置，减轻不适。三人同时抬起病人，应保持平稳移动，减少意外伤害

操作流程	操作步骤	要点说明
▲四人搬运法（图1-3-4-5）	（1）移开床旁桌椅，松开盖被 （2）将平车的大轮靠床头、小轮靠床尾推至与床平行，紧靠床边，调整平车或病床使其高度一致 （3）站位：护士甲、乙分别站于床头和床尾；护士丙、丁分别站于病床和平车的一侧 （4）将帆布兜或中单放于病人腰、臀部下方 （5）分工：护士甲抬起病人的头、颈、肩；护士乙抬起病人的双足；护士丙、丁分别抓住帆布兜或者中单四角。四人同时抬起病人向平车处移动，将病人放于平车中央，盖好盖被	● 适用于颈椎、腰椎骨折和病情较重的病人 ● 搬运骨折病人，平车上应放置木板，固定好骨折部位 ● 帆布兜或中单能承受病人的体重 ● 护士应协调一致，护士甲应随时观察病人的病情变化 ● 病人平卧于平车中央，避免碰撞
5. 安置病人	安置病人于舒适位置，用盖被包裹病人，先盖足部，后盖两侧，两侧头部盖被边角向外折叠成45°角，露出头部	● 病人保暖舒适 ● 整齐美观
6. 整理病床	床单位铺成暂空床	● 保持病室整洁美观
7. 运送病人	松开车闸，推送病人至指定地点	● 运送过程中确保病人安全舒适
8. 准确记录	洗手，记录	● 记录执行时间和病人反应

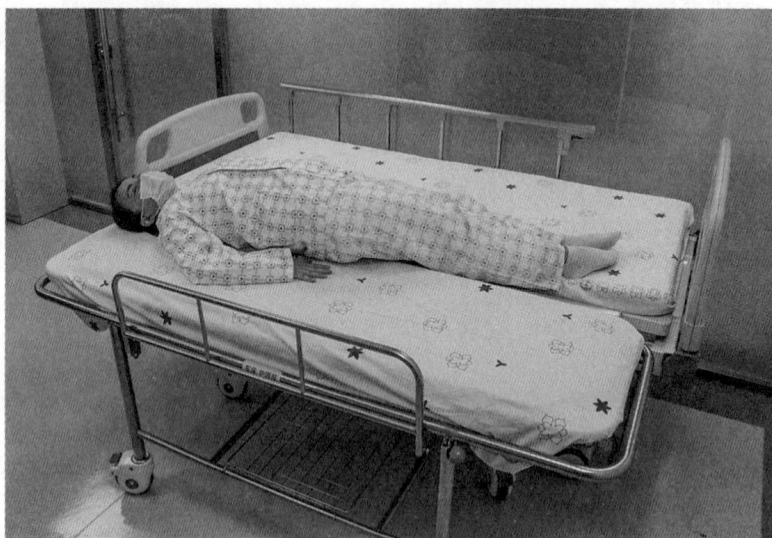

图1-3-4-1　挪动法

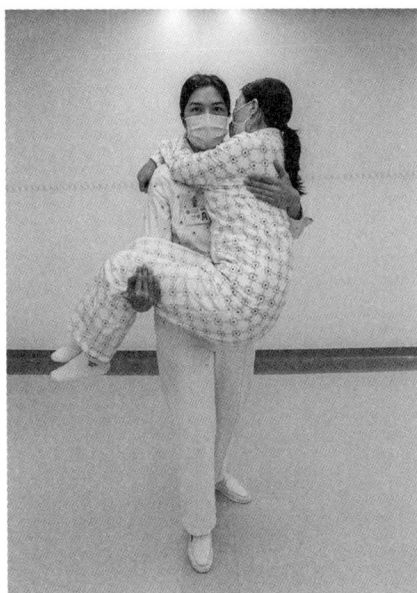

图 1-3-4-2　一人搬运法

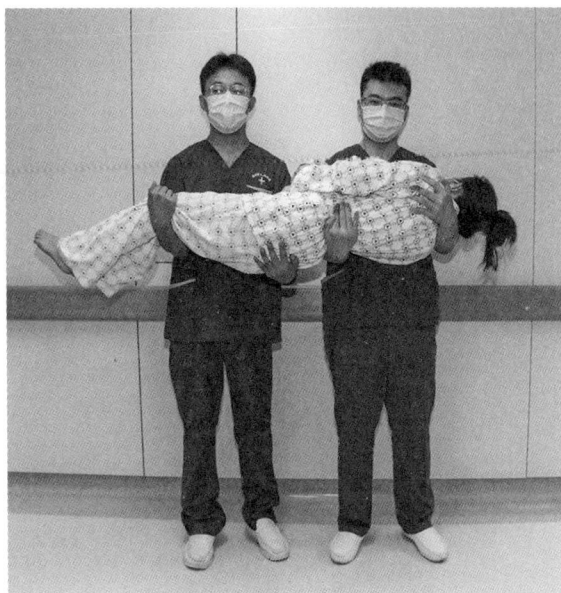

图 1-3-4-3　二人搬运法

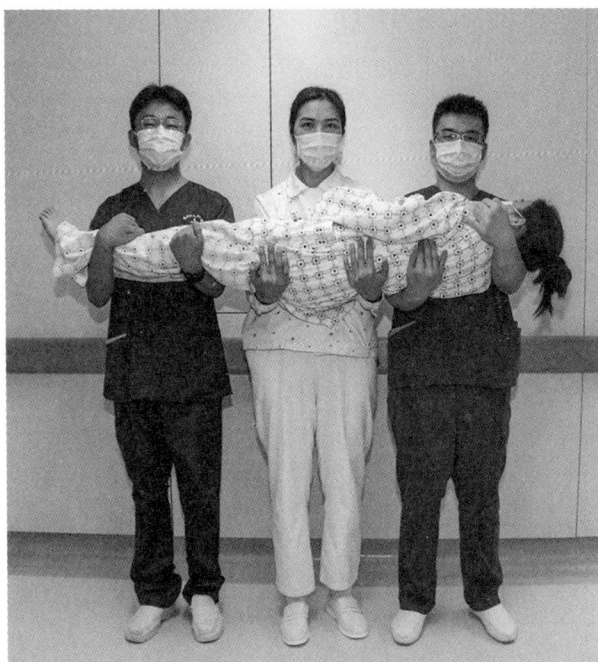

图 1-3-4-4　三人搬运法

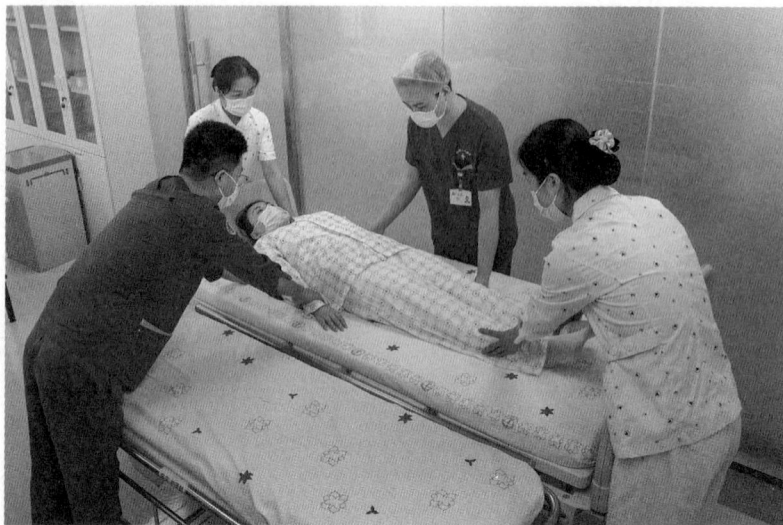

图 1-3-4-5　四人搬运法

4．评价

（1）病人在搬运过程中感觉平稳、舒适、安全，未中断治疗。

（2）护士动作正确规范、节力、协调。

（3）护患沟通有效，病人能主动配合，病人掌握平车运送的方法。

（三）注意事项

（1）向病人及家属解释搬运过程、配合方法及注意事项。

（2）操作中动作轻稳，协调一致，保证病人安全舒适。

（3）病人的头卧于平车大轮端。小轮转弯灵活，推动在前。大轮转动次数少，可减少颠簸产生的不适。

（4）搬运颈椎损伤或怀疑颈椎损伤的病人，选用四人搬运法，过程中要保持头部处于中立位，并沿身体纵轴向上略加牵引颈部或用双手托起病人头部，慢慢移至平车中央。病人取仰卧位，颈下垫小枕或衣物，保持头颈中立位，头颈两侧用衣物或沙袋固定。如搬运不当会引起高位脊髓损伤，发生高位截瘫，甚至导致死亡。

（5）冬季注意保暖，避免受凉。

（6）告知病人在搬运过程中如有不适，立刻向护士说明，防止意外发生。

（7）推车时，护士应站在病人头侧，以便观察病情，注意病人面色、呼吸、脉搏的变化。

（8）上下坡时，病人头部保持在高处一端，以免引起不适。

（9）进出门时应先将门打开，不可用车撞门。

（10）车速应适宜，不可过快。

（11）保持输液管道、引流管道的通畅。

（12）颅脑损伤、颌面部外伤以及昏迷病人，应将头偏向一侧；搬运颈椎损伤的病人时，头部应保持中立位。

【进展分析】

病人李某，高龄，肺部感染，发热2天，食欲差，早餐进食很少，超声检查过程中发生低血糖。紧急处理后，病人需要平卧位回病房，防止发生跌倒意外。因此，应使用平车转运。

转运过程中需注意：推车时，护士应站在病人头侧，以便观察病情，注意病人面色、呼吸、脉搏、血氧饱和度情况；车速应适宜，不可过快；进出门时应先将门打开，不可用车撞门；如有管道，应保持输液管道、引流管道的通畅；告知病人在搬运过程中如有不适，立刻向护士说明，防止意外发生。

【拓展知识】

医用过床器与一次性滑移垫

医用过床器又称过床易，是将病人从手术台、推车、病床、CT检查台换床、移位护理的最佳护理辅助用具，是利用其特殊的材质之间的平滑滚动来实现医务人员将病人平稳地完成推车与病床之间的转运[1]。2名护士即可完成搬运工作。使用过床器能够减轻病人的痛苦，降低因搬运过程中牵拉造成病人意外脱管的发生率，同时提高护理工作的安全性。若过床器被病人的体液或血液污染，可直接用清水冲洗，再擦洗消毒，晾干后继续使用。通过运用医用过床器进行转运，可提高病人舒适度，同时可提高护士的工作效率，节约人力和时间，为护理工作减轻负担。

一次性滑移垫利用两种不同特殊材料之间的滑动性，在外力的推动下，形成类似传动带的效果，病人好像在一条传动带上似的被过床，使原来费时耗力的过床变得较为轻松。滑移垫与一次性中单（床单）配合使用，更省力，可将病人整体过床、减少二次损伤，特别适用于骨折、肥胖、麻醉后病人等。一次性滑移垫术后清理容易、吸水性强，可承受拉力，防水性能好，透气性佳，用途广泛。

【学习总结】

请总结轮椅运送法和平车运送法的实施步骤。

（黄蓉　邓武红）

项目四　生命体征的观察与护理

教学计划表

授课主题		项目四　生命体征的观察与护理
工作任务		任务1　体温的观察与护理 任务2　脉搏的观察与护理 任务3　呼吸的观察与护理 任务4　血压的观察与护理
建议学时		8学时
教学目标	知识目标	1. 掌握生命体征的正常值、测量要点及注意事项 2. 掌握异常生命体征的观察及护理措施 3. 熟悉生命体征的生理性变化 4. 熟悉体温计和血压计的种类及构造
	能力目标	1. 能够正确测量和记录生命体征 2. 能准确识别生命体征异常病人，并实施正确的护理措施
	素质目标	1. 具有严谨求实的工作态度，确保数值准确 2. 具有慎独精神，保证操作规范 3. 关心体贴病人，保护病人隐私
教学重点		1. 生命体征测量的操作方法 2. 正常生命体征数值及异常生命体征的观察与护理
教学难点		1. 异常生命体征的观察 2. 异常生命体征的发生机制

任务1　体温的观察与护理

【案例导入】

李某，男，70岁，3 d前无明显诱因出现间断气促，多于活动后出现，伴咳嗽、咳痰，痰液为黄痰，较平素增多，伴乏力，活动耐力下降，1 h前出现发热，体温最高达38.2℃，神志清楚，精神欠佳，呈急性病容，面颊绯红，无寒战，无呕吐，无明显呛咳，现为进一步治疗收住院。入院后检验结果显示：白细胞计数 11.8×10^9/L，中性粒细胞比值90.2%，C反应蛋白定量 8.30 mg/dl。

请你接诊病人并为病人测量体温，分析发热的原因。

【知识基础】

体温的概述

（一）体温及其生理变化

1. 体温的产生

一般所说的体温是指体核温度，即人体内部胸腔、腹腔和中枢神经系统的温度，相对稳定，且较皮肤温度高。皮肤温度也称体表温度，常受环境温度和衣着厚薄的影响，且低于体核温度。正常人的体温保持在相对恒定的状态，主要是由于在下丘脑体温调节中枢的调节下，通过一系列的生理反应，使产热和散热保持动态平衡的结果。

人体不断进行着物质代谢，糖、脂肪、蛋白质三大营养物质在人体内通过氧化分解而释放能量。其总量的 50% 以上迅速转化为热量，用以维持体温，并不断以热能的形式散发到体外，其余不足 50% 的能量贮存于三磷酸腺苷（ATP）内，以供机体利用，经过能量的转换与利用，最终转化为热能散发到体外。

2. 产热与散热

（1）产热过程。人体通过化学方式产热。机体产热的过程是细胞新陈代谢的过程，主要的散热部位是肝脏和骨骼肌。安静时，肝脏产热量最大；运动时骨骼肌成为主要散热器官。机体的总产热量主要包括基础代谢、食物特殊动力作用和肌肉活动所产生的热量。使产热增加的因素有：进食、骨骼肌运动、交感神经兴奋、甲状腺素分泌增多等；使产热减少的因素有：禁食、肌肉运动减少等。

（2）散热过程。人体通过物理方式散热。人体散热的最主要部位是皮肤，占总散热量的 70%，其他散热途径为呼吸和排泄。人体散热的方式主要有辐射、传导、对流、蒸发 4 种。当外界环境温度低于体温时，前 3 种散热方式发挥作用，当外界环境温度高于体温时，蒸发是人体唯一的散热方式。

1）辐射。是指机体以热射线的形式经皮肤表面向周围散发热量的方式，是人体在安静状态下处于气温较低环境中最主要的散热方式，约占总散热量的 60%。影响辐射散热的主要因素有：皮肤与外界环境的温度差和机体有效辐射面积。如为中暑病人降温时降低病室温度，就是利用此原理。

2）传导。是指机体的热量直接传给与它接触的温度较低的物体的一种散热方式。影响传导散热的因素为所接触物体的导热性能、接触面积及温差大小。水的导热性好，如高热时用冰袋、冰帽等降温，就是利用传导散热。

3）对流。是指通过气体或液体的流动来交换热量的一种散热方式，是传导散热的一种特殊形式，影响对流散热的因素是气体或液体的流动速度和温差大小，风速越大，温差越大，散热越多。临床工作中，开窗通风就是利用对流原理。

4）蒸发。是指水分由液态转变为气态，同时带走大量热量的一种散热方式（每蒸发 1g 水可散失 2.43 kJ 的热量）。影响蒸发散热的主要因素为环境温度和湿度。高热病人乙醇拭浴，就是利用乙醇的蒸发带走热量，以起到降低体温的作用。

正常情况下，人的体温是相对稳定的，当某种原因使体温异常升高或降低时，若超过一定界限，将危及生命。脑组织对温度的变化非常敏感，当脑温超过 42℃ 时，脑功能将严重受损，诱发脑电反应可完全消失，因此，发热、中暑等体温异常升高时，及时应用物理降温等方法以防止脑温过度升高是至关重要的。当体温超过 44～45℃ 时，可因体内蛋白质发生不可逆性变性而致死。反之，当体温过低时神经系统功能降低，低于 34℃ 时可出现意识障碍，低于 30℃ 时可致神经反射消失，心脏兴奋传导系统功能异常，可发生心室纤维性颤动。当体温进一步降低至 28℃ 以下时，则可引起心脏活动停止。

3. 体温的正常范围

直肠温度的正常值为 36.5～37.7℃；测量时温度计应插入直肠 6 cm 以上才能比较接近体核温度。口腔温度的正常值为 36.3～37.2℃，测量时将温度计含于舌下。由于测量口腔温度比较方便，因而是临床上常用的测温方法。但口腔温度易受经口呼吸及进食食物的温度等因素的影响，测量时要注意避免这些干扰因素。此外，对于不能配合测量的病人，如哭闹的小儿和精神病病人，则不宜测量口腔温度。腋下温度的正常值为 36.0～37.0℃，测量时需注意要让被测者将上臂紧贴胸廓，使腋窝紧闭，形成人工体腔。机体内部的热量经过一定的时间逐渐传导至腋下，使腋下的温度升高至接近于体核温度。因此，测量腋下温度的时间一般较长，需要持续 5～10 分钟，同时还应注意保持腋下干燥。测量腋下温度方便易行，在临床上和日常生活中被广泛应用。

正常体温是一个温度范围，而不是一个具体的体温点。体温可用摄氏温度（℃）和华氏温度（℉）来表示。国内一般用摄氏温度进行记录，摄氏温度和华氏温度的换算公式为：

$$℉ = ℃ \times 9/5 + 32$$

$$℃ = （℉ - 32）\times 5/9$$

健康成人不同部位正常体温的范围见表 1-4-1-1。

表 1-4-1-1 成人正常体温平均值及正常范围

部位	平均值	正常范围
口腔	37.0℃（98.6℉）	36.3～37.2℃（97.3～99.0℉）
肛温	37.5℃（99.5℉）	36.5～37.7℃（97.7～99.9℉）
腋下	36.5℃（97.7℉）	36.0～37.0℃（96.8～98.6℉）

4．体温的生理性波动

在正常情况下，机体的体温可因一些内在因素而发生波动，但这种波动幅度一般不超过 1℃。

（1）体温的日节律。体温在一昼夜之间有周期性的波动，表现为在清晨 2~6 时体温最低，午后 1~6 时最高。人体体温的昼夜周期性波动，称为体温的昼夜节律或日节律。体温的日节律取决于生物体的内在因素，而与精神活动或肌肉活动状态等无关。

（2）性别的影响。通常情况下，男性和女性体温略有差别，成年女性的体温平均高于男性 0.3℃。此外，育龄期女性的基础体温随月经周期而变动。所谓基础体温是指在基础状态下的体温，一般在早晨起床前测定。在月经周期中，体温在卵泡期较低，排卵日最低，排卵后升高 0.3~0.6℃。因此，育龄期女性通过每天测定基础体温有助于了解有无排卵和排卵的时间。目前认为排卵后黄体期体温升高是由黄体分泌的孕激素作用于下丘脑所致。

（3）年龄的影响。儿童和青少年的体温较高，老年人因基础代谢率低而体温偏低。新生儿，特别是早产儿，由于体温调节机构尚未发育完善，调节体温的能力较差，故体温易受环境因素的影响而发生变动。如果给婴儿洗澡时不注意保温，其体温可降低 2~4℃。因而对婴幼儿应加强保温护理。

（4）运动的影响。运动时肌肉活动能使代谢增强，产热量增加，体温升高。所以，临床上测量体温时应让受试者先安静一段时间后再进行，测量小儿体温时应防止哭闹。

此外，情绪激动、精神紧张、进食等也可对体温产生影响。

（二）体温计的构造、种类

测量体温的方法要规范，保证结果准确。测量体温常用的方法有腋测法、口测法和肛测法，近年来还出现了耳测法和额测法。所用体温计有水银体温计、电子体温计和红外线体温计。

1．水银体温计

（1）构造。水银体温计由一根真空毛细管，以及外侧带有刻度的玻璃棒构成，玻璃棒一端为贮汞槽，内盛汞液。当贮汞槽受热后，汞膨胀沿毛细管上行，其上行的高度与受热程度成正相关。毛细管与汞槽的连接处有一凹陷，使汞遇冷不会自行下降，保证数值准确并便于检视。玻璃棒外标有摄氏温度直至 35℃到 42℃之间，每一度用短线标出 10 小格，在 0.5℃和 1℃的地方用较粗且长的线标记，在 37℃处则染以红色，以示醒目。

（2）种类。根据使用部位，水银体温计有口表、肛表和腋表 3 种（A：口表；B：肛表；C：腋表）（图 1-4-1-1）。

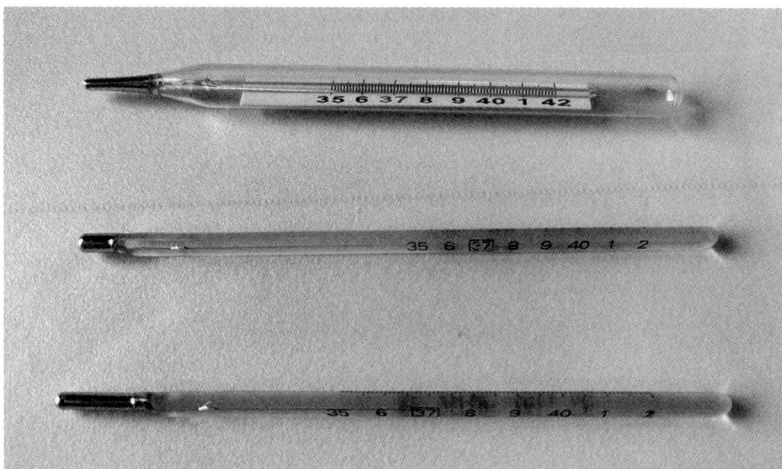

图 1-4-1-1　水银体温计

口表贮汞槽细而长，玻璃棒呈三棱柱状，可用来测量口腔温度和腋窝温度。肛表贮汞槽略粗短，玻璃棒也呈三棱柱状，用于测量直肠温度。腋表贮汞槽长而扁，玻璃棒呈扁平状，以便于贴近腋窝皮肤

2.电子体温计

采用电子感温探头来测量体温，测得的温度直接由数字显示，读数直观，测量准确，灵敏度高。有医院用电子体温计和个人用电子体温计 2 种。医院用电子体温计只需将探头放入外套内，外套使用后按一次性用物处理，以防止交叉感染。个人用电子体温计，其形状如笔，方便携带。

3.红外线体温计

红外线体温计是一种利用辐射原理来测量人体体温的测量计，它采用的红外传感器通过吸收人体辐射的红外线可感应人体的体温。人体的红外热辐射聚焦到检测器上，检测器将辐射功率转换为电信号，该电信号在被补偿环境温度之后可以以"摄氏度（或华氏度）"为单位显示。红外线体温计主要分为接触式红外线体温计与非接触式红外线体温计。

（1）接触式红外线体温计。常见的有耳温计，使用时轻轻拉直耳道，将测温头插入耳道，按着上端的"测温"持续 1 秒钟，就可从液晶屏上读出精确度小数点后一位的准确体温（图 1-4-1-2）。

（2）非接触式红外线体温计。最常见的是额温枪，可实现对人体温度的测量。只需将探头对准额头，按下测量钮，仅几秒钟就可得到测量数据，适合急重病病人、老人、婴幼儿等使用（图 1-4-1-3）。

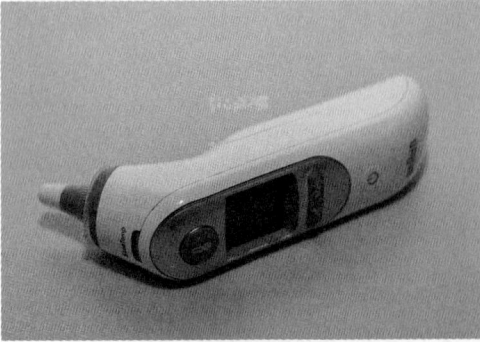

图 1-4-1-2　接触式红外线体温计

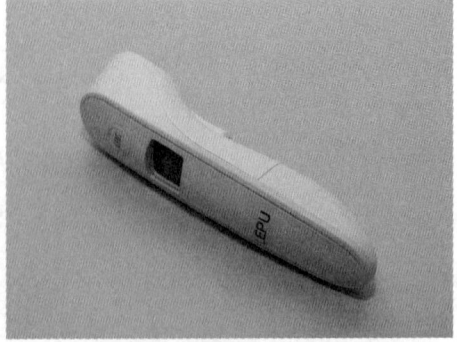

图 1-4-1-3　非接触式红外线体温计

（三）体温计的消毒和检查

1. 体温计的消毒

为防止交叉感染，体温计应在每人使用之后进行消毒。

（1）水银体温计消毒方法。将使用后的体温计清洗擦干，放入消毒液中浸泡30 min；冲洗擦干，放入清洁容器中备用。常用消毒液包括 70% 乙醇、1000 mg/L 有效氯等消毒液。腋表采用低水平消毒方法，口表和肛表因接触人体完整黏膜，应采取中水平以上消毒方法。

（2）电子体温计消毒方法。仅消毒电子感温探头部分，可采用浸泡、擦拭等方法。

（3）红外线体温计消毒方法。接触式体温计配备有专用一次性耳温套的要"一人一用"。或者使用擦拭等消毒方法。常用消毒液为 75% 乙醇等。非接触式体温计一般不直接接触人体，采取定期清洁擦拭消毒即可，常用消毒液为 75% 乙醇等。用于特殊感染或多重耐药菌（MDRO）感染病人的体温计应专人专用，用后及时消毒。

2. 体温计的检查

为确保测量体温的准确性，应定期对体温计进行检查。

将全部体温计（水银体温计）的水银柱甩至 35℃以下，于同一时间放入已测好温度的 40℃温水中，3 min 后取出检视，凡误差在 0.2℃以上、玻璃管有裂缝、水银柱自行下降等，则不能使用；合格体温计用纱布擦干后放入清洁容器中备用。

体温的测量方法

（一）目的

（1）判断体温有无异常。

（2）动态监测体温变化，分析热型和观察伴随症状。

（3）协助诊断，为预防、诊断、治疗和护理提供依据。

（二）操作程序

1. 评估

（1）病人状态、合作程度、病情、治疗等情况。

（2）病人在 30 min 内有无影响测量体温准确性的因素存在。

2. 计划

（1）病人准备。了解体温测量的目的、方法、注意事项及配合要点；体位舒适，情绪稳定。

（2）护士准备。着装整洁，洗手，戴口罩。

（3）用物准备。治疗盘内备容器 2 个（一个盛放已消毒的体温计，另一个盛放测温后的体温计），消毒液、纱布、秒表、记录本、笔、弯盘。若测肛温，另备润滑油、棉签、卫生纸。体温计的数量及种类依据病人数及病情而定。

（4）环境准备。整洁、安静、安全，测肛温时应拉好床帘。

3. 实施

见表 1-4-1-2。

体温测量操作
评分标准

表 1-4-1-2　体温测量法

操作流程	操作步骤	要点说明
1. 核对解释	备齐用物至床旁，核对解释	● 确认病人、取得合作
2. 安置体位	安置病人于舒适体位	● 根据病人病情、年龄、意识状态等选择测量方法
3. 测量体温		
▲腋温测量法	（1）擦干腋下汗液，将体温计放于腋窝处，紧贴皮肤，嘱病人夹紧体温计 （2）测量 10 min	
▲口温测量法	（1）嘱病人张口，将体温计汞端斜放于舌下热窝（图 1-4-1-4）处 （2）嘱病人口唇紧闭，用鼻呼吸 （3）测量 3 min	● 舌下热窝位于舌系带的两侧，是口腔中温度最高的部位 ● 避免体温计被咬碎，造成损伤
▲肛温测量法	（1）直肠测温常采取侧卧位、俯卧位或屈膝仰卧位 （2）润滑汞端插入肛门 3～4 cm；婴儿插入 1.25 cm，幼儿插入 2.5 cm（图 1-4-1-5） （3）测量 3 min	● 用肥皂液或油剂润滑 ● 为婴幼儿、意识不清病人测温时，应守护在旁 ● 肛表取出后，用卫生纸擦拭肛门处遗留的润滑剂及污物 ● 从手持端擦向汞端
4. 消毒用物	按体温计消毒法进行消毒	
5. 绘制体温	将测得的体温绘制于体温单上	

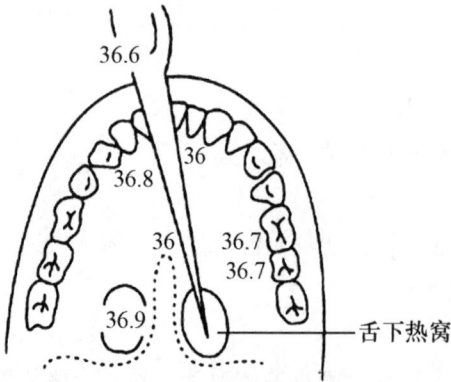

图 1-4-1-4　舌下热窝

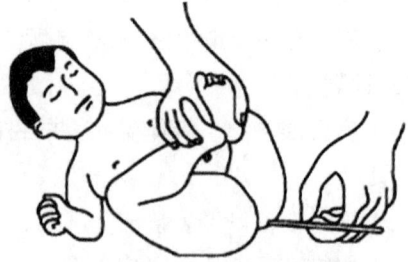

图 1-4-1-5　肛温测量法

4．评价

（1）病人安全，无损伤，无不适。

（2）护士测量方法正确，测量结果准确。

（3）护士能与病人或家属有效沟通，并得到理解与配合。

（三）注意事项

（1）婴幼儿、精神异常、昏迷、口腔疾患、口鼻手术、呼吸困难的病人不宜测量口温。腋窝有创伤、手术、炎症、腋下出汗多、肩关节受伤或过度消瘦者不宜测量腋温。直肠肛门部位疾病及手术、腹泻病人、心肌梗死病人不宜测肛温，心肌梗死病人可因肛表插入引起一过性迷走神经兴奋，导致心律不齐。

（2）避免影响体温测量的各种因素。测温前若有进食冷热饮、冷热敷、沐浴运动、坐浴、灌肠等，应休息 30 min 后再测量。

（3）测口温时，如病人不慎咬碎体温计，首先应立即清除口腔内玻璃碎屑，防止损伤口腔、食管、胃肠道黏膜；然后口服蛋清液或牛奶以延缓汞的吸收；病情允许的情况下可服用粗纤维食物，以促进排泄。

（4）发现体温与病情不符时应重新测量并在床旁监测。当集中测量多个病人的体温时，在测量前后均应仔细清点和检查体温计的数量及有无损坏，以免将体温计遗留在病人床上造成意外伤害。

（5）凡给婴幼儿、昏迷危重病人及精神异常者测体温时，应有专人看护，以免发生意外。

【案例分析】

病人为老年男性，精神欠佳，面颊绯红，现有"咳嗽、咳痰、气促、发热"症状，经过生命体征的测量，病人体温 37.5℃。根据病人的临床表现，结合实验室检查白细胞计数、中性粒细胞比值及 C 反应蛋白定量均提示上升或增高，可以判断病人目前发热是由细菌感染引起的炎症所导致。

【案例进展】

李某入院第二天 9：00，突然出现寒战、心率加快，主诉畏寒，测量体温 39.2℃。请问李某发热的程度是什么？护理措施是什么？

【知识基础】

（一）体温过高（发热）的评估

1. 发热的机制

在正常情况下，人体的产热和散热保持动态平衡，由于各种原因导致产热增加或散热减少，则出现发热。发热分为致热原性发热和非致热原性发热。

（1）致热原性发热。致热原包括外源性和内源性两大类。

1）外源性致热原。外源性致热原的种类甚多，包括：各种微生物病原体及其产物，如细菌、病毒、真菌及细菌毒素等；炎性渗出物及无菌性坏死组织；抗原抗体复合物，某些类固醇物质，特别是肾上腺皮质激素的代谢产物原胆烷醇酮；多糖体成分及多核苷酸、淋巴细胞激活因子等。外源性致热原多为大分子物质，特别是细菌内毒素分子量非常大，不能通过血脑屏障直接作用于体温调节中枢，而是通过激活血液中的中性粒细胞、嗜酸性粒细胞和单核 – 吞噬细胞系统，使其产生并释放内源性致热原，再通过下述机制引起发热。

2）内源性致热原。又称白细胞致热原，如白细胞介素 1（IL-1）、肿瘤坏死因子（TNF）和干扰素等。通过血 – 脑脊液屏障直接作用于体温调节中枢的体温调定点，使调定点（温阈）上升，体温调节中枢必须对体温重新调节，发出冲动，并通过垂体内分泌因素使代谢增加或通过运动神经使骨骼肌阵缩（临床表现为寒战），使产热增多；另外可通过交感神经使皮肤血管及竖毛肌收缩，停止排汗，散热减少。这一综合调节作用使产热大于散热，体温升高引起发热。

（2）非致热原性发热。常见于以下几种情况。

1）体温调节中枢直接受损。如颅脑外伤、出血、炎症等。

2）引起产热过多的疾病。如癫痫持续状态、甲状腺功能亢进等。

3）引起散热减少的疾病。如广泛性皮肤病变、心力衰竭等。

炎症引起的发热就是外源性和内源性致热原共同作用的结果。细菌产物等外源性致热原，可刺激白细胞释放内源性致热原，例如 IL-1 等。内源性致热原作用于下丘脑的体温调节中枢，通过提高局部环氧合酶水平，促进花生四烯酸转变为前列腺素 E 而引起发热。

2. 发热的病因与分类

发热的病因很多，临床上可分为感染性与非感染性两大类，以前者多见。

（1）感染性发热。各种病原体如病毒、细菌、支原体、立克次体、螺旋体、真菌、寄生虫等引起的感染，不论是急性、亚急性或慢性，局部性或全身性，均可出现发热。

（2）非感染性发热。主要有下列几类病因。

1）血液病。如白血病、淋巴瘤、恶性组织细胞病等。

2）结缔组织疾病。如系统性红斑狼疮、皮肌炎、硬皮病、类风湿关节炎等。

3）变态反应性疾病。如风湿热、药物热、血清病、溶血反应等。

4）内分泌代谢疾病。如甲状腺功能亢进症、甲状腺炎、痛风和重度脱水等。

5）血栓及栓塞疾病。如心肌梗死、肺梗死和肢体坏死等，通常称为吸收热。

6）颅内疾病。如脑出血、脑震荡、脑挫伤等，为中枢性发热。癫痫持续状态可引起发热，为产热过多所致。

7）皮肤病变。皮肤广泛病变致皮肤散热减少而发热，常见于广泛性皮炎等。慢性心力衰竭使皮肤散热减少也可引起发热。

8）恶性肿瘤。各种恶性肿瘤均有可能出现发热。

9）物理及化学性损害。如中暑、大手术后、内出血、骨折、大面积烧伤及重度安眠药中毒等。

10）自主神经功能紊乱。由于自主神经功能紊乱，影响正常的体温调节过程，使产热大于散热，体温升高，多为低热，常伴有自主神经功能紊乱的其他表现，属功能性发热范畴。

3. 发热的临床表现

（1）发热的程度。发热的程度以口腔温度为标准，发热程度可划分为：低热 37.3～38.0℃；中等度热 38.1～39.0℃；高热 39.1～41.0℃；超高热 41℃以上。

（2）发热的临床过程及特点。发热的临床过程一般分为以下 3 个阶段。

1）体温上升期。主要表现为疲乏无力、肌肉酸痛、皮肤苍白、畏寒和寒战等症状。皮肤苍白是因体温调节中枢发出的冲动经交感神经而引起皮肤血管收缩，浅层血流减少所致，甚至伴有皮肤温度下降。由于皮肤散热减少刺激皮肤的冷觉感受器并传至中枢引起畏寒。中枢发出的冲动再经运动神经传至运动终板，引起骨骼肌不随意的周期性收缩，发生寒战及竖毛肌收缩，使产热增加。该期产热大于散热使体温上升。体温上升有骤升型，骤升型是指体温在几小时内达 39～40℃或以上，常伴有寒战。小儿易发生惊厥。见于疟疾、大叶性肺炎、败血症、流行性感冒、急性肾盂肾炎、输液或某些药物反应等。另外一种是缓升型，体温逐渐上升在数日内达高峰，多不伴寒战。如伤寒、结核病、布氏杆菌病等所致的发热。

2）高热期。是指体温上升达高峰之后保持一定时间，持续时间的长短可因病因不同而有差异。如疟疾可持续数小时，大叶性肺炎、流行性感冒可持续数天，伤寒则可为数周。在此期中体温已达到或略高于上移的体温调定点水平，体温调节中枢不再发出寒战冲动，故寒战消失；皮肤血管由收缩转为舒张，使皮肤发红并有灼热感；呼吸加快变深；开始出汗并逐渐增多。产热与散热过程在较高水平保持相对平衡。

3）体温下降期。由于病因的消除，致热原的作用逐渐减弱或消失，体温中枢的体温调定点逐渐降至正常水平，产热相对减少，散热大于产热，使体温降至正常水平。此期表现为出汗多，皮肤潮湿。体温下降有两种方式：骤降，指体温于数小时内迅速下降至正常，有时可略低于正常，常伴有大汗淋漓。常见于疟疾、急性肾盂肾炎、大叶性肺炎及输液反应等。渐降，指体温在数天内逐渐降至正常，如伤寒、风湿热等。

4. 热型及临床意义

发热病人在不同时间测得的体温数值分别记录在体温单上，将各体温数值点连接起来成体温曲线，该曲线的不同形态（形状）称为热型。不同的病因所致发热的热型常不相同，临床上常见的热型有以下几种。

（1）稽留热。是指体温恒定地维持在 39～40℃以上的高水平，达数天或数周，24 h 内体温波动范围不超过 1℃。常见于大叶性肺炎、斑疹伤寒及伤寒高热期（图 1-4-1-6）。

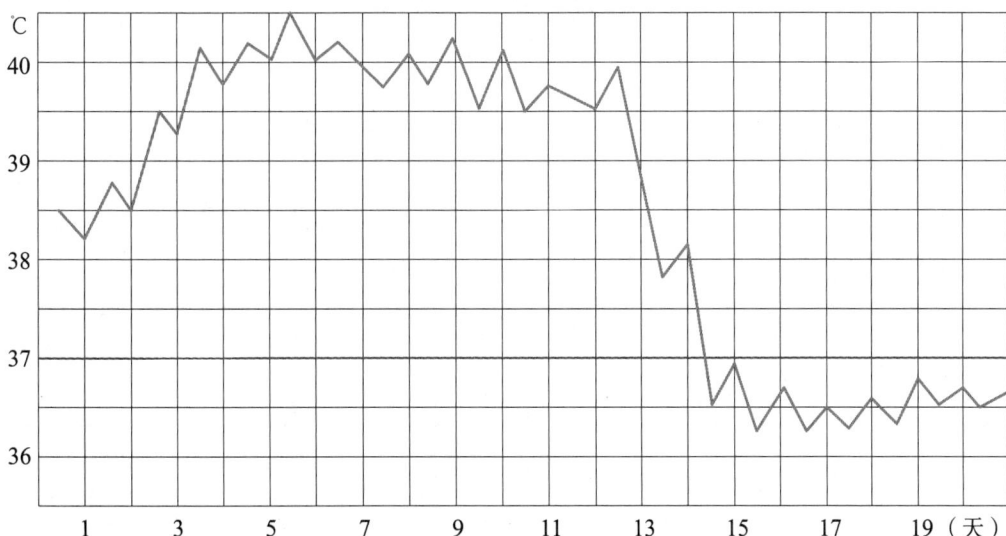

图 1-4-1-6　稽留热

（2）弛张热。又称败血症热型，体温常在 39℃以上，波动幅度大，24 h 内波动范围超过 1℃，但都在正常水平以上。常见于败血症、风湿热、重症肺结核及化脓性炎症等（图 1-4-1-7）。

（3）间歇热。体温骤升达高峰后持续数小时，又迅速降至正常水平，无热期（间歇期）可持续 1 天至数天，如此高热期与无热期反复交替出现。常见于疟疾、急性肾盂肾炎等（图 1-4-1-8）。

（4）不规则热。发热的体温曲线无一定规律，可见于结核病、风湿热、支气管肺炎、渗出性胸膜炎等（图 1-4-1-9）。

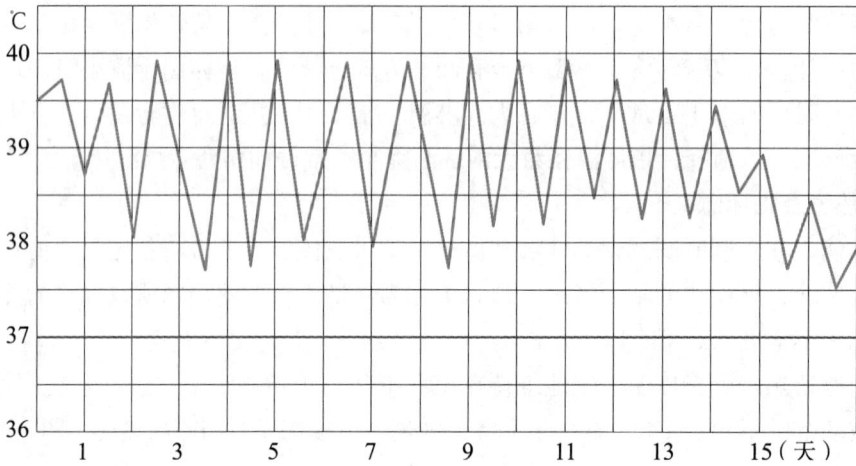

图 1-4-1-7　弛张热

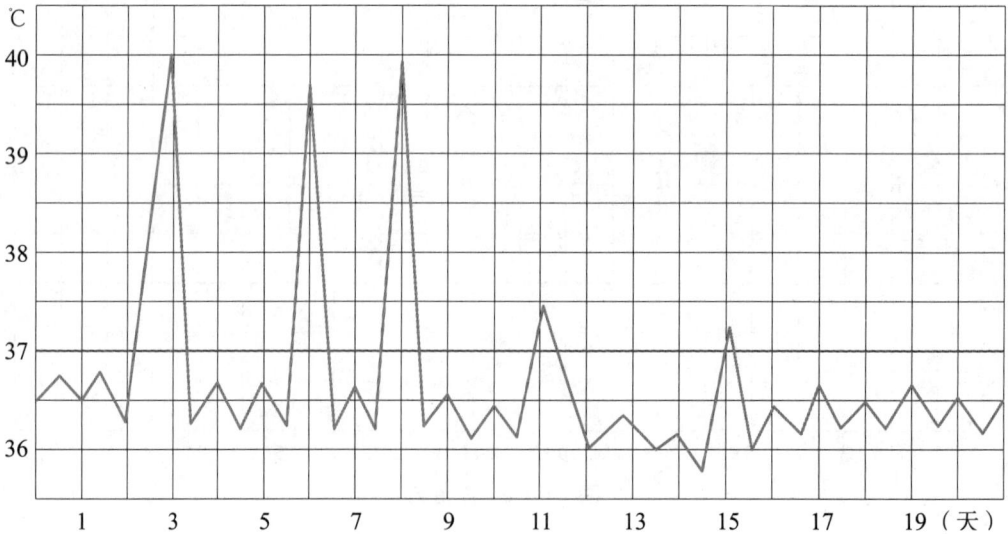

图 1-4-1-8　间歇热

不同的发热性疾病具有相应的热型，热型有助于发热病因的诊断和鉴别诊断。但必须注意，由于抗生素的广泛应用及时控制了感染，或因解热药或糖皮质激素的应用，可使某些疾病的特征性热型变得不典型或呈不规则热型。热型也与个体反应的强弱有关，如老年人休克型肺炎时可仅有低热或无发热，而不具备肺炎的典型热型。

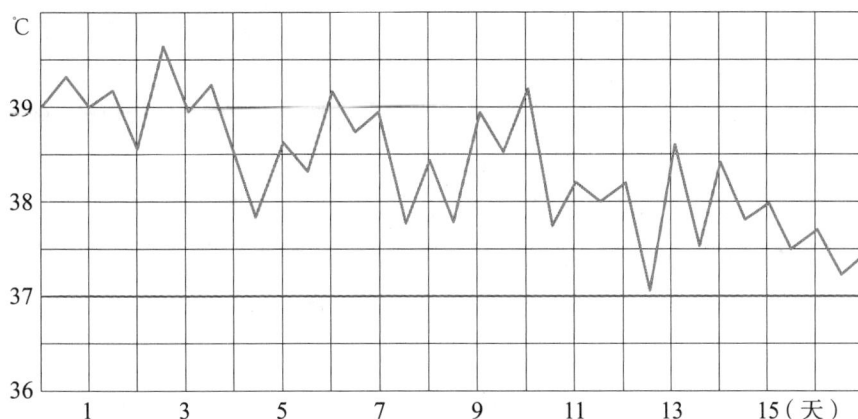

图 1-4-1-9 不规则热

（二）体温过高（发热）的护理

1. 病情观察

观察生命体征，定时测体温，一般每日测量 4 次，高热病人应 4 h 测量 1 次，待体温恢复正常 3 d 后，改为每日 2 次。注意观察发热的临床过程、热型和临床表现及出汗情况等，密切注意呼吸、脉搏及血压变化。观察是否有寒战、淋巴结肿大、结膜充血、关节肿痛及意识障碍等伴随症状。观察发热原因及诱因是否消除。观察治疗效果，比较治疗前后全身症状及各项实验室检查结果。观察出入量的变化。观察四肢末梢循环情况，若出现高热而四肢末梢厥冷、发绀等说明病情加重。小儿高热易出现惊厥，应密切观察，如有异常及时与医生联系。

2. 降温

可用物理方法或遵医嘱用药物降温，首选物理降温。物理降温有局部冷疗法和全身冷疗法。体温高于 38.5℃，可在病人头部、腘窝、腹股沟放置冰袋、冷毛巾，通过传导方式散热。体温高于 39℃，可为病人做温水或乙醇拭浴等全身冷疗方式降温。采用降温措施 30 min 后应测量体温，并做好记录和交班。药物降温时应注意药物的剂量，尤其对年老体弱及心血管疾病者应防止出现休克或虚脱现象，病人如果出现了血压下降、脉速、无汗等症状提示出现了休克或虚脱。此时应立即进行补充血容量、保温等措施。

3. 补充营养和水分

病情允许时，鼓励病人进食高热量、高蛋白、高维生素，易消化的流质或半流质食物，宜少量多餐，以补充高热的消耗，提高机体的抵抗力。鼓励病人多饮水，每日以 2500 ~ 3000 ml 为宜，以补充高热时消耗的大量水分，并促进毒素和代谢产物的排出，帮助散热。对不能进食的病人，遵医嘱给予鼻饲或静脉输液，以补充水分、电解质和营养物质。

4. 促进病人舒适

低热者可酌情减少活动，适当休息；高热者应卧床休息，以减少能量的消耗，有利于机体康复。为病人提供温湿度适宜、安静舒适、通风良好的室内环境。发热时唾液分泌减少，口腔黏膜干燥，且抵抗力下降，有利于病原微生物生长、繁殖，易引起口腔疾病和黏膜溃疡，故应在晨起、餐后、睡前协助病人做好口腔护理。病人退热期大量出汗，应及时擦干汗液，更换衣服和床单，防止受凉，保持皮肤的清洁、干燥。对长期持续高热且被动体位的病人，应协助其翻身，防止压疮、肺炎等并发症。高热病人可能会出现谵妄、惊厥、躁动不安，应注意防止出现坠床、舌咬伤等安全隐患，必要时可使用床挡或约束带固定。

5. 心理护理

观察了解发热各期病人的心理反应，耐心解答体温变化及伴随症状等，关心体贴病人，尽量满足病人的需要，以缓解其紧张情绪，消除躯体不适。

6. 健康教育

教会病人及家属准确监测体温；指导发热病人的一般家庭护理方法。

（三）体温过低的评估

体温过低是指体温低于正常范围。如体温低于 35℃ 称为体温不升。体温不升是一种危险的信号，常常提示疾病的严重程度和不良预后。

1. 体温过低的病因与分类

（1）散热过多。长时期暴露在低温环境中，使机体散热过多、过快；在寒冷环境中大量饮酒，使血管过度扩张，热量散失。

（2）产热减少。严重营养不良、极度衰竭，使机体产热减少。

（3）体温调节中枢发育不良或受损。前者如早产儿由于体温调节中枢尚未发育成熟，对外界的温度变化不能自行调节；后者如颅脑外伤、脊髓受损、药物中毒等致体温过低。

2. 临床表现

（1）临床分度。轻度 32.1～35.0℃；中度 30.0～32.0℃；重度低于 30.0℃，瞳孔散大，对光反射消失；致死温度 23.0～25.0℃。

（2）临床表现。体温过低时，病人可出现皮肤苍白、皮温下降、呼吸减慢、心律不齐、脉搏细弱、血压下降、感觉和反应迟钝，严重者可出现昏迷。

（四）体温过低的护理

（1）密切观察生命体征。持续监测体温的变化，至少每小时测量 1 次，直至体温恢复至正常且稳定，同时注意脉搏、呼吸、血压的监测及对病情变化的观察。

（2）提高环境温度。维持室温在 22～24℃，避免室内空气对流。

（3）给予保暖措施。给予毛毯、棉被、电热毯、热水袋、暖箱等保暖措施，给病人热饮，以提高机体温度，操作中注意防止烫伤。

（4）加强病因治疗。去除引起体温过低的原因，使体温恢复正常。

（5）做好健康宣教。待病人好转后，向病人及家属讲解引起体温过低的原因以及护理方法。

【进展分析】

李某的体温为39.2℃，属于高热。

护理措施：该病人体温已超过38.5℃，应遵医嘱使用布洛芬颗粒、对乙酰氨基酚片等药物治疗，使用药物后要注意防止大量出汗造成虚脱。4 h测量1次体温，采取降温措施后0.5 h需复测体温；该病人出现畏寒，可以适当调高室内温度，或者适当多盖被子、多穿衣物等。畏寒后可以在头部及大动脉处冷敷、温水擦浴、多饮水果汁等帮助降温；退热过程大量出汗，及时更换衣物；病室每天通风，温度、湿度适宜，保持安静，有助于病人得到休息；饮食方面以清淡为主，可选择易消化且营养价值较高的食物，如粥、牛奶等，既不增加病人的胃肠负担，还能保证机体所需营养。

【学习总结】

请总结为发热病人实施体温测量的流程及注意事项。

（赵冰 李锦铃）

任务 2　脉搏的观察与护理

【案例导入】

　　杨某，女，60岁，因"胸闷、心悸、头晕半年，加重1月"收住院。入院诊断为"胸闷、心悸、头晕查因"，既往有高血压病史。查体：T 36.4℃，P 110次/分，HR 110次/分，R 20次/分，BP 138/84 mmHg。

　　请问病人脉搏和心率是否正常？

【知识基础】

脉搏的概述

（一）脉搏的产生

　　在每个心动周期中，随着心脏的收缩与舒张，动脉内压力和容积发生周期性变化而导致动脉管壁发生周期性搏动，称为动脉脉搏，简称脉搏（pulse，P）。脉搏搏动沿着动脉管壁向小动脉传播，可用手指在体表触及。

（二）正常脉搏及生理性变化

1. 脉率

　　脉率影响因素一般类似于心率。可随年龄、性别和不同生理状态而发生较大的变动。正常成人脉率在安静、清醒的情况下为 60～100 次/分，老年人偏慢，女性稍快，新生儿较快；随着年龄的增长逐渐减慢，至青春期接近成人水平。经常进行体力劳动或体育运动的人，平时脉率较慢。在同一个体，安静或睡眠时的脉率较慢，而运动或情绪激动时加快。各种生理、病理情况或药物影响也可使脉率增快或减慢。

2. 脉律

　　脉搏的节律可反映心脏的节律。正常人脉律规则，有窦性心律不齐者的脉律可随呼吸改变，吸气时增快，呼气时减慢。

3. 紧张度与动脉壁状态

　　脉搏的紧张度与动脉硬化的程度有关。检查时，可将两个手指指腹置于桡动脉上，近心端手指用力按压阻断血流，使远心端手指触不到脉搏，通过施加压力的大小及感觉的血管壁弹性状态，判断脉搏紧张度。例如，将桡动脉压紧后，虽远端手指触不到动脉搏动，但可触及条状动脉的存在，并且硬而缺乏弹性似条索状、迂曲或结节状，提示动脉硬化。

4．强弱

脉搏的强弱与心搏出量、脉压和外周血管阻力相关。脉搏增强且振幅大，是由心搏量大、脉压宽和外周阻力低所致，见于高热、甲状腺功能亢进、主动脉瓣关闭不全等。脉搏减弱而振幅低是由心搏减少、脉压小和外周阻力增高所致，见于心力衰竭、主动脉瓣狭窄与休克等。

脉搏的测量方法

（一）目的

（1）判断脉搏有无异常，并观察伴随症状。

（2）监测脉搏变化，间接了解心脏等的状况。

（3）为预防、诊断、治疗和护理提供依据。

（二）操作程序

1．评估

（1）病人年龄、病情、治疗等情况，测量部位的皮肤状况及肢体的活动度。

（2）病人在 30 min 内有无影响脉搏测量准确性的因素存在。

（3）病人的心理状态、合作程度、情绪状态，有无安装起搏器。

2．计划

（1）病人准备。了解脉搏测量的目的、方法、注意事项及配合要点，体位舒适，情绪稳定。

（2）护士准备。着装整洁，洗手，戴口罩。

（3）用物准备。治疗盘内备秒表、记录本，必要时备听诊器。

（4）环境准备。整洁、安静、安全。

3．实施

见表 1-4-2-1。

脉搏测量操作
评价标准

表 1-4-2-1　脉搏测量法（以桡动脉为例）

操作流程	操作步骤	要点说明
1．核对解释	备齐用物至床旁，核对床号、姓名	● 确认病人、取得合作
2．安放手臂	取卧位或坐位，手臂放于舒适的位置，手腕伸展、放松	● 病人舒适，护士便于操作
3．测量脉搏	（1）护士示指、中指、环指指腹按压桡动脉处 （2）一般情况下，测量 30 s 测得数值乘以 2；危重病人或脉搏异常应测 1 min （3）脉搏短绌时，由两名护士同时测量，一人听心率，一人测脉率，由听心率者发出开始和停止口令，计时 1 min	● 力量适中，以清楚触及脉搏为度 ● 同时注意脉率、脉搏强弱、动脉管壁弹性等情况 ● 将听诊器放于心尖部听心率

续表

操作流程	操作步骤	要点说明
4. 准确记录	将数值记录在记录本上	● 次 / 分 ● 脉搏短绌：心率 / 脉率 / 分
5. 安置病人	整理病人床单位，安置病人于舒适体位，洗手	
6. 绘制曲线	将测得的脉搏结果绘制在体温单上	

4．评价

（1）病人安全，无损伤，无其他不适。

（2）护士测量方法正确，测量结果准确。

（3）护士能与病人或家属有效沟通，得到理解与配合。

（三）注意事项

（1）若测量前病人有剧烈活动、紧张、恐惧、哭闹等情况，待安静休息 30 min 后再测。

（2）为偏瘫病人测量脉搏，应选择健侧肢体测量。

（3）不可用拇指诊脉，因拇指小动脉搏动明显，易与病人动脉搏动相混淆。

（4）当脉搏细弱无法测量清楚时，可用听诊器听心率 1 min。

【案例进展】

杨某入院第 2 天感胸闷心悸加重，查体：T 36.1℃，P 86 次 / 分，HR 110 次 / 分，R 22 次 / 分，BP 140/85 mmHg。24 h 动态心电图检查，结果示"心房颤动"。补充诊断：心房颤动。

请问护士在测量生命体征时应注意什么？

【知识基础】

（一）异常脉搏的评估

1．脉率异常

（1）心动过速。成人在安静状态下脉率超过 100 次 / 分，称为心动过速或速脉。常见于发热、甲状腺功能亢进、心力衰竭、血容量不足、疼痛等病人。心动过速是机体的一种代偿机制，以增加心排出量、满足机体新陈代谢的需要。一般体温每升高 1℃，成人脉率增加约 10 次 / 分，儿童脉率增加约 15 次 / 分。

（2）心动过缓。成人在安静状态下脉率低于 60 次 / 分，称为心动过缓或缓脉，常见于颅内压增高、房室传导阻滞、甲状腺功能减退症、阻塞性黄疸或服用某些药物（如地高辛）等病人。脉率小于 40 次 / 分时，应注意观察有无房室传导阻滞。

2．节律异常

（1）间歇脉。在一系列正常均匀的脉搏中，出现一次提前而较弱的脉搏，其后有一较正常延长的间歇（代偿间歇），称间歇脉。如每隔一个正常脉搏出现一次期前收缩，称为二联律；如每隔两个正常搏动后出现一次期前收缩，或每个正常搏动后连续出现两个期前收缩，称为三联律。发生机制是心脏异位起搏点过早发出冲动而引起心脏搏动提前出现。常见于各种器质性心脏病，如心肌病、心肌梗死等，也可见于洋地黄中毒的病人。正常人在过度疲劳、精神兴奋、体位改变时也会偶尔出现间歇脉。

（2）脉搏短绌。在单位时间内脉率少于心率，称为脉搏短绌，简称绌脉。触诊时可感知脉搏细数，极不规则；听诊时心率快慢不一，心律完全不规则，心音强弱不等。发生机制是由于心肌收缩力强弱不等，有些心排血量少的心脏搏动可产生心音，但不能引起周围血管的搏动，导致脉率少于心率。常见于心房颤动病人。绌脉越多，心律失常越严重，病情好转后绌脉可消失。

3．强弱异常

（1）洪脉。当心排血量增加、外周阻力小、动脉充盈度和脉压较大时，脉搏搏动强大有力，称洪脉。常见于高热、甲状腺功能亢进症、主动脉瓣关闭不全等病人。

（2）细脉。当心排血量减少，周围动脉阻力较大，动脉充盈度降低，脉压较小时，脉搏细弱无力，触之如细丝，称细脉，也可称丝脉。常见于大出血、主动脉瓣狭窄、休克、全身衰竭的病人，是一种危险的脉象。

（3）水冲脉。脉搏骤起骤落，犹如潮水涨落，故名水冲脉。是由周围血管扩张、血流量增大，或存在血液分流、反流所致。前者常见于甲状腺功能亢进、严重贫血、脚气病等，后者常见于主动脉瓣关闭不全、先天性心脏病、动脉导管未闭、动静脉瘘等。检查者握紧病人手腕掌面，将其前臂高举过头部，可明显感知桡动脉犹如水冲的急促而有力的脉搏冲击。

（4）交替脉。系节律规则而强弱交替的脉搏，必要时嘱病人在呼气中期屏住呼吸，以排除呼吸变化所影响的可能性。如测量血压可发现强弱脉搏间 10 ~ 30 mmHg 的压力差，当气袖慢慢放气至脉搏声刚出现时，即代表强搏的声音，此时的频率是心率的一半。一般认为系左心室收缩力强弱交替所致，为左心室心力衰竭的重要体征之一。常见于高血压性心脏病、急性心肌梗死和主动脉瓣关闭不全导致的心力衰竭等。

（5）奇脉。是指吸气时脉搏明显减弱或消失，系左心室搏出量减少所致。正常人脉搏强弱不受呼吸周期影响。当有心脏压塞或心包缩窄时，吸气时一方面由于右心舒张受限，回心血量减少而影响右心排血量，右心室排入肺循环的血量相应减少；另一方面肺循环受吸气时胸腔负压的影响，肺血管扩张，致使肺静脉回流入左心房血量减少，因而左心室排血量也减少。这些因素造成吸气时脉搏减弱，甚至不能触及，故又称"吸停脉"。

（二）异常脉搏的护理

（1）病情观察。根据病人的诊断和病情观察病人的脉律、脉率、脉搏强弱及其他的生命体征，及时识别异常脉搏。

（2）休息与活动。嘱病人增加卧床休息的时间，根据病情适当活动，减少心肌的耗氧量。

（3）急救准备。根据病人病情备好急救设备及药品。

（4）心理护理。进行有针对性的心理护理，以缓解病人的紧张、恐惧情绪。

（5）健康教育。指导病人要保持情绪稳定，戒烟限酒，饮食宜清淡；教会病人及家属自我监测脉搏的方法，掌握简单的自救技巧等。

【进展分析】

杨某出现了脉搏短绌。心房颤动的病人由于心肌收缩力强弱不等，有些心排血量少的搏动只产生心音，而不能引起周围血管的搏动，造成脉率低于心率，称脉搏短绌。为脉搏短绌的病人测量脉搏时，应由两位护士同时测量，一人听心率，另一人测脉率，由听心率者发出"起""停"口令，两人同时开始测 1 min。记录方法：心率／脉率／分。

【学习总结】

请总结脉搏测量的流程及注意事项。

（赵冰　李锦铃）

任务 3　呼吸的观察与护理

【案例导入】

王某，男，45 岁，下班回家路上突遇大雨，当晚出现寒战、发热，自觉全身肌肉酸痛，右胸疼痛，深呼吸时加重，拟"发热查因"入院，既往有支气管哮喘病史。入院后体温持续在 39～40℃，予抗感染治疗后体温趋于正常，症状较前缓解，今日从超声科检查后返回病房，病人再次出现发热、胸痛，呼吸频率明显增快。

请你为王某测量呼吸，并分析原因。

【知识基础】

呼吸的概述

机体不断地从外界环境中摄取新陈代谢所需要的氧气，并排出自身产生的二氧化碳，这种机体与外界环境之间进行气体交换的过程，称为呼吸。呼吸是维持机体生命活动所必需的基本生理活动之一，呼吸一旦停止，生命便将终结。

（一）呼吸的全过程及呼吸运动的调节

1. 呼吸的全过程

呼吸是机体与外界环境之间的气体交换过程。呼吸的全过程包括 3 个环节。

（1）外呼吸。是指肺毛细血管血液与外界环境之间的气体交换过程，包括肺通气和肺换气两个过程，前者是指肺泡与外界环境之间的气体交换过程，后者则为肺泡与肺毛细血管血液之间的气体交换过程。

（2）气体运输。是指氧气和二氧化碳在血液中的运输，这是衔接外呼吸和内呼吸的中间环节。

（3）内呼吸。是指组织细胞与组织毛细血管之间的气体交换以及组织细胞内的氧化代谢的过程，其中组织细胞与组织毛细血管之间的气体交换过程也称组织换气。这 3 个环节是相互衔接且同时进行的。

2. 呼吸运动的调节

呼吸运动是整个呼吸过程的基础，呼吸肌的节律性活动受到中枢神经系统的自主性和随意性双重控制。呼吸节律起源于呼吸中枢。呼吸运动的深度和频率可随体内外环境的改变而发生相应变化，以适应机体代谢的需要。如在一定限度内的随意屏气或加深加快呼吸就是靠大脑皮层随意控制实现的，但是随着屏气持续时间延长，低位脑干自主调节的呼吸驱动就会增加，最终在自主呼吸控制系统的调节下产生吸气。如在运动时，代谢增强，呼吸加深加快，肺通气量增大，机体可摄取更多氧气，排出更多二氧化碳。机体在完成其他某些功能活动（如说话、唱歌、吞咽及咳嗽反射等）时，呼吸运动也将受到相应调控，使其他功能活动得以实现。

（二）正常呼吸及生理性变化

1．正常呼吸

正常成人在安静状态下呼吸为 16～20 次/分，节律规则，频率与深度均匀平稳，呼吸运动无声，不费力。呼吸与脉搏的比例为 1∶4，正常男性和儿童的呼吸以膈肌运动为主，胸廓下部及上腹部的动作幅度较大，而形成腹式呼吸；女性的呼吸则以肋间肌的运动为主，故形成胸式呼吸。实际上两种呼吸运动均不同程度的同时存在。

2．呼吸的生理性变化

（1）年龄。年龄越小，呼吸频率越快。新生儿呼吸可达 44 次/分。

（2）性别。同年龄的女性呼吸频率略快于男性。

（3）活动。剧烈活动可使呼吸运动加快加深；休息、睡眠时呼吸运动减慢。

（4）情绪。强烈的情绪波动，如恐惧、愤怒、悲伤等情绪可引起呼吸改变。

（5）其他。如高温环境、海拔增高可使呼吸加快加深，剧烈疼痛也会引起呼吸改变。

呼吸的测量方法

（一）目的

（1）判断呼吸有无异常，协助临床诊断。

（2）为预防治疗、护理提供依据。

（二）操作程序

1．评估

（1）病人年龄、病情、治疗等情况。

（2）病人在 30 min 内有无影响测量呼吸准确性的因素存在。

2．计划

（1）病人准备。了解呼吸测量的目的、方法及注意事项；体位舒适、情绪稳定、保持自然呼吸状态。

（2）护士准备。着装整洁，洗手，戴口罩。

（3）用物准备。治疗盘内备秒表、记录本、笔，必要时备棉花。

（4）环境准备。整洁、安静、安全。

3．实施

见表 1-4-3-1。

呼吸测量操作
评价标准

表 1-4-3-1　呼吸测量法

操作流程	操作步骤	要点说明
1．核对解释	备齐用物至床旁，核对床号、姓名	● 确认病人、但避免引起病人紧张
2．安置体位	安置病人于舒适体位	
3．测量呼吸	（1）护士测量脉搏后仍保持诊脉姿势 （2）观察胸部或腹部起伏（一起一伏为一次呼吸） （3）一般情况下，测量 30 s 测得数值乘以 2，婴儿或呼吸异常者应测 1 min	● 同时注意节律、深度、声音、形态以及有无呼吸困难 ● 危重病人呼吸不易观察时，用少许棉花置病人鼻孔前，观察棉花吹动情况，计数 1 min
4．整理记录	整理病人床单位，安置病人于舒适体位，洗手，将呼吸值记录在记录本上	● 单位为次/分

4．评价

护士测量方法正确，测量结果准确。

（三）注意事项

（1）若测量前病人有剧烈活动、情绪波动、哭闹等情况，待安静休息 30 min 后再测。

（2）由于呼吸受意识控制，故测量时要分散病人注意力，使其呼吸状态自然，以保证测量的准确性。

（3）危重病人呼吸微弱，可将少许棉花放于病人鼻孔前，观察棉花纤维被吹动的次数，计数 1 min。

【案例进展】

入院第 3 天，王某同事带着鲜花前来探望后王某感觉胸闷、呼吸困难，呼气费力，呼气时间延长。听诊可闻及明显哮鸣音。

王某可能出现了什么情况？对应的护理措施是什么？

【知识基础】

（一）异常呼吸的评估

1．频率异常

（1）呼吸过速。成人安静状态下呼吸频率超过 24 次/分，称为呼吸过速，也称气促。常见于发热、疼痛、甲状腺功能亢进症等。一般体温每升高 1℃，呼吸频率增加 3~4 次/分。

（2）呼吸过缓。呼吸频率低于 10 次 / 分，称为呼吸过缓。常见于颅内压增高、麻醉剂或镇静剂过量等。

2. 节律异常

（1）潮式呼吸。又称陈 – 施呼吸。其特点是呼吸由浅慢逐渐变为深快，然后再由深快逐渐变为浅慢，经过一段时间的呼吸暂停（5~20 s）后，又开始重复如上变化的周期性呼吸，其形态就如潮水起伏。潮式呼吸的周期可达 30 s 至 2 min。产生机制是由于呼吸中枢的兴奋性降低，只有当缺氧严重，二氧化碳积聚到一定程度，才能刺激呼吸中枢，使呼吸恢复或加强，当积聚的二氧化碳呼出后，呼吸中枢又失去了有效的刺激，呼吸又再次减弱继而暂停，从而形成了周期性的变化，多见于中枢神经系统疾病，如颅内压增高、脑炎、脑膜炎及巴比妥类药物中毒。

（2）间断呼吸。又称毕奥呼吸。其特点是有规律的呼吸几次后，突然停止呼吸，间隔一个短时期后又开始呼吸，如此反复交替，即呼吸和呼吸暂停现象交替出现。产生机制同潮式呼吸，但比潮式呼吸更为严重，预后更差，常在呼吸完全停止前发生。

（3）叹气样呼吸。其特点是在一段浅快的呼吸节律中插入一次深大的呼吸，并伴有叹息声。偶尔一次叹息属于正常情况，可扩张小肺泡，多见于精神紧张、神经衰弱的病人，若反复发作则是临终前的表现。

3. 深度异常

（1）深度呼吸。表现为呼吸深大而规则。多见于糖尿病、尿毒症等引起代谢性酸中毒的病人，通过深大呼吸以排出体内过多的二氧化碳来调节酸碱平衡。

（2）浅快呼吸。表现为呼吸浅表而不规则，有时呈叹息样。多见于呼吸肌麻痹及某些肺与胸膜疾病，如肺炎、胸膜炎、肋骨骨折等，也可见于濒死的病人。

4. 声音异常

（1）蝉鸣样呼吸。吸气时伴有一种高音调的，似蝉鸣样的音响。发生机制多因声带附近有阻塞，使空气进入发生困难所致。常见于喉头水肿、痉挛，喉头有异物的病人。

（2）鼾声呼吸。由于气管或支气管内有较多的分泌物积蓄，引起呼气时发出粗大的鼾声，多见于昏迷病人。

5. 形态异常

（1）胸式呼吸减弱，腹式呼吸增强。正常女性以胸式呼吸为主。当胸部或肺部发生病变时，如肺炎、胸膜炎、胸壁外伤等产生剧烈的疼痛，可使胸式呼吸减弱，腹式呼吸增强。

（2）腹式呼吸减弱，胸式呼吸增强。正常男性及儿童以腹式呼吸为主。当腹腔内压力增高，如腹膜炎、大量腹腔积液、肝脾极度增大、腹腔内巨大肿瘤等，使膈肌下降受限会造成腹式呼吸减弱，胸式呼吸增强。

6. 呼吸困难

呼吸困难是指呼吸频率、节律、深浅度均出现异常，病人主观上感觉空气不足、胸闷，客观上表现为呼吸费力、烦躁不安，可出现发绀、鼻翼扇动、端坐呼吸。临床上可分为如下几种。

（1）吸气性呼吸困难。其特点是吸气费力，吸气时间延长，有显著的三凹征（胸骨上窝、锁骨上窝、肋间隙或腹上角凹陷）。主要原因是上呼吸道部分梗阻，气流进入肺部不畅而导致肺内负压极度增高所致。常见于气管内异物、喉头水肿等。

（2）呼气性呼吸困难。其特点是呼气费力，呼气时间延长。主要原因是下呼吸道部分梗阻，气流呼出不畅所致。常见于支气管哮喘、阻塞性肺气肿等。

（3）混合性呼吸困难。其特点是吸气、呼气均感费力，呼吸表浅、呼吸频率增加。主要原因是广泛的肺部病变使呼吸面积减少，影响换气功能所致。常见于肺部感染、广泛性肺纤维化、大片肺不张、大量胸腔积液、气胸等。

（二）异常呼吸的护理

（1）加强观察。观察病人的呼吸状况、伴随症状和体征，及时发现异常情况。

（2）环境舒适。调节病室内温度和湿度，增强病人舒适感。

（3）充分休息。病情严重者卧床休息，以减少耗氧量，可根据病情取半坐卧位或端坐位。

（4）保持呼吸道通畅。协助病人及时清除呼吸道分泌物，指导病人有效咳嗽，进行体位引流，对痰液黏稠者给予雾化吸入以稀释痰液，必要时给予吸痰以保持呼吸道通畅。

（5）改善缺氧状况。酌情给予氧气吸入，或使用人工呼吸机辅助呼吸，促进气体交换，提高动脉血氧饱和度，改善缺氧状况。

（6）心理护理。消除病人的紧张情绪，使其主动配合治疗及护理。

（7）健康教育。指导病人戒烟限酒，教会病人正确呼吸及有效咳嗽的方法。

【进展分析】

病人既往有支气管哮喘病史，结合同事探望带来的鲜花，考虑鲜花可能是变应原，导致王某"支气管哮喘急性发作"。护士应首先去除变应原，将鲜花移出病室远离病人，注意温湿度调节；给予病人卧床休息、适当浓度的氧疗，缓解病人紧张焦虑的情绪；观察病人生命体征，特别是心率、呼吸频率以及血氧饱和度的情况；遵医嘱给予支气管哮喘急性发作药物治疗，首选药物为糖皮质激素；心理疏导，指导病人正确平静呼吸，缓解紧张情绪。

【学习总结】

请总结呼吸测量的流程和注意事项。

（赵冰　李锦铃）

任务 4　血压的观察与护理

【案例导入】

陈某，女，65岁，10余年前改变体位时出现头晕，伴大汗，偶有乏力，自觉视物天旋地转，症状持续几秒钟后，静息状态下可自行缓解。4天前，再次出现上述症状，性质基本同前，伴有血压波动较大，收缩压波动于 180~130 mmHg，舒张压波动于 80~95 mmHg，未服用降压药物，门诊拟 "原发性高血压" 收住院。入院时查体 T 36.2℃，P 74 次/分，HR 74 次/分，R 18 次/分，BP 162/84 mmHg。

请问病人属于高血压几级？

【知识基础】

血压的概述

（一）血压及其生理变化

1. 血压的形成

循环系统内有足够的血液充盈是形成血压的前提条件，心脏射血和外周阻力是形成血压的两个基本因素，此外大动脉的弹性对血压的形成也有重要的作用。在外周阻力存在的情况下，心室收缩所释放的能量约 1/3 以动能的形式推动血液在血管内流动，其余 2/3 暂时以势能的形式贮存在主动脉和大动脉内，形成对血管壁的侧压力，导致血管扩张，形成较高的收缩压。在心脏舒张期，主动脉和大动脉管壁发生弹性回缩，将一部分贮存的势能转变为动能，推动血液继续流动，同时维持一定高度的舒张压。血管内流动的血液对单位面积血管壁的侧压力称血压（blood pressure，BP）。

2．影响血压的因素

（1）每搏输出量。在心率和外周阻力不变时，每搏输出量增大，射入主动脉内的血量增多，则收缩压明显升高，而舒张压升高不明显，故脉压增大。因此，收缩压的高低主要反映每搏输出量的多少。

（2）心率。在其他因素不变时，心率加快，则心脏舒张期缩短，在心舒期内流向外周的血量减少，而主动脉内存留的血量增多，故舒张压明显升高。由于动脉血压升高可使血流速度加快，因此心缩期内仍有较多的血液从主动脉流向外周，故收缩压升高的程度相对较小，脉压也就减小。因此，心率主要影响舒张压。

（3）外周阻力。在心排血量不变时，如果外周阻力增加，血液向外周流动的速度减慢，舒张期主动脉内存留的血流量增多，因而舒张压明显升高。由于动脉血压升高使血流速度加快，在心脏收缩期内仍有较多的血液流向外周，因此收缩压升高的幅度比舒张压小，脉压相应减小。因此，舒张压的高低可以反映外周阻力的大小。外周阻力的大小受阻力血管（小动脉和微动脉）口径和血液黏稠度的影响，若阻力血管口径变小，血液黏滞增加，外周阻力则增大。

（4）主动脉和大动脉管壁的弹性大动脉。管壁的弹性扩张可缓冲血压。老年人由于动脉管壁出现硬化，管壁的弹性纤维减少而胶原纤维增多，导致血管顺应性降低，大动脉的弹性减弱，对血压波动的缓冲作用也就随之减少，因而收缩压增高而舒张压降低，脉压明显增大。

（5）循环血量和血管容积。正常情况下循环血量和血管容积相适应，才能使血管足够充盈，产生一定的体循环充盈压。如果循环血量减少或血管容积增大，则会造成血压下降。

动脉血压保持相对稳定具有重要的生理意义，各器官的代谢和功能活动才能正常进行。若动脉血压过高，则心室射血所受阻力过大，心肌后负荷加重，长期持续的高血压可致组织器官一系列病理生理改变。是脑卒中、冠心病的主要危险因素之一。若动脉血压过低，则不能满足机体组织代谢的需要，导致组织缺血、缺氧，造成严重后果。

3．血压水平的定义和分类

（1）血压的计量单位。血压的计量单位有 kPa 和 mmHg 两种。mmHg 和 kPa 的换算公式为 1 kPa = 7.5 mmHg；1 mmHg = 0.133 kPa。

（2）血压水平的定义和分类。正常成人血压标准的制定经历了多次改变，主要根据大规模流行病学资料分析获得。根据中国高血压防治指南（2010年修订版）的标准，规定如下，见表1-4-4-1。

表1-4-4-1　血压水平的定义和分类

类别	收缩压（mmHg）	舒张压（mmHg）
正常血压	＜120	＜80
正常高值	120～139	80～89
高血压		
1级高血压（轻度）	140～159	90～99
2级高血压（中度）	160～179	100～109
3级高血压（重度）	≥180	≥110
单纯收缩期高血压	≥140	＜90

4. 血压的生理性波动

正常人的血压保持相对的恒定，可在一定范围内出现波动。在生理情况下，很多因素都可影响血压的变化，其中多以收缩压改变为主。常见影响血压的因素如下。

（1）年龄。血压会随着年龄的增长而增高。其中收缩压的升高比舒张压的升高更为显著，各年龄组平均血压值见表1-4-4-2。

表1-4-4-2　各年龄组的平均血压值

年龄组	血压（mmHg）	年龄组	血压（mmHg）
1个月	84/54	14～17岁	120/70
1岁	95/65	成年人	120/80
6岁	105/65	老年人	140～160/80～90
10～13岁	110/65		

（2）性别。女性在更年期前，血压低于男性；更年期后，血压升高，与男性差别不大。

（3）昼夜和睡眠。血压呈现明显的昼夜波动。夜间血压最低，清晨起床活动后血压迅速升高。大多数人的血压凌晨2～3时最低，上午6～10时和下午4～8时各有一个高峰，晚上 8 时后血压就逐渐下降，表现为"双峰双谷"，这一现象称动脉血压的日节律。老年人这种血压的日夜高低现象更为显著，有明显的低谷与高峰。睡眠不佳、过度劳累时血压稍有升高。

（4）环境。寒冷环境，外周血管收缩，血压可略有升高；高温环境，血管扩张血压可略有下降。故冬天血压值略高于夏天，长时间泡热水澡易使血压下降。

（5）体形。通常高大、肥胖者血压偏高。

（6）体位。通常情况下，卧位血压小于坐位血压，坐位血压小于立位血压，此与重力代偿机制有关。对于长期卧床或使用某些降压药物的病人，若突然由卧位改为立位，可出现眩晕、血压下降等直立性低血压的表现。

（7）身体部位。一般情况下，两上肢血压并不完全相等，右上肢高于左上肢，因为右侧肱动脉来自主动脉弓的第一大分支无名动脉，而左侧肱动脉来自主动脉的第三大分支左锁骨下动脉，由于能量消耗，使得右侧血压比左侧高 10 ~ 20 mmHg。下肢血压高于上肢 20 ~ 40 mmHg，因为股动脉的管径较肱动脉粗，血流量大。

（8）其他。剧烈运动、情绪激动、吸烟、饮酒、摄盐过多、疼痛、药物等对血压也有影响。

（二）血压计的种类及构造

1. 血压计种类

常用血压计有水银血压计、无液血压计（图 1-4-4-1）和电子血压计（图 1-4-4-2）3 种。水银血压计又称汞柱式血压计，分为台式和立式两种。

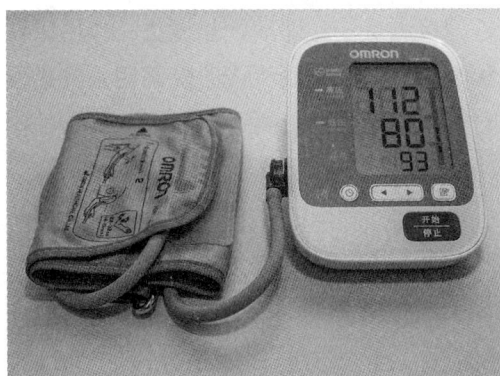

图 1-4-4-1　无液血压计

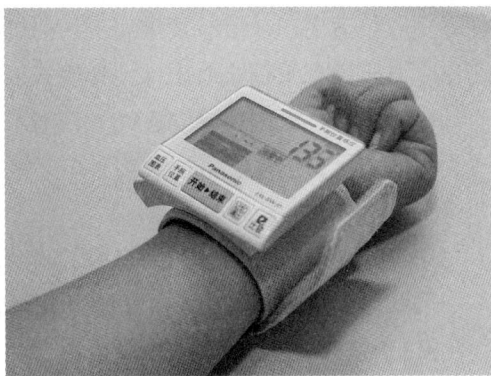

图 1-4-4-2　电子血压计（腕式和上臂式）

2. 血压计构造

血压计主要由三部分组成。

（1）输气球和调节压力活门。

（2）袖带。由内层长方形扁平的橡胶气囊和外层布套组成。袖带的宽度和长度要符合要求，一般要求宽度比被测肢体的直径宽20%，长度以能完全包绕肢体并固定为度。一般标准规格的上肢气囊袖带长22～26 cm，宽12 cm。肥胖者、臂围大或下肢测量血压时，应使用大规格的气囊袖带；儿童应使用小规格的气囊袖带。气囊袖带上有两根橡胶管，一根与输气球相连，另一根与压力表相通。

（3）血压计。

1）水银血压计。由玻璃管、标尺、水银槽三部分组成。在血压计盒盖内面固定一根玻璃管，管面上标有双刻度（标尺）0～30 mmHg和0～40 kPa，每小格为2 mmHg和0.5 kPa，玻璃管上端盖以金属帽和大气相通，下端和水银槽（贮有水银60 g）相通。水银血压计的优点是测得数值准确可靠，但体积较大，玻璃管部分易碎裂，携带较不方便。水银血压计应定期校验，准确定标。

2）无液血压计。又称弹簧式血压计、压表式血压计。外形呈表状，正面盘上标有刻度，表上的指针示血压数值。其优点是携带方便，但欠准确。

3）电子血压计。袖带中的传感器收集血压声音，将信号经数字化处理，在显示屏上直接显示收缩压、舒张压、脉搏数值。此种血压计操作方便，清晰直观，不用听诊器，省略放气系统，排除了听觉不灵敏和噪声干扰等造成的误差，但准确性较差。

血压的测量方法

血压测定有两种方法：一种是直接测压法，即经皮穿刺将导管送至周围动脉（如桡动脉）内，导管末端接监护测压系统，自动显示血压值。本法虽然精确、实时，但为有创方式，仅适用于危重、疑难病例。另外一种是间接测量法，即袖带加压法，以血压计测量。血压计有汞柱式血压计、弹簧式血压计和电子血压计，诊所或医院常用汞柱式血压计或经过验证（BHS和AAMI、ESH）合格的电子血压计进行测量。间接测量法的优点为简便易行，但易受多种因素影响，尤其是周围动脉舒缩变化的影响。

（一）目的

（1）判断血压有无异常，间接了解循环系统的功能状况。

（2）协助诊断，为预防、治疗和护理提供依据。

（二）操作程序

1. 评估

（1）病人年龄、病情、治疗等情况，有无偏瘫及功能障碍。

（2）病人在30 min内有无影响测量血压准确性的因素存在。

（3）向病人及家属解释血压测量的目的、方法、注意事项及配合要点。

（4）病人的情绪状态、合作程度。

2．计划

（1）病人准备。了解血压测量的目的、方法、注意事项及配合要点；体位舒适，情绪稳定。

（2）护士准备。着装整洁，洗手，戴口罩。

（3）用物准备。血压计，听诊器（检查血压计的袖带宽窄是否合适，水银是否充足，玻璃管有无裂缝，玻璃管上端是否和大气相通，橡胶管和输气球有无漏气；听诊器是否完好），记录本、笔。

（4）环境准备。整洁、安静、安全。

3．实施

见表1-4-4-3。

血压测量操作
评价标准

表1-4-4-3　血压测量方法

操作流程	操作步骤	要点说明
1．核对解释	备齐用物至床旁，核对床号、姓名	● 确认病人，取得合作 ● 病人在测血压前20～30 min内无剧烈活动或紧张、恐惧等影响血压的因素，情绪稳定
2．安置体位	安置病人于舒适体位	
3．测量血压		
▲上肢血压测量法（肱动脉）		
选取体位	病人取坐位或仰卧位。坐位时肱动脉平第4肋软骨，仰卧位时平腋中线	● 使被测肢体的肱动脉与心脏位于同一水平 ● 肢体位置不正确，会影响测得的血压数值
选择备测肢体	一般选择右上臂。卷袖(必要时脱袖)，露出上臂，肘部伸直，掌心向上，自然放置	● 袖口不宜过紧，以免阻断血流，影响测得的血压值
开血压计	放妥血压计，开启水银槽开关	● 血压计"0"点应与肱动脉、心脏位于同一水平
缠袖带	驱尽袖带内空气，平整地缠于上臂中部，其下缘距肘窝2～3 cm，松紧度以能塞入一指为宜	● 袖带过松或过紧可影响测得的血压值
置听诊器	将听诊器胸件放于肱动脉搏动最明显处，一手稍加固定，一手握输气球，关闭压力活门	● 不可将胸件塞于袖带内 ● 听诊器胸件的整个膜部要与皮肤紧密接触，但不可压得太重
输气加压	充气至动脉搏动音消失后再升高20～30 mmHg（2.6～4.0 kPa）	● 动脉搏动音消失说明袖带内压力大于心脏收缩压，血流阻断 ● 充气不可过快过猛

操作流程	操作步骤	要点说明
视和听	（1）缓慢放气，以每秒 4 mmHg（0.5 kPa）的速度为宜，双眼平视汞柱所指水银刻度，同时注意动脉搏动音的变化 （2）当听到第一声搏动音，此时水银柱所对应刻度即为收缩压；随后搏动逐渐减弱，当搏动音突然减弱明显或消失，此时水银柱所对应刻度即为舒张压	●第一声搏动音出现表示袖带内压力已降至与心脏收缩压相等，血流能通过受阻的肱动脉 ●WHO 规定舒张压以动脉搏动音的消失作为判断标准
▲下肢血压测量法（腘动脉）		
选取体位	仰卧、俯卧、侧卧	
安放下肢	挽起一侧裤腿，露出大腿	●必要时脱一侧裤子，以免影响血流，影响血压测量值的准确性
缠好袖带	将袖带缠于大腿下部，其下缘距腘窝 3～5 cm，松紧度以能塞入一指为宜，将听诊器胸件放于腘动脉搏动最明显处，一手稍加固定，一手握输气球，关闭压力活门	
输气加压	同肱动脉	
视和听	同肱动脉	
4. 驱气整理	测量结束，驱尽袖带内空气，整理袖带放入盒内，将血压计右倾 45°，关闭水银槽开关，盖盒，放妥	●防止玻璃管碎裂，使得水银全部流回槽内
5. 整理记录	（1）整理病人床单位，协助病人穿衣，取舒适体位，洗手 （2）记录	●记录：收缩压/舒张压，如 120/80 mmHg ●记录下肢血压时应注明

4．评价

（1）病人安全，无损伤，无其他不适。

（2）护士测量方法正确，测量结果准确。

（3）护士能与病人或家属有效沟通，得到理解与配合。

（三）注意事项

（1）需密切监测血压者，测血压应做到"四定"：定时间、定部位、定体位、定血压计。

（2）若测量前病人有剧烈活动、剧烈情绪波动、吸烟、进食等情况，待安静休息 30 min 后再测。

（3）偏瘫、肢体有损伤的病人测血压时应选择健侧肢体。避免选择静脉输液一侧肢体，以免影响液体输入。

（4）排除影响血压准确性的外界因素。

1）设备原因。袖带过宽，大段血流受阻，测得血压值偏低；袖带过窄，须加大力量才能阻断动脉血流，测得血压值偏高。此外橡胶管过长、水银量不足也可使测得血压值偏低。

2）操作原因。

①病人体位。肱动脉位置高于心脏水平，由于重力原因，会使得测得血压值偏低，反之则高。

②袖带松紧。袖带缠得过紧，未充气前血管已受压，会使得测得血压偏低；袖带缠得过松，呈气球状，有效面积变窄，测得血压值偏高。

③视线水平。测量者视线高于水银柱弯月面，使测得的血压值偏低，反之则偏高。

④放气速度。放气速度太慢，静脉充血时间长，使测得舒张压值偏高；放气太快，不易看清数字，读数不准。

（5）当血压听不清或有异常需要重测时，须将袖带内气体驱尽，待水银降至"0"点，稍等片刻再测量，一般连续测 2 ~ 3 次，取其最低值。

【案例分析】

高血压是指在未使用降压药物的情况下，非同日 3 次测量血压，收缩压 ≥ 140 mmHg 和（或）舒张压 ≥ 90 mmHg。如果收缩压 ≥ 140 mmHg，而舒张压 < 90 mmHg 为单纯性收缩期高血压，如果收缩压 ≤ 140 mmHg，而舒张压 > 90 mmHg，为单纯性舒张期高血压。若病人既往有高血压史，目前正在使用降压药物。血压虽然低于 140/90 mmHg，仍应诊断为高血压。

经测陈某血压为：162/84 mmHg，根据血压升高水平判断为原发性高血压 2 级。

【案例进展】

陈某入院后 3 天未解大便，今天上午用力排便后出现头晕、头痛。测量 BP 182/92 mmHg。请问病人出现什么情况？护士应采取哪些护理措施？

【知识基础】

异常血压的护理

（1）良好环境。提供温度、湿度适宜，通风良好、照明合理的整洁且安静舒适的环境。

（2）合理饮食。选择易消化、低脂、低胆固醇、低盐、高维生素的食物。高血压病人应减少钠盐摄入，逐步降至 WHO 推荐的每人每日 6 g 食盐的要求。

（3）规律生活。良好的生活习惯是保持健康、维持正常血压的重要条件。如保证足够的睡眠和休息，养成定时排便的习惯、注意保暖，避免冷热刺激等。

（4）控制情绪。精神紧张、烦躁、焦虑、忧愁等都是诱发高血压的精神因素，因此高血压病人，应加强自我修养，随时调整情绪，保持心情舒畅。

（5）坚持运动。积极参加力所能及的体力劳动和适当的体育运动，以改善血压，增强心血管功能。鼓励高血压病人采用每周 3~5 次、每次持续 30 min 左右、中等强度的运动，如步行、快走、慢跑、游泳、气功、太极拳等，应注意量力而行，循序渐进。

（6）加强监测。对需密切观察血压者应做到"四定"，即定时间、定部位、定体位、定血压计；合理用药，注意药物治疗效果和不良反应的监测；观察有无并发症的发生。

（7）健康教育。教会病人测量和判断异常血压的方法；生活有度、作息有时、修身养性、合理营养、戒烟限酒。

【进展分析】

病人陈某因为 3 天未解大便，大便干结，排便困难，屏气用力后出现血压升高。护士应给予病人卧床休息，15 min 后复测血压；报告医生，遵医嘱予口服降压药，如卡托普利、硝苯地平；遵医嘱予使用通便药，如乳果糖、聚乙二醇散剂，保证大便通畅；低盐、低脂、低胆固醇、高维生素饮食，避免辛辣刺激性食物；减少钠盐摄入，逐步降至 WHO 推荐的每人每日 6 g 食盐的要求；避免精神紧张、情绪激动、烦躁、焦虑、忧愁等诱发高血压的精神因素；指导病人按时服药，学会自我监测脉搏和血压；病情稳定期适当运动。

【学习总结】

请总结血压测量的流程和注意事项。

（赵冰　李锦铃）

项目五　舒适护理

教学计划表

授课主题	项目五　舒适护理		
工作任务	任务1　卧位护理 任务2　翻身护理 任务3　疼痛护理 任务4　冷热疗法		
建议学时	8学时		
教学目标	知识目标	1. 掌握常用卧位的适用范围；疼痛病人的护理评估和护理措施 2. 掌握卧位变换、轴线翻身的注意事项；冷、热疗法的目的、禁忌证 3. 熟悉舒适卧位的基本要求；疼痛的性质、原因及影响因素；冷、热疗法的效应及影响因素	
	能力目标	1. 能根据病人病情为其安置合适的卧位 2. 能正确协助病人变换卧位 3. 能判断疼痛的程度，并采取有效的措施控制疼痛 4. 能规范使用冰袋、热水袋；能正确实施乙醇拭浴法；能正确实施局部冷、热疗法	
	素质目标	1. 具有高度的责任心及良好的护患沟通能力 2. 关爱病人、动作轻稳，确保病人舒适与安全	
教学重点	1. 常用卧位及其适用范围 2. 卧位变换的方法和注意事项		
教学难点	1. 疼痛病人的护理评估 2. 冷、热疗法的目的和禁忌证		

任务1　卧位护理

【案例导入】

王某，女，40岁，因"突发行为异常、人格改变1天"入院。病人家属代诉，3天前病人登山回家后发热（38~41℃），伴有咽痛、肌肉痛、全身乏力等不适症状。1天前病人出现自言自语，有辱骂他人大喊大叫行为被送至医院急诊科就诊。拟以"发热、精神行为异常查因：脑炎？"收至神经内科治疗。医生拟在局麻下行腰椎穿刺术，术程顺利，术后作为管床护士，应该指导病人什么体位？

【知识基础】

卧位，即病人休息、治疗和检查时所采取的卧床姿势。临床上常根据病人的病情与治疗需要为之调整相应的卧位。正确的卧位对增进病人舒适感、治疗疾病、减轻症状、预防并发症及进行各种检查等均能起到良好的作用。护士在临床护理工作中应熟悉各种卧位的要求及方法，协助或指导病人取正确、舒适和安全的卧位。

（一）概述

1. 舒适卧位的基本要求

舒适卧位是指病人卧床时，身体各部位与其四周环境处于合适的位置，病人可感到轻松自在。为了协助或指导病人卧于正确而舒适的位置，护士必须了解舒适卧位的基本要求，并能按照病人的实际需要使用合适的支持物或保护性设施。

（1）卧床姿势。应尽量符合人体力学的要求，使体重平均分布于身体的负重部位，关节维持于正常的功能位置，体内脏器在体腔内拥有最大的空间。

（2）体位变换。应经常变换体位，至少每2h变换一次。

（3）身体活动。病人身体各部位每天均应活动，改变卧位时做关节活动范围练习。禁忌者除外，如骨折急性期、关节扭伤等情况。

（4）受压部位。应加强皮肤护理，预防压疮的发生。

（5）保护隐私。当病人卧床或护士对其进行各项护理操作时，均应注意保护病人隐私，根据需要适当地遮盖病人身体，促进病人身心舒适。

2. 卧位的分类

根据卧位的平衡性，可将卧位分为稳定性卧位（图1-5-1-1）和不稳定性卧位（图1-5-1-2）。卧位的平衡性与人体的重量、支撑面成正比，而与重心高度成反比。在稳定性卧位状态下，病人感到舒适和轻松；反之，在不稳定性卧位状态下，大量肌群处于紧张状态，容易疲劳，病人感到不舒适。

根据卧位的自主性，可将卧位分为主动卧位、被动卧位和被迫卧位3种。

（1）主动卧位，即病人身体活动自如，能根据自己的意愿和习惯随意改变体位，称主动卧位。见于轻症病人，术前及恢复期病人。

（2）被动卧位，即病人自身无力变换卧位，躺卧于他人安置的卧位，称被动卧位。常见于极度衰弱、昏迷、瘫痪的病人。

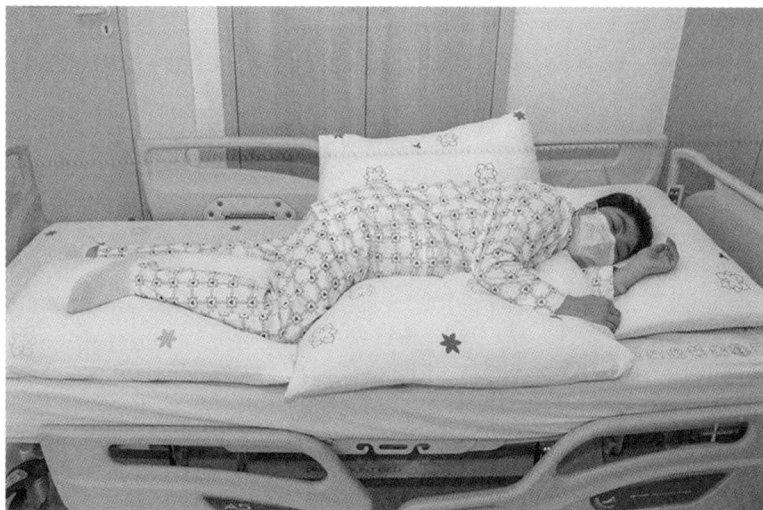

图 1-5-1-1　稳定性卧位

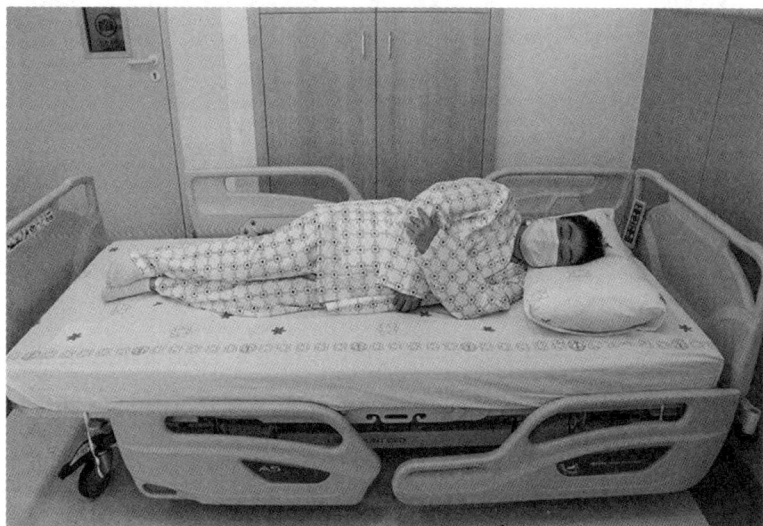

图 1-5-1-2　不稳定性卧位

（3）被迫卧位，即病人意识清晰，也有变换卧位的能力，但由于疾病的影响或治疗的需要，被迫采取的卧位，称被迫卧位。如支气管哮喘急性发作的病人由于呼吸极度困难而被迫采取端坐位。

根据卧位时身体的姿势，可分为仰卧位、侧卧位、半坐卧位等。下面介绍的常用卧位主要依据此种分类。

（二）常用卧位

1. 仰卧位

也称平卧位，是一种自然的休息姿势。病人仰卧，头下置一枕，两臂放于身体两侧，两腿自然放置。根据病情或检查、治疗的需要又可分为以下3种类型。

（1）去枕仰卧位。

1）姿势。去枕仰卧，头偏向一侧，两臂放于身体两侧，两腿伸直，自然放平，将枕横立于床头（图1-5-1-3）。

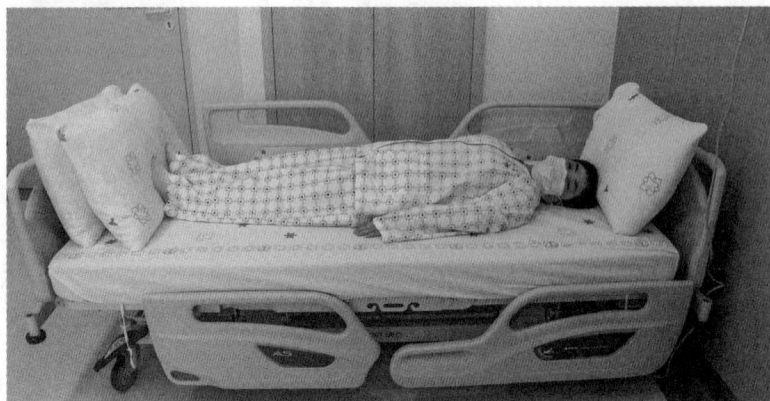

图 1-5-1-3　去枕仰卧位

2）适用范围。

①昏迷或全身麻醉未清醒的病人。可避免呕吐物误入气管而引起窒息或肺部并发症。

②脊髓腔穿刺术或椎管内麻醉后6~8小时内的病人。采取此卧位可预防因颅内压降低而引起的头痛。穿刺后，脑脊液可自穿刺点漏出至脊膜腔外，造成颅内压降低，牵张颅内静脉窦和脑膜等组织而引起头痛。

（2）中凹卧位（休克卧位）。

1）姿势。病人仰卧，两臂置于身体两侧，抬高头胸部10°~20°，抬高下肢20°~30°，为使病人保持稳定和舒适，可在膝下垫一软枕（图1-5-1-4）。

2）适用范围。休克病人。因抬高头胸部，有利于保持气道通畅，改善通气功能，从而改善缺氧症状；抬高下肢，有利于静脉血回流，增加心排血量而使休克症状得到缓解。

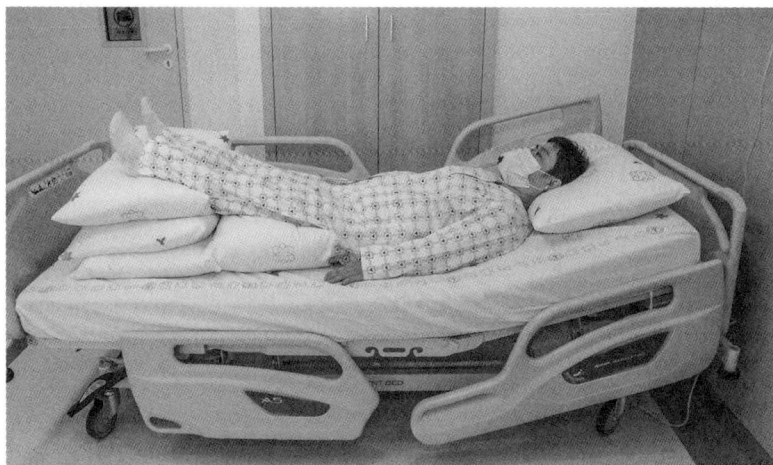

图 1-5-1-4 中凹卧位

（3）屈膝仰卧位。

1）姿势：病人仰卧，头下垫枕，两臂放于身体两侧，两膝屈起并稍向外分开（图 1-5-1-5）。检查或操作时注意保暖及保护病人隐私。

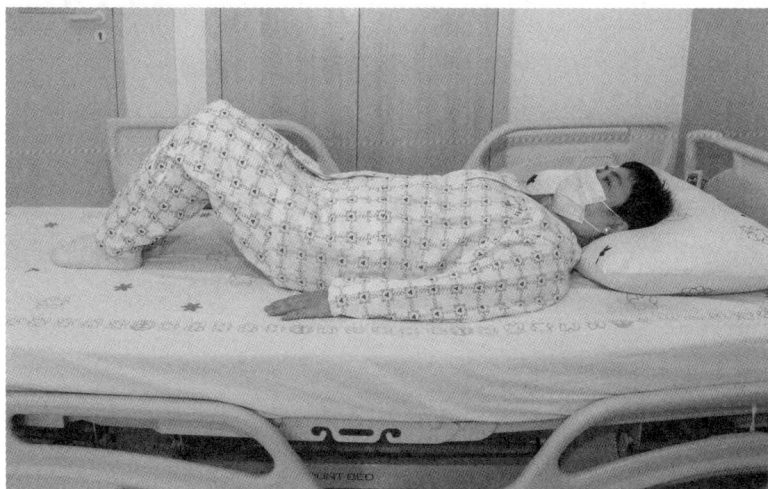

图 1-5-1-5 屈膝仰卧位

2）适用范围。

①腹部检查。有利于腹部肌肉放松，便于检查。

②导尿和会阴冲洗等。暴露操作部位，便于操作。使用该体位时应注意保暖和保护病人隐私。

2．侧卧位

（1）姿势。病人侧卧，臀部稍后移，两臂屈肘，一手放在枕旁，一手放在胸前，下腿稍伸直，上腿弯曲。必要时在两膝之间、胸腹部、后背部放置软枕，以扩大支撑面，增加稳定性，使病人感到舒适与安全（图1-5-1-6）。

（2）适用范围。

1）检查。肛门、胃镜、肠镜等检查，便于暴露操作部位，方便操作。

2）灌肠。病人侧卧，臀部尽量靠近床沿，以便于插管和灌液。

3）臀部肌内注射。采用该体位注射时，病人应上腿伸直，下腿弯曲，以便充分放松注射侧臀部的肌肉。

4）预防压疮。与平卧位交替，以避免局部组织长期受压，预防压疮的发生。

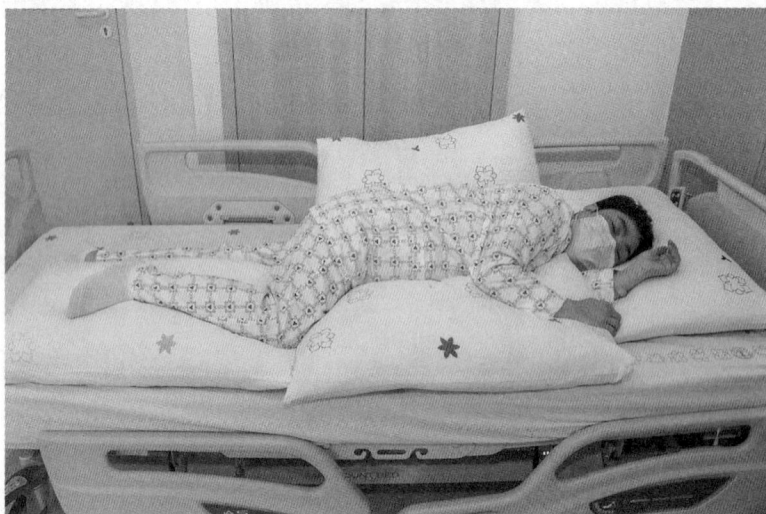

图1-5-1-6　侧卧位

3．半坐卧位

（1）姿势。病人仰卧，先摇起床头支架使上半身抬高，与床呈30°～50°，再摇起膝下支架，以防病人下滑。必要时，床尾可置一软枕，垫于病人的足底，增进病人舒适感，防止足底触及床尾栏杆。放平时，先摇平膝下支架，再摇平床头支架（图1-5-1-7）。

（2）适用范围。

1）颜面部及颈部手术后的病人：采取半坐卧位可减少局部出血。

2）心肺疾病引起的呼吸困难病人：此卧位借助重力作用使膈肌下降，胸腔容积增大，减轻腹腔内脏器对心肺的压力，肺活量增加，部分血液滞留于下肢和盆腔脏器内，回心血量减少，从而减轻肺淤血和心脏负担，有利于气体交换，使呼吸困难的症状得到改善；同时，有利于脓液、血液及渗出液的引流。

3）腹腔、盆腔手术后或有炎症的病人：此卧位可使腹腔渗出液流入盆腔，防止感染向上蔓延引起膈下脓肿，从而促使感染局限。因为盆腔腹膜抗感染能力较强，而吸收能力较弱，故可防止炎症扩散和毒素吸收。此外，腹部手术后的病人采取半坐卧位可松弛腹肌，减轻腹部切口缝合处的张力，缓解疼痛，有利于切口愈合。

4）疾病恢复期体质虚弱的病人：采取半坐卧位，可使病人逐渐适应体位的改变，有利于向站立位过渡。

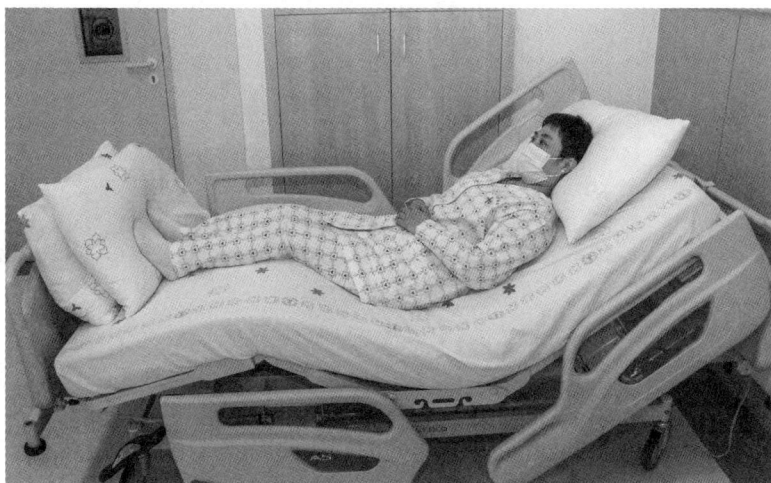

图 1-5-1-7　半坐卧位

4．端坐位

（1）姿势。扶病人坐起，摇起床头或用床头支架将床头抬高 70°～80°，病人身体稍向前倾，床上放一跨床小桌，桌上放软枕，病人可伏桌休息；同时，膝下支架抬高 15°～20°，必要时加床挡，以保证病人安全（图 1-5-1-8）。

（2）适用范围。左心衰竭、心包积液、支气管哮喘发作的病人。由于极度呼吸困难，病人被迫日夜端坐。

5．俯卧位

（1）姿势。病人俯卧，头偏向一侧，两臂屈肘放于头的两侧，两腿伸直；胸下、髋部及踝部各放一软枕以支撑身体、维持舒适感（图 1-5-1-9）。

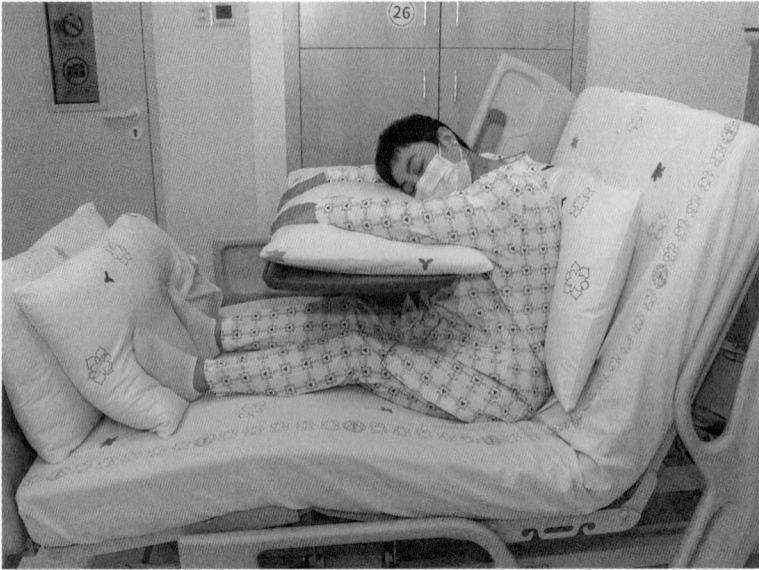

图 1-5-1-8　端坐位

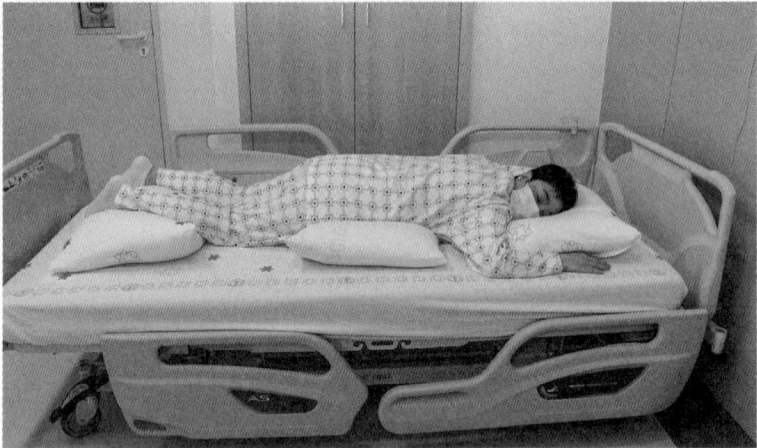

图 1-5-1-9　俯卧位

（2）适用范围。

1）腰、背部检查或配合胰、胆管造影检查时。

2）脊椎手术后或腰、背、臀部有伤口，不能平卧或侧卧的病人。

3）胃肠胀气导致腹痛时，此卧位可使腹腔容积增大，从而缓解因胃肠胀气所致的腹痛。

6.头低足高位

（1）姿势。病人仰卧，枕横立于床头，以防碰伤头部。床尾摇高 15～30 cm

（图 1-5-1-10）。此卧位易使病人感到不适，不可长时间使用，孕妇、高血压、心肺疾病的病人慎用，颅内高压者禁用。

（2）适用范围。

1）体位引流。用于肺部引流，使痰液易于咳出。

2）十二指肠引流。需同时采取右侧卧位，以利于胆汁引流。

3）妊娠时胎膜早破。此卧位可预防脐带脱垂。

4）跟骨牵引或胫骨结节牵引。利用人体重力作为反牵引力，防止下滑。

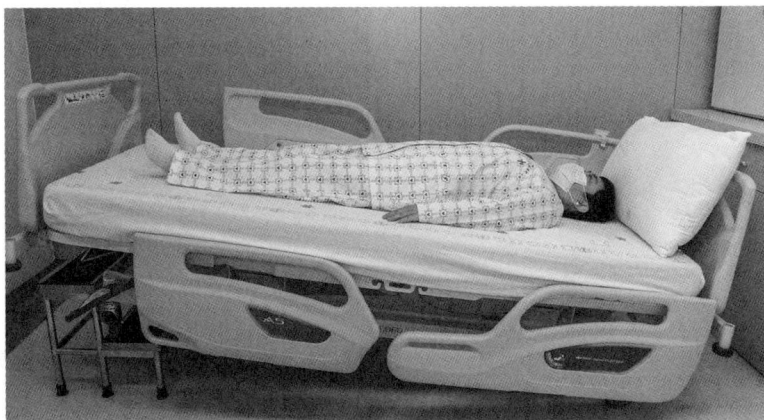

图 1-5-1-10　头低足高位

7. 头高足低位

（1）姿势。病人仰卧，床头用支托物垫高 15～30 cm 或根据病情而定，床尾横立一枕，以防足部触及床尾栏杆。若为电动床可调节整个床面向床尾倾斜（图 1-5-1-11）。

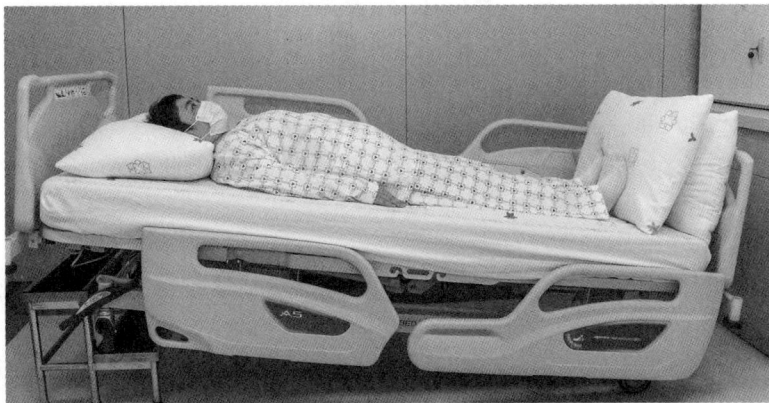

图 1-5-1-11　头高足低位

（2）适用范围。

1）颅骨牵引。可以利用人体重力作为反牵引力。

2）颅脑疾病或颅脑手术后病人。预防脑水肿，缓解颅内高压症状。

8．膝胸卧位

（1）姿势。病人跪卧，两小腿平放于床上，稍分开；大腿和床面垂直，胸尽量贴近床面，腹部悬空，背部伸直，臀部抬起，头转向一侧，两臂屈肘放于头的两侧（图1-5-1-12）。

（2）适用范围。

1）肛门、直肠、乙状结肠镜检查及相应的治疗。

2）矫正胎位不正或子宫后倾。矫正胎位时注意保暖，每次不应超过15分钟。

3）促进产后子宫复原。

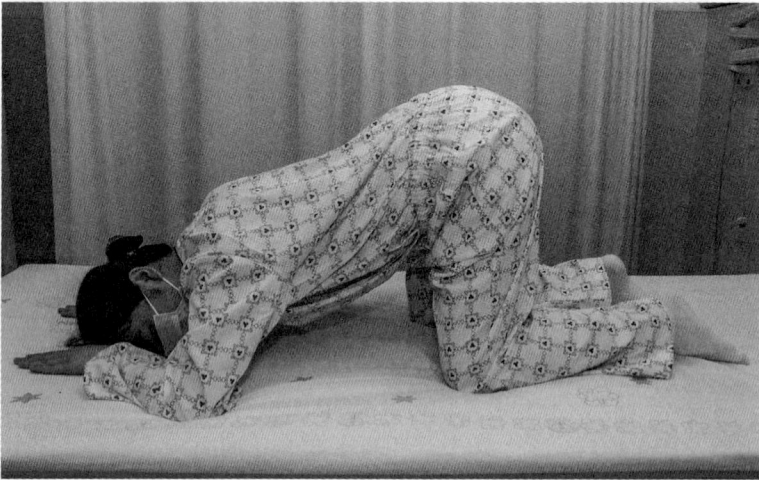

图 1-5-1-12　膝胸卧位

9．截石位

（1）姿势。病人仰卧于检查台上，两腿分开，放于支腿架上，支腿架上放软垫，臀部齐台边，两手放在身体两侧或胸前（图1-5-1-13）。采用此卧位时，应注意遮挡和保暖。

（2）适用范围。

1）会阴、肛门部位的检查、治疗或手术，如膀胱镜、妇产科检查，阴道灌洗等。

2）产妇分娩。

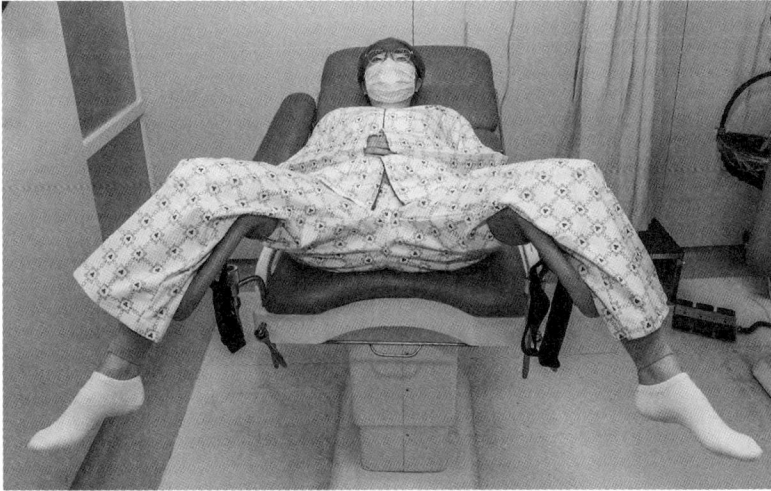

图 1-5-1-13　截石位

【案例分析】

腰椎穿刺是临床常用的一种诊疗操作。可用于诊断中枢神经系统疾病。腰椎穿刺时会损失部分脑脊液用于化验，脑脊液流失后，脊髓腔内的压力变小，颅内压明显高于脊髓腔内的压力。如果病人做完腰椎穿刺之后不平卧，随意走动，颅内脑脊液加快流向脊髓腔，引起颅内压骤降而产生剧烈头痛。病人若处于站立位或坐位时，由于重力作用，脑脊液会向腰椎过快流动，导致脑部脑脊液过快丢失，而引起脑出血、脑疝等危及生命的情况。脑脊液部分丢失后 6 小时内就会生成，脊髓腔和颅脑之间的脑脊液流动恢复到原来的状态，6 小时之后，病人再起身则可以避免发生低颅压而诱发头痛、恶心、呕吐、眩晕等。

【案例进展】

术后第二天，病人突发意识不清，呼之不应伴少许烦躁、面色和皮肤苍白，口唇和甲床轻度发绀，肢端湿冷，无尿。心电监护显示病人心率 130～152 次/分，呼吸 30～40 次/分，深而快，血压 81/49 mmHg，脉压小。立即进行抢救、静脉输液等措施。此时病人应保持什么卧位？

【进展分析】

根据病人临床症状，病人发生了病毒性休克，在抢救病人同时，将病人置于休克体位，即中凹卧位，其原因是休克病人的血容量通常严重不足，心脏射血量显著减少，而机体多个组织、器官处于缺血状态，通过抬高下肢，可以促进下肢血液回流到心脏，可以使心脏射血量增加，保证周围器官、组织的血液供应量。头部略低于下肢，可以使外周血管的张力下降，同时血液因重力作用更容易流向低处，能够优先保证大脑、心脏等重要器官的血液供应。适当抬高头部、颈部角度，有利于保持呼吸道通畅，改善通气功能，有助于改善病人缺氧症状。

【学习总结】

请总结临床上常用卧位的适用范围及安置要点。

（吴敏　徐穗莲）

任务 2　翻身护理

【案例导入】

应某，女，87 岁，2 天前无明显诱因下出现意识模糊，一天前意识障碍加重，呼之不应，肢体无力，急诊拟"意识障碍查因"收入院。病人 10 天前因摔倒致腰椎骨折，双下肢水肿伴咳嗽、咳痰、呼吸困难入住 CCU 病房。病人发病以来长期卧床，骶尾部有一 3 cm × 5 cm 压红，压之不褪色，足跟及外踝压红，压之缓退。

护士如何为病人实行翻身护理？

【知识基础】

协助病人翻身侧卧

（一）目的

（1）变换姿势、增进舒适感。

（2）满足治疗护理需要，如背部皮肤护理，更换床单。

（3）预防并发症，如压疮、坠积性肺炎。

（二）操作程序

1．评估

（1）病人的年龄、体重、目前的健康状况、需要更换卧位的原因。

（2）病人的生命体征、意识状况、躯体和四肢的活动能力；局部皮肤受压情况；骨折牵引手术部位、伤口及引流等情况。

（3）病人的心理状态及合作程度。

2．计划

（1）病人准备。病人及（或）家属了解更换卧位的目的、方法、操作过程及配合要点。

（2）护士准备。着装整洁，洗手（根据具体情况决定护士人数）。

（3）用物准备。根据病情准备软枕、床挡等物品。

（4）环境准备。整洁、安静，室温适宜，光线充足，必要时进行遮挡。

3．实施

协助病人翻身侧卧实施流程见表 1-5-2-1。

表 1-5-2-1　协助病人翻身侧卧实施流程

操作流程	操作步骤	要点说明
1．核对解释	核对床号、姓名，向病人及家属解释操作目的、过程、注意事项	● 建立安全感，取得配合
2．安置导管	各种导管及输液装置等安置妥当	● 注意保持导管通畅。翻身时，应先检查导管是否脱落、移位、扭曲，防止受压或折叠
3．安置病人	病人仰卧，两肘屈曲，两手放于腹部	
4．协助翻身		

操作流程	操作步骤	要点说明
▲一人协助	（1）先将枕头移向近侧，然后将病人的肩部、臀部移向近侧，再将病人的双下肢移近并屈曲 （2）护士一手扶肩、一手扶膝、轻轻推病人转向对侧，背对护士，将软枕垫于病人背部、胸前和膝部，使之舒适、安全	● 适用于体重较轻者 ● 根据病情使用床挡 ● 使病人尽量靠近护士，缩短重力臂，达到省力的目的 ● 不可推、拖、拉、拽，以免擦破皮肤
▲二人协助	（1）甲、乙两位护士站在病人的同一侧，先将枕头移向近侧。甲护士托住病人颈肩部和腰部，乙护士托住病人臀部和腘窝，同时将病人抬起移向近侧 （2）两位护士分别扶住病人肩、腰、臀和膝部，轻推使病人转向对侧，将软枕垫于病人背部、胸前和膝部	● 适用于病情较重或体重较重者 ● 病人的头部应予以托持 ● 两人的动作应协调轻稳 ● 扩大支撑面，确保卧位安全、舒适、稳定
5. 检查安置	（1）检查并安置病人肢体各关节处于功能位置 （2）检查、保持各种管道通畅	
6. 洗手记录	（1）洗手 （2）记录	● 避免交叉感染 ● 记录翻身时间、皮肤情况

4．评价

（1）病人能配合操作，并且病人安全、舒适、皮肤受压情况得到改善。

（2）护士动作轻稳、协调。

（3）护患沟通有效，彼此需要得到满足。

（三）注意事项

（1）协助病人更换体位时应注意观察，并根据病人的病情和皮肤受压情况确定翻身间隔的时间。如发现病人皮肤有红肿或破损，应及时处理，并酌情增加翻身次数，记录于翻身卡上，同时做好交接班工作。

（2）协助病人更换体位时，应先将病人身体抬离床面后再行进一步操作，切忌拖、拉、推、拽等动作，以免造成人为的皮肤擦伤；若两人协助翻身，应注意动作的协调、轻稳。

（3）协助有特殊情况的病人更换体位时应给予特殊处理。

1）若病人身上带有各种导管，翻身或移动前应先将管道妥善安置，变换体位后仔细检查，防止导管发生扭曲、折叠、受压、移位、脱落等情况，保持管道通畅。

2）为手术后病人翻身前，应先检查伤口敷料是否干燥、有无脱落，如敷料潮湿或已脱落则应先换药再翻身，翻身后注意伤口不可受压。

3）颅脑手术后的病人，取健侧卧位或平卧位，翻身时注意不可剧烈翻转头部以免引起脑疝，导致病人突然死亡。

4）牵引的病人，翻身时不可放松牵引。

5）石膏固定或有较大伤口的病人，翻身后应使用软垫支撑，防止肢体或伤口的受压。

（4）协助病人更换体位时护士应注意节力原则。如翻身时应让病人尽量靠近护士，使重力线通过支撑面来保持平衡；同时缩短重力臂，从而起到安全、省力的作用。

（5）护士在操作过程中注意与病人的沟通，使病人理解配合，减少并发症发生。

【案例分析】

应女士双下肢水肿，左侧肢体肌力 V 级，右侧肢体肌力 Ⅱ 级，骶尾部有一 3 cm × 5 cm 压红，压之不褪色，足跟及外踝压红，压之缓退。肋骨骨折，除了严格执行翻身计划之外，还需要额外的护理措施促进肢体功能恢复。为避免足跟及外踝继续压红，进展，指导家属购买脚圈，目的是抬高受压部位，减少重力的因素带来的剪切伤，脚圈也抬高了下肢，可以促进静脉回流，减少水肿。另外，可以使用赛肤润喷洒易压红部位（禁止喷洒伤口）。

【案例进展】

应女士腰椎骨折，不能直接采用普通病翻身法，因此需要用到轴线翻身法，轴线翻身不仅可以预防压力性损伤，同时可以减少骨折二次损伤，保持功能位，增加病人舒适度。

【知识基础】

轴线翻身法

（一）目的

（1）协助颅骨牵引、脊椎损伤、脊椎手术、髋关节术后的病人在床上翻身。

（2）预防脊椎再损伤及关节脱位。

（3）预防压力性溃疡，增加病人舒适感。

（二）操作程序

1. 评估

（1）病人的年龄、病情、意识状态及配合能力。

（2）观察病人损伤部位、伤口情况和管路情况。

（3）病人的心理状态及合作程度。

2．计划

（1）病人准备。病人及家属了解更换卧位的目的、方法、操作过程及配合要点。

（2）护士准备。着装整洁，洗手（根据具体情况决定护士人数）。

（3）用物准备。根据病情准备软枕、床挡等物品。

（4）环境准备。整洁、安静，室温适宜，光线充足，必要时进行遮挡。

3．实施

轴线翻身法实施流程见表1-5-2-2。

表1-5-2-2　轴线翻身法实施流程

操作流程	操作步骤	要点说明
1．同"协助病人翻身侧卧"操作步骤1~4		
2．安置病人	病人取仰卧位	
3．翻身		
▲二人协助	（1）移动病人：两名护士站在病床两侧，将大单置于病人身下；两名护士分别抓紧靠近病人肩、腰背、髋部、大腿等处的大单，将病人拉至近侧，拉起床挡 （2）安置体位：护士绕至对侧，将病人近侧手臂置于头侧，远侧手臂置于胸前，双膝间放一软枕 （3）协助侧卧：护士双脚前后分开，两人双手分别抓紧病人肩、腰背、髋部、大腿等处的远侧大单，由其中一名护士发出口令，两人同时将病人整个身体以圆滚轴式翻转至侧卧	● 适用于脊椎受损或脊椎手术后需改变卧位者 ● 使病人尽量靠近护士，缩短重力臂，达到省力的目的 ● 翻身时勿让病人身体屈曲，以免脊柱错位
▲三人协助	（1）移动病人：由甲、乙、丙3名护士完成。护士甲固定头部，纵轴向上略加牵引，使头、颈部随躯干一起慢慢移动；护士乙双手分置于病人肩、背部；护士丙双手分别置于病人腰部、臀部，使其头、颈、腰、髋保持在同一水平线上，移至近侧 （2）转向侧卧：翻转至侧卧位，翻转角度不超过60°	● 适用于颈椎损伤者 ● 病人的头部应予以托持 ● 保持病人脊椎平直
4．放置软枕	将软枕置于病人背部及双膝间，以支撑身体，维持舒适	

续表

操作流程	操作步骤	要点说明
5. 检查安置	（1）检查、保持各种管道通畅 （2）维持病人肢体各关节处于功能位	
6. 洗手记录	（1）洗手 （2）记录	● 避免交叉感染 ● 记录翻身时间、皮肤情况

4. 评价

（1）病人能配合操作，并且病人安全、舒适，皮肤受压情况得到改善。

（2）护士动作轻稳、协调。

（3）护患沟通有效，彼此需要得到满足。

（三）注意事项

（1）翻转病人时，应注意保持脊椎平直，以维持脊柱的正确生理弯曲，避免躯干屈曲，加重脊柱骨折、脊椎损伤和关节脱位。翻身角度不可超过60°，避免由于脊柱负重增大而引起关节突骨折。

（2）病人有颈椎损伤时，勿扭曲或旋转病人的头部，以免加重神经损伤引起呼吸肌麻痹而死亡。

（3）翻身时注意为病人保暖并防止坠床。

（4）准确记录翻身时间。

【学习总结】

请总结 3 种翻身护理的实施步骤。

（吴敏　徐穗莲）

任务 3　疼痛护理

【案例导入】

李某，男，66岁，主因"肝癌综合治疗后1年余，发现双肺转移、骶尾骨转移1月余"入院。病人神志清楚、精神尚可，表情严肃、眉头紧锁，自诉食欲差、排便困难，需要乳果糖、开塞露排大便，体重减少6 kg。入院后病人诉骶尾转移处疼痛，伴排便困难，小便颜色较深，饮食一般，卡氏功能状态评分（KPS）80分。

护士应该选择哪种工具来评估病人的疼痛程度？

【知识基础】

疼痛是一种复杂的主观感受，也是最常见的临床症状之一。疼痛的发生，提示着个体的健康受到威胁。疼痛与疾病的发生、发展与转归有着密切的联系，是临床上诊断疾病、鉴别疾病的重要指征之一，也是评价治疗与护理效果的重要标准，同时被称为"第5生命体征"，正日益受到医学界及病人的广泛关注。护士必须了解疼痛的相关理论知识，才能更好地为疼痛病人提供有效的护理措施，减轻病人的疼痛，达到有效疼痛管理的目的。

（一）定义

2020年，国际疼痛研究会发布了疼痛的新定义：疼痛是一种与实际或潜在的组织损伤相关的不愉快的感觉和情绪情感体验，或与此相似的经历。

（二）特点

（1）疼痛是一种主观感受，难以评估。

（2）疼痛常表示存在组织损伤，提示有治疗的必要。

（3）相同的疼痛，因个人的耐受力不同，出现的反应也不同。

（4）疼痛随诱因或侵犯器官系统的不同而不同。

（5）疼痛存在一个明确的强度界限，即存在最大限度。

（6）疼痛一般可以被治疗和治愈。

（7）疼痛是一种身体保护机制，是重要的预警信号。

（三）疼痛的类型

1. 病理分类

（1）躯体性疼痛。特点是刺激经由正常路径传入，如疼痛长期存在，可造成正常组织的潜在损伤，对非阿片类和（或）阿片类治疗有效。可分为身体痛和内脏痛，前者发生于骨、关节、肌肉、皮肤或结缔组织，性质多为剧痛或跳动性疼痛，并且常可清楚定位。后者可发生于内脏器官，如胃肠道和胰腺。其中实质性脏器被膜病变（如肿瘤）引起的疼痛往往剧烈并定位清楚，而空腔脏器病变（如梗阻）所致疼痛多定位不清楚，且常为间歇性绞痛。

（2）神经性疼痛。特点为感觉冲动经异常的外周或中枢神经系统传入，治疗往往需要辅助性镇痛药。可分为中枢神经性疼痛和周围神经性疼痛，前者又可分为传入性疼痛和交感神经源性疼痛；后者又可分为多元神经痛和单一神经痛。

2．临床分类

（1）急性疼痛。多发生于急性外伤、疾病或外科手术后，发作迅速，疼痛程度由中至重不等。其持续时间较短，常常少于 6 个月。受伤部位痊愈后，疼痛可经治疗消失，也可自愈。

（2）慢性疼痛。指疼痛持续时间较长（超过 3 个月）且疼痛程度不一，具有持续性、顽固性和反复性的特点。常发生在慢性非恶性疾病，如关节炎、腰背痛、韧带痛、头痛和周围神经病变，可伴随疲乏、失眠、食欲减退、体重下降、抑郁、无助和愤怒等症状。

（3）癌性疼痛。常为慢性疼痛。晚期癌症病人的疼痛发生率为 60%～80%，其中1/3 的病人为重度疼痛。2018 版癌症疼痛诊疗规范将癌性疼痛的病因分为 3 类：肿瘤相关性疼痛；抗肿瘤治疗相关性疼痛；非肿瘤因素性疼痛。

（四）疼痛的原因及影响因素

1．原因

（1）温度刺激。身体的体表接触过高或过低的温度均会损伤组织，受伤的组织释放组胺等化学物质，刺激神经末梢而导致疼痛。

（2）化学刺激。强酸、强碱等化学物质，不仅直接刺激神经末梢而导致疼痛，而且还使损伤组织释放致痛物质，再次作用于痛觉感受器，使疼痛加剧。

（3）物理损伤。刀切割、针刺、碰撞、肌肉受压等均可使局部组织受损，刺激痛觉神经末梢引起疼痛。大部分物理性损伤引起的组织缺血、缺氧、瘀血等均可使组织释放致痛物质，从而加剧疼痛并使疼痛时间延长。

（4）病理因素。疾病造成体内某些管腔堵塞，组织缺血缺氧，空腔脏器过度扩张、平滑肌痉挛或过度收缩，局部炎性浸润等均可引起疼痛。

（5）心理因素。情绪紧张或低落、愤怒、悲痛、恐惧等不良的心理状态都会引起局部血管收缩或扩张而导致疼痛。此外，疲劳、睡眠不足或用脑过度也会导致功能性头痛。

2．影响因素

（1）年龄。个体对疼痛的敏感程度因年龄不同而不同。婴幼儿对疼痛的敏感程度低于成人，随着年龄增长，对疼痛的敏感性也随之增加，但老年人对疼痛的敏感性又逐步下降。

（2）个人经历。包括个体以往对疼痛的经验及对疼痛原因的理解和态度。个体对任何单一刺激所产生的疼痛，都会受到以前类似疼痛经验的影响。疼痛经验是个体自身对刺激体验所获得的感觉，并再从行为中表现出来，而个人对疼痛的态度则直接影响其行为表现。

（3）社会文化背景。病人所处的社会和环境文化背景，可影响对疼痛的认知评价，进而影响对疼痛的反应。生活在鼓励忍耐和推崇勇敢文化背景中的人，往往更能耐受疼痛。

（4）个体差异。疼痛程度和表达方式常因个体的性格和所处的特定环境不同而有所差异。自控力及自尊心较强的人常能忍受疼痛；善于情感表达的人主诉疼痛的机会较多。

（5）情绪。情绪能影响病人对疼痛的反应。积极的情绪如愉快、兴奋、自信可以减缓疼痛；消极的情绪如沮丧、恐惧、焦虑、失望可加剧疼痛，而疼痛又会增加焦虑情绪。因此，情绪的调整在病人疼痛管理中具有重要作用。

（6）注意力。个体对疼痛的注意程度会影响其对疼痛的感觉。当注意力集中在其他事件时，痛觉可以减轻甚至消失。如松弛疗法、听音乐、看电视、愉快交谈等均可分散病人对疼痛的注意力而减轻疼痛。

（7）疲乏。病人疲乏时对疼痛的耐受性下降，痛觉加剧。当得到充足的睡眠和休息时，疼痛感觉可减轻。

（8）社会支持。当病人经历疼痛时，良好的社会支持，如家属或亲人陪伴，可以减少其孤独感和恐惧感，从而减轻疼痛。另外，鼓励和赞扬可促使病人有能力对付即将到来的疼痛并增加病人的控制感。

（9）医源性因素。许多治疗和护理操作都有可能使病人产生疼痛的感觉，如注射、输液等。护士在执行可能引起疼痛的操作时，应尽可能以轻柔、熟练的动作来完成，并尽量满足病人的生理和心理需求，用言语安慰病人。另外，护士应掌握疼痛知识，正确评估和处理疼痛；应掌握必要的药理知识，使病人既能得到必要的镇痛处理又能避免药物的不良反应或成瘾性。

（五）疼痛的评估

疼痛评估是合理、有效进行镇痛治疗的前提，不仅要判断疼痛是否存在，还要评价镇痛治疗的效果。疼痛评估应当遵循"常规、量化、全面、动态"的原则，护士要掌握疼痛评估内容、评估方法及评估的记录。

1. 一般状况的评估

（1）病人以往的疼痛经历，如疼痛的部位、程度、性质、时间、伴随症状等。

（2）身体运动情况，有无防卫性或保护性动作。

（3）思维感知过程和社交行为改变情况，如发泄行为、幻觉行为。

（4）生理改变。如痛苦面容、肌张力改变，血压、呼吸、脉搏的改变，出汗、瞳孔扩大等。

2．疼痛程度的评估

通过《描述疼痛咨询表》与病人进行沟通和询问，明确以下几点，见表1-5-3-1。

（1）疼痛部位。

（2）疼痛的时间。

（3）疼痛的性质。

（4）疼痛时病人的反应。

（5）疼痛对病人的影响。

（6）区分生理性、心理性疼痛。

（7）疼痛的分级。

表1-5-3-1　描述疼痛咨询表

问题
1．您觉得是什么地方痛？
2．什么时候开始痛？
3．您觉得是怎样的痛？尖锐的痛，还是钝痛、抽痛？还是规律的痛？
4．您的痛有多严重或有多强烈？
5．什么可以缓解您的疼痛？
6．什么会让您觉得更痛？
7．您曾试过用什么方法来缓解疼痛？哪些是有用的？哪些是无效的？
8．依照过去的经验，您有疼痛时，会怎么处理？
9．您的痛是一直持续的吗？若不是，一天或一星期痛几次？
10．每一次疼痛持续多久？

对疼痛的分级比较困难，主要是通过病人对疼痛体验的描述，带有一定的主观性。目前主要有以下几种方法。

（1）世界卫生组织四级疼痛分级法。

1）0级。无痛。

2）1级（轻度疼痛）。有疼痛但不严重，可忍受、睡眠不受影响。

3）2 级（中度疼痛）。疼痛明显、不能忍受、睡眠受干扰，要求用镇痛药物。

4）3 级（重度疼痛）。疼痛剧烈、不能忍受、睡眠严重受干扰，需要用镇痛药物。

（2）评分法测量。

1）文字描述评分法。把一条直线等分成 5 段，每个点均有相应的描述疼痛程度的文字，从"没有疼痛""轻度疼痛""中度疼痛""重度疼痛""非常严重的疼痛"到"无法忍受的疼痛"（图 1-5-3-1）。

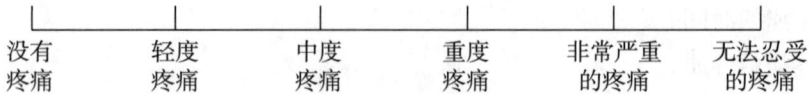

| 没有 | 轻度 | 中度 | 重度 | 非常严重 | 无法忍受 |
| 疼痛 | 疼痛 | 疼痛 | 疼痛 | 的疼痛 | 的疼痛 |

图 1-5-3-1　文字描述评分法

2）数字评分法。在一条直线上分段，用数字 0～10 替代文字描述疼痛的程度。口述："过去 24 小时内最严重的疼痛可用哪个数字表示，范围从 0（表示无疼痛）到 10（表示极度疼痛）。书写方式为："在描述过去 24 小时内最严重的疼痛的数字上做标记"。此评分法适用于疼痛治疗前后效果测定的对比（图 1-5-3-2）。

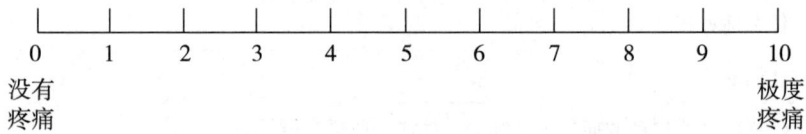

```
0   1   2   3   4   5   6   7   8   9   10
没有                                    极度
疼痛                                    疼痛
```

图 1-5-3-2　数字评分法

3）视觉模拟评分法。用一条 10 m 直线，不做任何划分，仅在直线的两端分别注明"无痛"和"剧痛"，请病人根据实际感觉在线上标记疼痛的程度。这种评分法使用灵活方便，病人有很大的选择自由，不需要仅选择特定的数字或文字。适合于任何年龄的疼痛病人，且没有特定的文化背景或性别要求，易于掌握，不需要任何附加设备。对于急性疼痛的病人、儿童、老年人及表达能力丧失者尤为适用。该法也有利于护士较为准确地掌握病人疼痛的程度以及评估控制疼痛的效果（图 1-5-3-3）。

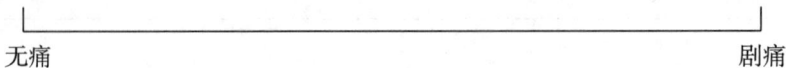

```
无痛                                    剧痛
```

图 1-5-3-3　视觉模拟评分法

4）面部表情量表法。采用面部表情来表达疼痛程度，从左到右 6 张面部表情，最左边的脸表示无疼痛，向右依次表示疼痛越来越重，最右边的脸表示极度疼痛。请病人立即指出能反映他 / 她疼痛的那张面部表情图。此评估方法适用于自己表达困难的病人，如儿童、老年人、存在语言文化或其他交流障碍的病人（图 1-5-3-4）。

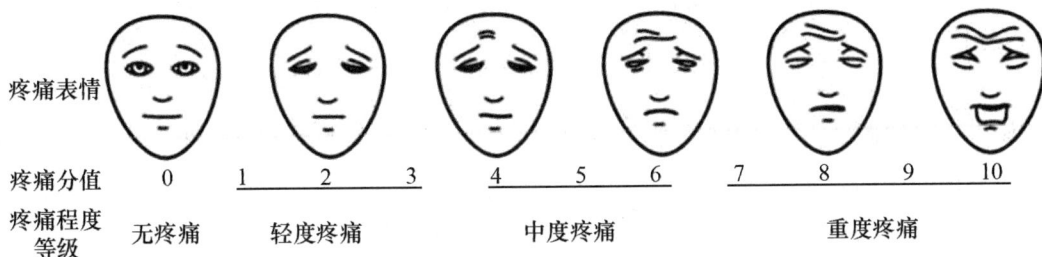

图 1-5-3-4　面部表情量表法

【案例分析】

疼痛是一种不愉快的感觉和主观上的感受，伴随着现有的或潜在的组织损伤。李先生骶尾部刺痛，应该选择视觉模拟评分法进行评估，这种方法使用灵活方便，病人有很大的选择自由，适用于任何年龄的疼痛病人，且没有特定的文化背景或性别要求，易于掌握，不需要任何附加设备。该方法也利于护士较为准确地掌握病人疼痛程度及评估控制疼痛的效果。

【案例进展】

病人晚上 21：00 诉静卧时疼痛，翻身时疼痛加剧难以忍受，难以入睡，疼痛数字评分（NRS）5 分，病人要求使用镇痛药物。

【知识基础】

疼痛管理的目标是控制疼痛，以最小的不良反应最大限度地缓解疼痛，而有效的护理措施是实现疼痛管理目标的重要保证。

（六）护理措施

1. 寻找原因、对症处理

首先应设法减少或消除引起疼痛的原因，避免引起疼痛的诱因。如外伤所致的疼痛，应酌情给予止血、包扎、固定、处理伤口等措施；胸腹部手术后，病人会因咳嗽或呼吸引起伤口疼痛，术前应对病人进行健康教育，指导术后深呼吸和有效咳嗽的方法，术后可协助病人在按压伤口后，进行深呼吸和咳痰。

2. 合理给予镇痛措施

（1）药物镇痛。药物治疗是治疗疼痛最基本、最常用的方法。护士应了解病人身体状况和相关治疗，正确使用镇痛药物。用药后应评估并记录使用镇痛药物的效果及其不良反应。对药物的不良反应，要积极处理，以免病人因不适而拒绝用药。镇痛药物的种类甚多，在诊断未明确之前不能随意使用镇痛药物，以免掩盖症状，延误病情。当疼痛缓解或停止时应及时停药，防止药物不良反应及耐药性的产生，对于长期使用可致成瘾的药物应慎用。

1）三阶梯镇痛疗法。对于癌性疼痛的药物治疗，目前临床上普遍采用 WHO 所推荐的三阶梯镇痛疗法。其目的是逐渐升级，合理应用镇痛剂来缓解疼痛。

三阶梯镇痛疗法的基本原则：包括口服给药、按时给药、按阶梯给药、个体化给药、密切观察药物不良反应及宣教。口服给药：其特点是方便，能应付各种多发性疼痛，镇痛效果满意，不良反应小，可以减少医源性感染，并将耐受性和依赖性降到最低限度。按时给药：按医嘱所规定的时间给药，下一次剂量应在前次给药效果消失之前给予，以维持有效血药浓度，保证疼痛连续缓解。按阶梯给药：选用药物应由弱到强，逐渐升级，最大限度地减少药物依赖的发生。个体化给药：对麻醉药物的敏感度个体间差异很大，所谓合适剂量就是能满意镇痛的剂量。标准的推荐剂量要根据每个人的疼痛程度、既往用药史、药物药理学特点等来确定和调整。密切观察及宣教：对用镇痛药病人要注意密切观察其反应，要将药物的正确使用方法、可能出现的不良反应告诉病人，其目的是使病人获得最佳疗效并减轻不良反应。

三阶梯镇痛疗法的内容：第一阶梯，使用非阿片类镇痛药物，酌情加用辅助药，主要适用于轻度疼痛的病人。选用非阿片类药物、解热镇痛药、抗炎类药，如阿司匹林、布洛芬、对乙酰氨基酚等。第二阶梯，选用弱阿片类镇痛药物，酌情加用辅助药，主要适用于中度疼痛的病人。如可卡因、氨酚待因和曲马朵等。第三阶梯，选用强阿片类镇痛药物，酌情加用辅助药，主要用于重度和剧烈癌性疼痛的病人。如吗啡、美沙酮等。

在癌性疼痛治疗中，常采取联合用药的方法，即加用一些辅助药物，如非甾体抗炎药、抗焦虑药和抗抑郁药，如阿司匹林、地西泮、氯丙嗪等。其目的是减少主药的用量和不良反应。在病人使用药物镇痛时，护士应密切观察有无用药后不良反应，并及时协助处理和帮助缓解不良反应。

2）病人自控镇痛泵的应用。病人自控镇痛泵的运用是指病人疼痛时，通过由计算机控制的微量泵主动向病人体内注射设定剂量的药物，符合按需镇痛的原则，既减少了医务人员的操作，又减轻了病人的痛苦和心理负担。自控镇痛泵的工作过程是按照负反馈的控制技术原理设计的。医生视病人病情设定合理处方，利用反馈调节，病人自己支配给药镇痛，最大限度地减少错误指令，确保疼痛控制系统在无医务人员参与时关闭反馈环，以保证病人安全。

（2）物理镇痛。指应用各种人工的物理因子作用于患病机体，引起机体的一系列生物学效应，使疾病得以康复。如应用冷、热疗法可减轻局部疼痛。此外，理疗、按摩与推拿也是临床上常用的物理镇痛方法。

（3）针灸镇痛。根据疼痛的部位，选用不同的穴位用针法或灸法，使人体经脉疏通、气血调和，达到镇痛的目的。

（4）经皮神经电刺激疗法。经皮肤将特定的低频脉冲电流输入人体，利用其所产生的无损伤性镇痛作用，来治疗疼痛为主疾病的电刺激疗法称为经皮神经电刺激疗法。主要用于治疗各种头痛、颈椎病、肩周炎、神经痛、腰腿痛等。

3. 采取认知行为疗法

（1）松弛疗法。通过锻炼放松肌肉，缓解血管痉挛，消除紧张焦虑情绪，普遍降低交感神经系统及代谢活性，以达到减轻疼痛的效果。如冥想、瑜伽、念禅和渐进性放松运动等。治疗时指导病人保持一种舒适自然的坐位或卧位；依照治疗者的指令，从头到足依次放松全身肌肉，闭目凝神，驱除杂念，平静地呼吸。可用于非急性不适的健康或疾病的任何阶段。

（2）指导想象。指导想象是通过对某特定事物的想象以达到特定的正向效果。让病人集中注意力想象自己置身于一个意境或一处风景中，能起到松弛和减轻疼痛的作用。在做诱导性想象之前，先做规律性的深呼吸运动和渐进性的松弛运动效果更好。

（3）分散注意力。网状激动系统在接受充足的或过度的感觉输入时可阻断疼痛刺激的传导。因此，组织病人参加其感兴趣的活动，能有效地转移其对疼痛的注意力。如唱歌、玩游戏、看电视、愉快的交谈、下棋、绘画等。对患儿来说，护士的爱抚和微笑、有趣的故事、玩具、糖果、游戏等都能有效地转移他们的注意力。

（4）音乐疗法。音乐是一种有效的分散注意力的方法。优美的旋律对降低心率、减轻焦虑和抑郁、缓解疼痛、降低血压等都有很好的效果。注意应根据病人的不同个性和喜好，选择不同类型的音乐。

（5）生物反馈。目的是提高病人的自我控制自主神经功能的能力，并帮助其更好地摆脱不良情绪。基本方法是用电子仪器将某些生理功能转化为某种声光信号，而病人就是根据这种信号来训练自己。实施前须告知病人肌肉紧张度越高，声光信号就越强；肌肉松弛时，声音则变低。病人根据这种信号自我训练使声音变低，从而达到缓解肌肉紧张、减轻疼痛的目的。此法对肌肉紧张和偏头痛尤其有效。

4. 促进病人舒适

通过护理活动促进舒适是减轻或解除疼痛的重要措施。鼓励病人阐述自我感受，鼓励并帮助病人寻找保持最佳舒适状态的方式，提供舒适整洁的病床单位，良好的采光和通风设备、适宜的室内温湿度等都是促进舒适的必要条件。此外，在进行各项护理活动前，给予清楚、准确的解释，并将护理活动安排在镇痛药物显效时限内，确保病人所需物品伸手可及等均可减轻焦虑，促使病人身心舒适，从而有利于减轻疼痛。

5. 健康教育

根据病人实际情况，选择相应的健康教育内容。一般应包括：说明疼痛的定义、疼痛能被缓解、疼痛对身心的损害作用；解释疼痛的原因和诱因；教导病人使用疼痛评估工具交流疼痛情况、与医生和护士谈疼痛的情况、用预防方法控制疼痛、减轻或解除疼痛的各种技巧等。

（1）指导病人准确描述和客观叙述。指导病人准确描述疼痛的性质、部位、持续时间、规律，并指导其选择适合自身的疼痛评估工具；当病人表达受限时，采用表情、手势、眼神或身体其他部位示意，以利于医护人员准确判断。告诉病人应客观地向医护人员讲述疼痛的感受，既不能夸大疼痛的程度，也不要忍痛。

（2）指导病人正确用药。指导病人正确使用镇痛药物，如用药方法、用药最佳时间、用药剂量、不良反应及应对方法，如何使药物达到理想的镇痛效果等。对于过度恐惧不良反应的病人，应与病人积极沟通，解释成瘾、依赖性与耐受性的关系，消除病人及其家属对阿片类镇痛药的恐惧。

（3）指导病人正确评价。指导病人正确评价接受治疗与护理措施后的效果。以下内容均可表明疼痛减轻：①一些疼痛的征象减轻或消失，如面色苍白、出冷汗等；②对疼痛的适应能力有所增强；③身体状态和功能改善，自我感觉舒适，食欲增加；④休息和睡眠的质量较好；⑤能重新建立一种行为方式，轻松地参与日常活动，与他人正常交往。

（4）指导病人出院后注意事项和随访。交代疼痛病人居家护理注意事项，指导疼痛暴发的自我护理知识和技巧，鼓励并指导病人填写疼痛日记，交代按时复诊。对需要随访服务的疼痛病人，建立随访信息并定期随访。

【进展分析】

疼痛的治疗和护理原则是尽早、适当地解除疼痛。依据四级疼痛分级法，评估李先生情况属于中度疼痛，疼痛明显，睡眠受干扰，并要求用镇痛药。护士将病人情况汇报医生，遵医嘱正确使用镇痛药。注意观察，记录使用镇痛药的效果及其不良反应，根据病人疼痛的程度应该选择弱阿片类药物和辅助类药物。同时可以辅助松弛疗法、音乐疗法等认知行为疗法，通过锻炼放松肌肉，减轻病人紧张、焦虑，使其在睡眠时、白天休息时、日间活动时无疼痛。

【拓展知识】

Prince-Henry 评分法

主要适用于胸腹部大手术后或气管切开插管不能说话的病人，需要在术前训练病人用手势来表达疼痛程度。此法简单、可靠，临床使用方便。可分为5个等级，分别赋予0~4分的分值以评估疼痛程度，其评分方法如下。

（1）0分。咳嗽时无疼痛。

（2）1分。咳嗽时有疼痛发生。

（3）2分。安静时无疼痛，但深呼吸时有疼痛发生。

（4）3分。静息状态时即有疼痛，但较轻微，可忍受。

（5）4分。静息状态时即有剧烈疼痛，并难以忍受。

另外，对无语言表达能力的病人的疼痛评估，除了用特定评估工具和方法外，建议通过多种途径进行疼痛评估，包括：直接观察、家属或护理人员的描述以及对镇痛药物和非药物治疗效果的评估等。

【学习总结】

请总结评估疼痛程度的评估工具。

（吴敏　陈美丽）

任务4　冷热疗法

【案例导入】

张某，男，18岁，在学校组织的篮球比赛中不慎右踝关节扭伤，导致右踝关节肿胀，伴有疼痛，不能行走，活动后加重，休息后减轻。门诊以"右踝关节损伤"收住院治疗。入院查体：右下肢体无畸形，踝关节周围肿胀，可见大片瘀斑，延伸至脚背，皮温稍高，内外踝压痛，踝关节活动受限，未触及骨擦感，末梢血运、感觉良好，右下肢体肌力、肌张力正常，膝髋关节活动未见异常，余肢体亦未见异常。X线检查：右踝关节各骨质未见异常，关节间隙清晰。

作为护士，可以采取什么措施缓解病人的不适？有什么注意事项？

【知识基础】

冷热疗法的概述

冷热疗法是临床常用的物理治疗方法，是利用低于或高于人体温度的物质作用于人体表面，通过神经传导引起皮肤和内脏器官血管的收缩或扩张，从而改变机体各系统体液循环和代谢活动，达到治疗的目的。在实施冷热疗法的过程中，护士应及时、有效地评估病人局部或全身状况，正确应用冷热疗法，防止不良反应发生，确保病人安全，满足病人身心需要。

（一）冷热疗法的效应

1. 生理效应

冷热疗法的应用可使机体产生一系列生理反应，用热疗法时，血管扩张、血液流速加快、淋巴细胞的能动性增大、白细胞的数量和活动度增加、血液黏稠度降低、局部组织的新陈代谢增加、肌肉组织和结缔组织的伸展性增强、柔韧性增加、痛阈提高、神经传导速度加快。用冷疗法时机体的生理反应与用热疗法时大部分相反。机体对冷热疗法的生理反应见表1-5-4-1。

表 1-5-4-1　冷热疗法的主要效应

生理效应	用热	用冷	生理效应	用热	用冷
细胞代谢率	增加	减少	血液流动速度	增快	减慢
需氧量	增加	减少	淋巴流动速度	增快	减慢
血管扩张/收缩	扩张	收缩	结缔组织伸展性	增强	减弱
毛细血管通透性	增加	减少	神经传导速度	增快	减慢
血液黏稠度	降低	增加	体温	上升	下降

2. 继发效应

在一定的治疗时间内机体的反应随时间的增加而增强，但持续用冷疗法 30 ~ 60 min 后，即出现小动脉扩张；持续用热疗法 30 ~ 45 min 后，则血管收缩。这种用冷疗法或用热疗法超过一定时间，所产生的与生理效应相反的作用，称为继发效应。这是机体为了避免长时间用冷疗法或用热疗法对组织造成损伤而产生的一种防御反应。因此，应用冷热疗法以 20 ~ 30 min 为宜。如果需要长时间使用冷疗法或热疗法时，中间应间隔 1 h

的休息时间，让组织有机会复原，以防止因继发效应而减弱原有的生理效应或造成组织损伤。

（二）冷热疗法的目的

1．冷疗法的目的

（1）控制炎症。冷疗法可使毛细血管收缩，血流减慢，细菌的活力和细胞的新陈代谢降低，从而限制炎症的扩散。适用于炎症早期，如鼻部软组织发炎早期，可采用鼻部冰敷以控制炎症扩散。

（2）减轻局部充血或出血。冷疗法可使毛细血管收缩，血管通透性降低，减轻局部组织的充血和水肿；冷疗法还可使血液循环减慢，血液黏稠度增加，促进血液凝固而控制出血。适用于软组织损伤的早期及体表组织的出血，如鼻出血、扁桃体摘除术后等。

（3）减轻疼痛。冷疗法可抑制组织细胞的活力，降低神经末梢的敏感性而减轻疼痛；冷疗法还可使局部血管收缩，通透性降低，渗出减少，局部组织内的张力减轻，起到减轻疼痛的作用。适用于牙痛、烫伤及急性损伤早期（48 h 内），如踝关节扭伤 48 h 内可用冷湿敷，以减轻踝关节软组织出血和疼痛。

（4）降低体温。冷疗法直接与皮肤接触，通过传导与蒸发的物理作用，使体温降低。适用于高热或中暑病人降温。头部用冷疗法可降低脑细胞的代谢，减少其耗氧量，提高脑组织对缺氧的耐受性，减少脑细胞的损害。适用于脑外伤、脑缺氧的病人。

2．热疗法的目的

（1）促进炎症消散或局限。热疗法可扩张局部血管，血液循环速度加快，促进组织中毒素、废物的排出；同时血流增多，白细胞数量增多，增强了新陈代谢和白细胞的吞噬功能。炎症早期用热疗法，可促进炎性渗出物的吸收与消散；炎症后期用热疗法，可促使白细胞释放蛋白溶解酶，溶解坏死组织，促进炎症局限。如踝关节扭伤 48 h 后，用热疗法湿敷可促进踝关节软组织淤血的吸收和消散。

（2）减轻深部组织充血。热疗法可使皮肤血管扩张，血流量增加，使全身循环血量重新分布，深部组织血流量减少，减轻深部组织的充血。

（3）减轻疼痛。热疗法可降低痛觉神经的兴奋性，提高疼痛阈值；热疗法还可改善血液循环，加速致痛物质排出及炎性渗出物的吸收，解除对神经末梢的刺激和压迫，达到减轻疼痛的目的。另外，热疗法能使肌肉松弛，结缔组织伸展性增强，关节的活动范围增加，减轻肌肉痉挛、僵硬与关节强直引起的疼痛。

（4）保暖。热疗法可使局部血管扩张，促进血液循环，使病人感到温暖、舒适。适用于年老体弱、危重、末梢循环不良的病人及早产儿。

（三）影响冷热疗法的因素

1．影响冷疗法的因素

（1）方法。冷疗法分为干冷疗法和湿冷疗法两种。干冷疗法温度通过空气或媒介物传导，湿冷疗法温度通过水传导。因水的传导性能比空气好，渗透力强，速度快，所以湿冷疗法的效果优于干冷疗法。

（2）面积。冷疗法面积越大，疗效越强；反之则越弱。但冷疗法的面积过大，病人的耐受性也会下降。在为病人使用冷疗法大面积治疗时，应密切观察病人的局部及全身反应，以保证治疗安全有效。

（3）时间。在一定的治疗时间内，机体的反应随冷疗法治疗时间的延长而增强，但如持续用冷疗法治疗时间过长，已收缩的小动脉会扩张而出现继发效应，甚至引起不良反应，如皮肤苍白、冻伤。

（4）温度。用冷疗法治疗的温度与体表的温度相差越大，机体对冷刺激的反应越强；反之则越弱。另外，环境温度也会影响冷疗法的治疗效果，如室温过低，冷疗法效果增强；室温过高，冷疗法效果降低。

（5）部位。冷疗法治疗的部位不同，疗效也不同。血管粗大，血流较丰富的体表部位，冷疗法的效果较好。因此，为高热病人进行物理降温时，将冰袋、冰囊放置在颈部、腋下、腹股沟等体表大血管处，以增加散热，增强降温效果。另外，皮肤较薄或不经常暴露的部位对冷刺激的反应明显，效果较好。

（6）个体差异。不同年龄、性别、身体状况、居住习惯、肤色的个体对冷疗法的反应不同。老年人因体温调节能力较差，对冷刺激的敏感性降低；婴幼儿体温调节中枢发育不完善，对冷刺激的适应能力有限。昏迷、瘫痪、血液循环不良、血管硬化、感觉迟钝等病人，对冷刺激的敏感性也降低；在为这些病人进行冷疗法治疗时应特别注意温度的选择，防止发生冻伤。

2. 影响热疗法的因素

（1）方法。热疗法分为干热疗法和湿热疗法两种。干热疗法以空气或媒介物传导温度，具有保温时间较长、不会浸湿皮肤、烫伤危险性较小及病人更易耐受等特点；湿热疗法通过水传导温度，具有穿透力强、不易使病人皮肤干燥、体液丢失较少且病人主观感觉较好等特点。因水的传导性能比空气好，渗透力强，速度快，所以湿热疗法的效果优于干热疗法。相同状态下，干热疗法50～70℃可达到治疗效果，而湿热疗法只需40～60℃即可达到治疗效果。

（2）面积。热疗法的效果与应用面积成正比，应用面积越大，疗效越强；反之则越弱。但热疗法的面积越大，病人的耐受性也越差。在使用热疗法大面积治疗时，应密切观察病人的局部及全身反应，以保证治疗安全、有效。

（3）时间。在一定的治疗时间内，机体的反应随热疗法治疗时间的增加而增强，但如果持续用热疗法治疗时间过长，已扩张的小动脉会收缩而出现继发效应。

（4）温度。用热疗法治疗的温度与体表的温度相差越大，机体反应越强；反之则越弱。另外，环境温度也会影响热疗法的效果，当环境温度高于或等于身体温度时，热疗法治疗效果增强。

（5）部位。血管粗大、血流较丰富的体表部位，热疗法治疗的效果较好；皮肤较薄或不经常暴露的部位对热刺激的反应较明显，效果较好。

（6）个体差异。老年人因体温调节能力较差，对热刺激的敏感性降低；婴幼儿体温调节中枢发育不完善，对热刺激的适应能力有限；昏迷、瘫痪、血液循环不良、血管硬化、感觉迟钝等病人，对热刺激的敏感性也降低。在为这些病人进行热疗法治疗时应特别注意温度的选择，防止烫伤。

（四）冷热疗法的禁忌

1．冷疗法的禁忌

（1）慢性炎症或深部化脓病灶。冷疗法可使局部血管收缩，血流量减少，妨碍炎症吸收。

（2）循环障碍。对大面积组织受损、休克，全身微循环障碍、周围血管病变、动脉硬化、神经病变、水肿等病人，因循环不良、组织营养不足、使用冷疗法后可使血管收缩，血液循环障碍加重，导致局部组织缺血、缺氧而变性、坏死。

（3）对冷过敏。对冷过敏者应用冷疗法时可引起红斑、荨麻疹、关节疼痛、肌肉痉挛等过敏症状。

（4）慎用冷疗法者。心脏病及体质虚弱者、昏迷或感觉异常者、关节疼痛者、婴幼儿及哺乳期胀奶的产妇等均应慎用冷疗法。

（5）禁忌使用冷疗法的部位。

1）枕后、耳郭、阴囊等处禁忌用冷疗法，以防冻伤。

2）心前区禁忌用冷疗法，以防引起反射性心率减慢、心房颤动、心室颤动及房室传导阻滞。

3）腹部禁忌用冷疗法，以防腹痛、腹泻。

4）足底禁忌用冷疗法，以防反射性末梢血管收缩影响散热，或引起一过性冠状动脉收缩。

2．热疗法的禁忌

（1）急腹症未明确诊断前。对原因不明的急性腹痛病人用热疗法时，可因疼痛被缓解而掩盖病情真相，贻误疾病的诊断和治疗，还有引起腹膜炎的危险。

（2）面部危险三角区感染。面部"危险三角区"血管丰富，无静脉瓣，且与颅内海绵窦相通。用热疗法可使该处血管扩张，血流量增多，导致细菌及毒素进入血液循环，促进炎症扩散，造成颅内感染和败血症。

（3）各种脏器出血、出血性疾病。热疗法可使局部血管扩张，增加脏器的血流量和血管的通透性，而加重脏器出血。血液凝固障碍的病人，用热疗法后局部血管扩张，会增加出血的倾向。

（4）软组织损伤或扭伤48 h。在软组织损伤早期（48 h内）用热疗法可使局部血管扩张、通透性增加而加重皮下出血、肿胀及疼痛。

（5）其他情况障碍。

1）心、肝、肾功能不全的病人。大面积使用热疗法，可导致皮肤血管扩张，内脏器官的血液供应减少，进而使病情加重。

2）感觉功能异常、意识不清、老年人、婴幼儿慎用热疗法。用热疗法可能会造成烫伤，这类病人应在严密监视下使用热疗法。

3）孕妇。热疗法会影响胎儿的生长发育。

4）急性炎症。如牙龈炎、中耳炎、结膜炎等，在急性炎症反应期使用热疗法，可因局部温度升高，循环血量增加，有利于细菌的生长、繁殖而使病情加重。

5）恶性肿瘤部位。热疗法可使血管扩张，血流量增加，有助于细胞的生长及新陈代谢。在恶性肿瘤部位使用热疗法可加速肿瘤细胞的生长、转移和扩散，使病情加重。

6）皮肤湿疹处。使用热疗法可使局部皮肤的受损加重，病人皮肤痒感加重增加不适感。

7）金属移植物部位、人工关节处。金属是热的良好导体，在此处应用热疗法容易造成病人的烫伤。

8）睾丸。睾丸处用热疗法时可抑制精子的发育及破坏精子。

【案例分析】

病人有明确的运动扭伤病史，临床表现和影像学检查明确诊断"右踝关节损伤"。踝关节扭伤之后，不管是韧带损伤还是骨折，虽然外在皮肤完整性良好，但软组织内都会有一部分出血，踝关节处会肿胀，病人有明显的痛感。为减轻局部的出血及炎性组织液的渗出，应立即给予冰袋冷敷，在伤后2~3天内冰敷还可以减少渗出，减轻肿胀，缓解疼痛。

软组织出血一般在扭伤后48 h停止，出血停止后可改用热敷。热敷能利用热传导促进血液循环，帮助炎症吸收或促进淤血块消散，湿热敷穿透力强，作用于深层组织，可使痉挛的肌肉松弛和镇痛。关节扭伤淤血一般需要3~4周吸收，频繁用力会刺激扭伤处，可能导致重新出血，淤血加重，因此在治疗期间受伤关节应尽量保持制动。

【案例进展1】

刘某，女，66岁，高血压10年，因"突发意识障碍1小时"入院。病人因在家中无明显诱因突发意识障碍，呼之不应，行动困难，急送入我院就诊。头颅CT示：左基底节血肿。诊断为"左侧基底节区出血，高血压3级极高危"。查体：T 39.6℃，P 110次/分，R 22次/分，BP 220/128 mmHg。神志昏迷，呼之反应弱，不能遵医嘱活动，GCS 评分 7 分。双侧瞳孔等大等圆，光反射灵敏，直径 3 mm。四肢肌力不可查，四肢肌张力正常，双侧病理征阳性。

护士可以选择什么方法为病人实施物理降温？有什么注意事项？

【知识基础 1】

冷疗法—冰袋（冰囊）的使用

（一）操作程序

1. 评估

（1）病人的年龄、病情、治疗情况、意识状态。

（2）病人头部状况。

（3）病人的心理状态、活动能力及配合程度。

2. 计划

（1）病人准备。了解冰袋（冰囊）冷疗的目的、方法、注意事项及配合要点；排空大小便，取舒适卧位。

（2）护士准备。着装整洁，洗手，戴口罩。

（3）用物准备。治疗盘内备冰袋或冰囊（图 1-5-4-1）、布套、毛巾、帆布袋、木槌。治疗盘外备冰块、盆及冷水、漏勺，手消毒液。

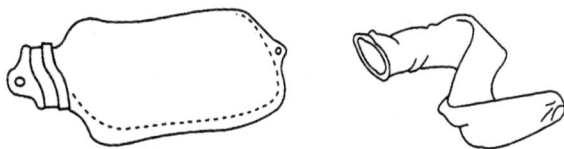

图 1-5-4-1　冰袋和冰囊

（4）环境准备。整洁，安静，舒适，安全。酌情关门窗，必要时用床帘或屏风遮挡病人。

3. 实施

见表 1-5-4-2。

表 1-5-4-2　冰袋使用法

操作流程	操作步骤	要点说明
1. 核对解释	认真核对、评估病人并做好解释	●病人或家属理解使用冰袋的意义，愿意接受

操作流程	操作步骤	要点说明
2. 备好用物	（1）备齐所需用物，检查冰袋有无破损、漏气 （2）将冰块装入帆布袋，用木槌敲成小块，放入盆内用冷水冲去棱角 （3）将小冰块装入冰袋至 1/2～2/3 满，驱出袋内空气，夹紧袋口 （4）用毛巾擦干冰袋，倒提抖动检查无漏水后套上布套	● 确保冰袋可正常使用 ● 防止冰块棱角损坏冰袋发生漏水 ● 空气可加速冰的融化，使冰袋与皮肤的接触面积减少，降低治疗效果 ● 防止冰袋漏水冻伤病人或引起不适感
3. 再次核对	将冰袋携至病床旁，认真核对病人并做好解释	● 确认病人，取得合作
4. 放置冰袋	（1）将冰袋置于冷敷部位（或将冰袋悬挂吊起，仅底部与治疗部位皮肤接触） （2）高热病人降温时冰袋置于病人前额或头顶（冰囊可置于体表大血管分布处：颈部两侧、腋窝、腹股沟等） （3）鼻出血者将冰囊置于鼻部；扁桃体摘除术后将冰囊置于颈前颌下	● 避免压迫局部组织，阻碍血液循环 ● 冰块已融化应及时更换，以保证疗效 ● 冰袋置于前额时，为减轻局部的压力，需将冰袋悬吊于支架上，但要确保冰袋与前额皮肤的接触
5. 严密观察	注意观察皮肤及病人反应，冰袋有无异常，倾听病人主诉	● 防止发生血液循环障碍或冻伤
6. 撤除冰袋	30 min 后撤除冰袋，协助病人卧于舒适卧位，整理病人床单位	● 防止产生继发效应
7. 整理用物	整理用物，倒空冰袋，倒挂晾干，吹入少量空气后夹紧袋口，置阴凉处备用；布套清洁后晾干备用	● 防止冰袋内面相互粘连
8. 准确记录	洗手、记录	● 记录治疗部位、时间、效果、局部反应及病人反应

4. 评价

（1）病人无冻伤、无不良反应，达到冷疗目的。

（2）护士操作熟练，动作轻巧。

（3）护士能与病人或家属有效沟通，得到理解与配合。

（二）注意事项

（1）密切观察病人病情、体温及心率变化，防止发生心房颤动、心室颤动或房室传导阻滞等。每 30 min 测量生命体征一次，肛温不能低于 30℃。

（2）观察头部皮肤变化，每 10 min 查看一次局部皮肤颜色，尤其注意病人耳郭部位有无发紫、麻木及冻伤发生。

（3）用冷时间不可超过 30 min，如需再使用，应休息 1 h，让局部组织复原后再重复使用，以防发生不良反应。

冷疗法——冰帽（冰槽）的使用

（一）操作程序

1. 评估

同冰袋法。

2. 计划

（1）病人准备。了解冰帽（冰槽）冷疗的目的、方法、注意事项及配合要点；排空大小便，取舒适卧位。

（2）护士准备。同冰袋法。

（3）用物准备。治疗盘内备帆布袋、木槌、海绵垫、不脱脂棉球；凡士林纱布、肛表。治疗盘外备冰帽（冰槽）、冰块、盆及冷水、勺，手消毒液。

（4）环境准备。同冰袋法。

3. 实施

见表1-5-4-3。

表1-5-4-3　冰帽使用法

操作流程	操作步骤	要点说明
1. 核对解释	同冰袋法	● 同冰袋法
2. 备好用物	（1）备齐所需用物，检查冰帽有无破损漏水 （2）将冰块敲成小块、冲去棱角（方法同冰袋） （3）将小冰块装入冰帽至约2/3满，驱出帽内空气，旋紧冰帽口，用毛巾擦干冰帽，检查有无漏水	● 确保冰帽可正常使用 ● 防止冰块棱角损坏冰帽发生漏水 ● 防止冰帽漏水冻伤病人或引起不适感
3. 再次核对	同冰袋法	● 同冰袋法
4. 放置冰帽	（1）在病人后颈部、双耳外侧与冰帽接触的部位垫海绵垫（使用冰槽者需在耳内塞不脱脂棉球，双眼盖凡士林纱布） （2）将病人头部置于冰帽中，冰帽的引水管置水桶中，注意水流情况	● 防止病人的枕后及外耳发生冻伤 ● 防止冰水流入耳内：保护后颈及角膜
5. 严密观察	（1）每30 min测一次生命体征并记录，肛温维持在33℃左右 （2）注意观察皮肤颜色、心率、冰帽有无异常等	● 肛温不可低于30℃以防发生心房颤动、心室颤动或房室传导阻滞
6. 撤除冰帽	同冰袋法	● 同冰袋法
7. 整理用物	同冰袋法	● 同冰袋法
8. 准确记录	同冰袋法	● 同冰袋法

4．评价

同冰袋法。

（二）注意事项

（1）密切观察病人病情、体温及心率变化，防止发生心房颤动、心室颤动或房室传导阻滞等。每30 min测量生命体征一次，肛温不能低于30℃。

（2）观察头部皮肤变化，每10 min查看一次局部皮肤颜色，尤其注意病人耳郭部位有无发紫、麻木及冻伤发生。

（3）用冷疗法时间不可超过30 min，如需再使用，应休息1 h，让局部组织复原后再重复使用，以防发生不良反应。

全身冷疗法——乙醇（温水）拭浴法

详见本书模块二项目一任务3。

【进展分析1】

刘女士因"左侧基底节区出血，高血压3级极高危"导致出现中枢性高热。护士应遵医嘱给病人行头部冰帽、全身冰敷降温。基底节出血会引起颅内高压、脑水肿，冰帽护脑可以明显降低乳酸堆积，保护血脑屏障，抑制有害物质释放，减少脑细胞蛋白破坏，减轻脑组织的损害。还可以给予冰袋冰敷，但是冰袋降温的速度受限且不稳定，临床上多使用冰毯降温。冰毯作为新一代的降温仪器，利用半导体制冷原理，通过主机工作与冰毯内的水进行循环交换，促使冷却的毯面接触皮肤进行散热，达到降温目的。冰毯的使用过程比较方便监测体温的变化，可迅速降低中心温度。

【学习总结】

请总结临床上常用的冷疗法及其注意事项。

【案例进展 2】

刘女士，25 岁，因大便干燥，久蹲排便后引起肛门突发肿物不能还纳，伴剧烈疼痛 2 天。查体：侧卧位，肛缘 6 点见蚕豆大小肿物，表皮色紫，触之痛，质略硬，无出血。诊断为血栓外痔，行痔疮剥离术。术后医嘱予 1∶5000 的高锰酸钾溶液热水坐浴，每日两次，每次 15～20 min。

护士应如何指导刘女士热水坐浴？

【知识基础 2】

热疗法——热水袋的使用

（一）操作程序

1. 评估

（1）病人的年龄、病情、治疗情况、意识状态。

（2）病人局部皮肤状况，如颜色、温度、有无硬结、淤血，有无伤口、感觉障碍及对热的耐受程度。

（3）病人的心理状态、活动能力及配合程度。

2. 计划

（1）病人准备。了解热水袋使用的目的、方法、注意事项及配合要点；排空大小便，取舒适卧位。

（2）护士准备。着装整洁，洗手，戴口罩。

（3）用物准备。治疗盘内备热水袋及布套、水温计、大毛巾（必要时）。治疗盘外备量杯、热水（60～70℃），手消毒液。

（4）环境准备。整洁、温度适宜，酌情关闭门窗。

3. 实施

见表 1-5-4-4。

表 1-5-4-4　热水袋使用法

操作流程	操作步骤	要点说明
1. 核对解释	认真核对、评估病人并做好解释	● 病人和家属理解用热疗法的意义，愿意接受
2. 备好用物	（1）检查热水袋有无破损、漏气 （2）用水温计测量水温，调节水温在 60 ~ 70℃ （3）放平热水袋，一手持热水袋口边缘，另一手向袋内灌水至 1/2 ~ 2/3 满 （4）将热水袋口逐渐放平，驱出袋内空气 （5）旋紧塞子，擦干热水袋外壁水迹，倒提并轻轻抖动，检查无漏水后装入布套内	● 确认热水袋能正常使用 ● 防止漏水，烫伤病人 ● 婴幼儿、老年人、末梢循环不良、感觉迟钝、麻醉未清醒、昏迷等病人水温调节在 50℃ 以内 ● 边灌水边提高热水袋口边缘，使水不致溢出 ● 若水灌入过多，热水袋膨胀变硬，柔软舒适感降低 ● 排尽空气，以防影响热的传导，防止烫伤病人
3. 再次核对	将热水袋携至床旁，再次核对病人	● 确认病人
4. 置热水袋	置热水袋于所需部位，袋口朝向身体的外侧	● 热水袋外面用毛巾包裹或将热水袋置于两盖被之间，防止烫伤病人
5. 严密观察	注意严密观察局部皮肤及病人反应，倾听病人主诉	● 防止烫伤
6. 撤热水袋	用热疗法治疗 30 min 后撤去热水袋，协助病人卧于舒适卧位，整理病人床单位	● 防止发生继发反应，若用于保暖可持续使用，但应及时更换热水并做好交接班
7. 整理用物	倒空热水袋，倒挂晾干，吹入少量空气后旋紧塞子，置阴凉处备用；布套清洁后晾干备用	● 防止热水袋内面粘连
8. 准确记录	洗手、记录	● 记录治疗部位、时间、效果及病人反应，必要时做好床边交接班

4. 评价

（1）病人感觉温暖、舒适，局部皮肤无烫伤，达到热水袋使用的目的。病人或家属会正确使用热水袋。

（2）护士操作熟练，动作轻巧。

（3）护士能与病人或家属有效沟通，得到理解与配合。

（二）注意事项

（1）忌用冰袋代替热水袋使用，以免袋口漏水烫伤病人。

（2）婴幼儿、老年人、昏迷、肢体麻痹的病人使用热水袋时，温度应在 50℃ 以内，以防烫伤。

（3）对炎症部位进行热敷时，应向热水袋内灌水至 1/3 满，避免因压力过大而引起疼痛。

（4）经常观察病人皮肤颜色，如发现皮肤潮红、疼痛，应立即停止使用，并在局部涂上凡士林以保护皮肤。

（5）若要持续使用热水袋时，应每 30 min 检查水温一次，及时更换热水，并严格执行交接班制度。

热疗法——热水坐浴

（一）操作程序

1. 评估

同热水袋的使用。

2. 计划

（1）病人准备。了解热水坐浴的目的、方法、注意事项及配合要点；排空大小便，清洗坐浴部位，取舒适坐位。

（2）护士准备。同热水袋的使用。

（3）用物准备。

1）治疗车上层。治疗盘内备药物（遵医嘱）、水温计、无菌纱布、弯盘、浴巾。治疗盘外备热水（水温 40~45℃）、手消毒剂，必要时备换药用物。

2）治疗车下层。生活垃圾桶、医用垃圾桶。

（4）环境准备。同热水袋的使用。

3. 实施

见表 1-5-4-6。

表 1-5-4-6　热水坐浴法

操作流程	操作步骤	要点说明
1. 核对解释	同热水袋的使用	● 同热水袋的使用
2. 备好用物	同热水袋的使用	● 同热水袋的使用
3. 再次核对	同热水袋的使用	● 同热水袋的使用
4. 配坐浴液	同热水袋的使用	● 同热水袋的使用
5. 协助坐浴	（1）协助病人脱裤至膝部，指导病人先用纱布蘸坐浴液擦拭臀部皮肤试温，待臀部皮肤适应水温后再坐入盆中，臀部应完全泡入水中，腿部用浴巾遮盖 （2）注意保暖，及时添加热水及药物，坐浴时间以 15~20 min 为宜	● 添加热水时应嘱病人臀部离开坐浴盆 ● 防止继发效应
6. 严密观察	注意观察面色、脉搏、呼吸有无异常，倾听病人主诉	● 防止病人跌倒

续表

操作流程	操作步骤	要点说明
7．整理用物	（1）坐浴毕，用纱布擦干臀部，协助病人穿好裤子并卧床休息，整理病人床单位 （2）整理用物，消毒处理后放回原处	● 嘱病人 15 min 内不要外出，防止感冒
8．准确记录	洗手、记录	● 记录治疗时间、药物、效果、局部反应及病人反应

4．评价

同热水袋的使用。

（二）注意事项

（1）热水坐浴前嘱病人先排尿、排便，因坐浴时热水可刺激会阴部、肛门，容易引起排尿、排便反射。

（2）会阴、肛门部位有伤口者，坐浴时应执行无菌操作，坐浴后按外科换药法处理伤口。

（3）坐浴过程中注意病人安全，随时观察病人面色、呼吸和脉搏，如诉头晕、乏力、心慌等不适应立即停止坐浴，扶其上床休息，并观察病情变化。

（4）治疗完毕，嘱病人在室内休息 15 min 后方可外出，防止感冒。

（5）女性病人月经期、妊娠后期、产后 2 周内、阴道出血、盆腔急性炎症等不宜坐浴，以免引起感染。

热疗法——烤灯使用法

（一）操作程序

1．评估

同热水袋的使用。

2．计划

（1）病人准备。了解烤灯热疗的目的、方法、注意事项及配合要点；排空大小便，取舒适卧位。

（2）护士准备。同热水袋的使用。

（3）用物准备。红外线灯或鹅颈灯，必要时备有色眼镜（或湿纱布）。

（4）环境准备。同热水袋的使用。

3．实施

见表 1-5-4-5。

表 1-5-4-5 烤灯使用法

操作流程	操作步骤	要点说明
1. 核对解释	同热水袋的使用	● 同热水袋的使用
2. 备好用物	检查烤灯的性能	● 确认烤灯功能正常 根据治疗部位，选择灯泡的功率：胸、腹、腰、背部 50～1000w，手、足 250w（鹅颈灯 40～60w）
3. 再次核对	同热水袋的使用	● 同热水袋的使用
4. 放置体位	同热水袋的使用	● 同热水袋的使用
5. 放置烤灯	（1）照射面部、颈部、前胸部时，给病人戴有色眼镜或用湿纱布遮盖双眼 （2）将烤灯灯头移至治疗部位上方或侧方，有保护罩的灯头可垂直照射，灯距治疗部位 30～50 cm，以病人感觉温热为宜，照射时间为 20～30 min	● 防止眼睛受红外线伤害而引发白内障 ● 防止烫伤 ● 防止继发效应
6. 严密观察	同热水袋的使用	● 同热水袋的使用
7. 撤除烤灯	同热水袋的使用	● 同热水袋的使用
8. 准确记录	同热水袋的使用	● 同热水袋的使用

4．评价

同热水袋的使用。

（二）注意事项

（1）治疗中应注意观察病情，如病人有发热、心悸、头晕等不适或照射部位皮肤出现紫红色应立即停止照射，并在发红处涂凡士林保护皮肤。

（2）红外线多次治疗后，治疗部位皮肤可出现网状红斑、色素沉着。

（3）烤灯距离治疗部位 30～50 cm，每次照射时间 20～30 min。

（4）治疗完毕，嘱病人在室内休息 15 min 后方可外出，防止感冒。

（5）意识不清、局部感觉障碍、血液循环障碍者，治疗时应专人守护，加大灯距，以防止烫伤。

（6）使用时避免触摸灯泡，或用布覆盖烤灯，以免发生烫伤及火灾。

热疗法——热湿敷法

（一）操作程序

1．评估

同热水袋的使用。

2．计划

（1）病人准备。了解热湿敷的目的、方法、注意事项及配合要点：排空大小便，取舒适卧位。

（2）护士准备。同热水袋的使用。

（3）用物准备。

1）治疗车上层。治疗盘内备敷布（大于患处面积）2块、长把钳子2把、凡士林、棉签、纱布、弯盘、塑料薄膜、棉垫或毛巾、橡胶单及治疗布、水温计。治疗盘外备热水瓶、小盆（内盛50～60℃热水），手消毒液，必要时备热水袋、大毛巾，有伤口者备换药用物。

2）治疗车下层。生活垃圾桶、医用垃圾桶。

（4）环境准备。同热水袋的使用。

3．实施

见表1-5-4-6。

表1-5-4-6　热湿敷法

操作流程	操作步骤	要点说明
1．核对解释	同热水袋的使用	● 同热水袋的使用
2．备好用物	同热水袋的使用	● 同热水袋的使用
3．再次核对	同热水袋的使用	● 同热水袋的使用
4．安置体位	同热水袋的使用	● 同热水袋的使用
5．局部湿敷	（1）在治疗部位下垫橡胶单及治疗巾，将凡士林涂于患处（范围略大于患处）并在其上盖一单层纱布 （2）将敷布浸入热水中，用持物钳将浸在热水中的敷布拧至不滴水 （3）抖开敷布，用手腕掌侧皮肤试温后折叠敷布敷于患处，敷布上可加盖塑料薄膜及棉垫或毛巾。若治疗部位不忌压，可在棉垫或毛巾上放置热水袋并加盖大毛巾 （4）每3～5 min更换一次敷布，及时更换盆内热水，治疗时间以15～20 min为宜	● 凡士林可减缓热传导，既可防止烫伤又可保持热效 ● 盖纱布可防凡士林粘在敷布上 ● 塑料薄膜可防止棉垫或毛巾潮湿；棉垫、毛巾等可维持热敷温度 ● 若病人感觉过热，可掀起敷布一角散热 ● 防止发生继发反应
6．严密观察	同热水袋的使用	● 防止病人跌倒
7．整理用物	同热水袋的使用	● 切勿使用摩擦的方法擦干热敷部位，由于皮肤处于湿热气中时间较长，容易发生破损
8．准确记录	同热水袋的使用	● 同热水袋的使用

4．评价

同热水袋的使用。

（二）注意事项

（1）对有伤口部位热湿敷应执行无菌操作，治疗后按外科换药法处理伤口。

（2）热湿敷过程中随时与病人交流并检查敷布的温度及病人皮肤颜色，每 3～5 min 更换一次敷布，维持适当的温度。

（3）若病人需要进行热敷的部位对压力无禁忌，可在敷布之上先放置热水袋，再盖上大毛巾，以保持温度。

（4）进行面部热湿敷时，应嘱病人在室内休息 30 mim 后方可外出，防止感冒。

热疗法——温水浸泡法

（一）操作程序

1．评估

同热水袋的使用。

2．计划

（1）病人准备。了解温水浸泡法的目的、方法、注意事项及配合要点；排空大小便，取舒适坐位。

（2）护士准备。同热水袋的使用。

（3）用物准备。

1）治疗车上层。治疗盘内备长镊子、纱布、药物（遵医嘱）、水温计。治疗盘外备浸泡盆（水温 43～46℃）、手消毒剂，必要时备换药用物。

2）治疗车下层。生活垃圾桶、医用垃圾桶。

（4）环境准备。同热水袋的使用。

3．实施

见表 1-5-4-7。

表 1-5-4-7　温水浸泡法

操作流程	操作步骤	要点说明
1．核对解释	同热水袋的使用	● 同热水袋的使用
2．备好用物	同热水袋的使用	● 同热水袋的使用
3．再次核对	同热水袋的使用	● 同热水袋的使用
4．配浸泡液	将热水倒入浸泡盆内至 1/2 满，水温调节在 43～46℃，以病人可耐受的温度为准，加入所需药物配置成浸泡溶液	● 防止不适或烫伤 ● 清洁伤口

续表

操作流程	操作步骤	要点说明
5. 协助浸泡	（1）暴露治疗部位，指导病人将患肢慢慢浸入盆中 （2）有伤口者可用无菌长镊夹持无菌纱布轻轻擦拭创面 （3）及时添加热水及药物，添加热水时应将病人肢体移出浸泡盆，治疗时间 30 min	● 防止烫伤病人 ● 预防感染 ● 保证治疗效果
6. 严密观察	同热水袋的使用	● 同热水袋的使用
7. 整理用物	同热水袋的使用	● 同热水袋的使用
8. 准确记录	同热水袋的使用	● 同热水袋的使用

4．评价

同热水袋的使用。

（二）注意事项

（1）有伤口者应执行无菌操作并按外科换药法处理伤口。

（2）浸泡过程中随时观察局部皮肤情况，若局部出现发红、疼痛等应立即停止浸泡并给予相应处理。

【进展分析 2】

肛周手术切口为易污染手术切口，温水坐浴具有消炎镇痛、清洁和消毒伤口的作用，刘女士术后行温水坐浴可减轻盆腔内器官充血，减轻疼痛。高锰酸钾是一种强氧化剂，坐浴时浓度不宜过高，否则可能会灼伤皮肤；会阴、肛门部位的皮肤比较娇嫩，水温保持 40～45℃；坐浴时间过长，可能会对局部的血液循环造成不利影响；坐浴的过程中应注意病人安全，如出现头晕、乏力等，应立即停止坐浴；坐浴后及时擦干，避免着凉，按换药法处理伤口。

【学习总结】

请总结临床上常用的冷热疗法及其注意事项。

（应雪琴　李威）

项目六　安全护理

教学计划表

授课主题		项目六　安全护理
工作任务		任务 1　跌倒、坠床安全评估 任务 2　导管安全评估 任务 3　安全用具的使用
建议学时		6 学时
教学目标	知识目标	1. 掌握跌倒、坠床、导管安全的评估方法 2. 掌握跌倒、坠床、导管安全的防范措施 3. 熟悉安全用具的种类和适用人群
	能力目标	1. 能正确评估病人跌倒、坠床、导管滑脱的风险 2. 能采取有效措施，预防病人跌倒、坠床和导管滑脱 3. 能正确、规范使用安全用具
	素质目标	1. 具备高度的责任心和慎独精神 2. 具有爱伤观念，保护病人安全
教学重点		1. 正确评估病人跌倒和坠床的风险 2. 预防导管脱落的方法和应对导管脱落的护理措施 3. 安全用具的使用方法
教学难点		病人风险评估量表的使用

任务 1　跌倒、坠床安全评估

【案例导入】

张某，女，68 岁，六个月前因左侧肢体乏力，伴口角歪斜、吐字不清、头晕于当地医院诊断为脑梗死。三天前左下肢乏力加重，伴头晕为天旋地转感，自述在家跌倒一次，无明显外伤。入院诊断：左下肢乏力查因，脑梗死后遗症。既往有高血压，2 型糖尿病。入院时神志清楚，生命体征平稳，由家属陪同办理入院。病人住院进行降压、抗凝、控制血糖等治疗后，病情逐渐平稳，自认为可以自我照顾，家属经常处于"陪而不护"的状态。

护士应如何进行跌倒、坠床安全评估？

【知识基础】

（一）定义

（1）跌倒。病人由一个平面到另一个平面的跌落，有时是身体部分对抗导致的跌倒。

（2）坠床。病人由床上跌落，跌倒包括坠床。

（二）分类

（1）从一个平面到另一个平面的跌落。

（2）同一平面的跌落。

通常急性事件的发生（脑卒中、癫痫等）或意外的环境危害（比如移动物体的跌落或击中）不考虑为跌倒。

（三）跌倒导致后果

疼痛、瘀伤、脑创伤、骨折，甚至死亡。

（四）病人跌倒、坠床的高危因素

（1）意识不清、躁动不安、精神异常、步态不稳、肢体活动受限、视觉障碍的病人。

（2）体质虚弱、肢体无力、需搀扶行走或坐轮椅的病人；生活不能完全自理且无专人看护病人；年老和婴幼儿、无约束或无效约束的病人。

（3）服用特殊药物、近期有跌倒史（1周内）、以晕厥、黑矇为主要症状者、经常发生直立性低血压者。

（4）中深度镇静及手术麻醉（局麻除外）及麻醉复苏后6小时、产妇产后24小时内。

（5）病室地面潮湿或有积水，未设防滑标志等。

（6）病人的鞋易滑跌等。

（五）预防病人跌倒、坠床的有效措施

1. 建立评分制度，筛选高危病人

通过对住院病人实施危险因子的评估，能有效减少跌倒坠床预防中的盲目性和被动性。如MORSE评分 = 45分，则为高危病人，由责任护士落实相应护理措施，纳入科室高风险病人监测范畴，每周定期评估。

2. 加强健康宣教，增强防护意识

（1）采取24 h陪护制度。对于急性心肌梗死、脑出血、脑梗死急性期等病人，遵医嘱要求绝对卧床休息。对于跌倒坠床高危病人要求家属24 h陪护，告知病人及家属谨防跌倒坠床的重要性。

（2）合理用药，做好健康宣教。药物治疗会增加病人跌倒坠床的发生率，如降压药、利尿剂、血管扩张药、抗心律失常药均可引起病人头痛、头晕、血压下降等，告知病人及家属正确服药、药物的不良反应，指导病人用药后应卧床1 h，下床、如厕及活动时有家属陪同。

（3）日常活动指导。对于血压高，有心脑血管等疾病的老年病人，加强日常活动指

导，动作宜从容轻缓，告知病人起床"三部曲"，即起床前躺30 s，坐30 s，站30 s。不宜出现大幅度动作，或猛转身扭头、屏气等，防止发生意外。

（4）心理护理。老年病人的心理主要表现为孤独、悲观、焦虑，思想上不愿给家人及护士带来麻烦，高估自己的能力，忽视医护人员的告知。应指导病人调整心态，量力而行。

3. 改善住院环境，设置警示标识

保持病房光线适宜，物品摆放有序，地面平坦干燥无水迹，走廊不堆放杂物，卫生间采用坐式便器，并设有扶手、呼叫铃等紧急呼叫按钮，有防滑措施等。床头设置谨防跌倒坠床黄色标识，每班交接，提醒病人注意自身安全。

4. 做好预设防护

对于清晨、傍晚、夜晚这3个易发生跌倒坠床的时间段，护士应重点巡视；对于新入院、跌倒坠床高危病人加强巡视，协助其打饭、洗脸、上厕所等基础护理。

5. 建立应急流程

护理部统一制定跌倒坠床应急预案流程，全员培训考核，不断强化护士安全意识，预防不良事件的发生。

6. 实施分层管理模式，落实风险管理制度

采取护士长—质控护士—责任护士3级分层管理模式。责任护士全面收集病人资料，评估病人跌倒坠床的风险，认真落实相关护理措施。质控护士对责任护士进行检查督导，护士长进行全面控制与质量管理。

7. 实施非惩戒性管理制度，鼓励护士上报不良事件

非惩戒性管理制度可缓解护士对发生跌倒坠床后的心理压力，提高护士的风险识别和评估能力，有助于增强护士责任心，改变其实践行为。

（六）操作程序

1. 评估

（1）病人病情及自理能力。

（2）病人的心理反应、合作程度。

（3）Morse跌倒风险评估项目。

1）病人是否有跌倒史。

2）是否有＞1个医学诊断。

3）静脉输液/置管/特殊药物使用情况。

4）行走步态和辅助情况。

5）病人认知状态。

2. 计划

（1）病人准备。了解什么是跌倒坠床风险，了解其注意事项及配合要点。

（2）护士准备。着装整洁，洗手，戴口罩。

（3）用物准备。纸、笔、测量表。

（4）环境准备。宽敞、光线充足或有足够的照明，舒适安全。

3．实施

见表1-6-1-1。

表1-6-1-1　Morse 跌倒风险评估量表

项目	Morse 跌倒风险 评估量表标准		（√）打在适当的分数						
		日 期							
1	跌倒的病史（包括入院期间和过去12个 月内）	无	0	0	0	0	0	0	0
		有	25	25	25	25	25	25	25
2	有第二个诊断，如各种综合征、眼部疾病 （单盲、双盲、弱视、白内障、青光眼、 眼底病、复视等）、在 6 个月内有精神异 常、复方用药（利尿剂、导泻剂、降压药、 镇静剂、镇痛剂、降糖药、散瞳剂）或其 他＿＿＿＿（如果列出多于一种内科诊断）	无	0	0	0	0	0	0	0
		有	15	15	15	15	15	15	15
3	病人有： 静脉输液 / 肝素帽 / 导管 / 监测器	无	0	0	0	0	0	0	0
		有	20	20	20	20	20	20	20
4	使用移动的辅助器材 没有 / 卧床 / 护士协助	无	0	0	0	0	0	0	0
	拐杖 / 伞 / 助行器	有	15	15	15	15	15	15	15
	扶家具	有	30	30	30	30	30	30	30
5	步伐是： 正常 / 卧床 / 轮椅	无	0	0	0	0	0	0	0
	虚弱不稳	有	10	10	10	10	10	10	10
	残疾 / 缺陷	有	20	20	20	20	20	20	20
6	心理、精神状态： 认知自己的活动能力	无	0	0	0	0	0	0	0
	高估 / 忘记自己活动的限制性；模糊 / 定向 力障碍 / 幻觉 / 烦躁；感觉障碍（如失明、 头晕、耳聋）	有	15	15	15	15	15	15	15
总分									
是否有跌倒风险									
护士签名									

注：Morse 量表评估分级：0～24 分：跌倒低危险群；25～44 分：中度危险群；45分及以上：高危 险群。

4．评价

（1）病人掌握预防跌倒的注意事项，可量力采取相应自理行为，必要时能主动寻求帮助。

（2）护士能够主动关心病人，想病人所想。

（3）护患沟通有效，病人能主动配合。

（七）注意事项

（1）病人跌倒坠床风险初始评估。凡新入院病人的初次护理评估中必须包括对病人进行 Morse 跌倒坠床的风险评估。对病人及家属进行预防跌倒坠床风险的宣教，需在病人入院 2 小时内完成。

（2）住院病人跌倒坠床风险再次评估。

1）高风险病人（≥ 45 分）需每日白班进行再评估。

2）无风险及低风险病人（＜45 分）每周进行一次再评估。

（3）有以下情况需再次评估。

1）病情变化，如手术前后、疼痛、意识、活动、自我照护能力等改变时。

2）使用影响意识、活动、易导致跌倒的药物。

3）转病区后。

4）发生跌倒事件后。

5）特殊检查治疗后。

6）自动列为高风险病人 / 患儿解除后。

【案例分析】

张女士入院时，护士根据张女士的年龄、入院诊断、跌倒史、精神状况、用药情况，步态及活动能力、陪护情况等，使用《病人跌倒风险评估护理单（改良 Morse 跌倒评估量表）》对张女士进行首次跌倒坠床风险评估。经综合评估，张女士评分为 45 分，属于高风险，护士需要对张女士每天进行风险评估。

张女士住院进行降压、抗凝、控制血糖等治疗后，虽然病情逐渐平稳，但跌倒坠床风险评分仍然是 45 分，跌倒坠床的风险依然很大。护士应对病人及家属开展有效宣教，告知跌倒坠床往往发生在病人病情趋于平稳、自我感觉良好而疏于陪护时，尤其是夜间独自如厕、灯光昏暗时更是跌倒坠床的高发时段。护士需根据病人情况，实时进行跌倒坠床风险评估，准确分级，给予必要的预防措施，防止跌倒坠床等意外伤害。

【知识拓展】

依据 Morse 跌倒风险评估后，如病人需采取相关干预措施，可使用下表。

适当的干预措施（√）	日　　期					
	首次	持续评估				
45～69分实施标准跌倒预防干预措施1～19						
1．向病人和家属解释病人有跌倒的风险性						
2．入院时向病人/家属/陪护介绍病室环境及安全措施						
3．指导病人/家属/陪护使用呼叫铃，保证传呼器工作良好，并总是放在病人能够拿到的地方						
4．教育病人/家属/陪护预防跌倒的方法及注意事项						
5．在床头牌上放置防止跌倒风险警告图示						
6．病人卧床时上床挡，指导病人勿跨越床挡下床，加强巡视						
7．告知病人有护士/家属/陪护协助下方可下床活动						
8．给予病人合身衣物。病人下床前，确认已穿着防滑的鞋子，并于床边悬摆双脚至少2 min						
9．将病人要用的物品（水杯、尿壶、助行器等）放在易取之处，协助病人大小便						
10．确保病室内、卫生间内灯光明亮及地板干燥						
11．在晚上使用昏暗的地灯						
12．坐轮椅时系上安全带。使用平车外出检查的病人，应加安全带及上床挡						
13．步态不稳的病人外出检查必须由家属及陪护人员陪同						
14．给予病人合身衣物，勿穿滑底鞋，以免滑倒						
15．楼梯要有扶手，并有方便的照明开关						
16．卫生间、坐式便器、床有稳实的扶手方便进出						
17．告知病人行走时，使用墙上的扶手						
18．给病人解释所给的预防摔倒风险设施的作用效果						
19．指导病人穿脱袜子、鞋、裤应坐着进行						
大于或等于70分实施标准高风险跌倒预防干预措施1～23						
20．按分级护理指导原则，按时巡回并记录						
21．将病人安排在接近护理站的病房内，便于密切观察						
22．夜间将陪护床紧邻病人床放置						
23．其他的特殊措施						

【学习总结】

请总结病人入院的风险评估流程和注意事项。

（张译文　蒋玉蓉）

任务 2　导管安全评估

【案例导入】

胡某，女，68 岁，间歇性右上腹痛 5 年，诊断为：肝内胆管结石、胆囊结石入住肝胆外科。完善术前检查，在气管插管、全身麻醉下行肝左外叶切除＋胆囊切除＋胆道 T 型管引流术。术后安返病房，留置鼻胃管行胃肠减压、腹腔引流管引流、胆道 T 型管引流、尿管留置，术后遵医嘱予低流量吸氧、监测生命体征、补液等治疗。

【知识基础】

导管护理安全是衡量医院护理管理水平的重要标志，其管理可以综合反映护理人员的工作态度、技术水平和管理水平。对于住院病人，尤其是急危重症病人置管多样，不同管路功能不同，作为治疗和观察病情的手段和判断病人预后的依据，保护管路安全尤为重要。导管安全护理要点主要是管路留置状态的好坏和功能性的保持。住院病人留置管道有常规留置的导管，还有各专科导管。

（一）导管的分类（图 1-6-2-1）

（1）低危导管。普通导尿管、胃管等。

（2）中危导管。三腔二囊管、各类造瘘管、腹腔引流管等。

（3）高危导管。口腔或鼻腔气管插管、T管、胸腔引流管、动脉留置针、吻合口以下的胃管、鼻肠管、胰管、透析管、漂浮导管、心包引流管等。

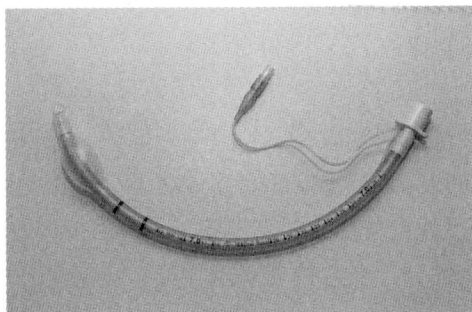

气管插管

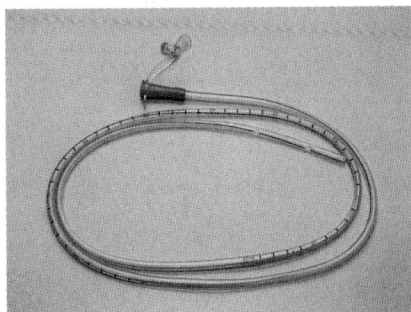

胃管

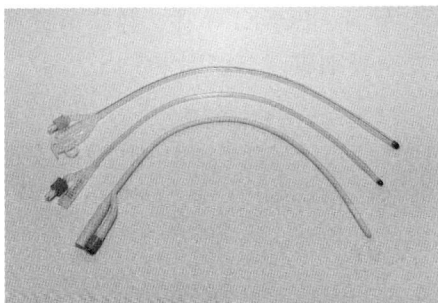

导尿管

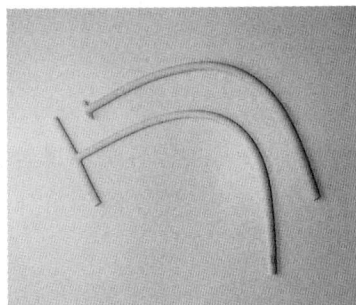

T管

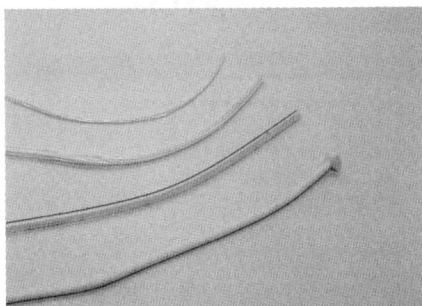

腹腔引流管

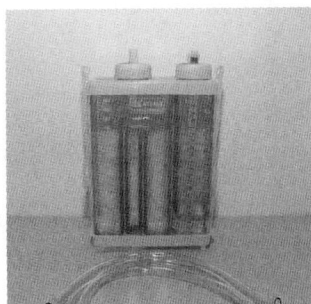

胸腔引流管

图 1-6-2-1　常见留置导管

（二）评估内容

导管留置时间、部位、深度、固定情况、是否通畅以及局部情况等，并在护理记录单上详细记录引流管是否通畅，固定是否妥善、完好，引流物的颜色、性状和量。

（三）评估时间

依据风险程度进行评估。

（1）高危导管。至少每4h评估1次，有情况随时评估。

（2）中危导管。每班评估1次，有情况随时评估。

（3）低危导管。每天评估1次，有情况随时评估。

（四）导管标识

当医务人员在置入医用导管后，依照相关规章制度应在导管上进行标记，标识要求具备体积小、易粘贴、承载信息多的特点。导管标识可直接或间接地减少管道相关医疗不良事件的发生，避免不必要的病人人身损害及医疗支出，提高了医护人员的工作效率。

导管类型常采用红、蓝、黄、绿4色加以区分，红色代表动静脉类、蓝色代表呼吸类、黄色代表排泄类、绿色代表引流类。

（1）动静脉类导管。动静脉类导管采用红框白底黑字，如气囊漂浮导管、动脉导管、IABP导管、血透管导管、CVC导管、PICC导管、ECMO导管、静脉留置针、动脉留置针、临时起搏器导管等。动静脉类导管安全级别属高，识别字符以"高"表示，如图1-6-2-2。

（2）呼吸类导管。呼吸类导管采用蓝框白底黑字，如气管导管、呼吸机管路、吸氧管等。呼吸类导管安全级别可分为高、低，识别字符分别以"高""低"表示，如图1-6-2-3。

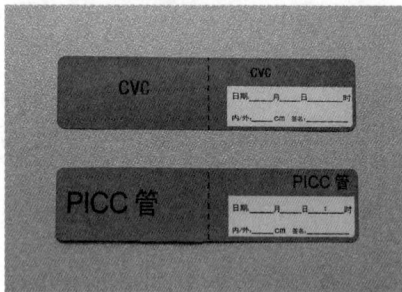

图1-6-2-2　动静脉类导管

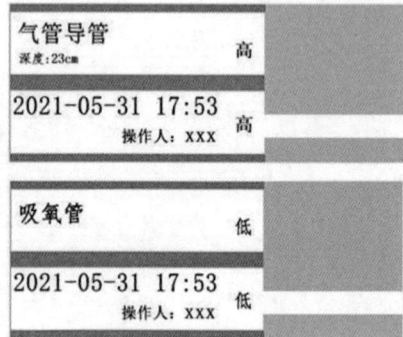

图1-6-2-3　呼吸类导管

（3）排泄类导管。排泄类导管采用黄框白底黑字，如导尿管、膀胱造瘘管、肠造瘘管等。排泄类导管安全级别可分为高、中、低，识别字符分别以"高""中""低"表示，如图1-6-2-4。

（4）引流类导管。引流类导管采用绿框白底黑字，如蛛网膜下隙持续引流管、脑室引流管、硬膜外/下引流管、鼻胃管、鼻肠管、胸腔闭式引流管、胸腔积液引流管、纵隔引流管、心包引流管、腹腔引流管、T管、胰床上/下引流管、肝断面引流管、文氏引流管、膈下引流管、盆腔引流管、腰大池引流管、切口引流管、伤口引流管、皮下引流管等。引流类导管安全级别可分为高、中、低，识别字符分别以"高""中""低"表示，如图1-6-2-5。

（5）导管附属物。导管附属物采用白底黑字，导管附属物包含引流瓶、引流袋、敷贴等，如图1-6-2-6。

（6）导管标识使用及管理标准。

1）严格按照分类标准进行标识，正确使用对应颜色的标识贴及安全识别字符。

2）严格执行查对制度，对标识内容进行核查，标识信息内容须完整无误，导管标识出现破损或字迹模糊需立即更换。

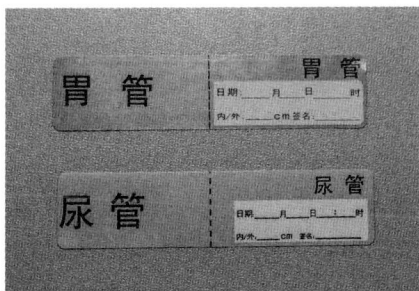

图1-6-2-4 排泄类导管

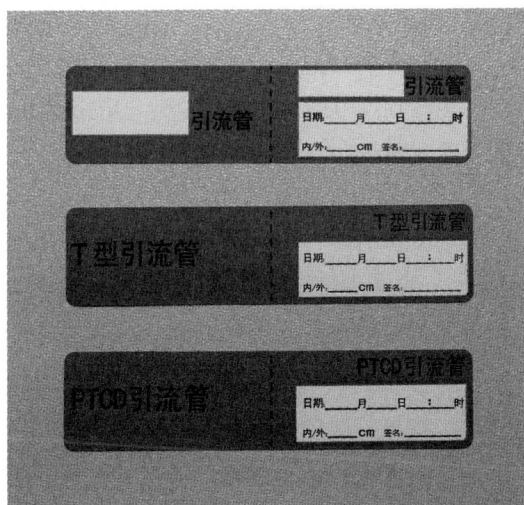

图1-6-2-5 引流类导管

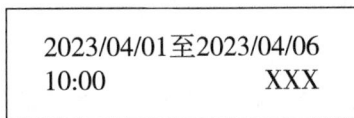

图1-6-2-6 导管附属物

3）导管标识对折贴于相关导管末端2~3 cm处。

4）导管使用后，需对该标识内容进行记录管理，提供操作记录，可供查询。标识内容包括：导管名称、置管时间、操作人，如果导管有内外置长度及深度需记录。

（五）常见导管护理

1．全面评估

（1）检查引流管是否通畅，调解器是否打开。

（2）引流时选择粗的引流管、排放口粗的引流袋。

（3）巡视病房时挤压引流管，检查引流管是否阻塞及通畅程度。

（4）如遇引流管引流受阻，及时报告医生，并用生理盐水冲管或调节引流管位置，改善引流管受阻情况。

（5）评估病人意识状态。如病人患有严重精神症状、意识不清、躁动、谵妄或使用镇静类药物等，需严格掌握指征，根据病情遵医嘱使用安全用具，对使用安全用具约束的病人应同时加强观察约束部位的皮肤情况。

2. 妥善固定导管

管道置入部位准确、置入深度合适，最佳固定方式为缝线固定。

3. 加强巡视时间

留置有中、高危管道的病人；不配合治疗的病人；导管留置的高危时段（夜晚病人熟睡时 23：00～02：00；清晨病人醒来时 06：00～08：00），此阶段病人容易忽视导管的存在导致导管脱出，故应加强巡视评估。

4. 导管标识清晰

明确各类引流管的彩色标识，更换引流袋时应做到先更换再连接。

5. 正确健康宣教

（1）成功连接引流管后，应告知病人，卧床时引流管挂于床边，下床时引流管别于衣角。

（2）翻身时病人应扶住导管。

（3）留置过程中不要折叠、压迫、牵拉引流管。

（4）如发现敷料浸湿或固定不妥时，需及时告知医护人员。

（5）做好病人心理护理，预防非计划性拔管，保护病人安全。告知病人导管脱落会引起严重并发症，如感染、造口瘘、吻合口不愈合等情况。

6. 准确记录

护士应准确记录引流管的留置名称、时间和等级。如遇病人引流管有冲管时，记录引流量应排除冲洗液的量，公式为：引流液量＝引流量－冲入量

7. 严格交接班

有留置引流管的病人，应做到班班交接，缩短巡视时间，准确记录外露刻度，评估导管滑脱风险，并完整、准确地交接记录内容。见表1-6-2-1。

（六）常见导管脱落护理流程

（1）如果发现引流管滑脱，立即协助病人保持合适体位，安慰病人。

（2）采取必要的紧急措施，覆盖引流口处。

（3）立即通知值班医生，并协助处理，同时观察病人生命体征。

（4）协助医生，根据病情采取相应的应对措施。

1）立即重新置入引流管。

2）停止引流，处理局部伤口。

（5）严格执行无菌技术操作规程，保证导管在无菌条件下连接引流瓶或引流袋。

（6）继续观察病人生命体征，观察引流局部情况。

（7）做好护理记录。加强巡视，密切观察病情变化。

（8）安全指导，告知家属导管保护的重要性。

表 1-6-2-1　导管滑脱风险评估表

项目		危险值	评估日期及时间										
年龄	7 岁以下	2											
	70 岁以上	2											
意识	昏　迷	1											
	嗜　睡	2											
	躁　动	3											
精神	焦　虑	2											
	恐　惧	2											
	躁　动	3											
活动	术后 3 天内	3											
	行动不稳	2											
	偏　瘫	2											
	使用助行器	2											
	不能自主活动	1											
管道种类	胃　管	3											
	营养管	3											
	尿　管	1											
	胸　管	3											
	术区引流管	3											
	中心静脉管	2											

项目		危险值	评估日期及时间										
疼痛	可耐受	1											
	难以耐受	3											
沟通	一般，能理解	1											
	差，不配合	3											
评　分		50											
预防措施	防滑脱标识												
	妥善固定												
	床头悬挂导管观察巡视记录卡												
	相关知识宣教												
	班班交接												
评估者签名													

注：管道滑脱危险度分为Ⅰ度、Ⅱ度和Ⅲ度。Ⅰ度评分＜8分，有发生导管滑脱的可能；Ⅱ度评分为8～12分，容易发生导管滑脱；Ⅲ度评分＞12分，随时会发生导管滑脱。

（七）操作程序

1. 评估

（1）病人病情及自理能力。

（2）病人的心理反应、合作程度。

（3）病人置管状况。

2. 计划

（1）病人准备。了解置管护理的目的、方法、注意事项及配合要点；取合适体位。

（2）护士准备。着装整洁，洗手，戴口罩。

（3）用物准备。治疗车上层，依据病情和置管情况准备治疗盘、治疗碗、弯盘、止血钳、棉签、治疗巾、安尔碘、乙醇、纱布等。治疗车下层，医用垃圾桶、生活垃圾桶。

3. 实施

见表1-6-2-2。

表 1-6-2-2　导管滑脱风险评估实施流程

操作流程	操作步骤	要点说明
1. 核对解释	携用物至床旁，核对床号、姓名，向病人及家属解释操作的目的、过程及注意事项	● 意识不清，向家属解释
2. 安置体位	取侧卧位或仰卧位、半坐位，头偏向护士	● 体位视情况而定
3. 实施评估		
病人评估	病情，合作程度、局部皮肤情况、全身情况等	● 仔细询问病人感受
导管评估	（1）导管或引流管位置、型号及是否通畅 （2）引流装置的密闭性、完整性 （3）是否妥善固定，有无受压、扭曲、反折、脱出 （4）负压引流者，负压调节是否正确 （5）导管周围敷料情况 （6）引流管口周围敷料情况，引流液的量、色、性质 （7）是否按规定时间更换引流瓶（袋）	● 依据不同导管，采取合适评估
分类评估	（1）伤口引流管：观察伤口渗出情况等 （2）导尿管：尿袋是否低于膀胱水平，夹管时间及开放时间 （3）胃管：鼻腔有无分泌物堵塞，是否畅通，有无咳嗽、误咽 （4）气管套管：套管内分泌物的量、色、性质，有无并发症 （5）中心静脉导管、PICC导管：导管、敷料情况，穿刺点局部情况，导管植入长度，外露导管刻度、臂围等	
4. 安置病人	协助舒适卧位	● 视置管情况和病人情况
5. 妥善固定	导管妥善固定，引流通畅，标识清晰	● 若标识不清，应及时更换
6. 健康宣教	向病人/家属进行导管相关知识宣教	● 正确指导病人及家属
7. 整理记录	整理病人床单位、清理用物；洗手，记录	

4. 评价

（1）病人导管通畅、清洁、安全，导管周围皮肤完好，无感染、破溃等异常情况。

（2）护士操作规范，动作轻巧。

（3）护患沟通有效，病人能主动配合，同时获得保护置管的相关知识。

（八）注意事项

（1）遵循安全的原则。

（2）做好各种导管标识，避免混淆。

（3）针对不同的导管种类，做好分类评估。

（4）加强巡视，观察病人病情，重点交接。

【案例分析】

经检查，胡女士术后回病室，神志清楚，治疗配合度好，疼痛评分 3 分，自理能力评分 50 分，生活需要帮助。观察鼻胃管刻度，记录在位，鼻翼固定胶布稍有松脱，面颊部二次固定牢靠，负压引流盒可见引出黄绿色液体。全麻气管插管和留置鼻胃管，导致病人自觉咽喉部不适，固定有松脱。导尿管在大腿根部二次固定良好、通畅，可见清亮尿液引出，导尿管留置导致病人尿道不适。腹部肝创面引流管和胆道 T 型引流管标识无刻度记录，二次固定牢靠，腹部肝创面引流管引出暗红色液体 5 ml，胆道 T 型引流管可见胆汁样液体引出。病人存在非计划性拔管风险，需要立即进行干预。护士应对病人和家属进行沟通解释和教育，取得配合。同时需要密切观察腹部各引流管情况，及时发现出血、胆漏等情况。管道刻度标识记录有利于护士随时评估管道在位情况，对护理观察有重要意义。护士根据胡女士目前管道情况，完善护理措施，并再次进行相关护理指导。

【学习总结】

请总结导管滑脱风险评估护理的实施步骤。

（张译文　沈艳）

任务 3　安全用具的使用

【案例导入】

　　张某，男，70岁，一周前因气促、反复肺部感染急诊收入院。入院诊断：肺部感染伴中量胸腔积液。入院时病人神志模糊，定向障碍，烦躁不安，急诊带入左侧胸腔引流管，管道固定通畅。

　　根据病人的情况，为了预防非计划性拔管护士可以给予什么护理措施？

【知识基础】

（一）定义

　　是在特殊情况下用来限制病人身体或机体某部位的活动，以达到维护病人安全与治疗效果的各种器具。

（二）安全用具种类

　　1．床挡

　　也称床栏。保护病人安全，预防坠床。医院常用的床挡包括多功能床挡、半自动床挡、木杆床挡。

　　2．约束带

　　（1）宽绷带。常用于固定病人的手腕及踝部，限制上肢和下肢的活动范围。

　　（2）肩部约束带。用于固定病人的肩部，限制其坐起。一般用宽约 8 cm，长约 120 cm 的宽布制成，且将一端制成袖筒。

　　（3）膝部约束带。用于固定膝部，限制病人下肢活动。一般用宽约 10 cm，长约 250 cm 的布制作宽带。宽带中部相距 15 cm，分别缝制两条双头带。

　　（4）尼龙搭扣约束带。可用于固定手腕、上臂、膝部、踝部，约束带由宽尼龙搭扣制成。

　　3．支被架

　　主要用于肢体瘫痪或极度虚弱的病人。防止盖被压迫肢体而造成足下垂、足尖压疮和不适，影响肢体的功能位置，而造成永久性伤害。也可用于烧伤病人采用暴露疗法需保暖时使用。

（三）适用范围

　　（1）小儿病人。因认知及自我保护能力尚未发育完善，尤其是未满 6 岁的儿童，易发生坠床、撞伤、抓伤等意外或不配合治疗等行为。

（2）坠床发生概率高者。如麻醉后未清醒者、意识不清、躁动不安、失明、痉挛或年老体弱者。

（3）实施某些眼科特殊手术者。如白内障摘除术后病人。

（4）精神病病人。如躁狂症、自我伤害者。

（5）易发生压疮者。如长期卧床、极度消瘦、虚弱者。

（6）皮肤瘙痒者。包括全身或局部瘙痒难忍者。

（四）使用原则

（1）知情同意原则。使用前向病人及（或）家属解释需要安全用具的原因、目的、种类及方法，取得病人和家属的同意与配合。如非必须使用，则尽可能不用。

（2）短期使用原则。使用安全用具要确保病人的安全，且只宜短期使用。

（3）随时评价原则。应随时评价安全用具的使用情况，评价依据如下。

1）能满足安全用具使用病人身体的基本需要，病人安全、舒适，无血液循环障碍、皮肤破损、坠床、撞伤等并发症或意外发生。

2）病人及家属了解安全用具使用的目的，能够接受并积极配合。

3）各项检查、治疗及护理措施能够顺利进行。

（五）安全用具的应用

1. 床挡

多功能床挡、半自动床挡和木栏床挡。其中多功能床挡使用时需将床挡插入两边床沿，不用时可插于床尾，必要时还可在进行胸外心脏按压时垫于病人身下；半自动床挡一般固定于床沿两侧，可按需进行升降；木栏床挡亦固定于床两侧，床挡中间有一活动门，使用时将门关上即可。

2. 约束带

（1）宽绷带（图 1-6-3-1）。常用于固定手腕及踝部。使用时，先用棉垫包裹手腕部或踝部，再用宽绷带打成双套结，内垫棉垫，稍拉紧，确保肢体不脱出，松紧度以不影响血液循环为宜，然后将绷带系于床沿。

（2）肩部约束带（图 1-6-3-2）。用于固定肩部，限制病人坐起。肩部约束带用宽布制成，宽 8 cm，长 120 cm，一端制成袖筒。使用时，将袖筒套于病人两侧肩部，腋窝衬棉垫。两袖筒上的细带在胸前打结固定，将两条较宽的长带系于床头。必要时亦可将枕横立于床头，将大单斜折成长条，做肩部约束。

（3）膝部约束带（图 1-6-3-3）。用于固定膝部，限制病人下肢活动。膝部约束带用宽布制成，宽 10 cm，长 250 cm，宽带中部相距 15 cm 分别钉两条双头带。使用时，两膝之间衬棉垫，将约束带横放于两膝上，宽带下的两头带各固定一侧膝关节，然后将宽带两端系于床沿。亦可用大单进行膝部固定。

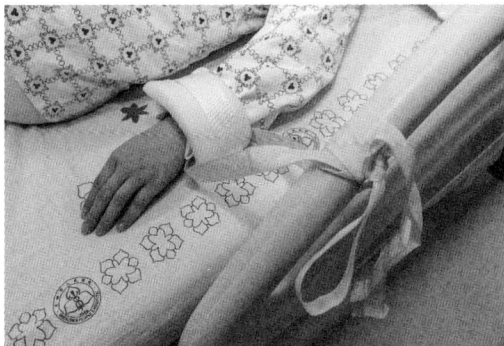

图 1-6-3-1　宽绷带

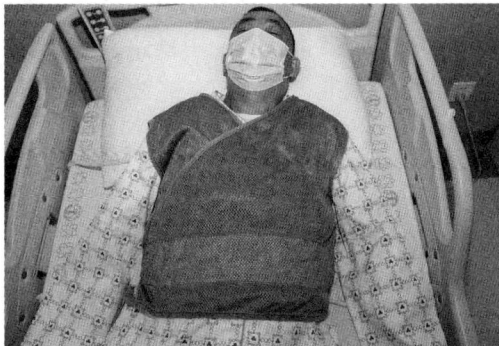

图 1-6-3-2　肩部约束带

（4）尼龙搭扣约束带。用于固定手腕、上臂、踝部及膝部。操作简便、安全，便于洗涤和消毒。约束带由宽布和尼龙搭扣制成。使用时，将约束带置于关节处，被约束部位衬棉垫，松紧适宜，对合约束带上的尼龙搭扣后将带子系于床沿。

3. 支被架

使用时，将支被架罩于防止受压的部位，盖好盖被（图 1-6-3-4）。

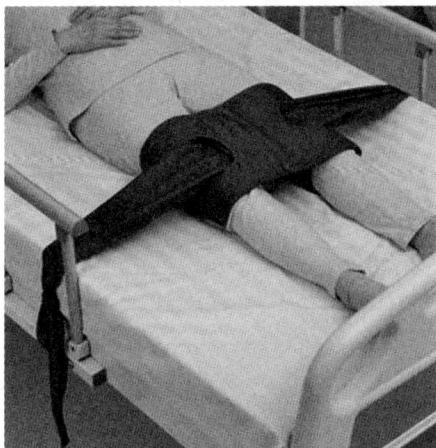

图 1-6-3-3　膝部约束带

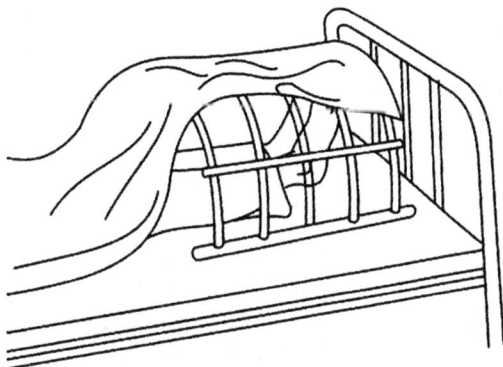

图 1-6-3-4　支被架

（六）操作程序

1. 评估

（1）病人病情及自理能力。

（2）病人的心理反应、合作程度。

（3）病人可能发生的风险。

2. 计划

（1）病人准备。了解安全用具的使用目的及配合要点。

（2）护士准备。着装整洁，洗手，戴口罩。

（3）用物准备。安全用具、笔、记录单。

（4）环境准备。宽敞、光线充足或有足够的照明、舒适安全。

3．实施

见表 1-6-3-1。

表 1-6-3-1　安全用具的使用流程

操作流程	操作步骤	要点说明
1．核对解释	携用物至床旁，核对床号、姓名，向病人及家属解释操作的目的、流程及注意事项	● 意识不清，向家属解释
2．正确使用		
▲床挡		
多功能床挡	使用时可插入两边床沿，防止病人坠床，不用时将床挡插于床尾 当病人呼吸心搏骤停时还可垫于病人背部，进行胸外心脏按压	● 告知病人使用安全，勿擅自移除
半自动床挡	床挡可根据病情需要拉起或落下，同时可在床挡上加一横板作为桌子，以便病人在床上进餐或伏于其上休息	
木栏床挡	使用时将床挡稳妥固定于两侧床沿，床挡中间为活动门，操作时打开，用完即关好活动门	● 幼儿使用时告知其家属，谨防夹手
▲约束带		
宽绷带约束	用于固定手腕及踝部，限制手足活动 先用棉垫包裹手腕或踝部，再用宽绷带打成双套结，套在棉垫外，稍拉紧，使其不松脱（松紧度以不影响肢体血液循环为宜），然后将宽绷带固定于床沿	● 观察病人肢体情况，如出现肢端麻木、苍白或发绀需立即松开
肩部约束带	操作时将病人两侧肩部分别套进袖筒，在腋窝垫棉垫。两袖筒上的细带子在胸前打结固定，将下面两条较宽的长带系于床头，必要时枕头横立于床头	● 松紧度适宜，保证病人肢体功能位
膝部约束带	操作时两膝衬棉垫，将约束带横放于两膝上，宽带下的两头各缚住膝关节，并将两端系于两侧床沿	● 松紧度适宜，保证病人肢体功能位
尼龙搭扣约束带	操作时在被约束部位垫棉垫，将约束带置于关节处，对合尼龙搭扣，松紧度适宜，将带子系于床沿	● 松紧度适宜，保证病人肢体功能位
▲支被架	根据需要保护的部位及损伤的大小选择合适的支被架，使用时将支被架置于防止受压的部位，盖好盖被	● 身体极度虚弱的病人，也可使用此方法保暖
3．整理记录	洗手，记录使用安全用具的时间和病人使用安全用具部位的肢体情况	● 便于观察对比

4．评价

（1）病人了解使用安全用具的目的。

（2）护士操作轻柔，保护病人安全。

（3）护患沟通有效，病人能主动配合。

（七）注意事项

（1）使用安全用具时，应保持肢体及各关节处于功能位，并协助病人经常更换体位，保证病人的安全、舒适。

（2）使用约束带时，应取得病人及家属的知情同意。使用时，约束带下须垫衬垫，固定松紧适宜，并定时松解，每 2 h 放松约束带一次。注意观察受约束部位的末梢循环情况，每 15 min 观察一次，发现异常及时处理。必要时进行局部按摩，促进血液循环。

（3）确保病人能随时与医务人员取得联系，如呼叫器的位置适宜或有陪护人员监测等，保障病人的安全。

（4）记录使用安全用具的原因、时间、观察结果、相应的护理措施及解除约束的时间。

【案例分析】

张伯伯有留置胸腔引流管，属于高危管道。根据病人的意识情况，目前病人神志模糊，定向障碍、烦躁不安，存在拔管的危险，告知家属目前存在的风险，给予病人进行相应的保护性约束（使用防拔管约束性手套，将手套戴在病人手上，魔术贴固定手腕，松紧度以病人手脱不出为宜，带子另一头固定在病床床挡上面）降低拔管的风险，保证护理安全。使用前向家属解释所需安全用具的原因、目的、种类及方法，取得家属的同意与配合。

【学习总结】

请总结各种安全用具的应用范围和方法。

（张译文　蒋玉蓉）

模块二　基本生活护理

项目一　清洁护理

教学计划表

授课主题		项目一　清洁护理
工作任务		任务 1　口腔护理 任务 2　头发、皮肤清洁照护 任务 3　床上擦浴和乙醇拭浴 任务 4　压力性损伤的预防及护理 任务 5　卧有病人床的整理及更换床单法 任务 6　晨晚间护理
建议学时		10 学时
教学目标	知识目标	1. 掌握口腔护理、床上洗发、床上擦浴、乙醇（温水）拭浴的评估和护理要点 2. 掌握压力性损伤的概念、发生的原因、好发部位、预防、临床分期及其护理要点 3. 熟悉口腔护理常用溶液及其作用；熟悉压力性损伤发生的高危人群；熟悉晨晚间护理的目的和内容
	能力目标	1. 能正确实施口腔护理、头发护理、盆浴和淋浴、床上擦浴、乙醇（温水）拭浴 2. 能有效预防压力性损伤，正确实施压力性损伤的护理 3. 会为卧床病人更换床单，省时节力
	素质目标	1. 具备不怕苦不怕脏的劳动精神 2. 有爱伤观念，确保病人安全
教学重点		1. 口腔护理 2. 床上擦浴 3. 压力性损伤的预防和护理 4. 卧床病人的床单位更换床单的操作方法
教学难点		1. 压力性损伤发生的原因 2. 压力性损伤的分期及临床表现

任务 1 口腔护理

【案例导入】

刘某，女，65 岁，1 天前淋雨着凉后出现发热，伴发冷寒战，在家自服退热药不见好转，反复发热 3 天后伴有咳嗽、咳痰、胸痛来医院就诊。入院查体：神志清楚，精神欠佳，T 37.9 ℃，P 98 次 / 分，R 23 次 / 分，BP 135/70 mmHg，SPO_2 96%，胸部 CT 示右肺肺炎，收入呼吸内科。护士对病人进行入院护理评估时，见病人口唇干裂，口腔黏膜轻度发红，舌部较干燥，口腔内无损伤，唾液减少，无异味，询问病人有活动性义齿。

根据刘女士的口腔情况，护士应该如何进行护理？

【知识基础】

口腔由牙齿、牙龈、颊、硬腭、软腭与舌组成，具有摄取、咀嚼、吞咽食物，以及感觉、消化等功能。口腔的特殊生理结构和温度、湿度及食物残渣等，非常适宜微生物生长繁殖，是病原微生物侵入机体的主要途径之一。正常情况下，口腔内存有大量的致病性和非致病性微生物。健康人由于机体免疫力强，唾液中溶菌酶的灭菌作用，以及每次饮水、进食、刷牙、漱口等活动起到了减少或清除细菌的作用，一般不会出现口腔健康问题。但当患病时，机体免疫力下降，上述活动减少，为口腔内细菌繁殖创造了条件，易发生口腔炎症、溃疡甚至继发腮腺炎、中耳炎等并发症；同时，还可引起口臭、龋齿，影响食欲及消化功能，甚至影响病人自我形象，产生一定的社交障碍。

口腔清洁度评估

（一）口腔卫生评估

口腔护理是保持口腔清洁、预防疾病的手段之一。护理人员必须认真地评估和判断病人的口腔卫生状况，及时给予相应的护理措施和必要的卫生指导。

1. 口腔卫生状况

口腔卫生状况的评估包括：口唇、口腔黏膜、牙龈、牙齿、舌苔、腭以及唾液、气味等方面。

2. 自护能力状况

了解病人每日清洁口腔的情况，如是否刷牙、漱口或清洁义齿等，了解病人在口腔清洁过程中的自理程度。记忆力功能减退或丧失的病人可能需要别人提醒或指导才能完成口腔的清洁活动。对自我照顾能力表示怀疑的病人，应鼓励其发挥自己的潜能，减少其对他人的依赖，以达到不断增强自我照顾的目的。

3. 口腔健康维护认知情况

病人对保持口腔卫生的重要性及预防口腔出现异常情况的知识了解程度。如个人的刷牙习惯、刷牙方法；口腔清洁用具的选用，包括经常使用的牙膏、牙刷及其他口腔清洁用品；是否使用牙线；如有义齿如何护理等。

（二）口腔卫生指导

1. 清洁用具的使用

选择牙刷时应尽量选用外形较小、表面平滑、质地柔软的尼龙牙刷，柔软的牙刷可刺激牙龈组织，且不会损伤牙龈。外形较小的牙刷可保证在刷牙时能刷到牙齿的各个部位。不可使用已磨损或硬毛牙刷，因其不仅清洁效果欠佳，而且容易导致牙齿磨损及牙龈损伤。牙刷在使用间隔时应保持清洁、干燥。牙刷应每隔3个月更换一次。牙膏应不具有腐蚀性，以防损伤牙齿。药物牙膏一般能抑制细菌的生长、预防龋齿和治疗牙齿过敏，可根据需要选用。牙膏不宜常用一种，可轮换使用。

2. 刷牙方法

刷牙通常在晨起或就寝前进行，每次餐后也应刷牙。正确的刷牙方法可以清除牙齿表面以及牙龈边缘下面的牙菌斑。

（1）上下颤动刷牙法。将牙刷与牙长轴呈45°指向根尖方向（上颌牙向上，下颌牙向下），按牙龈－牙交界区，使刷毛一部分进入龈沟，一部分铺于龈缘上，并尽可能伸入邻间隙内，用轻柔的压力，使刷毛在原位做前后方向短距离的水平颤动10次。颤动时牙刷移动仅约1mm，每次刷2~3个牙。

（2）水平颤动拂刷法。水平颤动拂刷法是一种有效清除龈沟内和牙面菌斑的刷牙方法。水平颤动是牙刷水平方向小幅度内高频率颤动。水平颤动主要是去除牙颈部及龈沟内的菌斑。拂刷是牙刷垂直方向从接触牙龈部位（正常速度）擦拂整颗牙齿。拂刷主要是清除唇（颊）舌（腭）面的菌斑。具体操作如下。

1）将刷头置于牙颈部，刷毛指向牙根方向（上颌牙向上，下颌牙向下），刷毛与牙长轴大约呈45°，轻微加压，使刷毛部分进入牙龈沟内，部分置于牙龈上。

2）从后牙颊侧以2~3颗牙为一组开始刷牙，用短距离水平颤动的动作在同一部位数次往返，然后将牙刷向牙冠方向转动，拂刷颊面。刷完第一个部位后，将牙刷移至下一组2~3颗牙的位置重新放置，注意与前一个部位保持有重叠的区域，继续刷下一个部位，按顺序刷完上下牙齿的唇（颊）面。

3）用同样的方法刷后牙的舌（腭）面。

4）刷上前牙舌面时，将刷头竖放在牙面上，使前部刷毛接触龈缘，自上而下颤动。刷下前牙舌面时，自下而上颤动。

5）刷咬合面时，刷毛指向咬合面，稍用力前后来回刷。

（3）牙线剔牙法。牙线可清除食物残渣，去除牙齿间的牙菌斑，预防牙周病。尼龙线、丝线、清洁线均可用作牙线剔牙。具体方法为将牙线两端分别绕于两手示指或中指，两手拇指、示指配合动作控制牙线。用拉锯式轻轻将牙线越过相邻牙接触点，压入牙缝，然后用力弹出，每个牙缝反复数次即可，建议每日使用牙线剔牙 2 次，餐后立即剔牙效果更好。

3．义齿的清洁与护理

义齿可促进牙齿缺失者食物咀嚼，便于交谈，保持良好的口腔外形和个人外观。义齿也会积聚食物残渣，有牙菌斑和牙石，也需要每天清洁与护理。有活动义齿的病人，为保证良好的口腔外观和咀嚼功能，应将义齿白天佩戴，晚上取下，使牙床得到休养。每天至少协助病人清洁义齿 2 次，取下的义齿按刷牙的方法用牙膏或义齿清洁剂刷洗，然后用清水冲洗干净，病人漱口后再戴上。暂时不戴的义齿，应浸泡于清水中保存，每日更换清水 1 次。义齿不可浸泡于热水或乙醇等消毒溶液中，以免变色、变形和老化。

4．健康教育

（1）向病人解释保持口腔卫生的重要性。

（2）介绍口腔护理的相关知识，如牙刷、牙线的使用方法，刷牙的方法及义齿的清洁与护理方法，让病人能够做到自我清洁口腔、保持口腔卫生，预防各种并发症的发生。

【案例分析】

刘女士，神志清楚，生活自理能力 85 分，能自行刷牙保持口腔清洁。护士对刘女士口腔清洁和义齿护理做出相关的指导。

【案例进展 1】

刘女士入院后持续高热，呈嗜睡状态，生活自理能力 35 分，入院后给予头孢哌酮、舒巴坦、左氧氟沙星等药物治疗 10 天后，责任护士给病人做口腔护理时发现口腔黏膜红肿，舌头表面出现白色的斑块，不易擦拭。

请问病人出现了什么情况？

【知识基础 1】

口腔护理适用于高热、昏迷、禁食、危重、鼻饲、口腔疾病、大手术后等自理能力缺陷病人。特殊口腔护理每日 2~3 次，如病情需要，可酌情增加次数。

（一）目的

（1）保持口腔清洁、湿润，使病人舒适，预防口腔感染等并发症。

（2）去除口腔异味防止口臭，增进食欲，保持口腔正常生理功能。

（3）观察口腔黏膜、舌苔的变化，以及有无特殊口腔气味，以提供病情观察的动态信息。

（二）操作程序

1. 评估

（1）病人病情及自理能力。

（2）病人的心理反应、合作程度。

（3）病人口腔状况。

1）口唇。色泽、湿润度，有无干裂、出血、疱疹等。

2）牙齿。是否齐全，有无义齿、龋齿、牙石、牙垢等。

3）牙龈。颜色，有无溃疡、肿胀或萎缩、出血、脓液等。

4）舌。颜色、湿润度，有无溃疡、肿胀或齿痕，舌苔颜色及厚薄等。

5）口腔黏膜。颜色、完整性，有无溃疡、出血、疱疹、脓液等。

6）腭部。悬雍垂、扁桃体的颜色，有无肿胀及异常分泌物等。

7）口腔气味。有无异常气味，如烂苹果味、氨臭味、肝臭味、大蒜样臭味等。

（4）病人的口腔护理知识及口腔卫生习惯。

2. 计划

（1）病人准备。了解口腔护理的目的、方法、注意事项及配合要点；取舒适卧位。

（2）护士准备。着装整洁，洗手，戴口罩。

（3）用物准备。

1）治疗车上层。治疗盘内备治疗碗（内盛漱口溶液浸湿的无菌棉球约16个、弯止血钳1把、镊子1把）、压舌板1个、小茶壶或杯子（内盛漱口溶液）、弯盘、吸水管、漱口溶液、手电筒、棉签、治疗巾、小橡胶单，必要时备开口器。

2）治疗盘外备口腔外用药（按需准备，如液状石蜡、冰硼散、西瓜霜、制霉菌素甘油、金霉素甘油等）、手消毒液、常用漱口溶液（应根据病人口腔 pH 与药物的药理作用选用漱口溶液）（表 2-1-1-1）。

表 2-1-1-1　常用的漱口溶液

口腔 pH	选用漱口溶液	作用
中性	0.9% 氯化钠溶液	清洁口腔，预防感染
	朵贝尔溶液	轻度抑菌，消除口臭
	0.02% 呋喃西林溶液	清洁口腔，广谱抗菌
	氯己定溶液（洗必泰溶液）	清洁口腔，广谱抗菌

续表

口腔 pH	选用漱口溶液	作用
偏酸性	1%～3% 过氧化氢溶液 1%～4% 碳酸氢钠溶液	抗菌防臭，用于口腔有溃烂、坏死组织者
	甲硝唑溶液	用于厌氧菌感染
偏碱性	2%～3% 硼酸溶液	酸性防腐剂，抑菌，清洁口腔
	0.1% 醋酸溶液	用于铜绿假单胞菌感染

3）治疗车下层。生活垃圾桶，医用垃圾桶。

（4）环境准备。宽敞、光线充足或有足够的照明、舒适安全。

3. 实施

见表 2-1-1-2。

口腔护理操作
评价标准

表 2-1-1-2　口腔护理的实施流程

操作流程	操作步骤	要点说明
1. 核对解释	携用物至床旁，核对床号、姓名，向病人及家属解释操作的目的、流程及注意事项	● 意识不清，向家属解释
2. 安置体位	取侧卧位或仰卧位、半坐位，头偏向护士	● 体位视情况而定
3. 铺巾置盘	（1）置治疗巾于病人颌下及胸前，置弯盘于口角旁 （2）倒漱口水，湿润并清点棉球数量	
4. 湿润口唇	用棉签蘸温水润病人口唇	● 防张口时干裂处出血、疼痛
5. 口腔评估	（1）嘱病人张口（昏迷病人或牙关紧闭者可用开口器协助张口） （2）护士一手用压舌板轻轻撑开颊部，另一手拿手电筒观察口腔情况	● 有活动义齿则取下义齿，并用冷水刷洗，浸泡于冷水中 ● 观察口腔有无出血、炎症、溃疡、特殊气味
6. 协助漱口	协助病人用吸水管吸温水漱口，昏迷者禁忌漱口	● 嘱病人勿将漱口水咽下
7. 擦洗口腔	（1）牙外侧：嘱病人咬合上、下齿，一手用压舌板轻轻撑开左侧颊部，另一手用弯血管钳夹取含漱口液的棉球擦洗左外侧面，由内齿向门齿纵向擦洗。同法擦洗右外侧面 （2）牙内侧和咬合面：嘱病人张口，依次擦洗左侧牙齿的上内侧面—上咬合面—下内侧面—下咬合面，弧形擦洗一侧颊部。同法擦洗右侧 （3）上腭及舌面、舌下：由内向外横向擦洗上腭、舌面及舌下 （4）擦洗完毕，清点棉球数量	● 每个部位用 1～2 个棉球，一个棉球擦洗一个部位 ● 棉球拧至不滴水为宜，防止水分过多造成误吸 ● 擦洗过程动作轻柔，凝血功能障碍的病人，应防止碰伤黏膜和牙龈 ● 擦拭过程密切观察病人有无不适 ● 勿触及咽部，以免引起恶心 ● 防止棉球遗漏口腔

续表

操作流程	操作步骤	要点说明
8. 协助漱口	协助病人漱口，毛巾拭去口唇水渍	● 昏迷者禁忌漱口
9. 观察涂药	再次观察口腔，如有溃疡等涂药于患处，口唇干裂者涂液状石蜡	
10. 整理记录	（1）撤去治疗橡胶单，协助病人取卧位，整理病人床单位、清理用物 （2）洗手，记录	● 必要时协助病人佩戴义齿，做好义齿的清洁及相应的健康教育

4. 评价

（1）病人口唇润泽，感觉口腔清洁、舒适，口腔有感染、溃疡、出血等情况时及时处理，擦洗时无口腔黏膜损伤。

（2）护士操作规范，动作轻巧。

（3）护患沟通有效，病人能主动配合，同时获得口腔卫生保健的知识与技能。

（三）注意事项

（1）擦洗时动作要轻，以免损伤口腔黏膜，特别是对凝血功能较差的病人。

（2）昏迷病人禁漱口。需用开口器者应从白齿处放入，对牙关紧闭者不可用暴力使其开口；擦洗时棉球不宜过湿，以防溶液吸入呼吸道，棉球要用血管钳夹紧，每次夹1个，防止棉球遗留在口腔。

（3）长期应用抗生素者，应观察口腔黏膜有无真菌感染。

（4）传染病病人用物须按消毒隔离原则处理。

【进展分析1】

长时间使用抗生素，容易出现菌群失调。该病人使用双联抗生素，结合口腔症状（刘女士口腔黏膜红肿，舌表面出现白色的斑块，不易擦除），考虑刘女士出现真菌感染，可以使用1%~3%过氧化氢溶液或1%~4%碳酸氢钠溶液行口腔护理。

【案例进展2】

近日，刘女士检查血常规，发现血小板计数为50×10^9/L，针对这一检查结果，护士在做口腔护理时，需要注意什么问题呢？

【进展分析2】

血小板计数低于正常值（100~300）$\times 10^9$/L，显示刘女士的凝血功能较差。因此，护士在实施口腔护理时，需要动作轻柔，保护口腔黏膜，防止出血。

【案例讨论】

护士李某单独给刘女士做口腔护理时，为了节省时间只擦洗了牙齿外侧面，没有擦洗内侧面。她认为病人意识不清，也无家属陪伴，少几个擦洗步骤没有关系，你认同她的做法吗？

【拓展知识】

"负压冲吸式"口腔护理新技术

采用负压冲吸式牙刷刷洗替代棉球擦洗等传统方法进行口腔护理。在口腔内用负压冲吸式牙刷不断刷洗，刷洗后及时通过吸水腔吸走水分及口腔内分泌物，不用再担心棉球内水分及口腔内分泌物过多被误吸，可有效减少误吸、肺部感染的发生率，减少危重病人死亡风险！负压冲吸式牙刷刷洗增加了牙刷与牙齿、牙龈及舌面的摩擦力，使牙菌斑、口腔内分泌物及舌苔易于脱落，能将口腔各部位以及口腔深部的各种污垢清除，并随着不断冲洗而排出，从而有效提高病人的口腔清洁度，对于消除口臭及预防口腔和肺部感染具有积极意义。

【学习总结】

请总结口腔护理的实施步骤。

（陈午艳　谢曼英）

任务 2　头发、皮肤清洁照护

【案例导入】

田某，女，70岁，独居老人，因患流感伴发低热10天仍不见好转来医院就诊，以"发热查因"收入感染内科病房。入院查体：神志清楚，T 37.8 ℃，P 99次/分，R 22次/分，BP 98/55 mmHg，全身皮肤黏膜干燥，管床护士为病人进行入院全身评估时，发现田奶奶头发打结，有异味。

护士该如何为田奶奶做头发护理？

【知识基础】

头发护理是个体日常卫生护理的重要内容之一。有效的头发护理可保持头皮清洁，促进头皮血液循环而预防感染，并能增加自信、维护自尊，维持良好的外观。对于病情较重、自我完成头发护理受限的病人，护士应予以适当协助。

床上梳发

对长期卧床、关节活动受限、肌肉张力降低、共济失调、生活不能自理的病人应给予每天床上梳发1～2次。

（一）目的

（1）除去头皮屑及脱落的头发，使病人整洁、舒适、美观。

（2）按摩头皮，促进其血液循环，提高头发生长和代谢能力。

（3）维护病人自尊、自信，建立良好的护患关系。

（二）操作程序

1. 评估

（1）病人的病情、梳发习惯和自理能力、个人卫生习惯。

（2）病人的心理反应、合作程度。

（3）病人的头发状况，观察头发的分布、长度、颜色、韧性和脆性及清洁情况，头皮有无光泽、尾端是否有分叉；头皮是否有抓痕、擦伤及皮疹等情况，有无头皮屑等。

2. 计划

（1）病人准备。明确操作目的，了解操作过程，能配合采取适当卧位。

（2）护士准备。着装整洁，洗手，戴口罩。

（3）用物准备。

1）治疗车上层。治疗盘内备治疗巾、梳子、30% 乙醇、纸袋（用于包脱落的头发），必要时备橡皮圈或发夹。治疗盘外备手消毒液。

2）治疗车下层。生活垃圾桶、医用垃圾桶。

（4）环境准备。整洁、安静、舒适、安全。

3. 实施

见表 2-1-2-1。

表 2-1-2-1　床上梳发

操作流程	操作步骤	要点说明
1. 核对解释	携用物至床旁，核对床号、姓名，向病人及家属解释操作的目的、流程及注意事项	● 意识不清，向家属解释
2. 安置体位	取侧卧位或仰卧位、半坐位	● 征求病人的意见
3. 正确铺巾	铺治疗巾于枕头上或围于病人的颈部	
4. 正确梳发	（1）协助病人头转向一侧，先将头发从中间梳向两边 （2）左手握住一股头发，由发根梳到发梢 （3）长发或遇头发打结不易梳理时，应沿着发梢梳到发根。必要时可将头发绕在手指上，用30%乙醇湿润后，再小心梳顺，避免强行梳拉 （4）同法梳另一边	● 梳发过程中询问病人有无不适 ● 尽量使用钝圆的梳子，防止损伤头皮
5. 整理记录	（1）长发梳顺后可扎成束或编成辫 （2）将脱落头发放于纸袋中，撤去治疗巾 （3）协助病人取舒适卧位，整理病人床单位 （4）清理用物 （5）洗手，记录执行时间和病人反应	● 询问病人对发型的爱好，尽可能满足

4. 评价

（1）病人感觉清洁、舒适、自尊得到保护。

（2）护士操作方法正确，动作轻柔。

（3）护患沟通有效，病人获得头发护理知识与技能。

（三）注意事项

（1）梳发时避免强行梳拉头发。

（2）注意观察病人反应。

床上洗发

洗发以头发不油腻、不干燥为宜。洗发次数因人而异，以确保病人安全、舒适及不影响治疗为原则。护理工作中应根据病人病情、体力和年龄，确定洗发方式和次数。长期卧床病人，应每周洗发1次。

（一）目的

（1）除去头发污秽及脱落的头屑，保持头发清洁，使病人舒适。

（2）按摩头皮，促进其血液循环，促进头发的生长与代谢。

（3）维护病人的自尊、自信，建立良好的护患关系。

（4）预防和灭除虱、虮，防止疾病传播。

（二）操作程序

1．评估

（1）病人的年龄、病情、洗发习惯和自理能力、个人卫生习惯。

（2）病人的心理反应及合作程度。

（3）病人的头发卫生状况，观察头发的分布、光泽，清洁状况等。注意头皮有无损伤、瘙痒、感染等。

2．计划

（1）病人准备。明确操作目的，了解操作过程，能配合采取适当体位。

（2）护士准备。着装整洁，洗手，需要时戴口罩。

（3）用物准备。

1）治疗车上层。治疗盘内备治疗巾、小橡胶单，大、中毛巾各一，小毛巾、别针（或夹子）、棉球2个（以不吸水棉为宜）、眼罩或纱布、弯盘、洗发液、纸袋、梳子（病人自备）、小镜子、量杯。若为扣杯式洗头，另备搪瓷杯和橡胶管。治疗盘外备马蹄形卷或使用洗头车、脸盆、热水桶（内盛40~45℃热水）2个、手消毒剂。需要时备护肤霜（病人自备）、电吹风。

2）治疗车下层。污水桶、生活垃圾桶、医用垃圾桶。

（4）环境准备。调节室温，酌情关闭门窗，备屏风。

3．实施

见表2-1-2-2。

床上洗发操作
评价标准

表 2-1-2-2　床上洗发

操作流程	操作步骤	要点说明
1. 核对解释	携用物至床旁，核对床号、姓名，向病人及家属解释操作的目的、流程及注意事项	● 意识不清，向家属解释
2. 调节环境	（1）冬季关门窗，调节室温为 22～26℃ （2）必要时使用屏风，按需给予便盆 （3）放平床头，移开床旁桌、椅	● 征求病人的意见
3. 铺巾松领	（1）铺小橡胶单和大毛巾于枕上 （2）松开衣领并向内反折，将中毛巾围于病人颈部，用别针固定	● 铺巾过程，告知病人目的和意义，询问有无不适
4. 安置体位	协助病人仰卧，移枕于肩下，屈双膝，膝下垫软枕	● 询问病人有无不适，关注病人是否安全舒适
5. 放洗头器		
▲ 马蹄形卷洗发法	将马蹄形垫放于病人头下，使病人后颈部枕于马蹄形卷突起处（后颈部垫毛巾），头部在槽中，槽出口接污水桶或污水盆	● 防止水倒流
▲ 洗头车洗发法	将洗头车置于床头侧边，协助病人斜角仰卧或侧卧，头部枕于洗头车的头托上，将接水盘置于病人头下	
▲ 扣杯式洗发法	取脸盆一个，盆底放一块毛巾，倒扣搪瓷杯于盆底，杯上垫一块折叠的毛巾，毛巾上裹一层薄膜固定，病人取仰卧位，头部枕于毛巾上，脸盆内置一橡胶管，下接污水桶	
6. 保护眼耳	梳理头发，用棉球塞两耳、纱布或眼罩盖双眼	● 防止操作中水流入眼睛和耳朵
7. 洗发至净	（1）先用少许热水放于病人头部试温后，充分润湿头发 （2）倒适量洗发液于手掌，均匀涂抹于头发，沿着发际揉搓到脑后部，用手指指腹轻轻按摩头皮 （3）温水冲洗干净	● 询问病人感觉，确定水温 ● 揉搓中力度适当，询问病人感受，避免指甲损伤头皮
8. 擦干头发	（1）洗发毕，解下颈部毛巾包住头发并擦干 （2）取下眼罩，取出耳道内的棉球	● 及时擦干，避免病人着凉
9. 整理记录	（1）撤去洗头用物 （2）将枕头移到床头 （3）取下包头的毛巾，梳顺头发，必要时用电吹风吹干头发，梳理发型。脱落的头发置于纸袋 （4）撤去枕头上的小橡胶单和大毛巾，协助病人取舒适卧位，整理病人床单位、清理用物 （5）洗手，记录执行时间和效果	● 尊重病人的习惯，协助病人使用护肤霜 ● 确保病人舒适、整洁

4. 评价

（1）病人感觉头发清洁舒适，心情愉快。

（2）护士操作时动作轻柔，未损伤病人头皮。

（3）护患沟通有效，病人和家属获得头发卫生保健知识与技能。

（三）注意事项

（1）洗发过程中，应随时注意观察病情变化，如发现面色、呼吸、脉搏等有异常应立即停止操作。

（2）病情危重和身体虚弱的病人不宜洗发。

（3）洗发时间不宜过长，以免引起头部充血、疲劳，造成病人不适。

（4）注意调节水温、室温，注意保暖，及时擦干头发，以免着凉。

（5）洗发时注意保持病人舒适体位，保护伤口和各种管道，防止污水溅入眼耳，并避免沾湿衣、被。

（6）操作过程中，护士应正确运用人体力学原理，保持良好姿势，身体尽量靠近床边和病人，避免引起过度疲劳。

【案例分析】

经常梳理头发、按摩头皮可促进血液循环，增加上皮细胞营养，促进头发生长，预防感染。田奶奶肌力正常，能正常沟通，生活自理能力完全独立，在协助奶奶梳理头发时，鼓励她自己梳理头发，保持头发整洁。

【案例进展1】

护士小王在为田奶奶梳发时，发现田奶奶头发上有头屑样固态颗粒，紧紧粘在头发上，不易去掉，田奶奶感到头皮瘙痒。

护士发现这种情况应当如何处理？

【知识基础1】

头虱、虮除灭法

虱子的产生与卫生不良、环境拥挤和接触感染者有关，可通过衣服、床单、梳子等传播。虱子有头虱、体虱和阴虱。头虱生长于头皮和头发，其卵（虮）紧紧黏附于头发，不易除掉。虱、虮寄生于人体后，不仅使病人局部皮肤痛痒，导致病人抓破皮肤而引起感染，还可传播流行性斑疹伤寒、回归热等疾病。

（一）目的

（1）除去头虱、虮使病人舒适。

（2）预防皮肤感染和某些疾病传播，如流行性斑疹伤寒、回归热。

（3）维护病人自尊。

（二）操作程序

1. 评估

（1）病人的病情，头发上虱、虮的分布。

（2）病人的心理状态，有无自卑。

（3）病人或家人对虱、虮有关知识的了解程度。

2. 计划

（1）病人准备。明确操作目的，了解操作过程，能配合采取适当体位。

（2）护士准备。着装整洁，戴手套、口罩、帽子，穿好隔离衣。

（3）用物准备。

1）治疗车上层。治疗盘内备治疗巾 2~3 条、治疗碗（内盛灭虱药液）、纱布、塑料帽子、隔离衣、布口袋或枕套、篦子（齿间嵌入少许棉花）、纸袋、手套、清洁衣裤、被服。治疗盘外备灭虱药液、手消毒液。

2）常用灭虱药液。30% 含酸百部酊：百部 30 g 放入瓶中，加 50% 乙醇 100 ml、纯乙酸 1 ml，盖严瓶口，48 h 即可。30% 含酸百部煎剂：百部 30 g，加水 500 ml 煎煮 30 min，用双层纱布过滤，挤出药液；取滤渣再加水 500 ml 煎煮 30 min，过滤，挤出药液；取两次药液合并再煎至 100 ml，待冷却后加入纯乙酸 1 ml 即可。灭虱香波：市场有售，其主要成分是 1% 二氯苯醚菊酯。

3）治疗车下层。水桶、生活垃圾桶、医用垃圾桶。

（4）环境准备。屏风遮挡或在治疗室进行。

3. 实施

见表 2-1-2-3。

表 2-1-2-3 头虱、虮除灭法

操作流程	操作步骤	要点说明
1. 核对解释	（1）携用物至床旁，核对床号、姓名，向病人及家属解释操作的目的、流程及注意事项 （2）用屏风遮挡病人 （3）戴手套	● 若病情许可，可在治疗室进行，以维护病人自尊
2. 剃发剪发	动员男病人或患儿剃去头发，女病人剪短头发，剪下头发用纸包裹焚烧	● 征求病人的意见
3. 蘸药涂擦	（1）按洗头法做好准备，将头发分为若干小股 （2）用纱布蘸取灭虱药液，按顺序擦遍头发，并反复揉搓 10 min （3）戴帽子或用治疗巾严密包裹头发 24 h	● 使药液湿透全部头发，确保疗效 ● 注意用药后病人局部及全身的反应
4. 篦虱洗发	24 h 后取下帽子，用篦子篦去死虱、虮，并清洗头发，如发现仍有活虱，须重复灭虱步骤	

续表

操作流程	操作步骤	要点说明
5. 更换衣被	（1）灭虱结束后，为病人更换干净的衣、被 （2）污衣裤、被服放入布口袋或枕套内，扎好袋口，按隔离消毒原则处理	• 防止虱、虮传播
6. 整理记录	（1）整理病人床单位，清理用物，篦子上除下的头发用纸包好焚烧，梳子和篦子消毒后用刷子刷净 （2）脱手套，洗手 （3）记录执行时间和效果	• 彻底杀灭虱、虮，避免传播 • 减少致病菌传播

4. 评价

（1）病人舒适、满意、自尊心得到保护。

（2）灭虱、虮彻底，无虱、虮传播。

（3）护患沟通有效，病人配合，病人及家人掌握灭虱、虮的方法。

（三）注意事项

（1）操作中防止灭虱药液沾污面部及眼部。

（2）用药后应注意观察病人的局部及全身有无反应，维护病人的自尊。

（3）严格执行消毒隔离制度，以防感染发生。

（4）操作中护士注意保护自己，免受感染。

【案例分析1】

护士在病人头上发现了虮子，应尽快进行灭虱、虮的处理，防止交叉感染，传播疾病。

【案例进展2】

田奶奶住院期间，活动后有轻微心悸，护士应为田奶奶选择何种皮肤清洁方式？

【知识基础2】

皮肤是由表皮、真皮、皮下组织和附属器组成。完整的皮肤具有保护机体、调节体温、分泌、吸收、排泄、感觉等功能，并具有天然的屏障作用，可防止微生物入侵。

皮肤新陈代谢迅速，其代谢的废物如皮脂、汗液、脱落的表皮碎屑等，可以与外界细菌及尘埃结合成污垢，黏附于皮肤表面，如不及时清除，可刺激皮肤，降低皮肤抵抗力，破坏其屏障作用，造成各种感染，给人体带来不适。因此，皮肤的清洁护理对病人来说是非常重要的。

淋浴和盆浴

适用于病情较轻、有自理能力、全身情况良好的病人。应根据病人年龄、需要和病情合理选择洗浴方式，确定洗浴时间和次数，并根据病人自理能力适当给予协助。

（一）目的

（1）去除污垢，保持皮肤清洁、干燥，使病人舒适。

（2）促进皮肤血液循环，增强其排泄功能，预防皮肤感染及压疮等并发症。

（3）观察全身皮肤有无异常，为临床诊治提供依据。

（4）使肌肉放松，保持良好的精神状态。

（二）操作程序

1. 评估

（1）病人的病情及自行完成沐浴的能力。

（2）病人皮肤的清洁度和皮肤的健康情况。

（3）病人的皮肤清洁习惯，对皮肤清洁卫生知识的了解程度。

2. 计划

（1）病人准备。明确操作目的，了解操作过程。

（2）护士准备。着装整洁，洗手，戴口罩。

（3）用物准备。治疗车上层备沐浴露或浴皂、毛巾 2 条、浴巾 1 条、清洁衣裤 1 套、拖鞋（防滑）、手消毒剂。治疗车下层备水桶、生活垃圾桶、医用垃圾桶。

（4）环境准备。浴室内有信号铃、扶手；地面、浴盆内防滑。

3. 实施

见表 2-1-2-4。

表 2-1-2-4　淋浴法和盆浴法

操作流程	操作步骤	要点说明
1. 准备交代	（1）备齐用物至床旁，核对并解释 （2）指导病人调节冷、热水开关及使用浴室呼叫器 （3）代为保存贵重物品	● 不能用湿手接触电源开关
2. 检查备物	（1）检查浴盆或浴室是否清洁 （2）浴室放置防滑垫 （3）协助病人准备好沐浴用物	● 防止病人出现意外性跌倒

续表

操作流程	操作步骤	要点说明
3. 指导洗浴	（1）携带用物，送病人入浴室 （2）调节室温在 24 ℃左右，水温 40～45 ℃ （3）病人洗浴时，护士每隔 5 min 检查、询问一次病人，随时观察病人的反应	● 告知病人入浴室后不宜闩门，将"正在使用"牌挂在门外 ● 若病人不能自行完成沐浴时，护士一起进入浴室，协助其完成沐浴；盆浴病人需扶助其进入浴盆 ● 护士不要离浴室太远，入浴时间过久应询问，防止发生意外 ● 盆浴时水位不可超过心脏水平，避免引起胸闷 ● 若遇病人发生晕倒，应迅速抬出、平卧保暖、通知医生救治
4. 观察整理	（1）根据情况协助病人擦干皮肤，穿好清洁衣裤 （2）观察病人反应，询问有无不适 （3）协助病人回病室，取舒适卧位 （4）取走洗浴用物，取下门口示意牌	● 保暖，防止病人受凉 ● 促进病人舒适
5. 洗手记录	（1）洗手 （2）记录病人浴后反应	● 减少致病菌的传播

4．评价

（1）病人淋浴或盆浴后感到清洁、舒适，无意外发生。

（2）护士能协助病人沐浴，确保病人安全。

（3）护患沟通有效，病人获得了有关皮肤护理方面的知识。

（三）注意事项

（1）饭后须过 1 h 才能沐浴，以免影响消化。

（2）防止病人有受凉、晕厥、烫伤、滑跌等意外情况发生。若遇病人突然晕厥，经评估可以移动病人后，应立即将病人从浴室抬出，平卧、保暖，紧急通知医生并配合处理。

（3）妊娠 7 个月以上的孕妇禁用盆浴；衰弱、创伤和患心脏病需要卧床休息的病人，不宜淋浴或盆浴。

（4）传染病病人的沐浴，应根据病种、病情按隔离原则进行。

【进展分析 2】

田奶奶的生活自理能力评估等级是完全可以自理，可以自行沐浴，所以可以协助病人进行淋浴或盆浴来清洁皮肤。

【案例讨论】

护士小王值夜班，一个人正忙得不可开交时，一位老年病人要小便。病人按完呼叫器，小王赶到病室时，老年病人已尿床。小王边为病人收拾边说……

请你将小王可能要说的话补充完全。护士小王她到底会说什么呢？

【拓展知识】

治疗老年人皮肤瘙痒的食疗偏方

老生姜：新鲜老生姜1块捣烂如泥，以纱布包裹，涂擦患处。每次10～20 min，每日1～2次，疗效显著。此方既能止痒，又能滋润皮肤。大枣雪梨膏：大枣（或金丝枣）10枚，雪梨膏20 ml。将枣先泡半小时，入砂锅内加水煮至枣烂后加入雪梨膏服用。此方可润肺护肤，健脾益气。猪蹄骨汤：取2～3个猪蹄的骨头，加水煮沸后再熬5 min。每天临睡前用卫生棉或洁净的白布条蘸猪蹄骨汤在皮肤瘙痒处搽洗一遍，可治老年人顽固性皮肤瘙痒。一般连续搽洗4次，症状可减轻。重者可多搽几次。中药煎剂：苍耳子、艾叶各30 g，苦参、地肤子、白鲜皮、露蜂房、土槿皮、苏叶、川椒各20 g，每天1剂，加适量水煎煮后，滤取药液，趁热洗浴，早晚各1次，每次搓擦15～20 min。连用7天为1个疗程。盐水或醋：每晚睡前，用面盆盛半盆清水，放适量食盐或米醋，加热至食盐溶解，用毛巾蘸水搽洗患处，一般3～5次可见效。如有反复，可继续搽洗。

——华中科技大学出版社《老年健康照护》

【学习总结】

请总结床上洗发的实施步骤。

（陈午艳　谢曼英）

任务 3　床上擦浴和乙醇拭浴

【案例导入】

李某，女，56 岁，因与家人吵架后突然晕倒在地，当时神志不清，伴呕吐 1 次，家人立即拨打 120 直接送到医院急诊，医院立即为病人启动急性脑卒中绿色通道收入神经内科监护室。入院时查体：T 36.3 ℃，P 64 次 / 分，R 16 次 / 分，BP 180/99 mmHg，SPO_2 95%，双侧瞳孔等圆等大，直径约 3 mm，对光反射迟钝，病人既往有高血压病史 8 年。头部 CT 示：右侧基底节出血并破入脑室。生活自理能力评分 20 分。

请问如何为李女士进行皮肤护理？

【知识基础】

床上擦浴

床上擦浴适用于病情较重、长期卧床、活动受限、身体虚弱而不能自理的病人。

（一）目的

（1）去除污垢保持皮肤清洁，使病人舒适，满足病人需要。

（2）促进皮肤血液循环，增强其排泄功能，预防皮肤感染及压疮等并发症。

（3）观察全身皮肤有无异常，提供疾病信息。

（4）活动肢体，使肌肉放松，防止关节僵硬和肌肉萎缩等并发症，保持良好的精神状态。

（二）操作程序

1. 评估

（1）病人病情、个人沐浴习惯及自理能力：对石膏固定牵引、长期卧床、病重虚弱及生活不能自理的病人，应按皮肤状况给予床上擦浴。

（2）病人的心理反应、合作程度。

（3）病人的皮肤状况。

1）完整性。有无破损、出血、皮疹、水疱、硬结等。

2）颜色。有无苍白、发绀、发红、黄疸、色素沉着等。

3）温度。皮温是否正常，有无发热或冰冷。

4）弹性。是否良好，有无水肿、干燥、皱纹等。

5）感觉。对冷热触痛的感觉是否正常，有无皮肤瘙痒等。

6）清洁度。出汗及皮脂分泌情况、体表散发出来的气味等。

2. 计划

（1）病人准备。明确操作目的，了解操作过程，能积极配合操作。

（2）护士准备。着装整洁，洗手，需要时戴口罩。

（3）用物准备。

1）治疗车上层。备浴巾 1 条、毛巾 2 条（病人自备）、治疗巾及小橡胶单各 1 条、浴皂或沐浴露、指甲刀、梳子、按摩油或膏、爽身粉。备脸盆、水壶（盛 50～52 ℃温水）、清洁衣裤和被单、手消毒液。

2）治疗车下层。便盆及便盆巾、水桶（盛污水用）、生活垃圾桶、医用垃圾桶。

3）屏风。

（4）环境准备。关闭门窗，调节室温。酌情用屏风遮挡或拉上窗帘。

3. 实施

见表 2-1-3-1。

表 2-1-3-1　床上擦浴法

操作流程	操作步骤	要点说明
1. 核对解释	（1）携用物至床旁，核对、解释 （2）询问病人有无特殊用物需求	
2. 浴前准备	（1）关好门窗，调节室温 22～26 ℃ （2）用屏风遮挡病人，按需给便盆 （3）放平床头及床尾支架，放下床挡，松开床尾盖被 （4）将面盆放于床旁桌上，倒入温水至 2/3 满，测试水温	● 防止病人受凉 ● 保护病人隐私 ● 温水可使病人肌肉放松，增加舒适感

操作流程	操作步骤	要点说明
3. 擦洗面颈	（1）铺浴巾于枕头上，另一条浴巾盖于病人胸部 （2）将微温小毛巾叠成手套状（图2-1-3-1），为病人洗脸及颈部 （3）擦洗眼部：采用毛巾不同部位由内眦向外眦擦洗，洗完一侧再洗另一侧 （4）擦洗脸、鼻、颈部：擦洗顺序为前额、颊部、鼻翼、耳后、下颌直至颈部。仔细擦洗皮肤皱褶处。同法擦另一侧	● 避免擦浴时弄湿床单和盖被 ● 避免交叉感染 ● 避免使用浴皂，减少眼部刺激 ● 除眼部以外的其他部位，采用清水、浴皂、清水、擦干等顺序进行擦洗
4. 擦洗上肢	（1）为病人脱下上衣，铺浴巾于一侧手臂下面。先脱近侧后脱远侧；如有外伤，先脱健肢，后脱患肢 （2）每擦一个部位都应在其下面垫浴巾，以免弄湿床单 （3）先用涂沐浴液的小毛巾由远心端向近心端擦洗，擦腋下时，抬高或外展手臂；再用湿毛巾拭去浴液，直至擦净为止，最后用大浴巾边按摩边擦干 （4）同法擦另一侧 （5）浴巾放于床边，将脸盆放在浴巾上，病人两手浸泡于脸盆内，洗净并擦干。同法擦洗对侧	● 脱衣过程询问病人感受，指导鼓励病人配合 ● 脱下的衣物不可放于地上，以免交叉感染 ● 擦洗时动作快捷，询问病人感受，适当用力 ● 根据情况修剪指甲
5. 擦洗胸腹	（1）换水，将大毛巾铺于胸腹部 （2）护士一手掀起浴巾，一手擦洗胸部，再擦腹部 （3）擦洗方法同上肢 （4）腹部以脐为中心，顺结肠走向擦洗	● 注意脐部与女性乳房下部清洁 ● 擦洗女性乳房时应环形用力
6. 擦洗背部	（1）拉起对侧床挡，协助病人翻身侧卧，依次擦后颈→背部→臀部 （2）进行背部按摩	● 确保病人安全，擦洗过程询问病人感受 ● 观察皮肤情况，必要时，擦洗后用按摩油或膏为病人按摩
7. 更衣平卧	换上清洁上衣，先穿对侧，后穿近侧，或先穿患肢，后穿健肢，协助病人平卧	
8. 擦洗下肢	（1）换水并调好水温，脱下病人裤子并用毛巾覆盖 （2）将浴巾铺于擦洗部位下面 （3）露出近侧下肢，依次擦洗踝部、膝关节、大腿，注意擦净腹股沟 （4）同法擦另一侧	● 减少身体的暴露，保护病人隐私 ● 由远心端向近心端擦洗，促进静脉回流
9. 浸泡双足	（1）将盆移于病人足下，盆下先铺好浴巾 （2）病人屈膝，将双脚同时或先后移入盆内，清洗足部 （3）取走足盆，两脚放于浴巾上，擦干，酌情擦拭润肤露或油	● 浸泡过程询问病人感受，适时进行足部护理的健康教育

操作流程	操作步骤	要点说明
10. 清洗会阴	（1）换水、盆和毛巾，盖好上下肢，只暴露会阴部，协助病人清洗会阴部 （2）不能自行清洗者，由护士完成	● 保护病人隐私
11. 穿裤梳发	（1）换上清洁裤子，根据需要修剪指（趾）甲 （2）协助病人取舒适卧位，梳理头发	● 维护病人个人形象
12. 整理记录	（1）整理病人床单位，必要时更换床单，清理用物 （2）洗手，记录执行时间及病人反应	

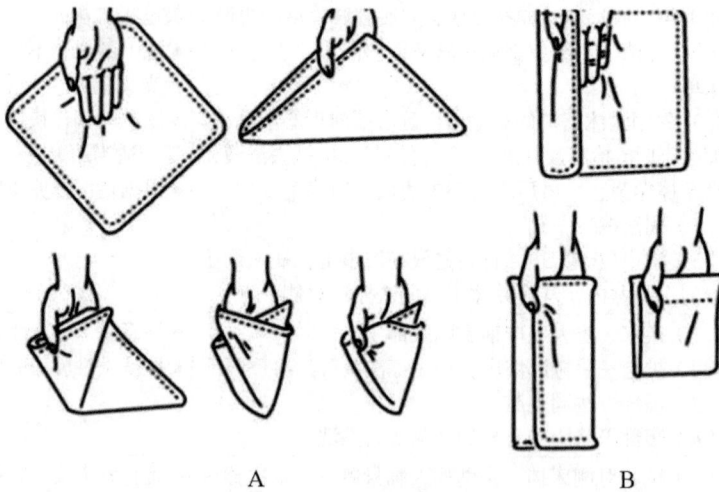

图 2-1-3-1　小毛巾叠法

4. 评价

（1）病人感觉清洁、舒适、身心愉快，无不良反应。

（2）护士动作轻巧，确保病人安全，有异常情况能及时处理。

（3）护患沟通有效，护士取得病人信任，病人获得皮肤卫生保健的知识与技能。

（三）注意事项

（1）操作过程中应遵循节力原则，两腿分开，降低身体重心。端水盆时，水盆尽量靠近身体，以减少体力消耗。

（2）掌握擦洗的步骤，及时更换温水，腋窝、腹股沟等皮肤皱褶处应擦洗干净。

（3）动作轻柔、敏捷，防止受凉，并注意遮挡，以保护病人隐私。

（4）注意观察病情变化及全身皮肤情况，如出现寒战、面色苍白等变化，应立即停止擦洗，并给予适当处理。

会阴部护理

会阴部护理包括清洁会阴部位及其周围皮肤。会阴部由于其特殊的生理结构以及其温暖、潮湿、通气较差、利于微生物生长繁殖等特点，成为病原微生物侵入人体的主要途径。故经常进行会阴部清洁护理对预防感染及增进病人舒适十分必要。

会阴部护理主要适用于有自理能力缺陷的病人，特别是生殖系统和泌尿系统炎症、大小便失禁、留置导尿、产后及会阴部术后的病人。

（一）目的

（1）去除会阴部异味，预防和减少感染。

（2）防止皮肤破损，促进伤口愈合。

（3）增进病人舒适感。

（二）操作程序

1. 评估

（1）病人的年龄、病情、意识心理状态、配合程度。

（2）有无大小便失禁、留置导尿管、泌尿生殖系统或直肠手术等。

（3）会阴部清洁程度、皮肤黏膜情况（有无皮肤破损、炎症、肿胀、触痛等）、有无伤口、流血及流液。

2. 计划

（1）病人准备。明确操作目的，了解操作过程。

（2）护士准备。着装整洁，洗手，戴口罩。

（3）用物准备。

1）治疗车上层。治疗盘内备毛巾，治疗盘外备橡胶单、中单水壶（内盛 50～52 ℃的温水）、手消毒液。

2）治疗车下层。便盆、生活垃圾桶、医用垃圾桶。

3）屏风。

（4）环境准备。病室安静整洁，有屏风遮挡病人。

3. 实施

见表 2-1-3-2。

表 2-1-3-2　会阴部护理

操作流程	操作步骤	要点说明
1. 核对解释	（1）携用物至床旁，核对、解释 （2）询问病人有无特殊用物需求	

操作流程	操作步骤	要点说明
2. 屏风遮挡	拉好隔帘或者使用屏风，关闭门窗	● 保护病人隐私
3. 安置体位	协助病人取仰卧位，将盖被折于会阴部以下，将浴巾盖于病人胸腹部	● 询问病人的冷暖感受
4. 戴好手套	戴好一次性手套	
5. 暴露会阴	暴露会阴部	
6. 准备温水	脸盆内放温水，将脸盆和卫生纸放于床旁桌上，将毛巾放于脸盆内	
7. 擦洗会阴		
▲男性	（1）大腿上部。将浴巾上半部反折，暴露阴茎部位。将病人衣服盖于病人胸部。清洗并擦干两侧大腿上部 （2）阴茎头部。轻轻提起阴茎，将浴巾铺于下方。由尿道口向外环形擦洗阴茎头部，更换毛巾，反复擦洗，直至擦净阴茎头部 （3）阴茎体部。沿阴茎体由上向下擦洗，特别注意阴茎下皮肤 （4）阴囊部位。小心托起阴囊，擦洗阴囊下皮肤皱褶处	● 保暖、保护病人隐私 ● 擦洗方向为从污染最小部位至污染最大部位，防止细菌向尿道口传播 ● 力量柔和、适度，避免过度刺激 ● 轻柔擦拭，防止阴囊部位受压，引起病人疼痛
▲女性	（1）安置体位。协助病人取仰卧位，屈膝，两腿分开 （2）大腿上部。将浴巾上半部反折，暴露会阴部，将病人衣服盖于病人胸部。清洗并擦干两侧大腿的上部 （3）阴唇部位。一手轻轻合上阴唇；另一手擦洗阴唇外黏膜部分和皮肤皱褶处，从会阴部向肛门方向擦洗，减少粪便中致病菌向尿道口传播的机会 （4）尿、阴道口。一手分开阴唇，暴露尿道口和阴道口；另一手从会阴部向肛门方向轻轻擦洗各个部位，彻底擦净阴唇、阴蒂及阴道口周围部分 （5）放置便盆。先铺橡胶单、中单（或一次性尿垫）于病人臀下，再置便盆于病人臀下 （6）冲洗会阴。护士一手持装有温水的大量杯，一手持夹有棉球的大镊子，边冲水边擦洗会阴部。从会阴部冲洗至肛门部，冲洗后，将会阴部彻底擦干，将用过的棉球弃于便盆中 （7）撤去盆、单。撤去便盆、中单及橡胶单（或一次性尿垫）。协助病人放平腿部，取舒适卧位	● 保暖，保护病人隐私 ● 每擦一处，更换毛巾的不同部位，减少致病菌向尿道口传播 ● 女性月经期或留置导尿时，可用棉球清洁
8. 取侧卧位	将浴巾放回原位，盖于会阴部位。协助病人取侧卧位	
9. 擦洗肛门	擦洗肛门，特别注意肛门部位的皮肤情况。必要时在擦洗肛门前，可先用卫生纸擦净	
10. 涂擦软膏	如病人有大、小便失禁，可在肛门和会阴部位涂凡士林或氧化锌软膏	● 保护皮肤

续表

操作流程	操作步骤	要点说明
11. 整理用物	（1）撤去浴巾，整理用物 （2）脱去一次性手套，将一次性手套弃于医用垃圾桶内	
12. 安置病人	协助病人穿好衣裤，协助病人取舒适卧位，整理病人床单位	
13. 观察局部	观察会阴部及其周围部位的皮肤状况	
14. 准确记录	洗手，记录执行时间及护理效果	

4．评价

（1）病人感觉会阴部清洁、舒适。

（2）护士操作中减少暴露，保护了病人的隐私。

（3）护患沟通有效，病人及其家属掌握了会阴部清洁方法。

（三）注意事项

（1）进行会阴部擦洗时，每擦洗一处需变换毛巾部位。如用棉球擦洗，每擦洗一处应更换一个棉球。

（2）如病人有会阴部或直肠手术，应使用无菌棉球擦净手术部位及会阴部周围。

（3）操作中减少暴露，注意保暖，并保护病人隐私。

（4）留置导尿管者，由尿道口处向远端依次用消毒棉球擦洗。

（5）女性病人月经期宜采用会阴冲洗。

【案例分析】

李女士入住监护室，经过重症监护治疗，病情较前平稳，但生活自理能力评分20分，属于重度依赖，需要护士协助床上擦浴，完成皮肤护理。

【案例进展】

李女士入院第3天后，神志清楚，但言语不清。中午突然并发中枢性高热，温度达39 ℃，护士报告医生后，遵医嘱给予乙醇拭浴物理降温。

护士应如何进行乙醇拭浴？

【知识基础】

乙醇或温水拭浴

利用乙醇或温水接触身体皮肤，通过乙醇或温水的蒸发和传导作用来增加机体的散热，达到降温目的。

（一）目的

为高热病人降温。

（二）操作程序

1．评估

（1）病人的年龄、病情、治疗情况、过敏史、意识状态。

（2）拭浴前体温及皮肤状况，循环状况，对冷的耐受度，有无感觉障碍等。

（3）病人的心理状态、活动能力及配合程度。

2．计划

（1）病人准备。了解乙醇或温水拭浴法的目的、方法、注意事项及配合要点；排空大小便，取舒适卧位。

（2）护士准备。着装整洁，洗手，戴口罩。

（3）用物准备。

1）治疗车上层。治疗盘内备大毛巾、小毛巾、热水袋及套、冰袋及套；治疗盘外备脸盆（内盛放 32～34 ℃温水至 2/3 满或盛放 30 ℃、25%～35% 乙醇 200～300 ml）、手消毒液。必要时备干净衣裤。

2）治疗车下层。医用垃圾桶，生活垃圾桶。必要时备便器。

（4）环境准备。整洁、安静、舒适、安全。酌情关门窗，必要时用床帘或屏风遮挡病人。

3．实施

见表 2-1-3-3。

乙醇拭浴操作
评价标准

表 2-1-3-3　乙醇或温水拭浴法

操作流程	操作步骤	要点说明
1．核对解释	认真核对，评估病人并做好解释	●病人或家属理解乙醇或温水拭浴的意义，愿意接受
2．备好用物	备齐用物，按热水袋、冰袋使用法备好热水袋、冰袋	
3．再次核对	（1）携用物至床旁，再次核对病人 （2）用床帘或屏风遮挡，松开床尾盖被，按需给予便器，协助病人脱去上衣，松解裤带	●确认病人 ●注意保暖，保护病人隐私，尽量减少暴露
4．安置冰袋	置冰袋于头部	●冰袋置头部有助于降温并可防止拭浴时表皮血管收缩，头部充血
5．置热水袋	置热水袋于足底	●热水袋置足底可促进足底血管扩张，减轻头部充血并使病人感觉舒适

操作流程	操作步骤	要点说明
6. 拍拭上肢	（1）协助病人脱去衣裤，将大浴巾垫于拭浴部位下，小毛巾浸入盛有乙醇或温水的小盆中，拧至半干，缠于手上成手套状，以离心方向拍拭，擦拭完毕用大毛巾擦干皮肤 （2）双上肢。病人取仰卧位，按以下顺序擦拭：颈外侧→肩→上臂外侧→前臂外侧→手背；侧胸→腋窝→上臂内侧→肘窝→前臂内侧→手心 （3）先擦洗近侧后擦洗对侧	● 拭浴时避免使用摩擦的方式，防止摩擦生热 ● 每拍拭一个部位更换一次小毛巾，以维持拭浴温度 ● 每侧肢体或背腰部拍拭 3 min，拭浴全过程不宜超过 20 min，防止发生继发效应 ● 擦拭至腋窝、肘窝、手心处可稍用力拍拭并适当延长拍拭时间，以促进散热
7. 擦拭腰背部	（1）协助病人侧卧，分上、中、下三部分纵向拍拭背部 （2）擦拭顺序：颈下肩部→臀部 （3）协助病人穿衣	
8. 拍拭下肢	（1）协助病人取仰卧位，脱去裤子 （2）擦拭顺序：髂骨→下肢外侧→足背；腹股沟→下肢内侧→内踝；臀下→大腿后侧→腘窝→足跟 （3）先擦洗近侧后擦洗对侧 （4）协助病人穿好裤子，卧于舒适卧位	● 擦拭至腹股沟、腘窝处可稍用力拍拭并适当延长拍拭时间，以促进散热
9. 严密观察	注意观察局部皮肤及病人反应，倾听病人主诉	● 如有异常，停止拭浴，及时处理
10. 撤热水袋	拭浴毕，取下热水袋，根据需要为病人更换干净的衣裤，整理病人床单位	
11. 整理用物	整理用物，按规定消毒处理后放回原处	
12. 撤去冰袋	30 min 后测体温，若体温降至 39 ℃以下，取下头部冰袋	● 取下冰袋后，可酌情给予热饮料，帮助降温，防止病人虚脱
13. 准确记录	洗手，记录	● 记录擦拭时间、效果、局部反应及病人反应

4．评价

（1）病人无畏冷、寒战、不适等不良反应。30 min 后体温有所下降，达到乙醇或温水拭浴法的目的。

（2）护士操作熟练，动作轻巧。

（3）护士能与病人或家属有效沟通，得到理解与配合。

（三）注意事项

（1）擦浴过程中，注意观察局部皮肤情况及病人反应，重点观察皮肤表面有无发红、苍白、出血点，如病人出现寒战、面色苍白、脉搏及呼吸异常等应立即停止操作，报告医生给予处理。

（2）禁忌拍拭胸前区、腹部、后颈、足心等部位，以免引起不良反应。

（3）乙醇刺激性较强，不可用于血液病病人及婴幼儿。

（4）拭浴时以拍拭（轻拍）方式进行，不能用摩擦方式，避免摩擦生热。

（5）传染病病人用物须按消毒隔离原则处理。

【进展分析】

李女士虽言语不清，但是神志清醒，进行乙醇拭浴前需做好沟通解释，告知李女士如果拭浴过程中有不适，可以发单音"a，a，a"表示；护士应与病人进行有效的沟通，及时发现病人不适；拭浴时头部可使用冰袋降温，足底使用热水袋保暖，但应注意防冻伤、烫伤；拭浴过程中要密切观察病人局部皮肤情况，防止医源性皮肤损伤；擦拭完毕30 min 后测量体温，60 min 复测体温，观察降温效果。

临床常用的乙醇浓度为75%，为病人进行乙醇擦拭需配制的乙醇浓度为25%~35%。以配制100~300 ml 为例，配置比例见表2-1-3-4。

表 2-1-3-4　乙醇拭浴溶液配置表

25% 乙醇配置			35% 乙醇配置		
75% 乙醇用量	温开水用量	总量	75% 乙醇用量	温开水用量	总量
33 ml	67 ml	100 ml	40 ml	60 ml	100 ml
66 ml	134 ml	200 ml	80 ml	120 ml	200 ml
99 ml	201 ml	300 ml	120 ml	180 ml	300 ml

【拓展知识】

亚低温疗法

亚低温疗法是一种以物理方法将病人的体温降低到预期水平而达到治疗疾病目的的方法。目前，国际上将低温分4类：轻度低温（33~35 ℃）；中度低温（28~32 ℃）；深度低温（17~27 ℃）；超深度低温（16 ℃以下）。中、轻度低温（28~35 ℃）被统称为亚低温。亚低温治疗在重型颅脑创伤、心外科和神经外科手术中已得到广泛应用，并取得良好的脑保护作用。

【学习总结】

请总结床上擦浴时协助病人穿衣和脱衣的顺序。

（陈午艳　谢曼英）

任务 4　压力性损伤的预防及护理

【案例导入】

张某，男，76 岁，脑梗死后遗症 10 余年，行动不便。5 天前于家中跌倒活动受限入院。入院后 X 线检查示股骨颈骨折，完善相关检查后行股骨颈骨折切开复位内固定术。手术后第三天，护士查房时病人主诉：骶尾部疼痛。查看病人发现骶尾部骨突出处皮肤发红，大小约 3 cm×5 cm，触之皮温稍高，压之褪色缓慢。护士长开具护嘱：给予气垫床，局部给予泡沫敷料外敷，建立翻身卡，每 2 小时翻身一次，密切观察全身其他皮肤颜色及皮肤完整性变化。

张爷爷存在什么问题？护士长开具护嘱的目的是什么？

【知识基础】

（一）压力性损伤的概念

压力性损伤最早被叫作"褥疮"，来源于拉丁文"decuh"，意为"躺下"。容易使人误认为压力性损伤是"由躺卧引起的溃疡"。实际上，压力性损伤不仅可发生于长期卧床的病人，也可发生于长久坐位的病人或其他病人。因此，自 20 世纪 90 年代初以来，压力性溃疡"pressure ulcer"一词被广泛使用,但"溃疡"一词描述的是皮肤表面的开放性伤口,这忽略了深部组织损伤、完整/未破损皮肤下的内部损伤,故目前医学上倾向于将这类皮肤问题称为"压力性损伤"。

压力性损伤是指皮肤和(或)皮下组织的局限性损伤,由压力或压力合并剪切力作用所致。压力性损伤的压力可能是来自病人自身的重力或由外部施加的力,如医疗器械或其他物体施加的力量。损伤可表现为完整(或未破损)的皮肤或开放性伤口,可能会有疼痛。组织损伤是由于高强度或长时间地暴露于压力(垂直于组织表面)和(或)剪切力(平行于组织表面)而造成的持续形变的结果。软组织对持续形变的耐受性因组织类型而异,还可能受到微环境、年龄、健康状况(慢性或急性)、合并症和软组织状况的影响。

压力性损伤本身不是原发疾病,一般是由于某些疾病发生后病人没有得到很好的护理而造成的损伤。压力性损伤不仅给病人带来痛苦,加重病情,严重时还可继发感染引起败血症而危及生命。

(二)压力性损伤形成的原因

1. 压力性损伤形成的力学因素

当持续性的垂直压力超过毛细血管压(正常为 16 ~ 32 mmHg),局部组织会发生缺血、坏死、溃烂。造成压力性损伤的主要力学因素是压力、剪切力与摩擦力,压力可压迫毛细血管,剪切力和摩擦力可撕裂组织、损伤血管。卧床或坐位的病人长时间不改变体位,局部组织受压过久出现血液循环障碍。压力性损伤通常是 2 ~ 3 种力联合作用所致(图 2-1-4-1)。

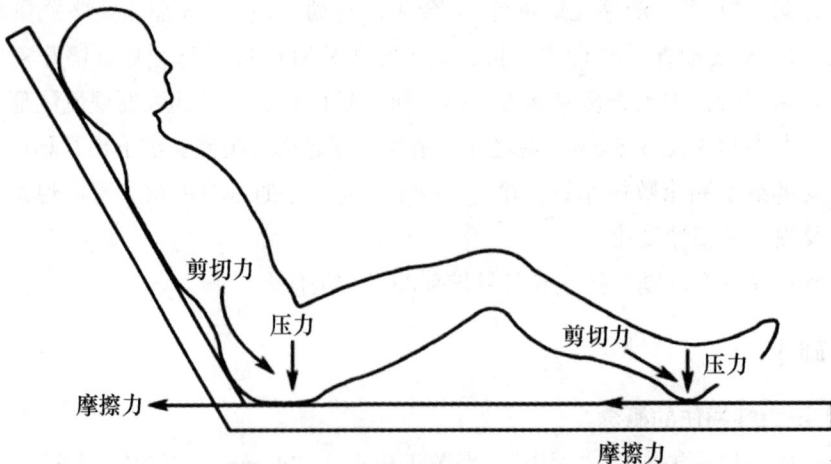

图 2-1-4-1 压力性损伤形成的力学因素

(1)压力。压力是局部组织遭受的垂直压力。引起压疮的最主要原因是局部组织承受持续性压力。单位面积承受的压力越大，组织发生压疮所需时间越短。研究提示，若外界施予局部的压强超过终末毛细血管压的 2 倍，且持续 1~2 h，即可阻断毛细血管对组织的灌流，引起组织缺氧；若持续受压 2 h 以上，就可引起组织不可逆的损害，从而发生压力性损伤。

（2）摩擦力。摩擦力是指相互接触的两物体，在接触面上发生的阻碍相对运动的力。当病人卧床、变换体位或坐轮椅时，皮肤随时都可受到床单或轮椅垫表面的逆行阻力摩擦，导致皮肤擦伤，擦伤的皮肤一旦受到汗、尿、粪等的浸渍，更易发生压力性损伤。

（3）剪切力。剪切力是由两层组织相邻表面间的滑行，产生进行性的相对移位时所产生的一种力。它是压力和摩擦力共同作用的结果，与体位密切相关，比如：病人靠坐在轮椅上时，身体会向下滑，与髋骨紧邻的组织随骨骼向下移动，但皮肤与椅面间存在摩擦力，皮肤和皮下组织无法移动，加上皮肤垂直方向的压力，从而导致剪切力的产生。此时，组织血管拉长、扭曲、断裂，形成血栓和真皮损害，进而发生深部坏死。

2. 局部潮湿或排泄物刺激

如大小便、伤口分泌物、引流渗出液、汗液等可使皮肤酸碱度改变和受到潮湿刺激而受损。且潮湿的皮肤有利于微生物滋生，还使皮肤变软，耐受性降低。另外，床单皱褶、碎屑等亦可导致皮肤受损。

3. 营养不良或水肿

营养状况是影响压力性损伤形成的一个重要因素。长期营养不良，可致肌肉萎缩、皮下脂肪变薄，皮肤与骨骼间的充填组织减少；机体脱水时皮肤弹性变差，在压力或摩擦力的作用下容易变形，压力性损伤发生的风险增加。水肿的皮肤由于弹性、顺应性下降，更容易受损伤，同时组织水肿使毛细血管与细胞间距离增加，氧和代谢产物在组织细胞的溶解和运送速度减慢，皮肤出现营养不良，容易发生压力性损伤。

4. 医疗器械使用不当

使用石膏、绷带、夹板、约束带、牵引时，衬垫不当，松紧不适宜，致使局部血液循环受阻，而发生压力性损伤。

（三）压力性损伤的分期和临床表现

压力性损伤的发生是一个渐进性过程，2016 年美国国家压疮咨询委员会（National Pressure Ulcer Advisory Panel，NPUAP）/欧洲压疮咨询委员会（European Pressure Ulcer Advisory Panel，EPUAP）压疮分类系统，根据压疮累及的深度和组织结构的变化将压力性损伤分为 6 种情况，增加了不可分期压力性损伤和深部组织压力性损伤，进一步描述了局部组织损伤累及的深度和结构，澄清了临床难以划分的压力性损伤分期，切实提高了分期的准确性。常用的分类系统是依据受压皮肤损伤程度分为 6 期。

1. 1期（淤血红润期）

局部皮肤完好，出现压之不变白的红斑。局部组织表皮完整，出现非苍白性发红，深肤色人群可能会出现不同的表现。局部呈现的红斑或感觉，温度或硬度变化的存在可能会先于视觉的变化。颜色改变不包括紫色或褐红色变化，出现这些颜色变化提示可能存在深部组织损伤。此期皮肤完整性未被破坏，为可逆性改变，如及时去除诱因，加强预防措施，可阻止压力性损伤的发展（图2-1-4-2）。

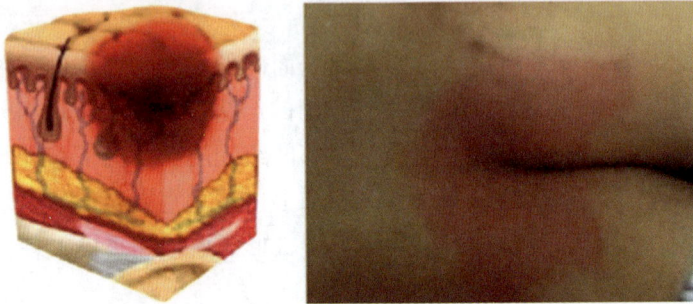

图2-1-4-2 1期压力性损伤

2. 2期（炎性浸润期）

部分皮层缺失，真皮层暴露。伤口床有活力性，基底面表现为粉红色或红色，湿润，也可能会表现为完整或破裂的血清性水疱。脂肪层和深部组织未暴露。无肉芽组织、腐肉和焦痂。病人疼痛明显。此期若及时解除受压，改善血液循环，清洁创面，仍可防止压力性损伤进一步发展（图2-1-4-3）。

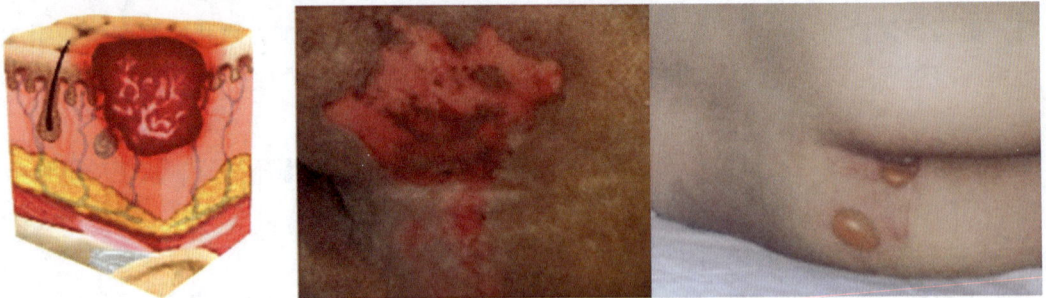

图2-1-4-3 2期压力性损伤

3. 3期（浅度溃疡期）

全层皮肤缺损，常可见皮下脂肪组织、肉芽组织和伤口边缘内卷（上皮内卷）。可有腐肉和（或）焦痂。深度按解剖位置而异，皮下脂肪较多的部位可能会呈现较深的创面。可能会出现潜行和窦道。无筋膜、肌肉、肌腱、韧带、软骨和骨头暴露（图2-1-4-4）。如果腐肉或焦痂掩盖了组织缺损的程度，即为不可分期的压力性损伤。

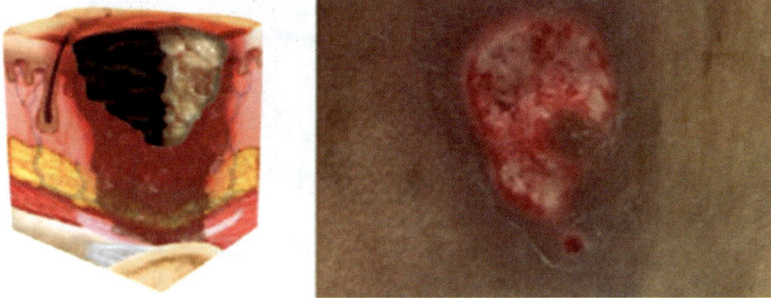

图 2-1-4-4 3 期压力性损伤

4. 4 期（坏死溃疡期）

全层皮肤和组织的损伤，可见或直接触及筋膜、肌肉肌腱、韧带、软骨或骨头。可见腐肉或焦痂。常可见上皮内卷，潜行和（或）窦道。深度按解剖位置而异（图2-1-4-5）。

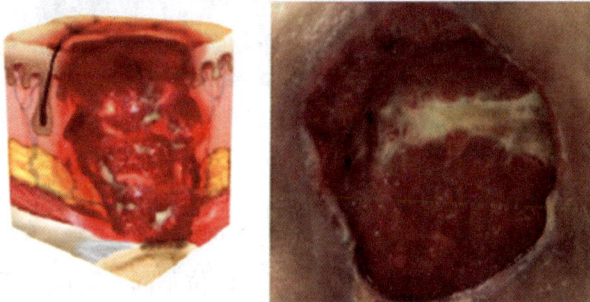

图 2-1-4-5 4 期压力性损伤

5. 不可分期压力性损伤

被掩盖的全皮层组织缺失，由于伤口床被腐肉或焦痂覆盖无法确定伤口具体程度。去除腐肉或焦痂后，可表现为3期或4期压力性损伤。缺血性肢体或足跟处稳定的焦痂（如干燥、紧密贴附，完整，没有红斑或波动感）不应被软化或移除（图2-1-4-6）。

6. 深部组织压力性损伤

局部皮肤呈持久性非苍白性发红、褐红色或紫色改变。完整或破损的皮肤局部出现持久性非苍白性发红、褐红色或紫色变化，或表皮分离后出现暗红色伤口床或充血性水疱。疼痛和温度变化往往先于颜色的改变。此类损伤由在骨隆突处强烈和（或）持续的压力和剪切力导致。伤口可能会迅速发展，暴露组织损伤的实际程度或可能自行消失而不出现组织损伤（图2-1-4-7）。

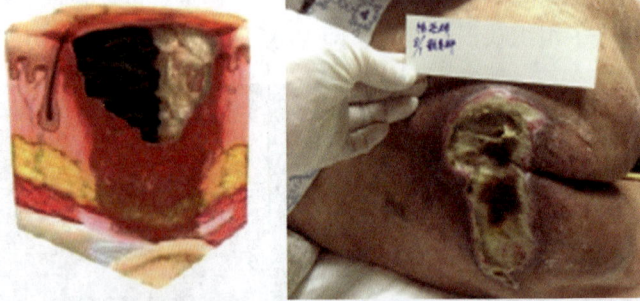

图 2-1-4-6　不可分期压力性损伤

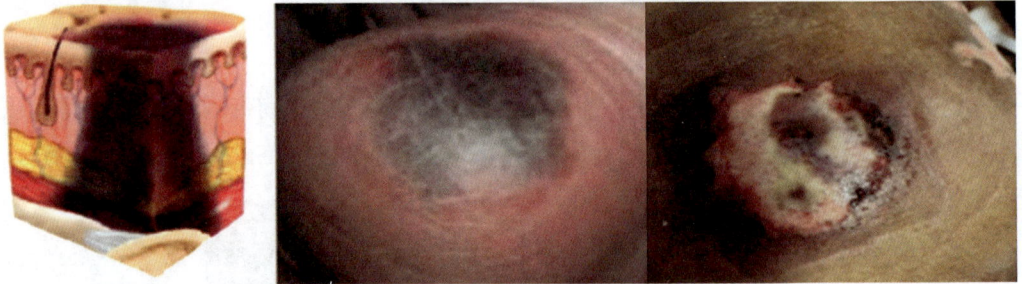

图 2-1-4-7　深部组织压力性损伤

（四）压力性损伤的好发部位

压力性损伤好发于经常受压和无肌肉包裹或肌层较薄、缺乏脂肪组织保护的骨隆突处，压力性损伤的发生与卧位有着密切的关系。体位不同，受压点不同，好发部位也不同（图 2-1-4-8）。

（1）仰卧位。好发于枕骨粗隆、肩胛部、肘部、脊椎体隆突处、骶尾部、足跟及足趾。

（2）侧卧位。好发于耳郭、肩峰、肋部、肘部、髋部、膝关节的内外侧及内外踝等。

（3）俯卧位。好发于面颊和耳郭、肩峰、女性乳房，男性生殖器及肋缘突出处，髂嵴，膝部、足趾等。

（4）坐位。好发于坐骨结节。

（五）压力性损伤危险因素的评估

护士可通过评分方式对病人发生压力性损伤的危险性进行评估，临床采用的评估量表有 Braden 评估量表和 Norton 评估量表等。

（1）Braden 评估量表（表 2-1-4-1）是目前国内外用来预测压力性损伤发生的最常用的方法之一，分值越少，发生压力性损伤的危险性越高。评分 ≤ 12 分，属于高危病人，应积极采取相应的护理措施，实施重点预防。

（2）Norton 评估量表（表 2-1-4-2）也是公认的预测压疮发生的有效评分方法，特别用于评估老年病人，其分值越少，发生压力性损伤的危险性越高。评分 ≤ 14 分，提示易发生压力性损伤。

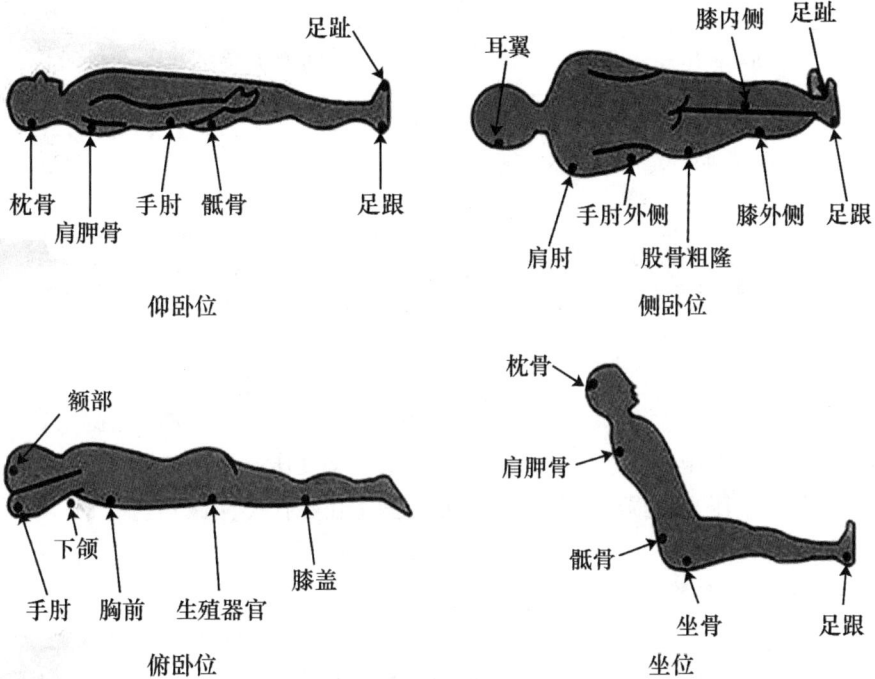

图 2-1-4-8　不同卧位压力性损伤的好发部位

表 2-1-4-1　Braden 评估量表

项目 / 分值	4	3	2	1
活动力：身体活动程度	经常行走	偶尔行走	坐位	限制卧床
移动力：改变和控制体位的能力	未受限	轻度受限	严重受限	完全不能
摩擦力和剪切力	无	无明显问题	有潜在问题	存在问题
感觉：对与压力有关的不适的感受能力	未受损害	轻度丧失	严重丧失	完全丧失
潮湿：皮肤暴露于潮湿环境的程度	很少发生	偶尔发生	非常潮湿	持久潮湿
营养：日常食物摄取状态	良好	适当	不足	恶劣

表 2-1-4-2　Norton 评估量表

项目 / 分值	4	3	2	1
意识状态	清醒	淡漠	模糊	昏迷
营养状况	好	一般	差	极差
运动	运动自如	轻度受限	重度受限	运动障碍
活动	活动自如	扶住行走	依赖轮椅	卧床不起
排泄控制	能控制	尿失禁	大便失禁	二便失禁
循环	毛细血管再灌注迅速	毛细血管再灌注减慢	轻度水肿	中度至重度水肿
体温	36.6～37.2 ℃	37.2～37.7 ℃	37.7～38.3 ℃	＞38.3 ℃
药物使用	未使用镇静药和类固醇类药物	使用镇静药	使用类固醇类药物	使用镇静药和类固醇类药物

（六）压力性损伤的预防

控制压力性损伤发生的关键是预防，预防压力性损伤的关键是去除病因，对危重和长期卧床等易发生压力性损伤的病人，应经常观察受压部位的皮肤情况，以有效的护理措施预防和杜绝压力性损伤的发生。因此，护士在工作中应做到"七勤"，即勤观察、勤翻身、勤擦洗、勤按摩、勤更换、勤整理和勤交班。

1. 保护皮肤，避免外界机械力的作用

（1）经常更换卧位。鼓励和协助卧床病人经常更换体位是预防压力性损伤最有效的方法，它可使骨骼突起部位交替受压。利用支撑用具协助病人采取 30° 倾斜侧卧位（右侧卧、仰卧、左侧卧交替进行）的躺卧姿势，可尽量减轻骨骼突起部位的受压，病情允许、可耐受者还可交替增加应用俯卧位，但注意避免 90° 侧卧位或半坐卧位等使局部压力加大的躺卧姿势。翻身的间隔时间根据病情及受压处的皮肤情况决定，至少每 2 h 翻身 1 次，如果骨骼隆起处皮肤出现红色，应避免局部继续受压并增加翻身次数。建立床头翻身记录卡（表 2-1-4-3），以保证翻身正确性和不间断。每次翻身后，应观察皮肤有无水肿、发冷或发红。另外还可使用电动翻转床帮助病人变换卧位。

表 2-1-4-3　翻身记录卡

姓名：　　　　　床号：

日期 / 时间	卧位	皮肤情况及备注	执行者

（2）保护骨突处和支持身体空隙处。病人体位安置妥当后，可在骨突处或易受压部位垫海绵垫褥、水褥、气垫褥、羊皮垫或使用翻身床等，或在身体空隙处垫软枕、海绵垫等使支撑身体重量的面积增大，从而降低骨突部位皮肤所受到的压强。羊皮垫具有抵抗剪切力及高度吸收水蒸气的性能，适用于长期卧床病人。对易受压部位还可采用支被架抬高被毯，以避免局部受压，但不宜使用可引起溃疡的圈状垫，如棉圈和橡胶气圈。

（3）避免摩擦力和剪切力。在给病人翻身或搬运病人时，应将病人的身体抬离床面，避免拖、拉、推。对于长期卧床的病人，除非病情限制，床头抬高不超过30°，可减少剪切力的发生。不可使用破损便盆以免擦伤皮肤。

（4）正确使用医疗用具。对使用石膏、绷带、夹板等固定的病人，衬垫应平整柔软、松紧适度、位置合适，尤其要注意骨隆突处的衬垫，应注意观察局部皮肤和肢端皮肤颜色的变化，认真听取病人的主诉，一旦发现石膏绷带凹凸不平或过紧，立即通知医生，及时调整。

2. 避免局部理化因素的刺激

（1）保持皮肤清洁、干燥。对大小便失禁、出汗及分泌物多的病人，应及时洗净擦干。清洁皮肤时采用温水或中性溶液清洁病人皮肤，避免使用碱性肥皂、含乙醇的用品，以免引起皮肤干燥或使皮肤残留碱性残余物而刺激皮肤。擦洗动作应轻柔，不可用力过度，防止损伤皮肤。清洁皮肤，使其干燥后，可适当使用润肤品以保持皮肤湿润。对皮肤易出汗的部位如腋窝、腘窝及腹股沟等，应及时擦干汗液。对排泄失禁者，应及时擦洗皮肤，并根据病人皮肤情况采取隔离防护措施，如局部使用皮肤保护剂、水胶体类敷料或伤口保护膜等，以保护局部皮肤免受刺激。

（2）保持床单及被褥整洁、干燥、无碎屑，严禁让病人直接卧于橡胶单或塑料布上。对排泄失禁者，应及时更换床单、衣物，以减少对皮肤的刺激和损伤。

3. 促进局部血液循环

（1）关节活动度练习。简称 ROM 练习，是指根据每一特定关节可活动的范围来对此关节进行屈曲和伸展的运动，是维持关节可动性的有效锻炼方法。对长期卧床或活动障碍的病人，每日应进行主动或被动的全范围关节运动，以维持关节的活动性和肌肉的张力，促进肢体的血液循环。

（2）定期为病人温水擦浴。不仅能清洁皮肤，还能刺激皮肤血液循环，但水温不宜过高，以免烫伤。

（3）局部受压部位适当按摩。病人变换体位后，对局部受压部位进行适当按摩，改善该部位血液循环，预防压疮发生。但需注意的是，传统按摩皮肤的方法尚缺乏科学证据支持，不适当的皮肤按摩可造成深部组织的损伤。对因受压而出现反应性充血的皮肤组织则不主张按摩，因此时软组织已受到损伤，实施按摩可造成深部组织损伤。

4．改善机体营养状况

营养不良既可导致压力性损伤，又可影响压力性损伤的愈合。蛋白质是机体组织修补所必需的物质，维生素 A、维生素 C、维生素 B_1、维生素 B_3 和锌也可促进伤口的愈合，因此在病情允许的情况下应给予病人高蛋白、高热量、高维生素饮食和适当补充硫酸锌，对不能进食的病人，可使用鼻饲或静脉营养。另外水肿病人应限制水和盐的摄入，脱水病人应及时补充水和电解质。

5．鼓励病人活动

尽可能避免给病人使用约束带和镇静剂。在病情允许的情况下，协助病人进行肢体功能练习，鼓励病人尽早离床活动，预防压力性损伤的发生。

6．健康教育

为了让病人及其家属有效地参与预防压力性损伤的工作，应确保病人和家属的知情权，使其了解自身皮肤状态及压疮的危害，指导其掌握预防压力性损伤的知识和技能，包括引起压力性损伤的原因、压力性损伤形成的危险因素、压力性损伤的好发部位和表现、营养知识、减压装置的选择、翻身技巧及皮肤清洁技巧等，从而鼓励病人和家属有效地协助或独立采取措施预防压力性损伤。

【案例分析】

张爷爷年龄大，有脑梗死后遗症，行动不便，且为行股骨颈骨折切开复位内固定术后。长期卧床导致骶尾部受压处皮肤血流灌注受阻，有发生压力性损伤的风险，目前的临床表现已显示局部血液循环障碍。通过使用气垫床可以减轻局部压力，泡沫敷料可以改善局部皮肤微环境，减少摩擦力；建立翻身卡每两小时翻身一次，可以减少局部皮肤受压缺血的时间，恢复局部血液循环，避免进一步发展成为压力性损伤。压力性损伤可发生在身体的任意受压部位，张爷爷属于高危人群，需要密切关注。

【案例进展】

术后第三天，张爷爷腹泻 10 余次，护士在夜查房时发现病人骶尾部皮肤破损，大小约 2 cm × 3 cm，基底 100% 红色，渗液量中量，疼痛明显，周围皮肤发红。

张爷爷的皮肤出现什么情况？该如何护理？

【知识基础】

（一）压力性损伤的治疗和护理

尽管预防压力性损伤的措施是非常有效的，但一些高危个体仍然可能发生压力性损伤。病人、家属和医护人员应相互沟通，一起制定治疗和护理压力性损伤的方案，治疗压力性损伤主要采用以局部治疗为主、全身治疗为辅的综合性治疗措施。

1. 全身治疗

积极治疗原发病，补充营养和进行全身抗感染治疗等。良好的营养是创面愈合的重要条件，因此应给予平衡饮食，增加蛋白质、维生素及微量元素的摄入。对长期不愈的压力性损伤，可静脉滴注复方氨基酸溶液。低蛋白血症病人可静脉输入血浆或人血白蛋白。不能进食者采用全胃肠外营养治疗，以满足机体代谢需要。此外，遵医嘱给予抗感染治疗，预防败血症发生。同时加强心理护理，消除不良心境，促进身体早日康复。

2. 各期压力性损伤的治疗和护理

评估、测量并记录压力性损伤的部位、大小（长、宽、深）、创面组织的形态、渗出液、有无潜行或窦道、伤口边缘及周围皮肤状况等，对压力性损伤的发展进行动态监测，根据压力性损伤分期的不同和伤口情况采取针对性的治疗和护理。

（1）1期（淤血红润期）。此期皮肤未破损，不提倡局部皮肤按摩和擦洗，防止造成进一步伤害。因此，护理的重点是去除致病因素，采取加强避免局部继续受压，增加翻身次数，避免摩擦、潮湿等压力性损伤预防措施外，局部可使用半透膜敷料、水胶体敷料或泡沫敷料加以保护，防止压力性损伤继续发展。

（2）2期（炎性浸润期）。此期护理的重点是保护皮肤，避免感染。除继续加强预防压力性损伤的各项措施外，应对出现水疱的皮肤进行处理。对未破的小水疱可用无菌纱布包扎，并减少摩擦，防止破裂、感染，使其自行吸收；大水疱可在无菌操作下，用无菌注射器抽出疱内液体（不可剪去表皮），表面涂以消毒液，并用无菌敷料包扎。如水疱已破溃，应消毒创面及其周围皮肤，再用无菌敷料包扎。

（3）3期（浅度溃疡期）。此期护理的重点是清洁创面，清除坏死组织，控制伤口渗出液，促进肉芽组织生长，并预防和控制感染。

根据伤口类型选择伤口清洗液。创面无感染时可用生理盐水冲洗；创面有感染时可根据创面细菌培养及药物敏感试验结果选用合适的冲洗液，如0.02%呋喃西林溶液、3%过氧化氢溶液等。

进行创面清创处理时，应根据病人的病情和耐受性、局部伤口坏死组织情况和血液循环情况选择清创方式，如外科清创、机械性清创、自溶性清创、生物性清创及化学性清创等。

根据渗出液的特点，选择适当的湿性愈合敷料，确定换药频率。

（4）4期（坏死溃疡期）。此期护理除继续采用3期的治疗和护理措施外，重点是去腐生新。采取清创术清除焦痂和腐肉，处理伤口潜行和窦道以减少无效腔，并保护暴露的骨骼肌腱和肌肉，对深达骨质、保守治疗不佳或久治不愈的压力性损伤可采取外科手术治疗，如植皮修补缺损或皮瓣移植术等。

（5）对无法判断的压力性损伤和深部组织损伤的压力性损伤需进一步全面评估，采取必要的清创措施，根据组织损伤程度选择相应的护理方法。

3. 其他方法

一些其他的治疗方法正在被探讨中，如电流刺激、高压氧疗、激光治疗、超声波疗法、外敷用药及全身用药等。上述方法治疗压力性损伤无效时，可考虑用手术清除坏死组织、植皮等，促进伤口愈合。术后注意避免伤口受压，防止伤口感染。

【进展分析】

根据张爷爷的病史及骶尾部皮肤的临床表现，判断是由于腹泻使用纸尿裤引起骶尾部皮肤潮湿度增加，反复清理大便时摩擦加重了骶尾部皮肤的受损，导致出现 2 期压力性损伤。

【拓展知识】

器械相关压力性损伤与黏膜压力性损伤

（一）器械相关压力性损伤

器械相关压力性损伤是由于使用以诊断或治疗为目的的器械所致，非医疗器械（如床上杂物、家具和设备）（通常在无意中）持续接触皮肤和组织也会造成压力性损伤，由此产生的压力性损伤通常完全符合器械的式样或形状。

器械相关压力性损伤的潜在来源包括但不限于以下情况。

（1）呼吸治疗相关器械，例如：气管切开术固定板及固定装置、用于无创正压通气（NIV）的面罩、持续正压通气、气管插管和经鼻气管插管、血氧探头、氧气管 / 鼻导管。

（2）骨科矫形器械。

（3）尿液 / 粪便收集装置。

（4）体位变换装置，例如：足跟垫、悬吊带及转运板。

（5）器械固定装置。

（6）胃管和营养管。

（7）体外膜肺氧合（ECMO）套管。

（8）外科引流管。

（9）胸腔置管。

（10）中心静脉和透析导管。

（11）静脉导管及组件。

（12）动脉管路。

（13）主动脉内球囊泵。

（14）减张缝线。

（15）血压袖带。

（16）间歇式气压仪袖套。

（17）压力梯度袜和绷带。

（二）黏膜压力性损伤

黏膜压力性损伤见于黏膜。黏膜是与外部相通的身体体腔的湿润内壁，这些组织存在于舌、口腔、胃肠道、鼻腔、尿道、气管内壁和阴道。施加在这些黏膜组织上的压力会造成持续的变形进而导致缺血。黏膜组织尤其易受到医疗器械的压力损害，例如氧气管、气管插管和管托、牙垫、胃管和鼻胃管、导尿管以及粪便收集装置。

一旦医疗器械导致压力性损伤发生，在临床可行性的情况下应考虑移除或更换器械。如果设备必须保持原位，则应实施减压策略。

【学习总结】

请总结压力性损伤预防和护理的具体实施步骤。

（陈午艳　田素萍）

任务5　卧有病人床的整理及更换床单法

【案例导入】

刘某，男，51岁，主因"意识不清1小时"入院。既往高血压3年，具体血压值不详，未系统诊治。查体：昏迷状态，气管插管呼吸机辅助呼吸，持续动脉血压（ABP）、中心静脉压（CVP）监测。病人监护线路较多，如何整理床单位？

【知识基础】

长期卧床病人由于疾病限制，只能在床上活动、进食、排泄。病人体位的改变，易使床单出现皱褶；出汗或排泄则会使床单潮湿、污染，影响病人的舒适感，并易损伤皮肤发生压疮。因此，护士在执行各项操作及晨晚间护理时，应随时观察皮肤状况，及时整理及更换床单，满足病人的身心需求。

（一）目的

（1）保持床铺的清洁、干燥、平整，病室整洁，使病人感觉舒适。

（2）观察病人的病情变化，预防压疮、坠积性肺炎等并发症的发生。

（3）保持病室的整洁美观。

（二）操作程序

1．评估

（1）病人病情、意识状况、自理能力，身上有无各种导管及伤口，肢体活动度。

（2）病人卧床时间、皮肤状况，床单位的清洁程度。

2．计划

（1）护士准备。衣帽整洁，洗手，戴口罩。

（2）病人准备。病情允许，病人了解操作目的和配合方法。

（3）用物准备。

1）卧有病人床整理法。床刷或扫床巾（略湿润）。

2）卧有病人床更换床单法。清洁大单、中单、被套、枕套，需要时备清洁衣裤、床刷或扫床巾（略湿润），污物袋。

（4）环境准备。周围无病人进餐或治疗。根据病人需要调节室温，关门窗。必要时用屏风遮挡病人，室内家属（特别是异性）暂时回避。

3. 实施

（1）卧有病人床整理法。卧有病人床整理法主要适用于昏迷、瘫痪、高热、大手术后或年老体弱等病情较重、长期卧床、活动受限、生活不能自理的病人。实施流程见表 2-1-5-1。

卧有病人床
整理操作评
价标准

表 2-1-5-1　卧有病人床整理法

操作流程	操作步骤	要点说明
1. 核对解释	携用物至床边，核对床号、姓名，向病人及家属解释操作的目的、过程及注意事项	● 询问有无禁忌 ● 意识不清者，向家属解释
2. 移开桌椅	（1）移开床旁桌离床 20 cm，移床旁椅至床尾。固定床脚轮 （2）如病情允许，放平床头及床尾支架，拉起对侧床挡	
3. 松被翻身	松开床尾盖被，枕头移向对侧，协助病人翻身至对侧背向护士	● 观察皮肤，询问病人感受，安置好各种导管及输液管
4. 松单扫床	（1）松开近侧各层大单、中单及橡胶单 （2）用套有半湿刷套的床刷扫净中单、橡胶单后搭于病人身上，再从床头至床尾扫净大单上的渣屑	● 注意扫净枕下及病人身下的渣屑
5. 整理近侧	依次将近侧大单、橡胶单、中单逐层拉平铺好	● 注意中线对齐
6. 整理对侧	协助病人翻身侧卧于整理好的一侧，拉起近侧床挡，转至对侧同法整理，协助病人平卧	● 防止病人坠床
7. 整理盖被	整理好盖被叠成被筒，被尾内折与床尾齐	●床尾盖被内折时，嘱病人屈膝，防止折叠过紧，压迫足趾
8. 整理枕头	取下枕头，拍松后放入病人头下	
9. 摇高床头	根据需要支起床头、床尾支架、床挡	
10. 整理用物	（1）移回床旁桌椅，协助病人取舒适卧位。询问病人感受、需要，感谢病人配合 （2）整理用物，洗手记录	

（2）卧有病人床更换床单法。

1）侧卧更换床单法。适用于长期卧床、病情允许翻身侧卧的病人。实施流程见表 2-1-5-2。

卧有病人床更
换床单（侧卧）
操作评价标准

表 2-1-5-2　卧有病人床更换床单法（侧卧）

操作流程	操作步骤	要点说明
1. 核对解释	携用物至床边，核对床号、姓名，向病人及家属解释操作的目的、过程及注意事项	● 询问有无禁忌、需要 ● 意识不清者，向家属解释

操作流程	操作步骤	要点说明
2. 移开桌椅	（1）移开床旁桌离床 20 cm，移床旁椅至床尾 （2）固定床脚轮，拉起对侧床挡	● 放平床头或床尾支架
3. 松被侧卧	松开床尾盖被，枕头移向对侧，协助病人翻身至对侧背向护士，身体靠近床边。拉起对侧床挡	● 安置好各种导管及输液管
4. 松单扫床	（1）松开近侧各层床单。中单污染面向内翻卷塞于病人身下，扫净橡胶中单后搭于病人身上 （2）将污大单污染面向内卷，塞入橡胶中单下 （3）从床头至床尾扫净床褥上的渣屑	● 橡胶中单不更换 ● 操作轻，防尘土飞扬
5. 铺近侧单	（1）将清洁大单中缝与床中线对齐，正面向上铺在床褥上展开，对侧一半大单清洁面向内卷塞于病人身下（污大单下面） （2）按铺床法铺好近侧大单，先铺床头，后铺床尾 （3）放下橡胶单铺在清洁大单上，取清洁中单中线对齐床中线铺于橡胶单上，对侧中单清洁面向内卷塞入污中单下，展平近侧中单与橡胶单一同塞于床垫下	
6. 移枕翻身	（1）移枕头至近侧，协助病人侧卧于铺好大单的一侧床上。护士转至对侧 （2）拉起近侧床挡	
7. 撤单扫床	（1）松开对侧各层床单，撤出污中单卷至床尾；扫净橡胶单后搭于病人身上 （2）将污大单同污中单卷在一起撤出置于护理车下层或污物袋内 （3）从床头至床尾扫净床褥上的渣屑	● 注意污染面向内卷
8. 铺对侧单	从病人身下拉出清洁大单、橡胶单和中单，逐层拉平，同上法铺好	
9. 病人仰卧	协助病人平卧，移枕于病人头下	● 动作轻稳
10. 更换被套	（1）松开被筒，解开污被套尾端系带，将棉胎在污被套内折三折后，再按"S"形横折拉出，放于床尾椅上 （2）将污被套上拉 1/4 至病人胸部（女病人不暴露乳房），将折叠的清洁被套正面向外展开 1/4 铺于病人胸部。找到清洁被套尾端与污被套头端对接后，双臂伸展一起下拉至床尾。铺平清洁被套，撤出污被套置于护理车下层或污物袋内 （3）将清洁被套尾端打开 1/3，棉胎放入清洁被套内，对好被套两上角将棉被两角压在病人肩下或请病人抓住棉被上端，拉平铺好棉胎及被套的上下层，系好尾端系带 （4）盖被铺好后折成被筒，被尾向内折与床尾齐	● 注意清洁被套尾端与污被套头端对接紧密，不暴露病人，防止受凉 ● 床尾盖被内折时，嘱病人屈膝，防止折叠过紧，压迫足趾
11. 更换枕套	（1）一手托起病人头颈部，另一手取出枕头，更换干净枕套后，拍松，放于病人头下 （2）协助病人取舒适卧位，整理床单位	

续表

操作流程	操作步骤	要点说明
12．整理记录	（1）移回床旁桌椅，按需支起床头、床尾支架和床挡。开窗通风 （2）整理用物，污单送洗，洗手记录	

2）仰卧更换床单法。适用于腿部有牵引、不能翻身的病人（事先将清洁大单清洁面向内卷好）。骨科病人可利用牵引架上拉手，抬起上半身。实施流程见表2-1-5-3。

卧有病人床更
换床单（仰卧）
操作评价标准

表 2-1-5-3　卧有病人床更换床单法（仰卧）

操作流程	操作步骤	要点说明
1．核对解释	同侧卧更换床单法	● 询问有无禁忌和需要 ● 意识不清者，向家属解释
2．移开桌椅	同侧卧更换床单法	
3．取枕卷单	（1）两名护士操作，分别站在床的两侧。一人托起病人头颈部，另一人迅速取出枕头放至床尾 （2）松开床头大单和两侧中单、橡胶单；从床头将污大单横卷成筒状至病人肩下	● 大单污染面向内
4．撤单铺单	（1）将事先横折成较小形状的清洁大单放于床头，对齐床中线铺好床头部分。其余部分卷好 （2）抬起病人的上半身，将污大单、中单、橡胶中单一起从病人肩下卷至病人臀下，同时将清洁的大单拉至臀部展平 （3）放下病人上半身，抬起臀部，迅速撤出各层污单于床尾，污大单和中单放在污衣袋内，橡胶中单放在床尾椅背上，同时将清洁大单拉至床尾，展平铺好	● 骨科病人可利用牵引架上拉手，抬起上半身 ● 观察病人面色及呼吸，并询问病人有无不适
5．铺好中单	先铺好一侧橡胶单和中单，余下一半卷曲塞于病人身下，转至对侧或另一人将橡胶中单和中单拉出，展平铺好	
6．更换被套	同侧卧更换床单法	
7．更换枕套	同侧卧更换枕套法	
8．整理记录	（1）移回床旁桌椅，协助病人取舒适卧位，按需支起床头、床尾支架和床挡。开窗通风 （2）整理用物，污单送洗，洗手记录	

4．评价

（1）护理操作熟练节力，方法正确，没发生受凉、皮肤损伤、坠床等情况。

（2）病床平整美观，干燥舒适。

（3）护患沟通有效，病人感觉舒适、安全。

（三）注意事项

（1）注意节力，若两人配合操作应动作协调一致。

（2）协助病人翻身侧卧时，不可拖拉，以免擦伤皮肤。不宜过多翻动和暴露病人，防止翻身时坠床或各种导管脱落。必要时可用床挡。

（3）病人的衣服、床单、被套等一般每周更换 1~2 次，如被血液、便液等污染时，应及时更换。

（4）病床应湿式清扫，一床一巾一消毒。病区走廊地面禁止堆放更换下来的衣物和污被服。

（5）避开病人进餐或接受治疗时间，应在治疗的间歇及病人情绪稳定时进行。

（6）操作中注意与病人交流，随时观察病人的反应，如有异常立即停止操作，通知医生给予处理。

【案例分析】

病人床单位是指医疗机构提供给病人使用的家具与设备，它是病人住院时用以休息、睡眠、饮食、排泄、活动与治疗的最基本的生活单位。病人床单位的设备及管理要以病人的舒适、安全和有利于病人康复为前提。此病人有 ABP、CVP 监测，管道及线路较多，应该妥善固定线路，保持床单平整无皱褶，床单位整洁、美观。

【学习总结】

请总结卧有病人床整理与更换床单法的实施步骤。

（钮学静　李威）

任务6　晨晚间护理

【案例导入】

温某，男，83岁，主因"气促一周，加重一天"入院。病人于今晨诉气促、咳嗽、头晕较前加重，并伴有乏力、食纳差、失眠症状。既往有腹主动脉及冠脉支架植入术史。病人神志清，低流量吸氧。如何进行晨晚间护理？

【知识基础】

晨晚间护理是指护士根据病人病情的需要，为昏迷、瘫痪、高热、危重、大手术后和年老体弱病人，在晨间及晚间给予指导或协助病人进行卫生护理及环境的整理，以满足其身心需要的生活护理。晨间护理一般于清晨诊疗工作前完成，晚间护理一般应在病人晚餐后或睡前进行。

（一）晨间护理

1. 目的

（1）使病人清洁、舒适，预防并发症的发生。

（2）保持病室整洁、美观、舒适。

（3）观察和了解病情，为诊断、治疗和护理提供依据。

（4）增进护患交流，满足病人的身心需要。

2. 内容

（1）对于病情较轻、能自理的病人，应鼓励其自行洗漱。护士可根据需要进行扫床、更换床单、整理好床单位。开窗通风。

（2）对于病情较重、不能自理或部分自理的病人，如危重、高热、昏迷、瘫痪、大手术后或年老体弱者，护士应协助其完成晨间护理，内容包括以下几个方面。

1）协助病人排便、漱口（口腔护理）、洗脸、洗手、梳头，协助病人翻身，检查皮肤受压情况，擦洗背部后，用50%乙醇按摩骨隆突处。

2）整理床单位，按需要更换衣服和床单。

3）注意观察病情变化及睡眠情况，给予必要的心理护理和健康教育。

4）整理病室，酌情开窗通风。

（二）晚间护理

1. 目的

（1）保持病室安静、整洁，使病人清洁、舒适，易于入睡。

（2）观察和了解病情，预防压疮等并发症的发生。

2. 内容

（1）睡前指导。指导病人临睡前进食不可过饱，饮水不宜过多，不饮浓茶与咖啡等，避免过度兴奋影响入睡，养成按时就寝的良好睡眠习惯。入睡前用热水泡脚、喝一杯热牛奶可帮助入睡。

（2）协助洗漱。根据病情鼓励或协助病人漱口、刷牙，必要时进行特殊口腔护理、洗脸、洗手、用热水泡脚。应协助女病人清洗会阴，寝前协助病人排便。

（3）预防压疮。协助病人翻身，检查皮肤受压情况，根据病人情况实施按摩或温水擦背，按摩受压部位等。按需更换衣服和床单，整理好床铺。根据需要增加毛毯或盖被。

（4）环境准备。关闭门窗，关大灯，开壁灯或地灯，调节室温，减少噪声，创造良好的睡眠环境，协助病人入睡。

（5）观察病情。经常巡视病房，了解病人睡眠情况，观察病情变化并酌情处理。

【案例分析】

晨晚间护理是优质护理服务的重要组成内容，是根据人们的日常生活习惯，为满足病人日常清洁和舒适需要而于晨起和就寝前执行的护理措施。危重、昏迷、瘫痪、高热、大手术后或年老体弱等自理能力受限的病人，护士需要根据病人病情协助其进行晨晚间护理，以满足病人身心需要，促进舒适。温大爷为老年男性，体弱，病情处于加重期，不能离床活动，护士应协助其完成晨晚间护理。

【学习总结】

请总结晨晚间护理的实施内容。

（钮学静　李威）

项目二　饮食护理

教学计划表

授课主题		项目二　饮食护理
工作任务		任务 1　认识医院饮食 任务 2　一般饮食护理 任务 3　胃肠内营养 任务 4　胃肠外营养
建议学时		10 学时
教学目标	知识目标	1. 掌握医院饮食的种类、适用范围和原则；掌握鼻饲技术的适应证、禁忌证及注意事项 2. 熟悉人体需要的营养素；熟悉要素饮食的目的、适应证、注意事项 3. 了解胃肠外营养
	能力目标	1. 能规范实施鼻饲技术 2. 能对病人的饮食要求进行正确指导 3. 能对病人的营养状况进行评估
	素质目标	1. 具有高度的同情心和责任感，关心、尊重和爱护病人 2. 有爱伤观念，确保病人安全
教学重点		鼻饲技术的操作方法
教学难点		治疗饮食、试验饮食的适用范围

任务 1　认识医院饮食

【案例导入】

何某，女，55 岁，因"反复头痛、头晕 8 年余，再发 20 余天"入院。病人既往有高血压病史 10 年，一直用药物控制。近一周来因情绪波动致胸闷、气促，伴下肢轻度水肿。病人自发病以来，睡眠欠佳，食欲尚可、大小便正常，体重无明显下降。查体：神志清醒，精神疲倦，颈软，心肺听诊阴性。双下肢轻度水肿，四肢肌张力正常，肌力 V 级，生理反射存在，病理征（－）。舌质红，苔薄。生命体征：T 36 ℃，P 64 次 / 分，R 18 次 / 分，BP 140/100 mmHg，BMI 30.5 kg/m^2。经检查后诊断为冠心病、高血压。

（1）护士应给予何女士什么饮食？

（2）如何对何女士进行饮食方面的健康教育？

【知识基础】

饮食是人类最基本的需要之一，与健康有着密切的关系。科学合理的饮食可以维持机体正常生理功能，促进生长发育和组织修复，提高机体免疫力和生命质量，也是促进疾病康复的有效手段。

食物是营养的来源，营养是健康的保证。人体所需的营养素共有七大类，分别是蛋白质、脂类、碳水化合物、矿物质（包括常量及微量元素）、维生素、膳食纤维和水。其中三大产能营养素是：碳水化合物、脂类、蛋白质；其供能比分别是：碳水化合物占50%～65%、脂类占20%～30%、蛋白质占10%～15%。根据中国营养学会推荐，我国成人轻体力活动者每天需要的能量为男性2250 kcal，女性1800 kcal。

因病人营养状况和所患疾病的不同，需要调整病人某些营养素的摄入以适应不同的病情需要，达到协助诊断、治疗和促进康复的目的。因此，医院饮食可分为基本饮食、治疗饮食和试验饮食三大类。

（一）基本饮食

基本饮食适用范围较广，包括普通饮食、软质饮食、半流质饮食、流质饮食4种（表2-2-1-1）。

表2-2-1-1　基本饮食

饮食种类	适用范围	饮食原则	用法
普通饮食	无饮食限制者；消化功能正常者；体温正常者；病情较轻或疾病恢复期病人	与健康人饮食相似、营养均衡、美味可口、易消化、无刺激性的食物	每日总热量达到2200～2600 kcal，蛋白质70～90 g，脂类60～70 g，碳水化合物450 g左右，水2500 ml左右，每日3餐，按比例分配
软质饮食	消化吸收功能差者；低热、咀嚼不便者；老人、幼儿及消化道术后恢复期病人	营养均衡，易咀嚼、易消化，食物软、烂、碎，少油炸、少油腻、少粗纤维及强烈刺激性食物，如软饭，面条，切碎、煮烂的菜肉等	每日总热量为2200～2400 kcal，蛋白质为60～80 g，每日3～4餐
半流质饮食	口腔疾病病人；吞咽、咀嚼困难病人；消化道疾病病人；发热、体弱及术后病人	食物呈半流质状；无刺激性；易咀嚼、吞咽和消化，纤维素少，营养丰富；少食多餐；对腹泻、伤寒等胃肠功能紊乱者禁用含纤维素和产气的食物；痢疾病人禁食牛奶、豆浆及太甜的食物	每日总热量为1500～2000 kcal，蛋白质为50～70 g，每日5～6餐

续表

饮食种类	适用范围	饮食原则	用法
流质饮食	口腔疾病、各种大手术后、病情危重、高热、急性消化道疾病、全身衰竭病人	食物呈液状，易吞咽、易消化、无刺激性，如乳类、豆浆、米汤、果汁等。流质所含热量和营养素不足，只能短期使用，通常辅以肠外营养	每日总热量为 836 ~ 1195 kcal，蛋白质为 40 ~ 50 g，每日 6 ~ 7 餐，每次 200 ~ 300 ml，每 2 ~ 3 小时一次

（二）治疗饮食

治疗饮食是在基本饮食的基础上，适当调整热能和营养素的摄入量，以适应病情需要，达到治疗或辅助治疗的目的，从而有利于疾病康复的一类饮食（表 2-2-1-2）。

表 2-2-1-2　治疗饮食

饮食种类	适用范围	饮食原则及用法
高热量饮食	适用于热能消耗较高的病人，如结核、甲状腺功能亢进症、肝胆疾病、大面积烧伤、高热、体重不足病人及产妇	在基本饮食的基础上加餐 2 次，可进食牛奶、豆浆、鸡蛋、蛋糕、巧克力及甜食等，总热量约为 3000 kcal/d
高蛋白饮食	适用于高代谢性疾病，如结核、贫血、甲状腺功能亢进症、营养不良、烧伤、大手术后、恶性肿瘤、肾病综合征等病人；孕妇、哺乳期女性等	在基本饮食的基础上增加蛋白质的摄入量，供给量为 1.5 ~ 2.0 g/（kg·d），总量不超过 120 g/d，总热量为 2500 ~ 3000 kcal/d
低蛋白饮食	适用于需要限制蛋白质摄入的病人，如肝性脑病、急性肾炎、尿毒症等病人	多补充蔬菜和含糖高的食物，以维持正常热量。成人饮食中蛋白质不超过 40 g/d，根据病情需要，可减至 20 ~ 30 g/d，肾功能不全者应摄入优质动物性蛋白，忌豆制品；肾功能严重衰竭者需摄入无蛋白饮食；肝性脑病者应以植物性蛋白为主
低脂肪饮食	适用于肝胆胰疾病、冠心病、高脂血症、动脉硬化、肥胖症及腹泻等病人	食物应清淡、少油，禁用肥肉、动物内脏、蛋黄。高脂血症及动脉硬化者不必限制植物油（椰子油除外），脂肪摄入量 <50 g/d，肝胆胰疾病者 <40 g/d，尤其应限制动物脂肪的摄入
低胆固醇饮食	适用于高胆固醇血症、高脂血症、高血压、动脉硬化、冠心病等病人	胆固醇摄入量 < 300 mg/d，禁用或少用胆固醇高的食物，如肥肉、动物内脏、动物脑、动物油、蛋黄、鱼子等
低盐饮食	适用于心脏病、肝硬化腹腔积液、急慢性肾炎、先兆子痫、重度高血压但水肿较轻病人	成人食盐摄入量 < 2 g/d，不包括食物内自然含钠量，禁用腌制品，如咸菜、咸肉、香肠、皮蛋等
无盐低钠饮食	同低盐饮食，但适用于水肿较重病人	不放食盐烹调，且需要控制食物中自然存在的含钠量 <0.7 g/d，禁食腌制品、含钠的食物和药物，如油条、挂面、汽水、碳酸氢钠药物等

续表

饮食种类	适用范围	饮食原则及用法
高纤维素饮食	适用于便秘、高脂血症、糖尿病、肥胖等病人	食物中富含纤维素，如芹菜、韭菜、竹笋、卷心菜、豆类、粗粮等
少渣饮食	适用于肠炎、痢疾、伤寒、咽喉部或消化道手术、食管胃底静脉曲张等病人	食物中纤维素含量少且少油，不可用刺激性强的调味品、坚果、带碎骨的食物，可进食蒸蛋、嫩豆腐等

（三）试验饮食

试验饮食是指在特定的时间内，调整饮食内容以协助诊断疾病和保证实验室检查结果准确性的一类饮食，故又称诊断饮食（表 2-2-1-3）。

表 2-2-1-3 试验饮食

饮食种类	适用范围	饮食原则及用法
隐血试验饮食	用于大便隐血试验前的准备，协助诊断消化道有无出血	试验前 3 d 起及试验期间内禁食肉类、动物肝脏和血类、含铁丰富的药物或食物以及绿色蔬菜等，以免产生假阳性。可进食牛奶、豆制品、土豆、非绿色蔬菜、米饭、馒头、面条等，第 4 d 开始留取粪标本做隐血试验
肌酐试验饮食	用于协助检查、测定肾小球的滤过功能	试验期为 3 d，禁食肉类、禽类、鱼类，忌饮茶和咖啡。全天主食在 300 g 以内，限制蛋白质摄入量（< 40 g/d），以排除外源性肌酐影响。热量不足可进食藕粉或含糖量高的食物，蔬菜、水果、植物油不限制，第 3 d 测尿肌酐清除率及血肌酐含量
尿浓缩功能试验饮食（干饮食）	用于检查肾小球的浓缩功能	试验期为 1 d，全天饮食中，水分的摄入总量控制在 500 ~ 600 ml，可选择进食含水量少的食物，如米饭、面包、馒头、土豆、豆腐干等，烹调时尽量不加水或少加水，避免食用含水量高、过甜或过咸的食物，禁饮水；蛋白质摄入量为 1 g/（kg·d）
甲状腺 ^{131}I 试验饮食	用于协助检测甲状腺功能，排除外源性摄入碘对检查结果的干扰	试验期为 2 周，禁食含碘食物如海带、海蜇、海参、紫菜、鱼、虾、加碘食盐等，禁用碘消毒剂做局部消毒，2 周后做 ^{131}I 功能测定
葡萄糖耐量试验饮食	用于诊断糖尿病	试验前进食碳水化合物 ≥ 300 g 的饮食共 3 d。同时停止一切能升降血糖的药物，试验前禁食 10 ~ 12 h，直到第 2 d 早晨采血后，将葡萄糖 75 g 溶于 300 ml 水中顿服，糖餐后 0.5 h、1 h、2 h 和 3 h 分别采静脉血测定血糖

【案例分析】

根据病例介绍，何女士目前患有冠心病、高血压，BMI 30.5 kg/m^2，属于中度肥胖，伴下肢轻度水肿。护士在饮食上应指导病人低脂、低盐、低胆固醇饮食，同时注意控制病人的总热量。根据三大产能营养素的比例进行能量的分配：碳水化合物占50%～65%、脂类占20%～30%、蛋白质占10%～15%。因该病人要求低脂、低盐、低胆固醇饮食，在以上分配的基础上脂类摄入量＜50 g/d，胆固醇摄入量＜300 mg/d，食盐摄入量＜2 g/d，不包括食物内自然含钠量。

【知识拓展】

OGTT 的关键重点

口服葡萄糖耐量试验（oral glucose tolerance test，OGTT）是在口服定量葡萄糖后2 h内做系列血浆葡萄糖浓度测定。口服葡萄糖耐量试验是检测葡萄糖代谢功能的试验，用以了解胰岛 B 细胞功能和机体对血糖的调节能力，是诊断糖尿病的指标之一，主要用于诊断症状不明显或血糖升高不明显的可疑糖尿病。

口服葡萄糖耐量试验（OGTT）是指给病人口服75 g 葡萄糖，然后测其血糖变化，观察病人适应葡萄糖的能力。正常人口服葡萄糖后，迅速由胃肠道吸收入血，30～60 min时血糖值达高峰，但一般不超过8.9 mmol/l（160 mg/l）。

适用于：①无糖尿病症状，随机血糖或空腹血糖异常的人群；②无糖尿病症状，有明显的糖尿病家族史的人群；③妊娠期、甲状腺功能亢进症、肝脏疾病时出现尿糖阳性者；④原因不明的肾脏疾病或视网膜病变人群。

【学习总结】

请总结医院饮食的种类、适用范围和原则。

（谢静 师瑞月）

任务 2　一般饮食护理

【案例导入】

李某，男，50岁。因左眼视物模糊一年，视力减弱1周，于4天前入院，病人主诉眼红、眼痛，偶有头痛、食欲欠佳，无恶心呕吐、头晕等症状，否认糖尿病、心脏病、高血压等疾病，入院查体：病人神清语利，对答切题，行动自如，查体合作，双眼晶状体混浊，体形消瘦。门诊测视力左 0.08，右 0.5；眼压左 18 mmHg，右 16 mmHg。入院生命体征：T 36.1℃，P 88次/分，R 18次/分，BP 124/67 mmHg。身高 167 cm，体重 50 kg，BMI 17.9 kg/m²。诊断为白内障入住眼科，今日行白内障摘除术，叮嘱病人不得自行将眼部纱布取下。

护士根据李先生术后双眼被遮盖这一情况，应该如何进行进食护理？

【知识基础】

饮食护理是护理工作的重要内容，也是满足病人生理需要的重要护理措施之一。护士应掌握营养与健康的相关知识，学会评估病人的营养与饮食状况，发现存在的问题，结合病人特点和治疗需要，制订合理的饮食计划并加以实施，以改善病人营养状况，促进病人早日康复。

（一）营养的评估

营养评估是护理评估的重要内容。护士通过对病人身体状况、饮食状况及生化指标的评估，判断病人的营养状况，发现其现存的或潜在的影响营养的饮食问题，为制订合理的饮食方案、促进病人康复打下基础。

1. 身体状况

（1）身高、体重。身高和体重是人体生长发育和营养状况的综合反映。通过测量身高和体重，与正常值进行比较，可以了解人体生长发育和营养状况。我国常用的标准体重计算公式为 Broca 公式改良式：

男性：标准体重（kg）= 身高（cm）– 105

女性：标准体重（kg）= 身高（cm）– 105 – 2.5

一般通过将测得体重与标准体重的差值除以标准体重值所得百分数，来判断人的体重是否在正常范围，计算公式为：

$$\frac{实测体重 - 标准体重}{标准体重} \times 100\%$$

判断标准：百分数在 10% 以内为正常体重，增加 10%～20% 为过重，超过 20% 为肥胖；减少 10%～20% 为消瘦，低于 20% 为明显消瘦。

（2）皮褶厚度。又称皮下脂肪厚度，可以反映人体脂肪的含量，对判断消瘦或肥胖有重要意义。常用测量部位有肱三头肌、肩胛下部、腹部。测量时选用准确的皮褶计，测定 3 次取平均值。其中最常用的测量部位是肱三头肌，其正常值为：男性 12.5 mm，女性 16.5 mm。测得数据与同年龄的正常值比较，比正常值低 35%～40% 为重度消瘦，低 25%～34% 为中度消瘦，低 24% 以下为轻度消瘦。

（3）上臂围。指测量上臂中点位置的周长。可反映肌蛋白消耗和储存的程度，是简便快速的评价指标，也可反映热能代谢情况。我国成年男性上臂围平均 27.5 cm。测量值大于标准值 90% 为营养正常，测量值是标准值的 80%～90% 为轻度营养不良，测量值是标准值的 60%～80% 为中度营养不良，测量值小于标准值 60% 为重度营养不良。

（4）体格检查。通过对病人的皮肤、毛发、面色、指甲、肌肉和骨骼等方面的评估，可对病人的营养状况做出初步判断（表 2-2-2-1）。

表 2-2-2-1　不同营养状况的身体表象

项目	营养良好	营养不良
皮肤	有光泽、平滑、弹性好	无光泽、弹性差、干燥、肤色过浅或过深
毛发	浓密、有光泽	缺乏光泽、干燥稀疏、易掉落
面色	滋润、无肿胀	暗淡、无光泽、肿胀
指甲	粉色、坚实	粗糙、无光泽、易断裂
肌肉和骨骼	皮下脂肪丰满、肌肉结实有弹性、骨骼无畸形	皮下脂肪薄、肌肉松弛无力，锁骨上窝和肋间隙凹陷、肩胛骨和髂骨突出

2. 饮食状况

（1）进食状态。观察病人用餐的次数、时间，进食的方式及规律等。

（2）摄食种类及摄入量。评估病人摄入食物的种类、数量以及相互比例是否合适，是否容易消化吸收，有无偏食、挑食或特殊的食物喜好等。

（3）食欲。评估病人进食时的状态，判断病人食欲有无改变，注意查找、分析原因。

（4）其他。观察病人是否服用药物、补品，有无烟酒嗜好、食物过敏，是否存在口腔疾病、咀嚼不便等影响进食的因素。

3．生化指标

生化检查可以测定人体内各种营养素水平，是评价人体营养状况的客观指标，可早期发现亚临床营养不良。生化指标检查常用的方法有血、尿、粪常规检查，血清蛋白、血清转铁蛋白、血脂、电解质、血清钙、pH 的测定等。也可进行营养素耐量试验或负荷试验，或根据体内其他生化物质的检测间接推算营养素水平等。

4．影响因素

影响饮食与营养的因素主要有生理因素、病理因素、心理因素及社会、文化因素。

（1）生理因素。

1）年龄。不同的年龄阶段，具有不同的生理特点，对热量及营养素的需要量各有不同。婴幼儿生长速度快，需要高蛋白、高维生素、高矿物质和高热量食物；幼儿及学龄前期儿童应确保摄入充足的脂肪酸，以满足大脑及神经系统的发育；青少年生长发育速度快，需摄入足够的蛋白质、维生素和微量元素如钙、铁、碘等；老年人新陈代谢减慢，每日所需热量减少，但对钙的需求增加，由于消化与咀嚼功能减退、味觉改变等因素均可影响营养素的摄取。

2）活动量。活动量大的个体其热能消耗大于活动量小的个体。活动量、活动强度、工作性质不同，热能消耗也不同，对食物量和营养素的需求就不同。

3）特殊生理期。妊娠期、哺乳期的女性对营养的需求明显增加，且会有饮食习惯的改变。妊娠期摄入的营养素应均衡，并增加蛋白质、铁、碘和叶酸的摄入，妊娠期后3 个月要增加钙的摄入量。哺乳期应在普通饮食的基础上再加 500 kcal 热量，蛋白质增加到 65 g/d，同时，增加维生素 C 和维生素 B 的摄入。

（2）病理因素

1）疾病。许多疾病可影响病人的食欲、进食量以及消化、吸收和代谢功能。疾病会让人产生焦虑、恐惧、痛苦甚至绝望等不良情绪，还可引起疼痛，味觉或嗅觉异常而导致食欲缺乏；当患有高代谢性疾病如甲状腺功能亢进症、发热、烧伤及慢性消耗性疾病如结核时，机体对营养素的需求就会增加。若病人从尿液或引流液中流失大量的体液、电解质、蛋白质等，也应相应增加营养的摄入。

2）药物。药物治疗也会影响病人的饮食和营养。有的药物可促进食欲，如类固醇类、胰岛素等药物；有的药物会抑制食欲，并影响消化吸收功能，如非肠溶性红霉素、氯贝丁酯等；若长期服用苯妥英钠可干扰维生素 C 和叶酸的吸收；利尿剂和抗酸剂等易造成矿物质缺乏；有的药物会杀灭肠道内正常菌群，导致一些维生素的来源减少，如磺胺类药物可造成维生素 B 及维生素 K 在肠内的合成发生障碍。

3）食物过敏。有些人会对一些特定的食物产生过敏，如进食牛奶、海产品、芒果后，会发生腹泻、荨麻疹、甚至哮喘发作等过敏反应，从而影响营养素的摄入和吸收。

（3）心理因素。一般而言，轻松愉快的心理状态可促进食欲；而焦虑、恐惧、悲哀、绝望等不良情绪则会引起交感神经兴奋，抑制胃肠蠕动和消化液的分泌，导致人食欲降低、偏食甚至畏食，也有的人在孤独、焦虑时就会想吃食物。此外，进食的环境、餐具，食物的色、香、味等也可影响人的心情进而影响食欲。

（4）社会、文化因素。

1）经济状况。经济状况可直接影响人们对食物的选择，从而影响人的营养状况。经济状况好，可满足对食物的需求，但也有可能导致营养过剩；若经济状况差会影响食物的质量，则可能发生营养不良。

2）营养知识。掌握科学的营养知识，可帮助人们合理地选择食物，养成良好的饮食习惯，保持均衡的营养；若缺乏基本的营养知识，有可能在食物的选择和营养素的摄入中陷入误区，从而发生营养失调。

3）饮食习惯。人的饮食习惯千差万别，深受文化背景、地理位置、生活方式、风俗习惯等因素的影响。俗话说"一方水土养一方人"，不同地域、不同饮食文化及特点与人的健康密切相关，表现在食物的选择、饮食嗜好、烹饪方法、进食方式等各方面。我国饮食素有"东酸西辣，南甜北咸"的特点，东北居民喜食腌制的酸菜，酸菜因亚硝胺类物质含量较高，易导致消化系统肿瘤。大城市节奏快速、紧张高效的生活方式，使进食快餐、速冻食品的人越来越多，这些因素都不同程度地影响着人的健康。

（二）一般饮食护理

护士应根据病人营养状况的评估结果，结合疾病治疗的需要，为病人制订有针对性的饮食营养计划，并根据计划对其实施相应的饮食护理，帮助其摄入合理、均衡的营养素，促进病人早日康复。

1. 病区的饮食管理

病人入院后，由主管医生根据病情开具饮食医嘱，护士遵医嘱填写病区饮食通知单，送交营养室，并在病人的床尾卡上标记饮食种类，以便分发饮食和交班查对。随着病情变化需要调整饮食种类时，均需医生开具书面医嘱方可执行，如手术前需要禁食、手术后由禁食改为流质饮食或出院停止饮食时，护士根据医嘱填写更改或停止饮食通知单，送交营养室，在床尾卡上做出相应的更改，并告知病人和家属。

2. 病人进食前的护理

（1）环境准备。创设良好的用餐环境，以增进病人的食欲。用餐环境以整洁、舒适、安静、空气清新为原则。

1）饭前半小时整理病人床单位，开窗通风、帮助病人大小便并及时移去便器，去除一切不良异味及视觉影响。

2）暂停非紧急的治疗、检查及护理工作。

3）鼓励同室病人一起用餐，病情允许时可到病区餐厅集中用餐，让病人相互交流，以促进食欲。

4）如有病危、痛苦呻吟的病人，可拉上床帘或屏风遮挡，避免影响其他病人用餐。

（2）病人准备。

1）协助病人洗手、漱口，重症病人做好口腔护理。

2）尽量减少或消除病人不舒适的因素：高热者可适当降温；对敷料包扎固定者，检查其松紧度，必要时做适当调整；疼痛者采取镇痛措施减轻疼痛。

3）协助病人采取舒适的姿势进餐，如病情允许，可协助病人下床就餐；行动不便者，可放置跨床小桌，协助病人取坐位或半坐卧位在床上用餐（图2-2-2-1）；卧床者可协助其取侧卧位或仰卧位头偏向一侧，垫高头部再进餐；因特定卧位而致疲劳者，帮助其更换卧位或按摩相应的部位后进餐。

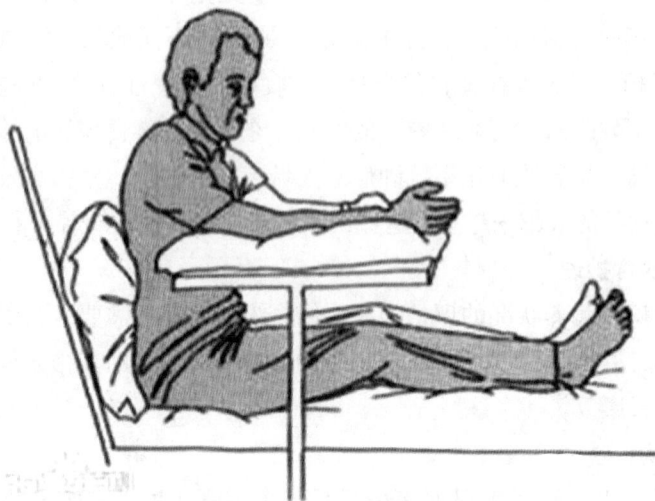

图2-2-2-1　行动不便者床上用餐

4）必要时可围治疗巾或餐巾于病人胸前，避免污染衣服及病人床单位。

（3）饮食指导。护士可参照中国居民平衡膳食宝塔（图2-2-2-2），向病人讲解健康饮食与均衡营养的相关知识。根据医嘱的饮食种类，说明所选饮食的相关知识、对治疗和诊断的意义，以及病人饮食的要求和用法，让病人明确可选用、不宜选用或禁忌的食物，每天进餐的次数及时间等，解答病人提出的饮食问题，使病人配合执行饮食计划，并纠正不良的饮食习惯。

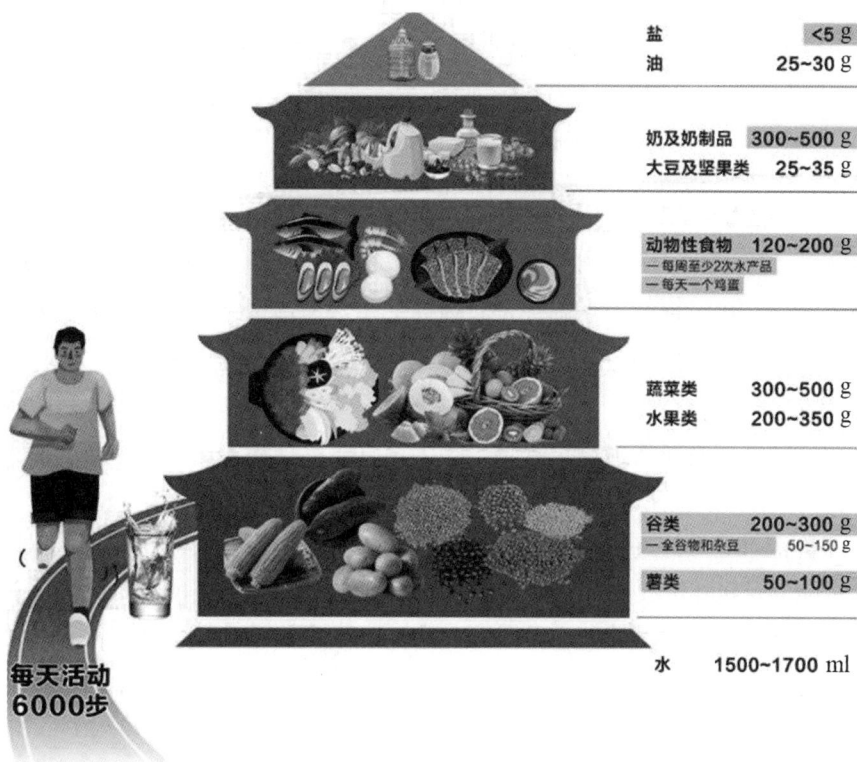

图 2-2-2-2　中国居民平衡膳食宝塔

3．病人进食时的护理

（1）分发食物。护士核对饮食单，清洁双手，戴口罩，协助配餐人员准确地将饭菜分发给每位病人。对禁食者，应向其说明原因，在床尾挂标记，并做好口头及书面交班。

（2）协助进餐。

1）病人就餐期间，护士应巡视，观察，检查督促治疗饮食、试验饮食实施情况，鼓励病人进食；征求病人对医院饭菜的意见和建议，反馈给营养室；对家属送的饭菜应检查，符合饮食要求病人方可食用。

2）对不能自行进餐者，应根据病人的进食习惯耐心喂食，每次喂食的量和速度应视病人情况而定，不要催促病人，利于病人咀嚼和吞咽；温度适宜，避免过热、过冷食物交替喂食；进食顺序合理，固体食物和液体食物交替喂食，进流质饮食时可用吸管吸。

3）对双目失明或眼睛被遮盖的病人，除遵守上述喂食要求，还应告知食物的具体名称，以增加其进食兴趣。如病人要自己进食，可按照时钟平面图放置食物（图 2-2-2-

```
┌─────────────────────────┐
│         12汤            │
│ 9菜                3菜  │
│         6饭            │
└─────────────────────────┘
```

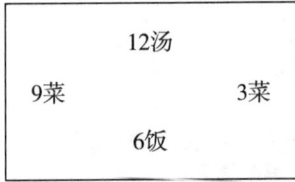

图 2-2-2-3 食物放置平面图

3），并告知方位和食物名称，如 3 点和 9 点放菜，6 点放饭，12 点放汤，方便病人按顺序取用进食。

（3）特殊情况处理。若进食过程中病人出现恶心，应让病人暂停进食，并做深呼吸；如发生呕吐、溢食，应及时托住病人额头，提供塑料袋、脸盆等工具；平卧者，把头偏向一侧，及时清理呕吐物，并协助病人漱口；若发生呛咳，应帮助病人拍背，嘱病人进食时不要说话；若食物误入气道，应立即采用海姆立克腹部冲击法，使异物排出，防止发生窒息；对暂时不想进食者，应妥善保存食物，待需要时给予加热，再给病人食用。

4. 病人进食后的护理

（1）清洁整理。及时清理剩余食物，撤去餐具，整理病人床单位，帮助病人清洗双手、漱口，为重症病人做口腔护理。

（2）评价记录。做好进餐记录，包括进食的种类、量，病人的反应等，以评价病人的饮食是否能满足机体需要。

（3）按需交班。对暂时禁食、延缓进食或有特殊情况的病人应做好交接班。

【案例分析】

经评估，李先生 BMI 17.9 kg/m²，体重偏轻（中国成年人正常 BMI 18.5～23.9 kg/m²），食欲不振，白内障摘除术后眼部使用纱块覆盖。了解病人食欲不振的主要原因是近期因为眼睛不适、疼痛影响胃口，不想吃东西。为鼓励病人进食，首先对症处理，根据医嘱缓解病人的疼痛问题，鼓励病人自行进食，护士按照时钟平面图放置食物，并告知李先生食物方位和名称。

【拓展知识】

《中国居民膳食指南》平衡膳食准则

（1）食物多样，合理搭配。多样的食物应包括谷薯类、蔬菜水果类、畜禽鱼蛋奶类、大豆坚果类等。建议平均每天摄入 12 种以上食物，每周 25 种以上。

（2）吃动平衡，健康体重。各个年龄段人群都应该坚持每天运动、维持能量平衡、保持健康体重。

（3）多吃蔬果、奶类、全谷、大豆。推荐餐餐有蔬菜，每天摄入不少于 300 g 蔬菜，摄入 200～350 g 新鲜水果。

（4）适量吃鱼、禽、蛋、瘦肉。推荐成年人平均每天摄入动物性食物总量 120～200 g，相当于每周摄入鱼类 2 次或 300～500 g、畜禽肉 300～500 g、蛋类 300～350 g。

（5）少盐少油，控糖限酒。推荐成年人每天摄入食盐不超过 5 g、烹调油 25～30 g，每天摄入糖不超过 50 g，最好控制在 25 g 以下。

（6）规律进餐，足量饮水。应合理安排一日三餐，定时定量、饮食有度，不暴饮暴食。建议低身体活动水平的成年人每天饮 7～8 杯水，相当于男性每天喝水 1700 ml，女性每天喝水 1500 ml。

（7）会烹会选，会看标签。学会通过食品营养标签的比较，选择购买较健康的包装食品。学习烹饪和掌握新工具，做好一日三餐，实践平衡膳食，享受营养与美味。

（8）公筷分餐，杜绝浪费。多人同桌，应使用公筷公勺，采用分餐或份餐等卫生措施。人人都应尊重和珍惜食物，在家、在外按需备餐，不铺张、不浪费。

【学习总结】

请总结一般饮食护理的实施步骤。

（谢静 师瑞月）

任务 3 胃肠内营养

【案例导入】

吴某，男，55 岁。因头晕、头痛、左侧肢体活动无力 2 天，性格改变 1 天来院。急诊 CT 提示：右基底节区高密度阴影，门诊以"脑出血"收住脑外科。查体：发育正常、意识不清，双侧瞳孔等大等圆，直径 2.5 mm，对光放射灵敏，无呕吐，右侧肢体肌张力正常，肌力 V 级，左侧上肢肌力 IV 级，下肢肌力 III 级，入院生命体征：T 37.0 ℃，

P 88 次 / 分，R 21 次 / 分，BP 140/90 mmHg。身高 175 cm，体重 60 kg，BMI 19.6 kg/m²，医嘱给予病人鼻饲饮食。

护士为该病人行鼻饲操作时怎样做才能顺利插入胃管？

【知识基础】

胃肠内营养是经口服或管饲等方法，经胃肠道供给机体能量和营养素的支持疗法。管饲是将导管插入胃肠道，给病人提供流质饮食、营养液、水分及药物的方法，根据导管插入的途径可分为：口胃管，导管经口插入胃内；鼻胃管，导管经鼻腔插入胃内；鼻肠管，导管经鼻腔插入小肠内；胃造瘘管，导管经胃造瘘口插入胃内；空肠造瘘管，导管经空肠造瘘口插至空肠内。

鼻饲技术

鼻饲技术是将导管经鼻腔插入胃内，从管内灌注流质食物、水分和药物的方法。

（一）目的

主要适用于下列不能由口进食的病人，以满足病人对营养和治疗的需求。

（1）昏迷病人。

（2）口腔疾病和口腔手术后病人，上消化道肿瘤、食管狭窄导致吞咽困难的病人。

（3）不能张口者，如破伤风病人。

（4）其他病人，如早产儿、精神异常拒绝进食者。

（二）操作程序

1. 评估

（1）病人的年龄、意识、病情、鼻腔通畅性（有无炎症、肿胀、息肉、鼻中隔偏曲等）、有无活动性义齿。

（2）心理状态与合作程度，了解有无鼻饲的经历及其他治疗情况。

（3）向病人及家属解释操作的目的、过程及配合方法。

2. 计划

（1）病人准备。了解鼻饲的目的、操作中的配合方法及注意事项等；取下活动义齿和眼镜并妥善保管。

（2）护士准备。着装整洁，洗手，戴口罩。

（3）用物准备。

1）治疗车上层。插管时治疗盘内放置：无菌鼻饲包（含治疗碗、胃管、镊子、止血钳、纱布、压舌板、治疗巾、50 ml 注射器。胃管可选用橡胶胃管、硅胶胃管或新型胃管）、液状石蜡、棉签、胶布、橡皮圈或夹子、别针、听诊器、手电筒、弯盘、流质饮食（38～40 ℃）、水温计、温开水适量。拔管时治疗盘内放置：治疗碗（内放纱布）、治疗巾、弯盘、棉签、松节油、乙醇、漱口杯（内盛温开水）。治疗盘外备手消毒剂。

2）治疗车下层。医用垃圾桶、生活垃圾桶。

（4）环境准备。病室整洁、无异味、安静、光线适宜，必要时可用屏风遮挡。

3. 实施

见表 2-2-3-1。

鼻饲技术操作
评价标准

表 2-2-3-1　鼻饲技术实施流程

操作流程	操作步骤	要点说明
1. 核对解释	备齐用物至床旁，核对病人床号、姓名（查看手腕带），解释操作的目的，指导配合方法，取下活动性义齿	●确认病人，避免差错 ●消除疑虑和不安全感，缓解紧张情绪，取得合作
2. 安置卧位	协助病人采取半坐卧位或坐位 病情较重者采取右侧卧位 昏迷病人去枕平卧，头向后仰	●半坐卧位可减轻插管的不适 ●右侧卧位可使胃管易于插入 ●头后仰有利于昏迷病人的胃管插入
3. 铺巾放盘	铺治疗巾在病人颌下，弯盘放在便于取用处	●保护病人床单位
4. 鼻腔准备	选择通畅一侧鼻腔，并用湿棉签清洁鼻腔，备好胶布	●鼻腔通畅，便于插管
5. 测量长度	测量胃管插入的长度，并做好标记（图2-2-3-1）	●测量方法：成人插管长度为前额发际至剑突的距离或鼻尖经耳垂至剑突的距离，约45～55 cm，为防止反流、误吸，插管长度可在55 cm以上；若需经胃管注入刺激性药物，可将胃管向深部再插入10 cm 小儿插管长度为眉间至剑突与脐中点的距离
6. 润滑胃管	倒少许液状石蜡在纱布上，润滑胃管前端	●可减少胃管插入时的摩擦阻力
7. 规范插管	（1）一手持纱布托住胃管，一手持镊子夹住胃管轻轻插入选定侧鼻孔 （2）清醒病人插入10～15 cm（咽喉部）时，嘱其做吞咽动作，顺势将胃管插至预定长度 （3）昏迷病人插管前先去枕，头向后仰，当插入10～15 cm时，左手将病人头托起，使下颌靠近胸骨柄，缓缓插至预定长度（图2-2-3-2） （4）插管不畅时应检查口腔，判断胃管是否在口腔内，若在口腔内应回抽一段，再小心插入	●插入动作要轻柔 ●吞咽动作有利于胃管迅速插入食管，护士可随病人"咽"的动作边咽边插 ●下颌靠近胸骨柄，可增加咽后壁的弧度，提高插管成功率 ●插管中若出现恶心、呕吐可暂缓插入，嘱病人深呼吸 ●如胃管误入气管，会出现呛咳、发绀、呼吸困难，应立即拔出，休息片刻后重新插入

操作流程	操作步骤	要点说明
8. 确认入胃	确认胃管在胃内的方法有 3 种 （1）注射器连接胃管末端回抽出胃液 （2）把听诊器放在胃部，用注射器接胃管向胃内快速注入 10 ml 空气 （3）将胃管末端放在盛水的治疗碗中	● 保证病人安全，防止误入气管 ● 有胃液抽出 ● 能听到气过水声 ● 无气泡逸出
9. 固定胃管	确认胃管在胃内后，用胶布将胃管固定在鼻翼和同侧颊部	● 防止胃管脱出
10. 灌注食物	（1）在胃管末端接注射器抽出胃液，再注入少量温开水 （2）缓慢灌注流质食物或药物，药片应研碎溶解后灌入；每次灌注量不超过 200 ml，间隔时间大于 2 h，每次注入前应测量温度 （3）灌注完毕，再注入少量温开水	● 每次灌注前应抽吸胃液以确认胃管在胃内，温开水可润滑管腔，防止鼻饲液附着于管壁 ● 注入过程中应询问病人感受以调节注入速度，避免注入空气导致腹胀 ● 冲净胃管，避免鼻饲液存积管腔中变质，引起胃肠炎
11. 封管固定	用胃管塞封住末端开口处并反折，用纱布包好，再用橡皮圈扎紧，用别针固定于衣领、大单或枕旁	● 防止食物反流 ● 防止胃管脱落
12. 清洁整理	（1）清洁病人鼻孔、口腔，撤去治疗巾，整理病人床单位，嘱病人维持原卧位 20 ~ 30 min （2）冲净注射器，用纱布盖好放于治疗盘内备用	● 保持原卧位可防止呕吐 ● 鼻饲用物应每日更换消毒
13. 准确记录	洗手，记录鼻饲时间、鼻饲液的种类和量、病人反应	● 便于安排下一次灌注时间
14. 拔胃管法	用于停止鼻饲或长期鼻饲需更换胃管时	● 长期鼻饲应定期更换胃管，晚间拔管，次晨从另一侧鼻腔插入
核对解释	备齐用物至床旁，核对、解释，置弯盘于病人颌下，去除胶布，反折胃管末端或夹紧胃管	● 取得病人合作，使病人精神放松 ● 夹紧胃管，以免胃管内液体滴入气管
拔出胃管	用纱布包裹鼻孔处的胃管，嘱病人深呼吸，在病人呼气时拔管，边拔边用纱布擦胃管，至咽喉处快速拔出，擦净口鼻，将胃管置于弯盘内，撤去弯盘	● 至咽喉处快速拔出，以免管内残留液体滴入气管 ● 减少对病人的视觉刺激
清洁整理	清洁病人口腔、面部，去除胶布痕迹，协助其漱口，取舒适体位，整理床单位，清理用物	● 用松节油去除胶布痕迹，再用乙醇擦去松节油 ● 使病人感觉舒适
洗手、记录	洗手，记录拔管时间和病人反应	
15. 用物处置	将用物送至处置室，分类处理	

4. 评价

（1）通过鼻饲，病人可获得所需的营养、水分和药物。

（2）护士操作规范熟练，动作轻柔，关爱病人。

（3）护患沟通有效，病人理解操作目的，能积极配合，插管过程顺利。

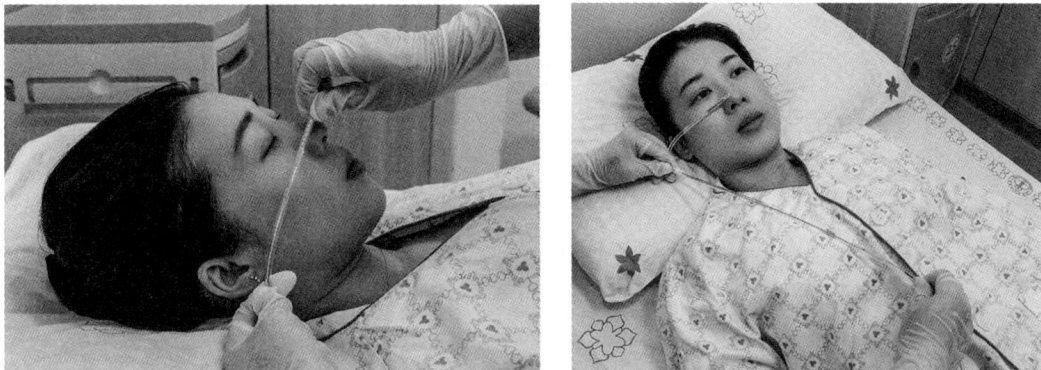

图 2-2-3-1 测量胃管长度

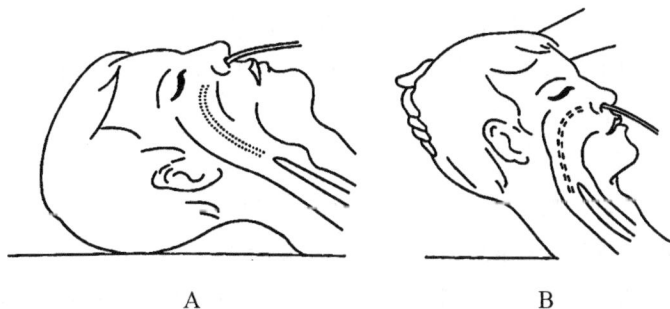

A   B

图 2-2-3-2 昏迷病人插胃管法

（三）注意事项

（1）插胃管时动作要轻柔，尤其在通过食管 3 个狭窄部位（环状软骨水平处、平气管分叉处、食管穿过膈肌处）时要特别注意，避免损伤食管黏膜。

（2）每次喂食前必须先证实胃管在胃内，检查胃管是否通畅，先注入少量温开水冲管后再灌注食物，灌注完后再注入少量温开水，防止鼻饲液残留在管腔内而致凝结、变质，同时避免注入空气而致腹胀。

（3）鼻饲液温度应为 38~40 ℃，避免过热或过冷；每次鼻饲量不超过 200 ml，间隔不少于 2 h；牛奶与果汁应分开灌注，防止产生凝块；药片需研碎溶解后再注入。

（4）长期鼻饲者应每天进行口腔护理，并定期更换胃管。普通胃管每周更换 1 次，硅胶胃管每月更换 1 次，在晚间末次灌食后拔出，次晨再从另一侧鼻孔插入。

（5）食管静脉曲张和食管梗阻的病人禁止使用鼻饲技术。

要素饮食

要素饮食是一种人工合成的无机物化学精制食品，含有人体必需的易于消化吸收的营养素，如游离氨基酸、单糖、重要脂肪酸、维生素、微量元素、无机盐等，与水混合后可以形成浆液或较为稳定的悬浮物。其主要特点是无须经过消化过程，即可直接被肠道吸收和利用，营养成分明确，营养价值高。根据需要分为营养治疗用和特殊治疗用两大类，这里主要介绍营养治疗用的要素饮食。

（一）目的

要素饮食可保证危重病人的能量及氨基酸等营养素的摄入，改善病人的营养状况，促进伤口愈合，达到治疗及辅助治疗的目的。主要适用于严重烧伤及创伤、严重化脓性感染、多发性骨折、外科手术前后需营养支持的病人；肿瘤或其他消耗性疾病导致营养不良的病人；肠炎、腹泻、消化道瘘、急性胰腺炎病人；其他如免疫功能低下、脑外伤的病人等。

（二）方法

可通过口服、鼻饲、经胃或空肠造瘘口滴注等方式供给。

（1）口服法。因要素饮食口感欠佳、一般病人难以接受口服，故临床较少使用。也有一些要素饮食在应用时添加橘子汁、菜汤等调味料以改善口感。口服剂量从50毫升/次逐渐增至100毫升/次，视病情6~8次/天。

（2）鼻饲、经胃或空肠造瘘口滴注。有以下3种方式。

1）分次注入。将调配好的要素饮食或现成制品用注射器经鼻胃管或造瘘口注入胃肠内，4~6次/天，每次250~400 ml，适用于非危重、经胃管或造瘘口喂食的病人。此法优点是操作方便、费用较低，缺点是易引起恶心、呕吐、腹胀、腹泻等消化道症状。

2）间歇滴入。将调配好的要素饮食或现成制品加入有盖吊瓶内，经输注管缓缓滴入。4~6次/天，每次400~500 ml，每次输注时间30~60 min。此法反应小，多数病人可耐受。

3）连续滴入。装置和间歇滴入法相同，在12~24 h内持续滴入，也可用肠内营养泵保持恒定滴速。浓度从5%开始逐渐调到20%~25%；速度从40~60 ml/h开始逐渐调到120 ml/h，最高达到150 ml/h。多用于经空肠造瘘口喂食的危重病人。

（三）注意事项

（1）配制要素饮食时，应严格遵守无菌技术操作原则。所有配制用具均需消毒灭菌后使用。

（2）每种要素饮食的具体营养成分、浓度、用量和滴入速度都应根据病人的病情需要，由医生、责任护士及营养师共同商议而定。应用原则是由少、低、慢开始，逐渐增加，待病人耐受后再稳定配制成分、浓度、用量和滴注速度。

（3）要素饮食应尽量新鲜配制，配制好的饮食要冷藏在4℃以下冰箱内，并在24 h内用完，防止污染或变质。

（4）口服的要素饮食温度一般为37 ℃，经鼻胃管或造瘘口注入的适宜温度为41～42 ℃。要素饮食不可高温蒸煮，但可适当加温。

（5）要素饮食滴注前后都应用温开水或生理盐水冲净管腔，防止食物滞留管腔内导致腐败变质。

（6）滴注过程中应经常巡视病人，如出现恶心、呕吐、腹痛、腹泻等症状应视情况调整浓度、温度或速度，反应严重者可暂停滴入，并及时查明原因。

（7）应用要素饮食期间，应定期测量体重，检查电解质、血糖、尿糖、肝功能、血尿素氮、出凝血时间等，并观察尿量、大便次数及性状，及时评估病人营养状况。

（8）停用要素饮食时应逐渐减量，以防止低血糖反应。长期使用者应补充维生素和矿物质。不能用于消化道出血病人和3个月内婴儿；糖尿病、胰腺疾病、胃切除术后病人要慎用。

【案例分析】

经评估，吴先生神志不清，医嘱给予鼻饲饮食。昏迷病人插管前先去枕，头向后仰，当插入10～15 cm，左手将病人头托起，使下颌靠近胸骨柄，缓缓插至预定长度。

【拓展知识】

肠内营养泵

肠内营养泵是一种肠内营养输注系统，通过鼻胃管或鼻肠管连接泵管及其附件，以微电脑精确控制营养输注的速度、剂量、温度、输注总量等的一套完整、封闭、安全、方便的系统（图2-2-3-3）。应用于昏迷状态或需要准确控制营养输入的管饲饮食病人，如严重创伤、大手术后的病人等。该系统可以按照需要定时、定量对病人进行肠道营养液输入，以达到维持病人生命、促进术后康复的目的。

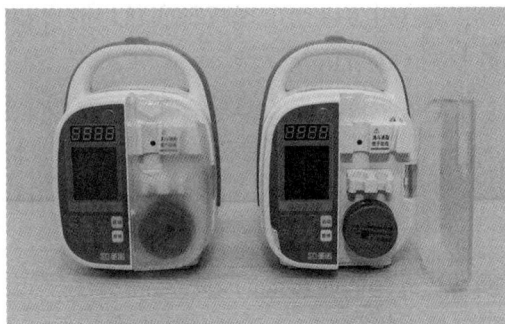

图2-2-3-3　肠内营养泵

【学习总结】

请总结鼻饲技术的实施步骤。

_____

_____

_____

_____

_____

（谢静　师瑞月）

任务4　胃肠外营养

【案例导入】

胡某，男，28岁，因腹痛3个月，头晕、乏力、腹胀2个月，诊断为晚期胃癌伴腹膜、淋巴结转移入院。病人神志清醒，对答切题，查体合作，面色苍白、体形消瘦，身高173 cm，体重54 kg，BMI 18.0 kg/m²，主诉近期进食不佳，每顿只能进食白粥小半碗，进食过多就会出现腹胀症状。请营养科会诊，协助营养治疗。根据营养专科医师会诊意见，予胃肠外营养。

护士根据胡先生的身体状况，在给予病人胃肠外营养时应注意些什么？

【知识基础】

胃肠外营养是根据病人需要，通过胃肠外途径供给病人所需的全部能量和营养素，以满足机体代谢需要的一种营养支持疗法。目前临床上给予病人胃肠外营养的方式主要是经周围静脉或中心静脉输入，故又称静脉营养。

（一）目的

用于各种原因导致的不能从胃肠道摄取营养、消化吸收障碍、高代谢以及胃肠道需要充分休息的病人，以保证热能及营养素的摄入。

（二）方法

1. 途径

可经周围静脉或中心静脉置管输注。

（1）周围静脉输注。用于短期、部分营养支持或中心静脉置管有困难的病人。疗程一般为 15 d 以内。

（2）中心静脉输注。用于需要长期、全量补充营养的病人。置管部位常选锁骨下静脉。

2. 输注原则

根据病人的病情、年龄及耐受情况调节速度、浓度和输注量。

（1）速度。由慢到快逐渐加快滴速。一般成人首日输注速度为 60 ml/h，第 2 天 80 ml/h，第 3 天 100 ml/h，保持均匀的输注速度。

（2）浓度。由低到高逐渐增加。

（3）输注量。由少到多逐渐增加。停用时不可骤停，应提前 2~3 d 逐渐减量，以免发生低血糖反应。

（三）注意事项

（1）在配制营养液及静脉穿刺操作过程中须严格遵守无菌操作原则。

（2）营养液尽量现配现用，如需存储应放在 4 ℃冰箱内且不得超过 24 h，超时则不宜使用。

（3）每 12~24 h 更换输注袋及连接管 1 次，注意观察静脉穿刺部位有无红肿、渗血，敷料是否清洁干燥。

（4）输注营养液时，静脉导管严禁同时输入其他液体、药物和血液；严禁在此处采集血标本或监测中心静脉压。

（5）输注过程中要保持导管通畅，避免液体中断或导管脱出，避免空气栓塞。

（6）使用前和使用过程中要严密监测病人的血常规、电解质、血糖、尿糖、酮体、氧分压、血浆蛋白及尿生化等，每天记录出入量，根据病人代谢的动态变化及时调整营养液配方。注意观察有无并发症发生，若发现病人情况异常应及时报告医生，配合处理。

（7）以下情况不宜使用胃肠外营养。严重水电解质紊乱、酸碱失衡、出凝血功能紊乱、休克、应用时间少于 5 d 者、进入临终期和不可逆昏迷等的病人。

（四）并发症及护理

（1）机械性并发症。在中心静脉置管时，若病人体位不当、穿刺方向不正确可引起气胸、皮下气肿或血肿甚至神经损伤；如果穿破静脉和胸膜，可导致血胸等。输注过程中，若大量空气进入管道可发生空气栓塞，严重时将导致病人死亡。因此，护士应严格遵守操作规程，熟练掌握操作技术，插管时动作轻、准、稳，严密观察滴注过程，及时发现并处理异常情况。

（2）感染性并发症。置管时无菌操作不严格，营养液污染以及长期留置导管可引起局部或全身感染，严重时引起败血症；长期采用肠外营养也可引起肠源性感染。护士应严格无菌操作，注意观察穿刺部位及全身情况，如出现不明原因的发热，应做血培养，对输注的营养液进行细菌培养，查明原因，及时控制感染。

（3）代谢性并发症。营养液输注浓度、速度不当或突然停用等可引起肝功能损害、糖代谢和电解质紊乱；长期肠外营养也可发生肠黏膜萎缩、胆汁淤积等并发症。因此，应严密监测出入液量和进行实验室检查，及时发现机体代谢问题，及时对症处理。

【案例分析】

胡先生身高 173 cm，体重 54 kg，BMI 18.0 kg/m² ，计算胡先生的理想体重为 173–105 = 68（kg），病人目前实际体重为 54 kg，属于消瘦体形，营养摄入严重不足。因病人胃肠功能出现障碍，有腹胀、腹痛症状，进食困难，医嘱予肠外营养支持。根据病人的理想体重，计算出病人目前需要的热量为 1360～1700 kcal/d。置管前对病人的全身情况进行评估：评估心功能情况，确定营养液输注的速度；评估血常规、凝血功能等检验指标情况；评估病人对置管的依从性；评估病人双上肢血管情况等。

【拓展知识】

胃管种类

（1）橡胶胃管。由橡胶制成，管壁厚、管腔小、质量重、对鼻咽黏膜刺激性强。可重复灭菌使用，价格便宜。适用于留置时间短于 7 d、经济困难的一般胃肠道手术病人。

（2）硅胶胃管。由硅胶制成，质量轻，弹性好，无异味，与组织相容性好；管壁柔软，刺激性小；管壁透明，便于观察管道内情况；管道前端侧孔较大，价格较低廉。适用于留置胃管时间较长的病人。

（3）DRW 胃管。由无毒医用高分子材料精制而成，前端钝化，经硅化处理，表面光滑，无异味，易插入，不易损伤食管及胃黏膜；管壁显影、透明，刻度明显，易于掌握插入深度；尾端有多用接头，可与注射器、吸引器等紧密连接。置管时间可达 15 d。

【学习总结】

请总结胃肠外营养的方法和注意事项。

（谢静　师瑞月）

项目三　排泄护理

教学计划表

授课主题		项目三　排泄护理
工作任务		任务1　排尿护理 任务2　排便护理
建议学时		12学时
教学目标	知识目标	1. 掌握排尿、排便活动的评估、护理要点 2. 掌握导尿术、留置导尿术、灌肠法的操作方法及注意事项 3. 熟悉膀胱冲洗术、简易通便法的操作方法 4. 了解口服溶液清洁肠道法的具体方法和注意事项
	能力目标	1. 能正确实施导尿术、留置导尿术、灌肠术 2. 能对排尿、排便异常的病人进行恰当护理
	素质目标	1. 具备不怕苦、不怕脏的劳动精神 2. 具有严谨的工作态度，严格遵守无菌操作各项要求 3. 有爱伤观念，保护病人的隐私及安全
教学重点		留置导尿术、灌肠术的操作方法
教学难点		排尿异常的评估

任务1　排尿护理

【案例导入】

唐某，男，72岁，主因"尿频尿急、夜尿增多8年，1周前尿频、尿急加重"入院。病人8年前出现尿频、尿急，4年前尿频、尿急加重，夜尿增多，口服非那雄胺、坦索罗辛后有好转，1周前尿频、尿急、尿痛加重，自行服用左氧氟沙星治疗，为进一步诊治，收入我科。查体：双肾区无叩击痛，膀胱区触诊有少许膨隆，叩诊浊音，泌尿系统彩超示：前列腺大小45 mm×36 mm×30 mm，膀胱残余尿150 ml。

唐先生存在什么问题？

【知识基础】

泌尿系统由肾脏、输尿管、膀胱和尿道组成。肾脏产生尿液，通过两侧输尿管将尿液运送到膀胱，膀胱可以储存一定量的尿液，最后尿液通过尿道排出体外。泌尿系统的主要功能为排出机体多余的水分和新陈代谢废物，保持内环境的平衡与稳定。

尿道是从膀胱通向体外的管道。成年男性尿道长 18 ~ 20 cm，有 3 个狭窄：尿道内口、膜部、尿道外口；两个弯曲：耻骨下弯、耻骨前弯。成年女性尿道长 3 ~ 5 cm，较男性尿道短、直、粗，富于扩张性，尿道外口与阴道口、肛门相邻，易发生尿道感染。

肾脏生成尿液是一个连续不断的过程，而膀胱排出尿液是间歇性的，当膀胱内的尿液达到一定量时（成人平均 350 ~ 500 ml），膀胱壁的牵张感受器受压力的刺激而兴奋，冲动沿盆神经传入脊髓的排尿反射初级中枢；同时冲动也上传到大脑排尿反射高级中枢，产生尿意。如果条件允许，排尿反射则进行，尿液通过尿道排出体外。如果条件不允许，排尿反射就会受到抑制。2 岁以下婴幼儿神经系统尚未发育完善，对初级排尿中枢的控制能力较弱，所以其排尿次数较多，且易出现夜间遗尿。

（一）排尿的评估

1. 排尿的评估内容

（1）排尿次数与尿量。一般成人白天排尿 3 ~ 5 次，夜间 0 ~ 1 次。成人每次尿量 200 ~ 400 ml，24 h 的尿量 1000 ~ 2000 ml，平均为 1500 ml。异常情况时，排尿次数和排尿量会发生改变。

1）多尿。指 24 h 尿量超过 2500 ml。生理情况下大量饮用液体、妊娠可出现多尿；病理情况下多由内分泌代谢障碍或肾小管浓缩功能不全导致，见于糖尿病、尿崩症、急性肾衰竭（多尿期）等病人。

2）少尿。指 24 h 尿量少于 400 ml 或每小时尿量少于 17 ml。发热、液体摄入过少、休克等原因使病人体内血液循环不足可致少尿；某些疾病也可发生少尿，如心脏、肾脏、肝脏功能衰竭等病人。

3）无尿或尿闭。指 24 h 尿量少于 100 ml 或 12 h 内无尿液产生。由于严重血液循环不足、肾小球滤过率明显降低所引起，如严重休克、肾衰竭、药物中毒等病人。

4）膀胱刺激征。主要表现为尿频、尿急、尿痛，产生的主要原因是膀胱及尿道感染或机械性刺激。有膀胱刺激征时常伴有血尿。

①尿频。指单位时间内排尿次数增多，主要是由于膀胱炎症或机械性刺激引起。严重时几分钟排尿 1 次，每次排尿仅几毫升。

②尿急。指病人突然有强烈尿意，不能控制需立即排尿，主要是由于膀胱三角或后尿道的刺激，造成排尿反射活动异常强烈，常与尿频同时发生。

③尿痛。指排尿时膀胱区及尿道产生疼痛，可以发生在排尿初、中、末或排尿后，疼痛呈烧灼感，与膀胱、尿道或前列腺感染有关。

（2）尿液的性状。

1）颜色。由于尿液中含有尿胆原和尿色素，正常新鲜尿液呈淡黄色或深黄色。当尿液浓缩时，颜色会加深。尿液的颜色还受某些食物、药物的影响，例如进食大量胡萝卜或服用维生素 B_2 时，尿液的颜色呈深黄色。

在病理情况时，尿液的颜色可产生以下变化。

①血尿。血尿颜色的深浅与尿液中所含红细胞量的多少有关，含红细胞量多时尿色常呈洗肉水色或红色，称为肉眼血尿；血尿轻者尿色正常，仅显微镜下红细胞增多，称为镜下血尿。血尿常见于急性肾小球肾炎、输尿管结石、泌尿系统肿瘤、结核及感染等。

②血红蛋白尿。各种原因导致大量红细胞在血管内破坏，血红蛋白经肾脏排出形成血红蛋白尿，呈浓茶色、酱油色。常见于血型不合所致溶血、恶性疟疾和阵发性睡眠性血红蛋白尿。

③胆红素尿。尿液中含有胆红素，一般呈深黄色或黄褐色，振荡尿液后，泡沫也呈黄色。见于阻塞性黄疸和肝细胞性黄疸。

④乳糜尿。因尿液中含有淋巴液，表现为乳白色，见于丝虫病。

2）比重。尿比重是指在 4 ℃下与同体积的水的重量之比，是尿液中所含溶质浓度的指标。尿比重反应肾脏的浓缩功能。正常情况下，成人尿比重在 1.015 ~ 1.025 之间。若尿比重经常固定在 1.010 左右，提示肾浓缩功能严重障碍，是肾功能不全的表现。

3）透明度。正常新鲜尿液清澈透明，放置后由于黏蛋白、核蛋白、盐类及上皮细胞凝结，可出现微量絮状沉淀物。若正常新鲜尿液发生混浊，主要是由于尿液中含有大量尿盐，冷却后出现混浊，加热、加酸或加碱后，尿盐溶解，尿液又变澄清。但当泌尿系统感染时，尿液中含有脓细胞、红细胞以及大量上皮细胞、细菌或炎性渗出物，排出的新鲜尿液即为白色絮状混浊，在加热、加酸或加碱后，其混浊度也不会改变。尿液中含蛋白时不影响其透明度，但振荡后可产生较多且不易消失的泡沫。

4）酸碱度。正常尿液呈弱酸性，pH 为 4.5 ~ 7.5，平均为 6。饮食会影响尿液的酸碱性，如进食大量蔬菜、水果时，尿液可呈碱性；进食大量肉类时，尿液可呈酸性。酸中毒、应用氯化铵等酸性药物时尿液呈酸性；严重呕吐或应用碳酸氢钠等碱性药物时尿液呈碱性。

5）气味。正常新鲜尿液的气味来自尿内的挥发性酸。久置后，因尿液中尿素分解产生氨，气味为氨臭味。当泌尿道存在感染时，新鲜尿液即有氨臭味；糖尿病酮症酸中毒时，尿液为烂苹果味；若尿液中带粪臭味，则考虑膀胱直肠瘘。

2. 评估影响排尿的因素

（1）生理因素：年龄、性别。2 岁以下婴幼儿因神经系统发育不完善，排尿不受意识控制，排尿次数多，有遗尿现象。老年人容易出现尿频，一是因为老年人肾脏浓缩尿液功能降低，摄入少量水分即可生成一定量的尿液；二是因为老年人盆底部肌肉松弛、膀胱括约肌萎缩、膀胱弹性差、容积减小，较少的尿量即可引起较强的尿意，引起排尿次数增多。妊娠期妇女因子宫增大压迫膀胱会导致排尿次数增加。在月经周期中排尿形态也会发生变化，月经前大多数妇女有液体潴留、尿量减少的现象，月经开始尿量有所增加。

（2）气候因素。气候变化是通过影响体内抗利尿激素的分泌而影响尿量。夏季炎热，身体出汗较多，体内水分减少，血浆晶体渗透压升高，使抗利尿激素分泌增多，促进肾脏的重吸收，导致尿液浓缩和尿量减少；冬季寒冷，身体外周血管收缩，循环血量增加，体内水分相对增多，反射性地抑制抗利尿激素的分泌，使尿量增加。

（3）心理因素：情绪、暗示。心理因素会影响排尿，压力会影响会阴部肌肉和膀胱括约肌的放松或收缩，从而引起排尿活动异常。过度的焦虑和紧张，会出现尿频、尿急，有时也会出现尿潴留。另外，排尿还受暗示的影响，任何听觉、视觉或其他身体感觉的刺激均可引起排尿反射的增强或抑制，例如听到口哨声就想排尿。

（4）社会文化因素。

1）社会规范。人们通过接受文化教育形成了一种社会规范，排尿应该在隐蔽的场所进行。当个体在缺乏隐蔽的环境中，或时间不够充裕时，就会产生许多压力，从而影响正常的排尿。

2）个人习惯。长期的生活习惯使个体形成各自的排尿习惯，如当排尿的姿势更换、时间不够充裕和环境不适宜时将会影响排尿活动的完成。多数人在潜意识里会形成相对固定的排尿习惯，如早晨起床第一件事是排尿，晚上就寝前也要排空膀胱。而儿童期排尿训练的经验也会影响其成年后的排尿习惯。

（5）液体与饮食摄入。如果其他影响体液平衡的因素不变，液体摄入量和种类将直接影响尿量和排尿次数。液体摄入多，尿量就多；咖啡、茶、酒类饮品等有利尿作用。有些食物的摄入也会影响排尿，如含水量多的水果、蔬菜等可增加液体摄入量，使尿量增多；饮用含盐较高的饮料或食物则会造成水钠潴留，尿量减少。

（6）疾病、药物、治疗与检查因素。

1）疾病因素。神经系统的损伤和病变，使排尿反射的神经传导和排尿的意识控制功能出现障碍则导致尿失禁；肾脏的病变使尿液的生成产生障碍，出现少尿或无尿；泌尿系统的肿瘤、结石或狭窄也可导致排尿障碍，出现尿潴留；老年男性前列腺增生压迫尿道，可出现排尿困难。

2）药物因素。某些药物可直接影响排尿，如利尿剂可使尿量增加，而镇痛剂、镇静剂与麻醉剂等可影响神经传导，对排尿造成干扰。

3）治疗与检查。外科手术、外伤等可导致失血、失液，若补液不足则机体处于脱水状态，可导致尿量减少；手术中使用麻醉剂可干扰排尿反射，改变病人的排尿状态，导致尿潴留。某些诊断性检查前要求病人禁食、禁水，使体液减少而导致尿量发生变化；有些检查，如膀胱镜检查，易造成尿道损伤、水肿及不适。

3. 排尿异常的评估

（1）尿潴留。尿潴留是指大量尿液存留在膀胱内而不能自主排出。当尿潴留时，膀胱高度膨胀，容积可增至 3000 ~ 4000 ml，可达脐部。病人主诉下腹胀痛，排尿困难。体检可见，耻骨上膨隆，扪及囊样包块，叩诊呈实音，有压痛。常见的原因如下。

1）机械性梗阻。参与排尿的神经及肌肉功能正常，但在膀胱颈部至尿道外口的某一部位有梗阻性病变。如前列腺增生、肿瘤、膀胱内结石、血块，子宫肌瘤等；炎症或损伤后的尿道狭窄，尿道结石、肿瘤、结核等。

2）动力性梗阻。膀胱、尿道无机械性梗阻病变，排尿困难主要是由于各种原因造成控制排尿的中枢或周围神经受损害，导致膀胱逼尿肌无力或尿道括约肌痉挛。如外伤、疾病、手术、使用麻醉剂、药物作用等导致脊髓初级排尿中枢活动发生障碍或受到抑制，不能形成排尿反射。

3）其他原因。如因惧怕疼痛不能用力排尿；不习惯排尿姿势改变；某些心理因素的影响，如焦虑、窘迫使得排尿不能及时进行，出现尿潴留。

（2）尿失禁。尿失禁是指排尿失去意识控制或不受意识控制，尿液不自主地流出。根据尿失禁的表现，可分为以下几种。

1）持续性尿失禁（完全性尿失禁/真性尿失禁）。膀胱完全不能储存尿液，一有尿液便会不由自主地流出，膀胱始终处于空虚状态。常见原因：脊髓初级排尿中枢与大脑皮层之间联系受损，如昏迷、截瘫，因排尿反射活动失去大脑皮层的控制，膀胱逼尿肌出现无抑制性收缩；因手术、分娩所致的膀胱括约肌损伤或支配括约肌的神经损伤，病变所致膀胱括约肌功能障碍；膀胱与阴道之间有瘘道；由于先天性尿路畸形导致的先天性尿失禁。

2）假性尿失禁（充溢性尿失禁）。膀胱内的尿液充盈达到一定压力时，不自主溢出少量尿液。当膀胱内压力降低时，排尿立即停止，但膀胱仍呈一定的充盈状态，尿液不能排空。原因：脊髓初级排尿中枢活动受抑制，使膀胱充满尿液，内压增高，引起少量尿液溢出；创伤感染、肿瘤所致的神经性排尿功能障碍；膀胱以下的尿路梗阻（前列腺增生、膀胱颈梗阻及尿路狭窄等所致）。

3）压力性尿失禁（不完全性尿失禁）。当咳嗽、打喷嚏、大笑或运动时，腹内压突然升高，有少量尿液不自主溢出。多在病人站立体位时发生。原因：膀胱逼尿肌功能正常，由于尿道括约肌张力减低、骨盆底部尿道周围肌肉及韧带松弛，导致尿道阻力下降，病人平时尚能控制排尿，但当腹内压突然增高时，使膀胱内压超过尿道阻力，少量尿液不自主地由尿道口溢出。多见于多次分娩或绝经后的中老年女性，肥胖者尤甚；也常见于根治性前列腺切除术的病人。

4）急迫性尿失禁。膀胱受炎症、出口梗阻的刺激，病人反复出现的低容量不自主排尿，常伴有尿频和尿急；或由于大脑皮质对脊髓排尿中枢的抑制减弱，引起膀胱逼尿肌不自主收缩或反射亢进，导致膀胱收缩不受控制。原因：下尿路感染、前列腺增生症及子宫脱垂等引起膀胱功能失调；脑血管意外、肿瘤、帕金森病等中枢神经系统疾病使膀胱收缩不受控制。

（二）排尿异常的护理

1. 尿潴留病人的护理

（1）提供隐蔽的排尿环境。关闭门窗，屏风或围帘遮挡，请无关人员回避。适当调整治疗和护理时间，使病人安心排尿。

（2）调整体位和姿势。尽可能使病人按习惯姿势排尿，如协助卧床病人略抬高上身或坐起。对需绝对卧床或某些手术病人，应事先有计划地训练床上排尿，避免尿潴留的发生。

（3）心理护理。加强沟通，及时发现病人的心理变化，给予安慰与支持，消除其焦虑和紧张情绪。

（4）诱导排尿。利用某些条件反射如听流水声或用温水冲洗会阴等诱导排尿。

（5）热敷、按摩。使肌肉放松，促进排尿。如果病人病情允许，可用手掌自膀胱底部向尿道方向推移按压，力道适中，逐渐加力，协助排尿。不可强力按压，以防膀胱破裂。

（6）针灸法。采用针刺中极、曲骨、三阴交穴或艾灸关元、中极穴等方法刺激排尿。膀胱过度充盈时，下腹部穴位应斜刺或横刺。

（7）药物治疗。必要时遵医嘱肌内注射卡巴胆碱等。

（8）健康教育。讲解尿潴留相关知识，指导病人养成定时排尿的习惯，教会病人正确的自我放松等方法。

（9）导尿术。以上方法无效时，遵医嘱行导尿术。

2. 尿失禁病人的护理

（1）心理护理。尿失禁给病人生活带来许多不便，同时造成很大的心理和精神压力，如心情忧郁、精神苦闷、丧失自尊等，病人期望得到他人的帮助和安慰。医护人员应尊重、理解病人，给予安慰和鼓励，使其树立信心，积极配合治疗和护理。

（2）皮肤护理。经常用温水清洗会阴部皮肤，勤换衣裤、床单、尿垫等，保持局部皮肤清洁、干燥。根据皮肤情况，定时按摩受压部位，防止压疮的发生。

（3）外部引流。必要时应用接尿装置引流尿液（图2-3-1-1，图2-3-1-2）。女病人可用女式尿壶或接尿器紧贴外阴部接取尿液；男病人可用尿壶接尿，也可用阴茎套连接集尿袋接取尿液，但此法不宜长时间使用，每天要定时取下阴茎套和尿壶，清洗会阴部和阴茎。

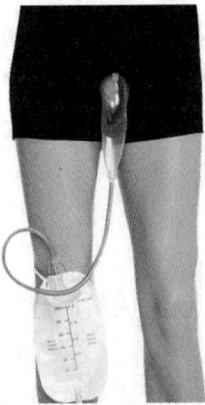

图 2-3-1-1　接尿器

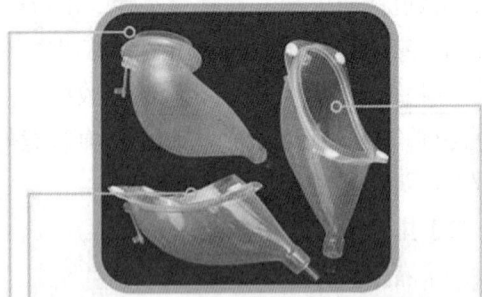

女士接尿斗：人性化设计，特有防渗漏软边
男士接尿斗：上口单层弹性软边，安全舒适
萎缩型尿斗：阴茎和睾丸可一同放入尿斗内

图 2-3-1-2　接尿斗

（4）重建正常的排尿功能。

1）摄入适当的液体。如病情允许，指导病人每日白天摄入液体 2000～3000 ml。因多饮水可以增加尿液，对膀胱的刺激增加以促进排尿反射的恢复，还可预防泌尿系统的感染。但睡前要限制饮水，减少夜间尿量，以免影响病人休息。

2）膀胱功能训练。向病人及家属解释膀胱功能训练的目的，并介绍方法和所需的时间，取得病人和家属的配合。观察排尿反应，安排排尿时间表，定时使用便器，建立规律的排尿习惯。开始时白天每隔 1～2 h 使用便器 1 次，夜间每隔 4 h 使用便器 1 次；以后间隔时间逐渐延长，如此持续训练以促进排尿功能的恢复。使用便器时，可用手按摩膀胱以促进排尿，注意按摩力度要合适。

3）骨盆底部肌肉的锻炼。指导病人进行骨盆底部肌肉的锻炼，以增强控制排尿的能力。病人取立、坐或卧位，试做排尿（排便）动作，先慢慢收紧盆底肌肉，再缓缓放松，每次 10 s 左右，连续 10 次，每次锻炼 20～30 min，每日数次，以病人不感觉疲乏为宜。

（5）留置导尿术。对长期尿失禁的病人，可进行留置导尿术，避免尿液浸渍皮肤，发生皮肤破溃。通过定时夹放引流管排放尿液，锻炼膀胱壁肌肉张力，重建正常的排尿功能。

【案例分析】

根据病史，唐先生尿频、尿急、夜尿增多，排尿不畅，有残余尿量，属于前列腺增生的典型表现。该病人出现了尿潴留，尿液不能顺利排出，易引发泌尿系统感染。

【案例进展1】

护士遵医嘱为唐先生进行尿潴留相关护理，提供隐蔽的排尿环境，调整体位、姿势，诱导排尿、穴位刺激、热敷按摩等方法均无明显效果。病人入院后第二天，主诉6小时内排尿20 ml，排尿呈滴沥状，小腹胀痛，查体：病人膀胱区膨隆，叩诊浊音。接下来应如何解决病人尿潴留的问题？

【知识基础1】

导尿术是指在严格的无菌操作下，用无菌导尿管经尿道插入膀胱引出尿液的方法。

（一）目的

（1）为尿潴留病人引流出尿液，减轻其痛苦。

（2）协助临床诊断。如留取未受污染的尿标本做细菌培养；测量膀胱容量、压力及检查残余尿液；进行尿道或膀胱造影等。

（3）为膀胱肿瘤病人进行膀胱化疗。

（二）操作程序

1．评估

（1）病人的年龄、病情、临床诊断、导尿的目的。

（2）病人的意识状态、生命体征、心理状况、合作程度及生活自理能力。

（3）病人的卧位、膀胱充盈度及会阴部皮肤黏膜情况和清洁度。

2．计划

（1）病人准备。了解导尿的目的、过程、注意事项及配合要点；根据病人自理能力，嘱其自行清洗或协助其清洗外阴。

（2）护士准备。着装整洁，修剪指甲，洗手，戴口罩。

（3）用物准备。

1）治疗车上层。治疗盘、一次性导尿包、一次性垫巾或小橡胶单和治疗巾、弯盘、手消毒液、大浴巾。

①一次性导尿包（图2-3-1-3）。包括初步消毒、再次消毒和导尿用物。初步消毒用物：小方盘、镊子1把、纱布、消毒棉球、单只手套；再次消毒和导尿用物：外包治疗巾、手套、洞巾、弯盘、4个消毒棉球、气囊导尿管、自带无菌液体的10 ml注射器、镊子2把、标本瓶、纱布、润滑油棉球、集尿袋、方盘。

②导尿管的种类（图2-3-1-4）。一般分为单腔导尿管（用于一次性导尿）、双腔导尿管（用于留置导尿）、三腔导尿管（用于膀胱冲洗或向膀胱给药）3种。根据病人的导尿目的选择合适的导尿管。

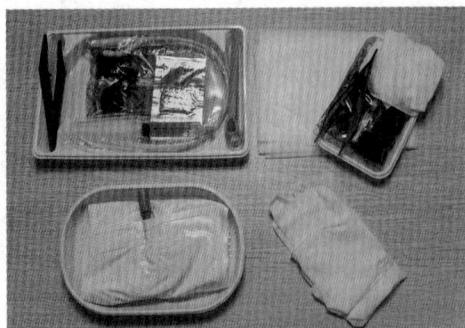

图 2-3-1-3 一次性导尿包内物品

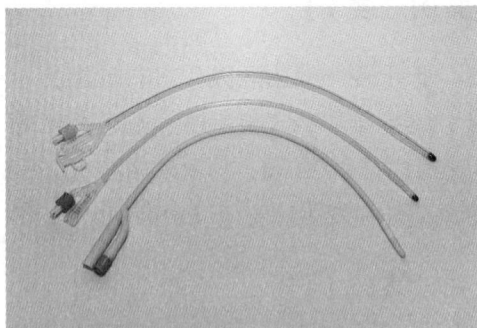

图 2-3-1-4 导尿管的种类

2）治疗车下层。便盆及便盆巾，生活垃圾桶，医用垃圾桶。

3）其他。按需准备屏风、保暖用物。

（4）环境准备。酌情关闭门窗，围帘或屏风遮挡病人，保持合适的室温及适宜的光亮。

3．实施

见表 2-3-1-1。

表 2-3-1-1　导尿术

操作流程	操作步骤	要点说明
1．核对解释	（1）携用物至床旁，认真核对病人床号、姓名、腕带 （2）向病人解释导尿的目的、方法和注意事项 （3）移床旁椅至操作同侧的床尾，将便盆放床尾床旁椅上，打开便盆巾	● 有效核对，避免发生差错 ● 消除病人紧张情绪，取得其合作 ● 便于操作，节省时间
2．遮挡病人	关闭门窗，围帘或屏风遮挡，请无关人员回避	● 保护病人隐私 ● 便于操作，节约时间
3．清洗外阴	自行清洗外阴，不能自理者协助其清洗	● 床上清洗者不要弄湿衣被 ● 也可提前清洗外阴
4．安置体位	（1）松开床尾盖被，帮助病人脱下对侧裤腿，盖在近侧腿部，并盖上浴巾；对侧腿用盖被遮住 （2）协助病人取屈膝仰卧位，两腿略外展，暴露会阴	● 保暖，避免过多暴露病人
5．垫巾开包	将一次性垫巾或小橡胶单和治疗巾垫于臀下，弯盘置于近会阴处，检查并打开导尿包，取出初步消毒用物，将消毒棉球倒入小方盘内	● 防止污染床单

续表

操作流程	操作步骤	要点说明
6. 消毒导尿	根据男、女病人尿道的解剖特点进行消毒，导尿	
▲女病人导尿术		
初步消毒	（1）操作者一只手戴上手套，另一只手持镊子夹取消毒棉球依次消毒阴阜、大阴唇，戴手套的手分开大阴唇，消毒小阴唇和尿道口 （2）污棉球置弯盘内，消毒完毕，脱下手套至弯盘内，并将弯盘及小方盘移至床尾	● 每个棉球限用一次，消毒顺序由外向内，自上而下 ● 夹取棉球中心部位，使棉球裹住钳尖，避免在消毒时损伤组织 ● 便于用过的物品集中放置
开包铺巾	（1）消毒双手 （2）取无菌导尿包置于病人两腿之间 （3）戴无菌手套，铺洞巾于病人的外阴处，暴露会阴部，使洞巾与治疗巾内层形成一连续无菌区域	● 嘱病人保持安置体位，以免污染无菌区 ● 扩大无菌区域，利于操作，避免污染
整理用物、润滑导尿管	按操作顺序排列好用物，取出导尿管，用润滑液棉球润滑导尿管前端	● 选择合适的导尿管：成人一般用10～12号导尿管，小儿宜选用8～10号导尿管 ● 润滑尿管可减轻尿管对黏膜的刺激和插管时的阻力
管管连接	根据需要将导尿管和集尿袋的引流管连接，取消毒液棉球放于弯盘内	
再次消毒	（1）弯盘置于外阴处，一手拇指与示指分开并固定小阴唇，一手持镊子夹取消毒液棉球，依次消毒尿道口、两侧小阴唇、尿道口 （2）污棉球、弯盘、镊子放床尾弯盘内	● 充分暴露尿道口，便于消毒 ● 顺序是内→外→内，自上而下，依次消毒 ● 每个棉球限用一次 ● 消毒尿道口时稍停片刻，使消毒液充分与尿道黏膜接触，达到最佳消毒效果
插导尿管	一手继续固定小阴唇，另一手将方盘置于洞巾口旁，嘱病人深呼吸，用另一镊子夹持导尿管对准尿道口轻轻插入尿管4～6 cm（图2-3-1-5），见尿液流出后再插入1～2 cm	● 不可松开固定小阴唇的手，否则会污染已消毒的尿道口 ● 深呼吸可减轻腹肌和尿道黏膜肌的紧张，便于插管
引流尿液	松开固定小阴唇的手，并下移固定导尿管，将尿液引流到集尿袋或方盘内，如做尿培养用无菌标本瓶接取中段尿5 ml	● 及时将方盘内尿液倒入便盆，询问病人，观察其反应

操作流程	操作步骤	要点说明
▲男病人导尿术		
初步消毒	（1）操作者一只手戴上手套，另一只手持镊子夹取消毒棉球依次消毒阴阜、阴茎、阴囊 （2）用戴手套的手取无菌纱布裹住阴茎将包皮向后推，暴露尿道外口，自尿道口向外、向后旋转消毒尿道口、龟头及冠状沟 （3）将污棉球、纱布置弯盘内，消毒完毕，脱下手套置弯盘内，并将弯盘及小方盘移至床尾	● 每个棉球消毒一个部位 ● 自阴茎根部向尿道口擦拭 ● 包皮和冠状沟易藏污垢，应注意彻底消毒，预防感染
开包铺巾	（1）消毒双手 （2）取无菌导尿包置于病人两腿之间，按无菌要求打开导尿包 （3）戴无菌手套，铺洞巾于病人的外阴处，暴露阴茎，使洞巾与治疗巾内层形成一连续无菌区域	● 嘱病人保持安置体位，以免污染无菌区 ● 扩大无菌区域，利于操作，避免污染
润滑导尿管	按操作顺序排列好用物，取出导尿管，润滑导尿管前端	● 选择合适的导尿管 ● 润滑导尿管可减轻导尿管对黏膜的刺激和插管时的阻力
管管连接	根据需要将导尿管和集尿袋的引流管连接，取消毒液棉球放于弯盘内	● 导尿管末端也可不接集尿袋，尿液直接引流到方盘内，然后及时把尿液倒到便盆内
再次消毒	（1）弯盘置于外阴处，一手用纱布包住阴茎将包皮向后推，以暴露尿道口；另一只手持镊子夹取消毒棉球再次消毒尿道口、龟头及冠状沟数次 （2）污棉球、弯盘、镊子放床尾弯盘内	● 消毒顺序由内向外，消毒尿道口时停留片刻，使消毒液与尿道口黏膜充分接触，达到消毒的目的 ● 每个棉球限消毒一个部位
插导尿管	一手继续用无菌纱布固定阴茎并提起，使之与腹壁呈60°角（图2-3-1-6），一手将方盘置洞巾口旁，嘱病人张口呼吸，用另一镊子夹持导尿管前端，对准尿道口轻轻插入20~22 cm，见尿流出后，再插入1~2 cm	● 阴茎上提，使耻骨前弯消失，利于插管 ● 男性尿道较长，有3个狭窄，插管时略有阻力，在插管过程中受阻时，稍停片刻，嘱病人深呼吸，以减轻尿道括约肌的紧张，再缓缓插入导尿管，切记勿用力过快、过猛而损伤尿道黏膜
引流尿液	将尿液引流到集尿袋或方盘内至合适量，如做尿培养用无菌标本瓶接取中段尿液5 ml，盖好瓶盖，放置合适处	● 及时将方盘内尿液倒入便盆，询问病人感觉，观察其反应

操作流程	操作步骤	要点说明
7. 拔管整理	（1）导尿毕，拔出导尿管，撤去洞巾，擦净会阴，收拾导尿用物弃于医用垃圾桶内，撤出病人臀下的一次性垫巾或小橡胶单和治疗巾 （2）脱去手套，消毒双手，协助病人穿好裤子，整理病人床单位 （3）清理用物，测量尿量，尿标本贴标签后送检	● 保护病人隐私 ● 分类处理用物 ● 标本及时送检，避免污染，以保证检验结果的准确性
8. 准确记录	洗手，记录	● 记录尿量及病人反应

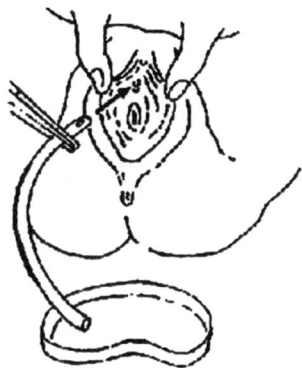

图 2-3-1-5　女病人导尿

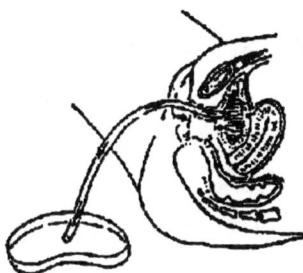

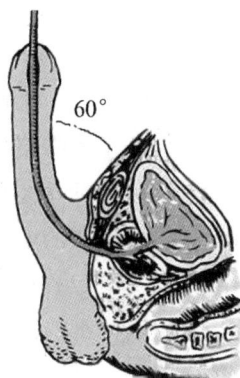

图 2-3-1-6　男病人导尿

4. 评价

（1）病人痛苦减轻或消失，感觉舒适、安全。

（2）护士备齐用物，操作方法正确，符合无菌操作要求，达到导尿的目的。

（3）护患沟通有效，病人积极配合护士，护士也保护了病人自尊，顺利完成导尿术。

（三）注意事项

（1）严格遵照无菌技术操作原则进行，预防泌尿系统感染。

（2）插管时动作要轻柔，以免损伤尿道黏膜。

（3）为女病人导尿时，应仔细辨认尿道口，如导尿管误插入阴道，应更换无菌导尿管重新插入。尤其是老年女性尿道口回缩，插管时应仔细观察、辨认，避免误入阴道。

（4）对膀胱高度充盈且极度衰弱的病人，第一次放尿量不得超过 1000 ml。因大量放尿，可使腹腔内压力突然降低，大量血液滞留于腹腔血管内，引起血压突然下降产生虚脱；也可因膀胱内压突然降低，导致膀胱黏膜急剧充血而引起血尿。

【进展分析 1】

上述尿潴留相关护理措施无效时，为病人实施导尿术。根据病史病人为前列腺增生，急性尿潴留，予以导尿排出尿液，解除尿潴留。首次导尿尿量不超过 1000 ml，预防膀胱压力骤然下降引起膀胱壁血管破裂，出现血尿。

【案例进展 2】

病人导尿排出 500 ml 小便后，拔除尿管。5 小时后排尿困难，遵医嘱留置导尿。

【知识基础 2】

留置导尿术是指在导尿后，将导尿管保留在膀胱内以引流尿液的方法。

（一）目的

（1）抢救危重、休克病人时，能正确记录尿量、测量尿比重，以密切观察病情变化。

（2）盆腔手术病人术前留置导尿管，手术时膀胱空虚，避免误伤。

（3）某些泌尿系统疾病手术后留置导尿管，便于引流及冲洗，还可以减轻手术切口的张力，促进切口的愈合。

（4）尿失禁、昏迷、会阴或肛门附近有伤口不宜自行排尿者，留置导尿管可引流尿液，以保持会阴部的清洁、干燥。

（5）为尿失禁病人行膀胱功能训练。

（二）操作程序

1. 评估

（1）病人的病情、临床诊断、治疗情况和生命体征。

（2）病人的自理能力、意识状态及合作理解程度。

（3）病人的心理状态及对留置导尿术的认识程度。

（4）病人的膀胱充盈度及会阴部皮肤黏膜情况。

2. 计划

（1）病人准备。了解留置导尿的目的、过程和注意事项，并学会如何配合；根据个人自理能力，自行清洗或在护士协助下清洗外阴。

（2）护士准备。着装整洁，修剪指甲、洗手，戴口罩。

（3）用物准备。同导尿术。另酌情备橡皮圈及安全别针各 1 个。

（4）环境准备。同导尿术。

3. 实施

留置导尿的实施流程见表 2-3-1-2。

女病人留置
导尿操作评
价标准

男病人留置
导尿操作评
价标准

表 2-3-1-2　留置导尿术

操作流程	操作步骤	要点说明
1. 核对解释	同导尿术	● 同导尿术
2. 消毒插管	同导尿术的初步消毒、再次消毒、插管	● 同导尿术 ● 再次消毒前，需要检查气囊是否完好
3. 固定导尿管	插入导尿管，见尿后再插入 7 ~ 10 cm，根据导尿管上注明的气囊容积，用无菌注射器向气囊内注入等量无菌 0.9% 氯化钠溶液，轻拉导尿管有阻力感，即证实导尿管已固定于膀胱内（图 2-3-1-7）	● 气囊注水速度要慢，注意勿使膨胀的气囊卡在尿道内口，以免气囊压迫膀胱内壁，造成黏膜损伤和不适
4. 撤去洞巾	排出尿液后，夹住引流管，移去洞巾	● 动作轻稳，勿扯出导尿管
5. 固定引流	（1）用橡皮圈和安全别针将引流管固定在大单上 （2）将集尿袋固定于低于膀胱高度的床边	● 引流管留出足够长度，以防病人翻身不慎将导尿管拉出 ● 防止尿液反流引起泌尿系统感染
6. 整理告知	（1）协助病人穿裤，取舒适卧位，整理病人床单位 （2）向病人及家属告知留置导尿管的注意事项 （3）整理用物、分类处理	● 保护病人隐私 ● 保持引流通畅有效
7. 洗手记录	洗手，记录	● 记录置管时间

4．评价

（1）病人留置导尿管期间，导尿管固定良好，尿液引流通畅，术发生泌尿系统感染。拔管后病人能自行排尿，无不适感。

（2）护士操作正确、熟练，有较强的无菌观念，达到留置导尿术的目的。

（3）护患沟通有效，病人及家属了解留置导尿术的目的，能配合操作。

（4）操作中注意关心、保护病人，能正确进行健康教育。

（5）病人留置导尿术后护理措施及时、有效，无并发症发生。

（三）注意事项

（1）同导尿术（1）~（4）。

（2）保持引流通畅，避免导尿管受压、扭曲堵塞等导致泌尿系统的感染。

（3）气囊导尿管固定时要注意不能过度牵拉导管，以防膨胀的气囊卡在尿道内口，压迫膀胱壁或尿道，导致黏膜组织损伤。

（4）病人离床活动时，应用胶布将导尿管远端妥善固定在大腿上，以防导尿管脱出，集尿袋不得超过膀胱高度并避免挤压，防止尿液反流，导致感染的发生。

（四）留置尿管病人的护理

（1）防止泌尿系统感染的措施。

1）保持尿道口清洁。女病人用消毒液棉球擦拭外阴及尿道口，男病人用消毒液棉球擦拭尿道口、龟头及包皮，每天 1～2 次。排便后及时清洗肛门及会阴部皮肤。

2）排空及更换集尿袋。及时排空集尿袋，并记录尿量。集尿袋每日更换 1 次，抗反流集尿袋可一周更换 1 次。

3）定期更换导尿管。导尿管的更换频率通常根据导尿管的材质决定，一般导尿管 7～10 天更换一次；硅胶导尿管可酌情延长更换时间。

4）病人离床活动时，妥善固定引流袋及导尿管，引流袋不能高于膀胱，以防尿液反流。

（2）鼓励病人多饮水。留置尿管期间，如病情允许，应鼓励病人多饮水，保持尿量在 2000 ml 以上，勤变换卧位，通过增加尿量，达到自然冲洗尿道的目的，预防尿路感染和结石的发生。

（3）膀胱功能训练。采用间歇性夹管方式，阻断引流，一般每 3～4 h 开放 1 次，使膀胱定时充盈和排空，促进膀胱功能的恢复。

（4）注意倾听病人的主诉，并经常观察尿液，每周查 1 次尿常规。若发现尿液混浊、沉淀或出现结晶，应及时进行膀胱冲洗。

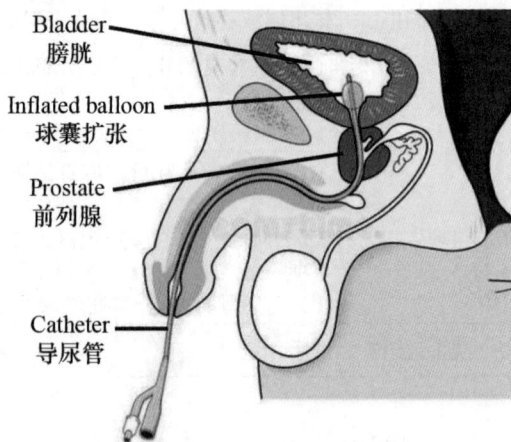

图 2-3-1-7　气囊导尿管固定法

Bladder 膀胱
Inflated balloon 球囊扩张
Prostate 前列腺
Catheter 导尿管

【进展分析 2】

对于反复尿潴留的病人，给予留置导尿术，避免反复导尿，接引流袋收集尿液。留置尿管期间预防泌尿系统感染。

【案例进展 3】

病人完善检查后，进行经尿道前列腺电切术，术后遵医嘱予持续膀胱冲洗。

【知识基础 3】

膀胱冲洗是利用三通导尿管，将溶液灌入膀胱内，再应用虹吸原理将灌入的液体引流出来的方法。

（一）目的

（1）对留置导尿的病人，保持其尿液引流通畅。

（2）清除膀胱内的血凝块、黏液、细菌等异物，预防感染的发生。

（3）治疗某些膀胱疾病，如膀胱炎、膀胱肿瘤等。

（4）泌尿外科的术前准备和术后护理。

（二）操作程序

1．评估

（1）病人的病情、临床诊断、膀胱冲洗的目的。

（2）病人的生命体征、意识状态、心理状况。

（3）病人的自理能力，对膀胱冲洗操作的理解及合作程度。

（4）病人的尿液性质及尿液引流情况。

2．计划

（1）病人准备。了解膀胱冲洗的目的、过程和注意事项，并学会在操作中配合。

（2）护士准备。着装整洁，修剪指甲，洗手，戴口罩。

（3）用物准备（以密闭式膀胱冲洗为例）。

1）治疗车上层。导尿用物、无菌膀胱冲洗装置1套，按医嘱准备的冲洗液、消毒液、无菌棉签、止血钳，无菌治疗盘外备手消毒液。

2）治疗车下层。便盆及便盆巾、生活垃圾桶、医用垃圾桶。

3）常用冲洗溶液。生理盐水、0.02% 呋喃西林溶液、3% 硼酸溶液、氯己定溶液、0.1% 新霉素溶液。溶液的温度为 38～40 ℃。前列腺增生摘除术后病人，用 4 ℃左右的生理盐水冲洗。

4）无围帘时准备屏风。

（4）环境准备。关门窗，调节室温，围帘或屏风遮挡。

3．实施

见表 2-3-1-3。

膀胱冲洗操作
评价标准

表 2-3-1-3　膀胱冲洗术

操作流程	操作步骤	要点说明
1．核对解释	（1）备齐用物至床旁，核对床号、姓名 （2）向病人解释膀胱冲洗的目的、方法和注意事项 （3）关闭门窗，拉上围帘或屏风遮挡	●确认病人，避免发生差错 ●消除病人紧张情绪，取得合作 ●保护病人自尊
2．导尿、固定	按导尿术插入无菌导尿管，连接引流管并固定	
3．排空膀胱	排空膀胱	●排空膀胱使膀胱内压降低，便于冲洗液顺利滴入膀胱。同时有利于药液与膀胱内壁充分接触，并保持有效浓度

操作流程	操作步骤	要点说明
4. 溶液准备	按无菌要求备齐无菌冲洗溶液，常规消毒瓶塞，打开膀胱冲洗装置，将针头插入瓶塞，倒挂冲洗瓶于输液架上，排气后关闭冲洗管	● 避免污染 ● 瓶内液平面距床高约60 cm，保持冲洗静压
5. 连接各管	用血管钳夹闭导尿管远端，分开导尿管与引流袋连接处，消毒导尿管口和引流管接头处，将导尿管和引流管分别与"Y"形管的两个分管相连接，"Y"形的主管连接冲洗导管	● 应用三腔管导尿时，可免用"Y"形管
6. 放液冲洗	（1）从导尿管远端处取下止血钳 （2）关闭引流管，开放冲洗管，使溶液滴入膀胱，调节滴速（滴速为60～80滴/分） （3）待病人有尿意或滴入溶液200～300 ml后，关闭冲洗管，放开引流管，将冲洗液全部引流出来后，再关闭引流管（图2-3-1-8） （4）再次开放冲洗管，如此反复冲洗至流出液澄清为止	● 滴速不宜过快，以防病人尿意强烈，膀胱收缩迫使冲洗液从导尿管侧溢出尿道外
7. 观察反应	在冲洗过程中，经常询问病人感受，观察病人反应及引流液性状	
8. 消毒清洗	（1）冲洗完毕，取下冲洗管，消毒导尿管口和引流管接头并连接 （2）清洗外阴，固定好导尿管	● 严格无菌操作 ● 避免导尿管脱落
9. 整理记录	（1）协助病人取舒适卧位，整理病人床单位，清理用物 （2）洗手，记录	● 记录冲洗液名称、冲洗量，引流量、引流液性质及冲洗过程中病人的反应等

4. 评价

（1）病人症状减轻或消失，无异常情况发生。

（2）护士操作正确、熟练，引流通畅，有较强的无菌观念，操作中无污染。

（3）冲洗过程中密切观察病情变化，病人隐私得到保护。

（4）护患沟通有效，病人及家属能够认识膀胱冲洗的重要性并积极配合，并及时反馈不适感觉。

（三）注意事项

（1）严格执行无菌技术操作，防止泌尿系统感染。

（2）冲洗过程中应嘱病人深呼吸，尽量放松，以减轻疼痛，如病人出现腹痛、腹胀、膀胱剧烈收缩等情形，应立即停止冲洗并报告医生。

（3）冲洗过程中要严密观察病情并注意记录冲洗量及性状。

1）如引流量少于灌入量应考虑是否有血块或脓液阻塞，可增加冲洗次数或更换导尿管。

2）如病人出现冲洗后出血较多或血压下降也应停止冲洗，并报告医生给予处理。

（4）避免操作过程中用力回抽造成黏膜损伤。冲洗速度不可过快，压力不宜太大，排出的液体不能再注入膀胱。

（5）"Y"形管位置应低于耻骨联合，以利于引流，连续冲洗时冲洗管与引流管 24 h 更换 1 次。

（6）注入药物时，药物必须在膀胱内保留 30 min 后再引流。

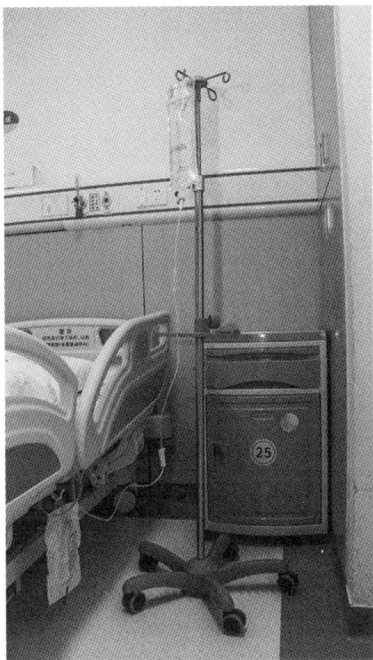

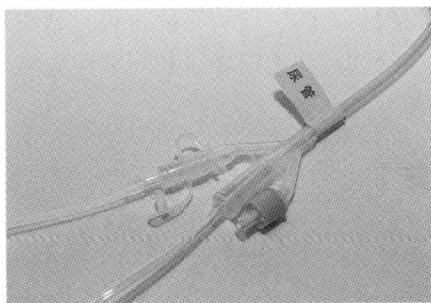

图 2-3-1-8　膀胱冲洗术

【进展分析 3】

前列腺电切术后，伤口渗血，易形成血块堵塞尿管，常使用生理盐水冲洗膀胱，保持尿管通畅。

【案例讨论】

护士小王单独给张女士做留置导尿时，不慎将导尿管插入病人阴道内，引流不出尿液。发现之后她立即拔出，并将导尿管重新插入病人尿道内。

你认为她的做法正确吗？为什么？

【拓展知识】

间歇性导尿术

　　间歇性导尿术现广泛应用于脊髓损伤、颅脑外伤、脑卒中等疾病导致的神经源性膀胱病人中，早期进行间歇导尿是膀胱训练的一种重要方式，是协助膀胱排空的"金标准"。间歇导尿使膀胱间歇性充盈与排空，有助于膀胱反射的恢复。间歇性导尿术是在适度充盈膀胱的情况下，通过定时定量饮水和定时导尿的方式，保证病人膀胱及时规律性地排空，模仿人的生理功能使膀胱间歇性充盈与排空，有助于膀胱反射的恢复。间歇性导尿术包括间歇性无菌导尿和间歇性清洁导尿，间歇性无菌导尿更有助于减少泌尿系统感染和菌尿的发生。

【学习总结】

　　请总结留置导尿术的实施步骤。

（梁冲　王歌）

任务 2　排便护理

【案例导入】

刘某，女，63 岁，主因"下腹部胀痛 4 天"入院。病人于 4 天前开始出现腹痛、腹胀，腹痛呈阵发性发作，伴有肛门停止排便、排气，有便意未解。自行用开塞露通便后症状明显好转，次日以上症状反复发作，病人无咳嗽、畏寒发热、心慌胸闷等不适，无血尿、脓尿，起病以来精神睡眠欠佳，食欲差，便秘，需使用药物通便，小便正常，体重无明显变化。查体：腹部稍膨隆。未见肠型及蠕动波。未扪及质硬包块，全腹轻压痛，无反跳痛。肠鸣音活跃，直肠指检无异常。

刘女士存在什么问题？

【知识基础】

大肠是人体参与排便的主要器官，成人大肠全长约 1.5 m，起自回肠末端止于肛门，可分为盲肠、结肠、直肠和肛管 4 个部分。

从大肠排出废物的过程称为排便，排便是一种反射活动。正常情况下人的直肠内无粪便，当肠蠕动推动粪便进入直肠后，刺激直肠壁内的感受器，其兴奋冲动经盆神经和腹下神经传至脊髓腰骶段的初级排便中枢，同时上传到大脑皮层，引起便意和排便反射；如果环境和时间合适，排便反射进行，通过盆神经传出冲动，使降结肠、乙状结肠和直肠收缩，肛门内括约肌不自主的舒张，同时，阴部神经冲动减少，提肛肌收缩，肛门外括约肌舒张。此外，支配腹肌和膈肌的神经兴奋，腹肌和膈肌收缩，腹内压增加，共同促进粪便排出体外。

排便活动受大脑皮层的控制，意识可以促进或抑制排便。正常人的直肠对粪便的压力刺激具有一定的阈值，达到此阈值时即可产生便意。如果个体经常有意识地遏制便意就会使直肠渐渐失去对粪便压力刺激的敏感性，加之粪便在大肠内停留过久，水分被过多吸收而变得干硬，就会造成排便困难，这是产生便秘最常见的原因之一。

（一）排便的评估

1. 排便的评估内容

（1）排便次数、排便量。排便次数因人而异。正常成人的排便频率为每日 1~3 次，婴儿的排便次数较多，每日 3~5 次。成人排便每天超过 3 次或每周少于 3 次，为排便异常（腹泻、便秘）。

每日排便量与膳食种类、数量，摄入液体量、大便次数及消化器官的功能有关，正常成人每天排便量为 100~300 g。进食肉类及蛋白质等少纤维、精细食物者，粪便量少而细腻；进食粗粮，尤其是大量蔬菜、水果者粪便量较多。

（2）形状、软硬度。粪便形状可分为成形和不成形两种。粪便按软硬度可分为硬便、软便、稀便和水样便等。正常人的粪便为成形软便，不粘连。粪便呈稀便或水样便，见于消化不良或急性肠炎；粪便干结坚硬，呈栗子样，见于便秘；粪便呈扁条形或带状，见于直肠、肛门狭窄或肠道部分梗阻。

（3）颜色。正常成人的粪便因含胆色素而呈黄褐色或棕黄色；婴儿的粪便呈黄色或金黄色。粪便颜色受摄入食物或药物种类的影响，如食用大量绿叶蔬菜，粪便可呈暗绿色；摄入动物血或含铁制剂，粪便可呈无光样黑色。如果排除食物或药物的影响，粪便颜色异常则常提示消化系统有病理变化存在。如柏油样便提示上消化道出血；暗红色血便提示下消化道出血；粪便表面粘有鲜红色血液见于痔疮或肛裂；果酱样便见于肠套叠、阿米巴痢疾；白陶土色便提示胆道梗阻；白色"米泔水"样便见于霍乱、副霍乱。

（4）气味。粪便的气味是由于蛋白质经细菌分解发酵而产生，气味因摄入食物的种类而异，腐败菌的活动性及动物蛋白质的量决定气味的强度。摄入蛋白质、肉类较多者，粪便的臭味重；反之，素食者，臭味轻。严重腹泻病人因未消化的蛋白质与腐败菌作用，粪便呈碱性反应，气味恶臭；上消化道出血的柏油样粪便呈腥臭味；下消化道溃疡、恶性肿瘤病人粪便呈腐败臭；消化不良乳糖类未充分消化或吸收脂肪酸产生气体，气味为酸臭。

（5）内容物。粪便内容物主要包括食物残渣、脱落的肠上皮细胞、细菌以及机体代谢后的废物，如胆色素衍生物和钙、镁、汞等盐类。粪便中混有大量黏液常见于肠炎；粪便中伴有脓血常见于直肠癌、痢疾；肠道寄生虫感染者的粪便中可见蛔虫、蛲虫、绦虫节片等。

2. 影响排便因素的评估

（1）生理因素。

1）年龄。年龄可影响个体对排便的控制。2 岁以下婴幼儿，神经肌肉系统发育不全，不能很好地控制排便。老年人随年龄增加，腹壁肌肉张力逐渐下降、胃肠蠕动减慢、肛门括约肌松弛等，可导致控制能力下降而出现排便功能异常。

2）个人排便习惯。日常生活中，许多人都有自己固定的排便时间，使用某种固定的便器，排便时从事某些活动如阅读等。当这些生活习惯由于环境的改变受到影响时，便可影响正常排便。

（2）心理因素。心理因素是影响排便的重要因素之一。精神抑郁，身体活动减少、肠蠕动减少易导致便秘；情绪紧张、焦虑可导致迷走神经兴奋、肠蠕动增加而致吸收不良、腹泻的发生。

（3）社会文化因素。社会文化教育影响个人的排便观念和习惯。大多数人认为排便是个人隐私,应在隐蔽环境完成,当丧失隐私时,个体就可能压抑排便需要而导致排便功能异常。时间、姿势也会影响排便,排便的姿势更换、时间不够充足都会影响排便活动的完成。

(4)饮食与活动。

1)饮食。均衡饮食与足量的液体摄入是维持正常排便的重要条件。富含纤维的食物可提供必要的粪便容积,加速食糜通过肠道,减少水分在大肠内的再吸收,使大便柔软而容易排出。每日摄入足量液体,可以液化肠内容物使食物能顺利地通过肠道。当摄食量过少、食物中缺少纤维或水分不足时,无法产生足够的粪便容积和液化食糜,延缓了食糜通过肠道的速度、时间,使水分的再吸收增加,导致粪便变硬、排便减少而发生便秘。

2)活动。活动可维持肌肉的张力,刺激肠道蠕动,有助于维持正常的排便功能。各种原因所致长期卧床、缺乏活动的病人,可因肌肉张力减退、肠道蠕动减慢而出现排便困难。

(5)疾病相关因素。

1)药物与疾病。有些药物能治疗或预防便秘和腹泻。如缓泻药可刺激肠蠕动,减少肠道水分吸收,促进排便;但是如药物剂量掌握不正确可能导致相反的结果,有些药物则可能干扰正常排便,如长时间服用抗生素,可抑制肠道正常菌群而导致腹泻;麻醉剂或镇痛药,可使肠运动能力减弱而导致便秘。肠道本身的疾病或其他系统的病变均可对正常排便产生影响。如大肠癌、结肠炎,可导致排便次数增加;脊髓损伤、脑卒中等疾病可导致排便失禁。

2)治疗和检查。某些治疗和检查会影响个体的排便活动,例如腹部、肛门部位手术,会因为肠壁肌肉的暂时麻痹或伤口疼痛而造成排便困难;胃肠X线检查常需灌肠或服用钡剂,也可对排便产生影响。

3. 异常排便的评估

(1)便秘。便秘是指正常的排便形态改变,排便次数减少,排出过干过硬的粪便,且排便不畅、困难或常有排便不尽感。

1)原因。某些器质性病变,如甲状腺功能减退症、低钙血症和低钾血症等;中枢神经系统功能障碍;排便习惯不良,如常抑制便意,延缓排便;排便时间或活动受限制;强烈的情绪反应,如情绪消沉、精神抑郁等;各类直肠肛门手术;药物使用不合理,如滥用缓泻剂、栓剂以及灌肠等;饮食结构不合理,低纤维饮食、饮水量不足;长期卧床或活动量减少,缺乏规律性锻炼。以上原因均可抑制肠道功能而导致便秘的发生。

2)症状和体征。腹痛、腹胀、食欲缺乏、消化不良、乏力、舌苔变厚,有时伴有头痛等症状;便秘者粪便干硬,触诊腹部较硬实且紧张,有时可触及包块,肛诊可触及粪块。

（2）粪便嵌塞。粪便嵌塞是指粪便持久滞留堆积在直肠内，坚硬不能排出。常见于慢性便秘的病人。

1）原因。便秘症状未能及时解除，粪便长时间滞留在直肠内，水分被持续吸收而乙状结肠推进的粪便又不断加入，最终导致粪块变得又大又硬不能排出，发生粪便嵌塞。

2）症状和体征。病人虽有排便冲动，但不能排出粪便。腹部胀痛，直肠肛门疼痛，肛门处有少量液化的粪便渗出。

（3）腹泻。腹泻指正常排便形态改变，频繁排出松散稀薄的粪便甚至水样便。腹泻时肠蠕动增加，肠黏膜吸收水分障碍，胃肠内容物迅速通过胃肠道，水分不能在肠道内被及时吸收；又因肠黏膜受刺激，肠液分泌增加，进一步增加了粪便的水分。因此，当粪便到达直肠时仍然呈液体状态，并排出体外，形成腹泻。短期的腹泻可以帮助机体排出刺激性物质或有害物质，是一种保护性反应，但是持续严重的腹泻可使体内的大量水分及胃肠液丧失，导致水、电解质和酸碱紊乱。同时，长期腹泻还会因机体无法吸收营养物质而导致营养不良。

1）原因。饮食不当或使用泻剂不当；情绪紧张、焦虑；消化系统发育不成熟；胃肠道疾病；某些内分泌疾病如甲状腺功能亢进等均可导致肠蠕动增加，发生腹泻。

2）症状和体征。疲乏、肠痉挛、腹痛、恶心、呕吐、肠鸣，有急于排便的需要和难以控制的感觉。粪便松散或呈液体样。

（4）排便失禁。排便失禁指肛门括约肌失去意识的控制而不自主地排便。

1）原因。神经肌肉系统的病变或损伤如瘫痪；胃肠道疾病；精神障碍、情绪失调等。

2）症状和体征。病人不自主地排出粪便。

（5）肠胀气。肠胀气指胃肠道内有过量气体积聚，不能排出。一般情况下，胃肠道内的气体只有 150 ml 左右，胃内的气体可通过口腔嗝出。肠道内的气体部分在小肠被吸收，其余的可通过肛门排出，一般不会导致不适。

1）原因。摄入产气性食物过多；吞入大量空气；肠蠕动减少；肠道梗阻及肠道手术等。

2）症状和体征。病人表现为腹部膨隆、叩诊呈鼓音、腹胀、痉挛性疼痛、呃逆、肛门排气过多。当肠胀气压迫膈肌和胸腔时，可出现气急和呼吸困难。

（二）排便活动异常病人的护理

1. 便秘病人的护理

（1）提供隐蔽的排便环境。为病人提供单独隐蔽的环境及充裕的排便时间。如围帘或屏风遮挡，避开查房、治疗护理和进餐时间，以消除紧张情绪，保持心情舒畅，利于排便。

（2）调整体位和姿势。病情允许时让病人下床到卫生间排便。床上使用便盆时，除非有特别禁忌，最好采取坐姿或抬高床头，利用重力作用增加腹内压促进排便。术前应有计划地训练手术病人在床上使用便器。

（3）腹部环行按摩。排便时用手示、中、环指深深按在腹部，自右下腹盲肠部开始，沿结肠蠕动方向，即按升结肠、横结肠、降结肠、乙状结肠的顺序进行推压，可促使降结肠的内容物向下移动，并可增加腹内压，促进排便，每天2次，每次5~10 min。指端轻压肛门后端也可促进排便。

（4）心理护理。了解病人的心理状态及排便习惯，给予耐心的安慰和指导，消除病人的紧张情绪和顾虑。

（5）遵医嘱给予口服缓泻剂。缓泻剂可使粪便中的水分增加，刺激肠蠕动，加速肠内容物的运行，从而发挥导泻的作用。慢性便秘的病人可选用蓖麻油、番泻叶、酚酞（果导）、大黄等接触性泻剂。使用缓泻剂可暂时解除便秘，但长期使用或滥用会形成依赖，导致慢性便秘。

（6）使用简易通便剂。常用的简易通便剂有开塞露、甘油栓和肥皂栓等，其作用机制是软化粪便、润滑肠壁，刺激肠蠕动促进排便。

（7）以上方法均无效时，遵医嘱给予灌肠。

（8）健康教育。

1）合理膳食。摄取可促进排便的食物和饮料。如多食用蔬菜、水果、粗粮等高纤维食物；餐前提供开水、柠檬汁等热饮料，促进肠蠕动，刺激排便反射；适当提供轻泻食物如梅子汁、香蕉等促进排便；多饮水，病情允许的情况下每日液体摄入量不少于2000 ml；适当食用油脂类的食物，少食辛辣的食物。

2）适当运动。按个人需要拟订规律的活动计划并协助病人进行运动，如散步、做操、打太极拳等。卧床病人可进行床上活动或被动运动。此外还应指导病人进行增强腹肌和盆底部肌肉的运动，以增加肠蠕动和肌张力，促进排便。

3）重建排便习惯。指导病人选择适合自身排便的时间，理想的时间是晨起或饭后两小时内。每天固定时间排便，排便时应全心全意，不随意使用缓泻剂及灌肠等方法。

2. 粪便嵌塞病人的护理

（1）润肠。早期可口服缓泻剂、简易通便剂来润肠通便。

（2）灌肠。必要时先做油类保留灌肠，2~3 h后再做清洁灌肠，每天进行2次，直到有大便排出为止。

（3）人工取便。清洁灌肠无效时应进行人工取便。具体方法为：术者戴上手套，食指涂润滑剂后慢慢插入病人肛门内，触到硬物时注意大小、硬度，然后机械地破碎粪块，慢慢取出，操作时应动作轻柔，避免损伤直肠黏膜。对于心脏病、脊椎受损病人，采用人工取便时易刺激其迷走神经，如病人出现心悸、头晕等症状时须立刻停止操作。

（4）健康教育。讲解有关排便的知识，建立合理的膳食结构及正常的排便习惯，预防便秘的发生。

3．腹泻病人的护理

（1）去除原因。立即停止进食可能被污染的食物、饮料。如为肠道感染应遵医嘱及时给予抗生素治疗。

（2）卧床休息。卧床休息可减少肠蠕动，并注意腹部保暖。对不能自理的病人应及时给予便盆，消除其焦虑不安的情绪。

（3）饮食护理。鼓励病人饮水，根据病情给予清淡的流质或半流质食物，少量多次，避免油腻、辛辣、高纤维食物。严重腹泻时可暂禁食。

（4）防治水和电解质的紊乱。补充水、电解质，按医嘱给予止泻剂，口服补盐液或静脉输液。

（5）皮肤护理。注意肛周皮肤的清洁，减少刺激，保持皮肤的完整性。特别是婴幼儿、年老体弱者，每次便后用软纸轻擦肛门，温水清洗，并在肛周涂油膏保护局部皮肤。

（6）密切观察病情并记录。观察排便的性质、次数、量等并记录，必要时留取标本送检。病情危重者，注意生命体征变化。如疑为传染病按肠道隔离原则护理。

（7）心理护理。加强沟通，主动关心病人，给予支持和安慰。协助病人及时清洗沐浴，更换衣裤、大单、被套，去除异味，使病人感到舒适。便盆清洗干净后，置于易取处，方便病人取用。

（8）健康教育。向病人讲解腹泻相关知识，指导病人注意饮食卫生，养成良好的卫生习惯。

4．排便失禁病人的护理

（1）心理护理。排便失禁的病人会产生很大的心理压力，期望得到理解和帮助。护士应尊重理解病人，主动给予心理安慰与支持，以消除病人紧张、窘迫、焦虑、自卑等情绪，帮助其树立信心，配合治疗和护理。

（2）皮肤护理。每次排便后用温水洗净肛门周围及臀部皮肤；必要时，肛门周围涂擦软膏以保护皮肤，避免破损感染。勤换衣裤、床单、尿垫等，保持局部皮肤清洁、干燥。根据皮肤情况，定时按摩受压部位，防止压疮的发生。

（3）排便功能训练。

1）观察病人排便前的表现，了解病人排便时间，掌握规律，适时给予便器，促使病人按时自己排便。对排便无规律的病人，可定时给予便盆试行排便，以帮助其建立排便反射。

2）合理应用导泻栓剂或灌肠，以刺激定时排便。

3）指导病人进行肛门括约肌及盆底部肌肉收缩锻炼，病人取立、坐或卧位，试做排便动作，先慢慢收缩肌肉，然后再慢慢放松，每次 10 s 左右，连续 10 次，每次锻炼 20~30 min，每日数次，以病人不感觉疲乏为宜。

（4）健康教育。

1）病情允许时，指导病人每天摄入足量的液体。避免油腻、辛辣、高纤维食物。

2）保持床褥、衣服清洁，及时更换污染、潮湿的衣裤及大单。

3）教会病人进行肛门括约肌及盆底部肌肉收缩锻炼，以利于肛门括约肌恢复控制能力。

4）定时开窗通风换气。以除去不良气味，保持室内空气清新。

5. 肠胀气病人的护理

（1）去除原因。去除引起肠胀气的原因，勿食产气食物和饮料，积极治疗肠道疾病等。

（2）适当活动。鼓励和协助病人下床活动；卧床病人可做床上活动或变换体位。以促进肠蠕动，减轻肠胀气。

（3）处理方法。轻微胀气时，可行腹部热敷或腹部按摩、针刺疗法；严重胀气时，遵医嘱给予药物治疗或行肛管排气。

（4）健康教育。向病人解释引起肠胀气的原因及护理措施，减轻其紧张情绪，指导病人养成细嚼慢咽的良好饮食习惯。

（三）协助排便的护理技术

1. 口服溶液清洁肠道法

（1）电解质等渗溶液清洁肠道法。传统的肠道手术前及结肠镜检查前常以清洁灌肠进行肠道的准备，但目前国内各大医院普遍采用"口服电解质等渗溶液"清洁肠道法取代传统的肠道清洗方法，因为清洁灌肠属于侵入性操作，插管时可能会损伤肠道黏膜，导致肠黏膜水肿、糜烂，还可能会引起肠道菌群失调，增加术后肠道感染的概率，严重影响病人术后肠道功能的恢复。而口服电解质等渗溶液清洁肠道法操作简单，痛苦小，效果满意，病人乐于接受。常用溶液有复方聚乙二醇电解质散，其主要成分为聚乙二醇4000、氯化钠、氯化钾、无水硫酸钠、碳酸氢钠。配制时取药品 1 盒（1 包或内含 A、B、C 各 1 小包），盒内药粉一并倒入带有刻度的杯（瓶）中，加温开水至 1000 ml，搅拌使其完全溶解。于大肠手术前或大肠内镜检查前服用，每次用量 3000~4000 ml，以每 1 小时约 1 L 的速度口服，在排出液变为透明液体时可结束给药。服药后嘱病人多走动，促进胃肠排空，密切观察病人的反应及排便情况并做好记录。

（2）高渗溶液清洁肠道法。高渗溶液进入肠道后在肠道形成高渗环境，使肠道内水分大量增加，从而软化粪便，刺激肠蠕动，加速排便，达到清洁肠道的目的。适用于直肠、结肠检查和手术前肠道准备。常用溶液有甘露醇、硫酸镁。

1）甘露醇法。病人术前 3 天进半流质饮食，术前 1 天进流质饮食，术前 1 天下午

2：00~4：00 口服甘露醇溶液 1500 ml（20% 甘露醇 500 ml + 5% 葡萄糖 1000 ml 混匀）。一般服用后 15~20 min 即可反复自行排便。随着电刀在手术中的使用率增高，现在临床上已经较少使用甘露醇法排便。电刀使用时会产生电火花，甘露醇法清洁肠道时会产生爆炸性气体，同时使用可能会引发爆炸。

2）硫酸镁法。病人术前 3 天进半流质饮食，每晚口服 50% 硫酸镁 10~30 ml。术前 1 天进流质饮食，术前 1 天下午 2：00~4：00，口服 25% 硫酸镁 200 ml（50% 硫酸镁 100 ml + 5% 葡萄糖盐水 100 ml）后再服用温开水 1000 ml。一般服用后 15~30 min 即可反复自行排便，2~3 小时内可排便 2~5 次。

2. 简易通便法

采用简单易行、经济有效的措施，协助便秘病人排便。常用的通便剂为高渗的润滑剂所制成，具有吸出肠壁组织水分，稀释、软化粪便和润滑肠壁、刺激肠蠕动的作用。常用的简易通便法有：开塞露通便法、甘油栓通便法、肥皂栓通便法等。操作时，手法要轻柔，避免损伤肠黏膜或引起肛周组织水肿。发现病人面色苍白、出汗、疲倦等不适时，应暂停操作，并报告医生处理。对便秘严重致大便嵌塞者，简易通便或灌肠后仍无效时，可采取人工取便法，以解除病人痛苦。

（1）开塞露通便法。开塞露由 50% 甘油或小量山梨醇制成，装于密闭的塑料胶壳内。用量：成人 20 ml，小儿 10 ml。病人取左侧卧位，放松肛门括约肌，剪去开塞露顶端，注意顶端平滑，避免插入时损伤直肠黏膜。先挤出药液少许起润滑作用，然后轻轻插入肛门，将药液全部挤入肠道，嘱病人尽量保留 5~10 min，以充分软化粪便，刺激肠蠕动，达到排便目的。

（2）甘油栓通便法。甘油栓是由甘油明胶制成，为无色透明或半透明栓剂，呈圆锥形，具有润滑作用。使用时将甘油栓取出，操作者戴手套或手垫纱布，捏住栓剂较粗的一端，将尖端插入肛门内 6~7 cm，用纱布抵住肛门口轻揉按摩数分钟，嘱病人保留 5~10 min，以使甘油栓充分液化后利用机械刺激和润滑作用而达到排便目的。

（3）肥皂栓通便法。将普通肥皂削成底部直径 1 cm、长 3~4 cm 的圆锥形，蘸热水后插入肛门（方法同甘油栓通便法），由肥皂的化学性和机械性刺激作用引起自动排便。肛门黏膜溃疡、肛裂及肛门有剧痛者，均不宜使用此法通便。

【案例分析】

根据病史，刘女士应该是大便未解出现肠梗阻的表现，应为病人实施便秘相关护理。

【案例进展 1】

护士为病人刘女士进行腹部按摩、简易通便等护理措施后，腹胀、腹痛基本缓解。为了明确肠梗阻的原因，需要进一步进行内镜检查。医生开医嘱行大量不保留灌肠。

【知识基础1】

灌肠法是将一定量的液体由肛门经直肠灌入结肠，以帮助病人清洁肠道、排便、排气或由肠道供给药物，达到缓解症状、协助诊断和治疗疾病为目的的方法。根据灌肠的目的可分为保留灌肠和不保留灌肠。不保留灌肠又根据灌入的液体量分为大量不保留灌肠和小量不保留灌肠。如果为了达到清洁肠道的目的，而反复使用大量不保留灌肠，则称为清洁灌肠。

大量不保留灌肠

（一）目的

（1）软化和清除粪便、解除便秘和肠胀气。

（2）清洁肠道，为肠道手术、检查或分娩做准备。

（3）稀释并清除肠道内的有害物质，减轻中毒。

（4）灌入低温液体，为高热病人降温。

（二）操作程序

1. 评估

（1）病人的年龄、病情、临床诊断、治疗情况及灌肠的目的。

（2）病人的意识状态、生命体征和排便情况。

（3）病人的肛周皮肤、黏膜情况。

（4）病人的心理状况，对灌肠的理解程度、配合能力。

2. 计划

（1）病人准备。了解灌肠的目的、过程和注意事项，并配合操作，灌肠前排尿。

（2）护士准备。着装整齐，修剪指甲，洗手，戴口罩。

（3）环境准备。关闭门窗，室温适宜，必要时屏风遮挡，请无关人员回避。

（4）用物准备。

1）治疗车上层。治疗盘内备一次性灌肠包（包内有垫巾、灌肠器1套、肥皂冻1包、纸巾数张、手套、润滑剂棉球）、弯盘、水温计、根据医嘱准备的灌肠液。治疗盘外备卫生纸、手消毒液。

2）治疗车下层。便盆及便盆巾，生活垃圾桶，医用垃圾桶。

3）灌肠溶液。常用0.1%～0.2%的肥皂液，0.9%氯化钠溶液。成人每次用量为500～1000 ml，小儿200～500 ml。溶液温度一般为39～41 ℃，降温时用28～32 ℃，中暑用4 ℃的0.9%氯化钠溶液。

4）其他。屏风、输液架。

大量不保留
灌肠操作评
价标准

3. 实施

见表2-3-2-1。

表 2-3-2-1 大量不保留灌肠

操作流程	操作步骤	要点说明
1. 解释核对	（1）携用物至病人床旁，认真核对病人并做好解释以取得合作 （2）关闭门窗，屏风遮挡病人	● 确认病人，避免差错事故发生 ● 保护病人隐私
2. 安置体位	协助病人取左侧卧位，双膝屈曲，脱裤至膝部，臀部移至近侧床沿。不能自主控制排便的病人可取仰卧位，臀下垫便盆	● 该体位使乙状结肠和降结肠处于下方，利用重力作用使灌肠液顺利流入
3. 垫巾挂筒	（1）检查灌肠器包并打开，取垫巾铺于病人臀下，弯盘置于臀边 （2）盖好被子，暴露臀部 （3）取出灌肠筒，关闭引流管上的开关，把测量温度后的灌肠液倒入灌肠筒内，并挂于输液架上，液面距肛门 40~60 cm	● 保暖，保护病人隐私，使其放松 ● 灌肠筒过高会导致压力过大，液体流入过快不易保留，且易造成肠道损伤
4. 润管排气	（1）戴手套 （2）润滑肛管前端，排尽管内气体，关闭引流管开关	● 减少插管阻力 ● 防止气体进入直肠
5. 插管灌肠	（1）一手垫纸巾分开肛门，暴露肛门口，并嘱病人深呼吸，一手将肛管从肛门轻轻插入直肠 7~10 cm，小儿插入 4~7 cm（图 2-3-2-1） （2）固定肛管，打开引流管开关使溶液缓缓流入直肠	● 嘱病人放松，便于插入肛管 ● 顺应肠道解剖，动作轻稳，勿用力，以防损伤肠黏膜，如插入受阻，可退出少许，旋转后缓缓插入
6. 观察处理	密切观察筒内液面下降情况和病人反应 （1）肛管阻塞时如液面下降过慢或停止可移动肛管或挤捏肛管 （2）腹胀或有便意时应嘱病人做深呼吸，同时适当降低灌肠筒的高度以减慢流速或暂停片刻，以减少灌入溶液的压力，减轻不适 （3）疑有肠痉挛或出血时，如病人出现面色苍白、脉速、出冷汗、剧烈腹痛、心慌、气急等，应立即停止灌肠并及时与医生联系，采取急救措施	● 移动肛管或挤捏肛管，使堵塞管洞的粪块脱落 ● 及时处理病人反应，以使灌肠液顺利灌入 ● 可能发生肠痉挛或出血，应立即停止灌肠，与医生联系，配合处理
7. 拔出肛管	（1）灌肠液即将流完时关闭引流管开关，用纸巾包裹肛管轻轻拔出，与灌肠筒一同弃于医用垃圾桶，擦净肛门 （2）脱下手套，弯盘移至治疗车下	● 避免空气进入肠道及灌肠液、粪便随管拔出
8. 安置病人	（1）协助病人取舒适卧位，嘱其尽量保留 5~10 min 再排便 （2）对不能下床的病人，给予便盆，协助病人排便 （3）排便后，取出便盆、垫巾	● 使灌肠液在肠中有足够的作用时间，以利粪便充分软化容易排出

续表

操作流程	操作步骤	要点说明
9. 整理观察	（1）协助病人穿裤，取舒适卧位，整理病人床单位，开窗通风 （2）询问病人有无其他需要 （3）观察大便性状、颜色、量 （4）清理用物	● 保持病室整齐，去除异味 ● 必要时留取标本送检 ● 垃圾分类处理 ● 防止交叉感染
10. 洗手记录	洗手，在体温单内记录结果	● 灌肠后排便一次记为 1/E；灌肠后无大便记为 0/E

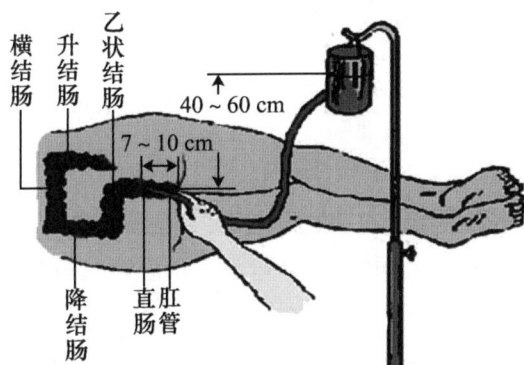

图 2-3-2-1 大量不保留灌肠示意图

4．评价

（1）病人排出大便、肠道积气，自述感觉舒适。

（2）护士操作方法正确、熟练，关心体贴病人。

（3）发热病人体温较前有所下降。

（4）护患沟通有效，病人积极配合，操作顺利，达到了灌肠的目的。

（三）注意事项

（1）妊娠、急腹症、严重心血管疾病等病人禁止灌肠。

（2）伤寒病人灌肠时溶液不得超过 500 ml，压力要低（液面不得高于肛门 30 cm）。

（3）为肝性脑病病人灌肠时，禁用肥皂水，以减少氨的产生和吸收；充血性心力衰竭和水钠潴留病人禁用 0.9% 氯化钠溶液灌肠。

（4）准确掌握灌肠溶液的温度、浓度、流速、压力和量。

（5）降温灌肠，液体要保留 30 min，排便后 30 min 测量体温并记录。

小量不保留灌肠

适用于腹部或盆腔手术后的病人、危重病人、年老体弱病人、小儿及孕妇等。

（一）目的

（1）软化粪便，解除便秘。

（2）排出肠道内的气体，减轻腹胀。

（二）操作程序

1.评估

（1）病人的病情、临床诊断、治疗情况和灌肠的目的。

（2）病人的意识状态、生命体征和排便情况。

（3）病人的肛门皮肤、黏膜情况。

（4）病人的心理状况，合作理解程度、配合能力。

2.计划

（1）病人准备。同大量不保留灌肠。

（2）护士准备。同大量不保留灌肠。

（3）用物准备。

1）治疗车上层。治疗盘内备一次性灌肠包（或注洗器、量杯、肛管、温开水 5～10 ml、止血钳、一次性治疗巾、手套、润滑剂）、弯盘、水温计、根据医嘱准备的灌肠液。治疗盘外备卫生纸、手消毒液。

2）治疗车下层。便盆及便盆巾，生活垃圾桶，医用垃圾桶。

3）其他。屏风，根据情况准备输液架。

4）常用灌肠液。"1、2、3"溶液（50% 硫酸镁 30 ml、甘油 60 ml、温开水 90 ml）；甘油 50 ml 加等量温开水；各种植物油 120～180 ml。溶液温度为 38.0 ℃。

（4）环境准备。同大量不保留灌肠。

3.实施

见表 2-3-2-2。

表 2-3-2-2　小量不保留灌肠

操作流程	操作步骤	要点说明
1.核对解释	（1）携用物至床旁，认真核对病人并做好解释 （2）请无关人员回避，关闭门窗，屏风遮挡	● 确认病人，取得合作 ● 保护病人隐私
2.安置体位	协助病人取左侧卧位，双膝屈曲，脱裤至膝部，将臀部移至床沿	● 利用重力作用使灌肠溶液顺利灌入乙状结肠
3.垫巾保暖	（1）垫一次性治疗巾于臀下，弯盘置于臀边 （2）盖好被子，只暴露臀部	● 避免弄污床单 ● 保暖，维护病人隐私
4.抽灌肠液	戴一次性手套，用注洗器抽吸灌肠液	
5.润管排气	注洗器接肛管末端，润滑肛管前端，排尽管内气体，用止血钳夹紧	● 减少插管时的阻力和对黏膜的刺激 ● 防止气体进入直肠

操作流程	操作步骤	要点说明
6. 插入肛管	左手垫卫生纸分开臀裂，暴露肛门，嘱病人深呼吸，另一手将肛管轻轻插入 7~10 cm（图2-3-2-2）	● 使病人放松，便于插入肛管 ● 如插入受阻，可退出少许，旋转后缓缓插入
7. 缓慢注射	固定肛管，松开止血钳，缓缓注入溶液，注毕夹管，取下注洗器再吸溶液，松开止血钳后再注入。如此反复直至灌肠溶液注完	● 注入速度不宜过快过猛，防止刺激肠黏膜，引起排便反射 ● 如用小量不保留灌肠筒，液面距肛门距离不得超过 30 cm
8. 注入开水	注入温开水 5~10 ml，抬高肛管尾端，使管内溶液全部流入	● 温开水的温度为 38 ℃
9. 拔出肛管	夹管或反折肛管尾端，用卫生纸包住肛管轻轻拔出置弯盘内，擦净肛门，脱手套，弯盘移至护理车下	
10. 安置病人	（1）协助病人取舒适卧位，嘱其尽量保留10~20 min 后再排便 （2）对不能下床的病人，给予便盆，协助病人排便 （3）排便后，取出便盆、橡胶单、治疗巾 （4）询问病人有无其他需要	● 充分软化粪便，有助于排便 ● 将卫生纸、呼叫器放于易取处
11. 整理记录	（1）协助病人穿裤，整理病人床单位，开窗通风，清理用物 （2）洗手，记录	● 保持病室的整齐，去除异味 ● 记录灌肠时间，灌肠液的种类、量以及病人的反应

4．评价

（1）病人排出肠道积气、自述感觉舒适，未引起病人其他不适症状。

（2）护士操作规范、熟练，关心、体贴病人。

（3）护患沟通有效，病人配合好，操作顺利，达到了灌肠的目的。

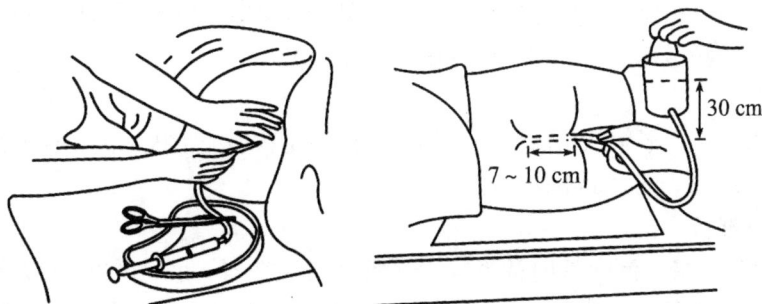

图 2-3-2-2　小量不保留灌肠示意图

（三）注意事项

（1）灌肠时插管深度为 7～10 cm，压力宜低，灌肠液注入的速度不得过快。

（2）每次抽吸灌肠液时应夹紧或反折肛管末端，防止空气进入肠道，引起腹胀。

清洁灌肠

清洁灌肠是反复多次进行大量不保留灌肠的方法。

（一）目的

（1）彻底清除肠道内粪便，为直肠、结肠 X 线摄片检查和手术前做肠道准备。

（2）协助排尽肠内有毒物质。

（二）操作方法

第 1 次用 0.1%～0.2% 的肥皂液灌肠，病人排便后，用 0.9% 氯化钠溶液反复灌肠，直至排出的液体澄清无粪质为止。每次灌肠溶液的量在 500 ml 左右，液面距肛门高度不超过 40 cm。

（三）注意事项

（1）每次灌肠后让病人休息片刻。

（2）禁忌清水反复灌洗，以防水、电解质紊乱。

（3）注意观察病人情况，如有虚脱征兆，立即停止灌肠，通知医生并配合处理。

保留灌肠

将药液灌入直肠或结肠内，通过肠黏膜的吸收来达到治疗疾病的目的。

（一）目的

（1）镇静、催眠。

（2）治疗肠道感染。

（二）操作程序

1．评估

（1）病人的年龄、病情、治疗、活动与自理能力状况。

（2）病人的意识状态、生命体征、心理状况、对保留灌肠的认知与合作程度。

（3）病人的肠道病变部位、肛周皮肤、黏膜情况。

2．计划

（1）病人准备。了解保留灌肠的目的、过程和注意事项，排尽大小便，配合操作。

（2）护士准备。同大量不保留灌肠。

（3）用物准备。

1）治疗车上层。治疗盘内备小容量灌肠筒或注洗器、肛管（20 号以下），温开水 5～10 ml，遵医嘱备的灌肠药液、止血钳、润滑剂、棉签、清洁手套、弯盘、卫生纸、橡胶单、治疗巾或一次性垫巾，治疗盘外备小垫枕。

2）治疗车下层。便盆及便盆巾，生活垃圾桶，医用垃圾桶。

3）其他。屏风,根据情况准备输液架。

4）常用溶液。遵医嘱准备药物,灌肠溶液量不超过200 ml,溶液温度38 ℃。镇静、催眠用10%水合氯醛,剂量按医嘱准备;抗肠道感染用2%小檗碱、0.5%~1%新霉素或其他抗生素溶液。

（4）环境准备。同大量不保留灌肠法。

3.实施

见表2-3-2-3。

表2-3-2-3 保留灌肠

操作流程	操作步骤	要点说明
1.核对解释	（1）携用物至床旁,核对病人 （2）向病人解释灌肠的目的、方法和注意事项 （3）请无关人员回避,关门窗,屏风遮挡 （4）嘱病人排便、排尿	● 确认病人、取得合作 ● 排尽肠道内容物、减轻腹压,利于药物保留及吸收
2.安置卧位	（1）根据病情选择不同卧位,如慢性细菌性痢疾病变部位多在直肠或乙状结肠,取左侧卧位;阿米巴痢疾病变部位多在回盲部,取右侧卧位 （2）协助病人脱裤至膝部,双膝屈曲,臀部移至床边,用小垫枕将臀部抬高10 cm。将橡胶单和治疗巾或一次性巾垫于臀下,弯盘置臀边 （3）用注洗器抽吸药液,戴一次性手套	● 药液直达患处,有助于提高疗效 ● 抬高臀部防止药液溢出
3.润管排气	连接肛管,润滑肛管前端,排尽管内气体,用止血钳夹紧	● 选择20号以下的细肛管
4.插管注药	轻轻插入肛管15~20 cm,固定肛管,松开止血钳,缓慢注入药液,反复吸药、注药,直至药液全部注入	● 肛管插入宜深,注药速度应慢、量少,液面距肛门高度不超过30 cm
5.注入开水	注入温开水5~10 ml,抬高肛管末端	● 使管内溶液全部流入,保证疗效
6.拔管嘱咐	（1）待管内溶液完全注入,用止血钳夹闭肛管或反折,擦净肛门,摘下手套 （2）拔管后用卫生纸在病人肛门处轻轻按揉 （3）嘱病人卧床休息,尽可能保留药液在1小时以上	● 使药液与肠黏膜充分接触而被吸收,达到治疗目的
7.整理记录	（1）整理病人床单位,清理用物 （2）观察病人反应,洗手,记录	● 记录灌肠时间,灌肠液的名称、量,病人的反应

4.评价

（1）病人及家属获得了护士介绍的相关知识,能配合操作。

（2）护士操作熟练规范,灌肠筒的高度、肛管插入深度、注入药液的速度合适,达到治疗效果。

（3）护患沟通有效，病人及家属均满意，病人无不适反应，疾病症状减轻。

（三）注意事项

（1）对灌肠的目的和病变部位应了解清楚，以确定病人的卧位和插入肛管的深度。

（2）肠道抗感染治疗以晚上临睡前灌肠为宜，此时活动少药液易于保留吸收，治疗效果好。

（3）保留灌肠时肛管要细且插入要深，液量不宜过多，压力要低，灌入速度宜慢，以减少刺激，使灌入药液能保留较长时间，有利于肠黏膜的吸收。

（4）肛门、直肠、结肠手术的病人及大便失禁的病人，不宜做保留灌肠。

【进展分析1】

对于肠道有梗阻的病人，灌肠后要注意观察病人排出物的性状及量，避免灌肠液积在肠道内，无法排出体外。另外，要观察病人的腹部情况有无改善；清洁灌肠后要注意排出物的清洁度，确保不干扰内镜检查。

【案例进展2】

病人刘女士行腹腔镜结肠部分切除术。术后第2天，病人诉腹胀、肛门未排气排便，查体腹部膨隆，叩诊呈鼓音。遵医嘱予肛管排气。

【基础知识2】

肛管排气法是将肛管从肛门插入直肠，以排除肠腔内积气的方法。

（一）目的

帮助病人解除肠腔积气，以减轻腹胀。

（二）操作程序

1. 评估

（1）病人的年龄、腹胀情况、临床诊断和治疗情况。

（2）病人的意识状态和生命体征。

（3）病人的心理状况、合作理解程度和配合能力。

2. 计划

（1）病人准备。了解肛管排气法的目的、过程和注意事项，配合操作。

（2）护士准备。着装整洁，修剪指甲，洗手，戴口罩。

（3）用物准备。

1）治疗车上层。治疗盘内备肛管（26号）、玻璃接管、橡胶管、玻璃瓶（内盛水至3/4满，瓶口系带）、润滑油、棉签、胶布（1 cm×15 cm）、别针、卫生纸、一次性手套。治疗盘外备手消毒剂。

2）治疗车下层。生活垃圾桶，医用垃圾桶。

3）其他。如无围帘需准备屏风。

（4）环境准备。关闭门窗，调节室温，必要时屏风遮挡，请无关人员回避。

3．实施

见表2-3-2-4。

表 2-3-2-4 肛管排气法

操作流程	操作步骤	要点说明
1．核对解释	（1）携用物至床旁，认真核对病人床号、姓名、腕带 （2）向病人解释肛管排气法的目的、方法和注意事项 （3）请无关人员回避，关门窗，屏风遮挡	● 确认病人、取得合作 ● 保护病人隐私
2．安置体位	协助病人取左侧卧位，将臀部移至床边，裤子褪至病人膝部，注意及时遮盖，仅暴露肛门	● 保暖，维护病人自尊
3．系瓶连管	将玻璃瓶系于床边，将橡胶管一端插入玻璃瓶液面下，另一端与肛管相连	
4．润管插管	戴手套，润滑肛管前端，嘱病人深呼吸，将肛管轻轻插入直肠 15～18 cm，用胶布交叉固定肛管于臀部，将橡胶管留出足够长度，用别针固定在大单上（图2-3-2-3）	● 减少肛管对直肠的刺激 ● 便于病人翻身、活动
5．观察排气	观察排气情况，如排气不畅，帮助病人更换体位或按摩腹部	● 瓶内有气泡，说明肠腔气体被排出；瓶内无水泡或很少，说明肠腔气体排出不畅
6．拔出肛管	保留肛管不超过 20 min，拔出肛管，清洁肛门，脱下手套	
7．整理记录	（1）协助病人取舒适卧位，询问病人腹胀是否减轻，整理病人床单位，清理用物 （2）洗手，记录	

4．评价

（1）病人了解操作目的，配合操作，腹胀减轻，感觉舒适。

（2）护士操作熟练规范，肛管插入度合适，按时拔出肛管，操作中贯穿健康教育。

（3）护患沟通有效，未过多暴露病人身体，病人及家属满意。

（4）病人掌握了预防肠胀气的保健知识。

（三）注意事项

（1）插管时连接肛管的橡胶管末端应置于玻璃瓶内

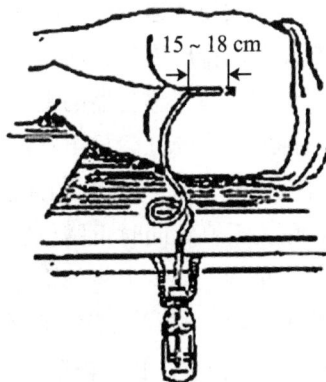

图 2-3-2-3 肛管排气法

的液面以下,防止外界空气进入直肠而加重腹胀。

(2)排气肛管保留时间一般不超过 20 min。因为长时间留置肛管,会降低肛门括约肌的反应,甚至导致肛门括约肌永久性松弛。如腹胀未减轻时可间隔 2~3 h 再重复插管排气。

【进展分析 2】

刘女士因为术后活动量减少,肠蠕动未恢复,护士遵医嘱为刘女士进行肛管排气。注意肛管保留时间不宜过长,并做好病人保暖和隐私保护。

【案例讨论】

护士张某给赵大爷做大量不保留灌肠时,因为怕脏,便让家属操作,自行离开。她认为此项操作简单,没有什么安全隐患,没有关系,你认同她的做法吗?

【拓展知识】

老年人便秘对心血管的危害

当大便转运到达直肠后,需要盆底的耻骨直肠肌和肛门内、外括约肌协调动作,才能经肛门排出体外,而体质虚弱的老年人这组肌肉静息压力降低,黏膜弹性也减弱,甚至肛门口周围感受器的敏感性、反应性均有所下降,故直肠大便堆积至壶腹部,无力推动排出,直肠肛门排出感消失,形成粪便嵌塞,导致便秘。当病人过分用力排便,引起血压剧烈升高,加重了心脏的后负荷,使心肌耗氧量增加,导致心肌供血不足以及脑血管压力升高;同时下蹲位后腹压增高,增加了回心血量以及减少了肺活量,增加了心脏的前负荷,减少了氧的摄入,从而诱发严重的心肌缺血缺氧,导致心绞痛、急性心肌梗死(AMI)、左心衰竭、肺水肿、心功能恶化、恶性心律失常、休克,甚至猝死的发生。此外,大便时用力屏气,会挤压内脏,当 AMI 后可能引起心脏破裂或大血管出现夹层动脉瘤破裂等。

【学习总结】

请列表比较各种灌肠法。

（梁冲　黄丽娴）

模块三　基本诊疗护理

项目一　口服给药

教学计划表

授课主题		项目一　口服给药
工作任务		任务 1　给药指导 任务 2　口服给药法
建议学时		4 学时
教学目标	知识目标	1. 掌握药物治疗原则、药物保管要求、安全有效的用药指导，以及口服给药的评估、操作要点和注意事项 2. 熟悉药物治疗评估、给药途径、医院常用外文缩写、影响药物疗效的因素 3. 了解药物的种类
	能力目标	1. 能正确保管和存放药物 2. 能准确识记医院常用外文缩写 3. 能正确实施口服给药 4. 能有效指导病人正确用药
	素质目标	1. 严格执行查对制度，具有安全用药意识 2. 具有严谨求实的工作态度 3. 有爱伤观念，对病人关心体贴，确保病人安全
教学重点		1. 药物治疗原则 2. 口服给药操作方法
教学难点		1. 药物的保管要求 2. 根据药物的性能，对病人进行安全有效的用药指导

任务 1　给药指导

【案例导入】

杜某，男，58 岁，因头痛伴头晕 5 天余，被诊断为颅内动脉瘤入院。无行走不稳，无言语不清，无口角歪斜，无恶心、呕吐，无头痛，无大小便失禁，无意识丧失，无视物模糊，无视野缺损。查体：T 36 ℃，P 86 次 / 分，R 19 次 / 分，BP 137/84 mmHg。行颅内动脉瘤栓塞术后，医嘱给予尼莫地平注射液 10 mg 静脉微量泵入（iv pump）q12 h。

根据医生的医嘱，护士应该选择什么途径给药？

【知识基础】

药物在预防、诊断和治疗疾病中均具有重要作用。药物治疗又称给药，是临床最常用的治疗方法。护士作为药物治疗的执行者和用药过程的监督者，在药物治疗中发挥至关重要的作用。为确保药物治疗的准确性、合理性、安全性以及有效性，护士必须熟悉相关的药理学知识，熟练掌握药物治疗的方法和技术，准确评估病人用药后的疗效及反应，指导病人合理用药，使药物治疗达到最佳效果。

（一）药物治疗评估

1. 机体评估

机体评估包括年龄、性别、体重、病情、意识状态、治疗情况、肝肾功能情况、用药史和过敏史、自理能力等方面。

2. 药物评估

药物评估包括药物的性能、给药剂量、给药途径、给药时间、药物间的相互作用等方面。

3. 对药物治疗的认知

病人对药物治疗重要性的认知、对药物治疗的配合程度、对给药后治疗效果和毒副反应等相关知识的了解程度。

（二）药物治疗原则

药物治疗原则是一切用药的总则，进行药物治疗时必须严格遵守。

1. 根据医嘱给药

药物治疗为非独立性护理操作，必须严格遵照医嘱执行。护士应熟悉常用药物的作用、毒副反应、用法和配伍禁忌。对有疑问的医嘱，应及时向医生提出，核对清楚后方可执行，切不可擅自更改医嘱，也不可盲目执行。

2．严格执行查对制度

药物治疗过程中，护士首先要严格检查药物的质量，对疑有变质或已超过有效期的药物，应立即停止使用。切实做到"五个准确"，即在准确的时间内，将准确的药物，按准确的剂量，用准确的途径给予准确的病人。因此，护士必须做到"三查七对"。

三查：操作前、操作中、操作后查"七对"的内容。

七对：对床号、姓名、药名、浓度、剂量、用法、时间。

3．安全正确用药

药物治疗前评估病人的病情、治疗方案、过敏史和所用的药物，向病人解释清楚以取得其合作，并给予相应的用药指导。药物治疗时准确掌握给药时间和方法。备好的药物应及时分发，避免久置后引起的药物污染或药效降低。对易发生过敏反应的药物，使用前应了解病人的用药史、过敏史和家族史，按要求做药物过敏试验，结果为阴性方可给药。

4．密切观察用药反应

药物治疗后护士应密切监测病人的病情变化，动态评价药物的疗效及不良反应，并做好记录。

（三）药物的种类、领取和保管

在药物治疗过程中，护士不仅要熟悉药物的药理知识，还要掌握药物的领取与保管方法、给药途径和时间，熟悉药物的种类和影响药物治疗的因素。根据病人的具体情况，为病人进行合理、有效、安全的用药护理，以达到最佳的药物治疗效果。

1．药物的种类

（1）内服药：分为固体剂型和液体剂型。固体剂型包括片剂、丸剂、散剂、胶囊等，液体剂型包括口服液、合剂、酊剂等。

（2）外用药：包括膏剂、擦剂、洗剂、粉剂、滴剂、栓剂、涂抹剂等。

（3）注射药：包括水剂、粉剂、油剂、结晶、混悬剂等。

（4）新型制剂：包括粘贴敷片、植入慢溶药片、胰岛素泵等。

2．药物的领取

药物必须凭医生处方领取。门诊病人根据医生处方在门诊药房自行领取；住院病人药物的领取方法各医院规定不同，大致包括以下情况。

（1）中心药房。医院内设中心药房，中心药房的人员负责摆药，病区护士核对后取回，按时分发给病人。

（2）病区。病区内设药柜，备一定数量的常用药物，由专人负责管理，定期进行领取和补充；病人使用的贵重药物和特殊药物凭医生处方领取；剧毒药和麻醉药（如吗啡、哌替啶等），在病区内配备固定数量，使用后凭医生处方和空安瓿领取补充。

3．药物的保管

（1）药柜。应放在通风、干燥、光线明亮处，避免阳光直射，由专人负责，保持整洁，定期检查药品质量。

（2）药物。按内服、外用、注射、剧毒等分类放置。按有效期先后顺序摆放，先领先用，避免浪费。贵重药、麻醉药、剧毒药应标记明显，加锁保管，专人负责，专本登记，严格交班。

（3）标签。药瓶标签用颜色区分，内服药为蓝色边，外用药为红色边，剧毒药和麻醉药为黑色边。标签要字迹清晰、完好无损，应注明药物名称（中、英文对照）、剂量、浓度。

（4）质量。应定期检查，如发现药物有沉淀、混浊、异味、潮解、霉变，或标签脱落、辨认不清，应立即停止使用。

（5）保存。根据药物性质妥善保存。

1）易挥发、潮解或风化的药物。应装入加盖密封瓶内，如乙醇、过氧乙酸、糖衣片、酵母片等。

2）易氧化和遇光变质的药物。应装入深色密封瓶内或避光容器内，置于阴凉处，如氨茶碱、维生素 C、盐酸肾上腺素等。

3）易被热破坏的某些生物制剂和药物。应置于阴凉干燥处或 2～10 ℃环境低温保存，如蛋白制剂、疫苗、益生菌、干扰素、抗毒血清、青霉素皮试液等。

4）易燃易爆的药物。应单独存放，密闭瓶盖置于阴凉处，远离明火，如乙醇、乙醚、环氧乙烷等。

5）病人个人专用药物。应单独存放，并注明床号、姓名。

（四）给药途径

根据药物的性质、剂型，机体组织对药物的吸收情况以及治疗需要等，选择合适的给药途径。临床常用的给药途径包括口服给药、舌下给药、直肠给药、皮肤黏膜给药、吸入给药、注射给药（皮内、皮下、肌内、静脉注射）等。除动、静脉注射药物直接进入血液循环外，其他药物均有一定的吸收过程，吸收顺序依次为：吸入给药＞舌下含服＞直肠给药＞肌内注射＞皮下注射＞口服给药＞皮肤给药。

（五）给药时间和次数

药物的半衰期和人体的生理情况决定给药时间和次数，正确合理的间隔时间与给药次数能够维持药物在血液中的有效浓度，进而发挥最大的药物疗效。临床工作中常用外文缩写表示给药次数、给药部位和间隔时间等。医院常用外文缩写及中文释义见表 3-1-1-1，医院常用给药次数（外文缩写）与时间安排见表 3-1-1-2。

表 3-1-1-1　医院常用外文缩写及中文释义

外文缩写	中文释义	外文缩写	中文释义
qh	每小时 1 次	st	立即
q2h	每 2 小时 1 次	DC	停止
q4h	每 4 小时 1 次	po	口服
q6h	每 6 小时 1 次	ID	皮内注射
qd	每日 1 次	H	皮下注射
bid	每日 2 次	IM/im	肌内注射
tid	每日 3 次	IV/iv	静脉注射
qid	每日 4 次	ivgtt	静脉滴注
qod	隔日 1 次	gtt	滴
biw	每周 2 次	ad	加至
qn	每晚 1 次	OD	右眼
qm	每晨 1 次	OS	左眼
am	上午	OU	双眼
pm	下午	AD	右耳
12 n	中午 12 点	AS	左耳
12 mn	午夜 12 点	AU	双耳
ac	饭前	aa	各
pc	饭后	prn	需要时（长期）
hs	临睡前	sos	需要时（限用 1 次，12 h 内有效）

表 3-1-1-2　医院常用给药时间（外文缩写）与安排

给药时间	安排	给药时间	安排
qm	6：00	q2h	6：00，8：00，10：00……
qd	8：00	q3h	6：00，9：00，12：00……
bid	8：00，16：00	q4h	8：00，12：00，16：00……
tid	8：00，12：00，16：00	q6h	8：00，14：00，20：00……
qid	8：00，12：00，16：00，20：00	qn	20：00

（六）影响药物疗效的因素

每种药物都具有各自的药理作用及特点，对不同的个体来说，药物疗效受到机体因素、药物因素和饮食因素的影响而表现出不同程度的差异。在药物治疗过程中，护士必须掌握可能影响药物作用的各种因素，确保每位病人都能达到最佳的治疗效果，并使不良反应降到最低。

1．机体方面

（1）生理因素。

1）年龄与体重。一般药物用量与体重成正比。通常药物的"常用量"针对的是18～60岁的成人，儿童和老年人对药物的反应与成人不同。相对成人而言，儿童的各种生理功能和调节机制尚未发育完善，新陈代谢又特别旺盛，对药物的反应比较敏感；老年人因肝、肾等器官功能的衰退影响药物的代谢和排泄，对药物的耐受性降低。所以儿童和老年人的用药剂量均应酌减。另外，老年人的用药依从性较差，护理时应注意督促其按医嘱服药。

2）性别。除性激素外，性别不同对药物的反应一般无明显差异。但处于月经期、妊娠期、分娩期、哺乳期的女性在接受药物治疗时要特别注意。月经期、妊娠期子宫对泻药、子宫收缩药、刺激性药物较敏感，容易造成月经过多、早产或流产。此外，某些药物可通过胎盘进入胎儿体内引起中毒或胎儿畸形；分娩期要慎重使用镇静药，防止镇静药（如吗啡）抑制新生儿的呼吸；哺乳期用药时要特别注意，某些药物可通过乳汁进入乳儿体内，影响乳儿的生长发育或引起中毒反应。

（2）病理因素。疾病可影响机体对药物的敏感性，也可改变药物在体内的代谢过程，从而影响药物的效应。在病理因素中，应特别注意肝、肾功能的损害程度。在使用经肝脏代谢和（或）经肾脏排泄的药物时，应减量、慎用或禁用。

（3）心理因素。心理因素在一定程度上可影响药物的效应，其中以病人的情绪、对药物的信赖程度、对药疗的配合程度、医护人员的语言、暗示作用等最为重要。药物治疗时护士应全面了解病人的心理状态，积极调动病人的主观能动性和抗病因素，以便更好地发挥药物作用。

2．药物方面

（1）药物剂量。给药剂量与效应间存在着规律的关系，药物必须达到一定的剂量才能产生效应。在一定范围内，增加药物剂量可增强药物的疗效。但给药剂量超过一定限度时可引起药物中毒反应。护士应了解常用药物的常用量，即临床规定的治疗量或有效量，这是执行药物治疗最基本的要求。

（2）药物剂型。同种药物的不同剂型因吸收速度与吸收量的不同，影响药物起效的快慢和药效的强弱。口服给药时，溶液制剂比片剂、胶囊容易吸收；注射给药时，水剂比混悬剂、油剂吸收速度快，发挥作用也较快。

（3）给药途径。不同的给药途径会影响药效的强弱，个别药物会出现质的差别。如口服硫酸镁有导泻和利胆的作用，而注射硫酸镁则可产生镇静、止痉和降压的作用。药物治疗时应根据病人的病情选择合适的给药途径，充分发挥药物的治疗效应，降低不良反应的发生概率。

（4）给药时间。合理的给药时间应综合考虑药物的性质、吸收情况、对胃肠道的刺激性、需要作用的时间等因素的影响，这样既可提高药物的疗效，又可降低药物的不良反应。如饭前空腹服用口服药物，容易吸收，起效较快；饭后服用对胃黏膜有刺激性的药物，可减轻药物的胃肠道反应；某些药物为了维持其在血液中的有效浓度，必须做到定时给药；肝、肾功能不良者应适当调整给药间隔时间。

（5）联合用药。联合用药是指为了达到治疗目的而采用两种或两种以上药物同时或先后应用，目的是增强药效，降低药物的不良反应。合理的联合用药可实现其目的，如异烟肼和乙胺丁醇合用可增强抗结核作用。不合理的联合用药则可使药效降低、毒性反应增强。如庆大霉素与依他尼酸、呋塞米配伍，可致永久性耳聋。药物的相互作用已成为合理用药内容的重要组成部分。尤其在静脉滴注给药、混合使用或大剂量稀释注射剂时易产生化学或物理变化，因此，护士应严格遵守"常见药物配伍禁忌"规定。

3. 饮食方面

通过影响药物的吸收、排泄进而影响药物的治疗效果。

（1）促进药物吸收，增强疗效。如酸性食物可增加铁剂的溶解度，从而促进铁的吸收；粗纤维食物通过促进肠蠕动，可增强驱虫剂的疗效；高脂饮食可促进脂溶性维生素吸收，因此在高脂饮食餐后服用脂溶性维生素，可增强疗效。

（2）干扰药物吸收，降低疗效。如补钙时不宜同吃菠菜，因菠菜中含有大量草酸，与钙结合形成草酸钙而影响钙的吸收；铁剂不能与茶水、高脂饮食同时服用，因茶叶中的鞣酸可与铁结合，形成铁盐妨碍铁的吸收；脂肪通过抑制胃酸分泌影响铁的吸收，使疗效降低。

（3）改变尿液的 pH 影响疗效。动物性脂肪在体内代谢产生酸性物质，豆制品、蔬菜等素食在体内代谢产生碱性物质，它们排出时通过影响尿液的 pH 进而影响药物疗效。如氨苄西林在酸性尿液中灭菌力强，治疗泌尿系感染时宜多食荤菜，以酸化尿液来增强抗菌作用；氨基糖苷类、头孢菌素类、磺胺类在碱性尿液中灭菌力强，治疗泌尿系感染时宜多食素食等，以碱化尿液来增强疗效。

【案例分析】

常用的给药途径有口服、舌下给药、直肠给药、皮肤黏膜给药、吸入给药、注射给药等，根据医嘱，尼莫地平为抗血管痉挛药，需要匀速静脉注射给药。

【案例进展】

护士查房发现病人 BP 97/55 mmHg，主诉头晕，你知道病人出现了什么情况吗？

【知识基础】

慢性病病人和出院后需要继续服药治疗的病人，应规范合理用药，确保药物治疗安全有效，临床护士需要及时进行安全有效的用药指导。

（一）一般用药指导

（1）需吞服的药物用 40～60 ℃温开水送服，不宜用茶水服药。

（2）缓释片、肠溶片、胶囊吞服时不可嚼碎；老年人和患儿慎重使用胶囊类药物，防止胶囊卡在咽喉处。如必须使用，应打开胶囊冲服。

（3）舌下含片应放在舌下或两颊黏膜与牙齿之间待其溶化。

（4）慢性病病人和出院后需要继续服药的病人，应详细了解用药的知识及服药注意事项，主动配合药物治疗。

（二）特殊用药指导

1. 按时用药

以维持有效的血药浓度，如抗生素、磺胺类药物。

2. 分时用药

健胃及增加食欲的药物宜饭前服用，因其可通过刺激舌味觉感受器，促进胃液大量分泌；助消化药及对胃黏膜有刺激的药物宜饭后服用，便于药物与食物均匀混合，有助于消化，同时减少对胃黏膜的刺激。

3. 注意饮水影响

（1）禁饮水。因止咳糖浆对呼吸道黏膜有安抚作用，故服药后不可立即饮水，以免稀释药物，降低疗效。同时服用多种药物时，止咳糖浆应最后服用。

（2）多饮水。磺胺类药物和退热药服后应多饮水。前者由肾脏排泄，尿少时易析出结晶，堵塞肾小管；后者具有散热降温作用，多饮水可增强药物疗效。

4. 注意服药方式

对牙齿有腐蚀作用或使牙齿染色的药物，如酸剂、铁剂，服用时应避免与牙齿接触，可用吸管吸入，且服药后应立即漱口。

5. 注意密切观察

服用强心苷类药物前应监测脉率（心率）及脉律（心律），若脉率低于 60 次/分或心律异常，应停止服药并立即报告医生。

【进展分析】

尼莫地平主要适应证为预防和治疗动脉性蛛网膜下腔出血后脑血管痉挛引起的缺血性神经损伤，为钙离子拮抗剂，能选择性扩张痉挛的血管，故可降低血管内压力。用药后病人可有血压降低的风险，病人主诉头晕，血压降低，护士可适当调慢尼莫地平静脉泵入的速度，观察病人是否还出现其他不良反应，如出现应及时报告医生做相应处理。

（高燕　管骅）

任务 2　口服给药法

【案例导入】

杜某，男，颅内动脉瘤，行颅内动脉瘤栓塞术后，医嘱予阿司匹林 100 mg、硫酸氢氯吡格雷 75 mg，qd，po。

如何指导病人口服上述药物？

【知识基础】

口服给药法是药物口服后，被胃肠道吸收进入血液循环，以达到治疗局部或全身的作用，是最常用、方便、经济且安全的一种给药方法。但因口服后药物吸收速度慢、易受胃内容物影响，需要较长时间才能产生药效，故不适用于急症、意识不清、呕吐频繁、禁食等病人。

（一）目的

协助病人遵医嘱安全有效服药，减轻症状、协助诊断、预防和治疗疾病。

（二）操作程序

1. 评估

（1）病人年龄、体重、病情、意识状态、治疗情况及自理能力。

（2）病人的吞咽能力，有无口腔、食管疾病，有无恶心、呕吐情况。

（3）病人对治疗的配合程度及遵医行为，对药物相关知识的了解程度。

2. 计划

（1）病人准备。了解口服给药的目的、方法、注意事项及配合要点；取舒适卧位。

（2）护士准备。着装整洁，洗手，戴口罩。

（3）用物准备。

1）发药车上层。药盘、药杯、量杯、药匙、滴管、包药纸、研钵、纱布、治疗巾、小药卡、服药本、饮水管、水壶（内盛温开水）。

2）发药车下层。生活垃圾桶、医用垃圾桶、消毒浸泡桶。

3）其他。必要时备注射器。

（4）环境准备。整洁、安静、舒适、安全。

3．实施

见表 3-1-2-1。

口服给药操作
评价标准

表 3-1-2-1　口服给药法

操作流程	操作步骤	要点说明
备药		
1．备物核对	核对医嘱、服药本和小药卡，按床号顺序将小药卡插入药盘内，放好药杯，备好用物	● 严格执行"三查七对"
2．规范配药	根据医嘱核对服药本、小药卡，确认无误后配药	● 配好一位病人的药后，再配另一位病人的药
	根据药物剂型不同，采用不同的取药方法	● 先备固体药，再备水剂，最后备油剂
▲配固体药	（1）药片、胶囊等固体药用药匙取出所需药量，放入药杯 （2）同一病人同一时间内服用的多种药片放入同一药杯内	● 粉剂、含化及特殊要求的药物需用纸包好放在药杯内
▲配液体药	（1）摇匀药液，打开瓶盖 （2）取量杯，一只手拇指置于所需刻度，使其与护士视线平齐，另一只手持药瓶，瓶签向上，倒药液至所需刻度处 （3）将药液倒入药杯，用湿纱布擦净瓶口，盖好 （4）倒取不同药液需清洗量杯 （5）油剂或不足 1 ml 的药液，用滴管吸取，滴入事先加入少量温开水的药杯内 （6）不宜稀释的药物，可用滴管直接滴入病人口中	● 避免药液内有沉淀影响给药浓度 ● 瓶签向上，以免药液沾染瓶签 ● 同时服用几种药液时应倒入不同药杯内 ● 防止药液间发生化学反应 ● 药杯内先加少量温开水，防止药液黏附杯内，影响剂量 ● 1 ml 按 15 滴计算，滴药时使滴管稍倾斜，使药量准确
3．再次核对	配药完毕，将药物、服药卡、医嘱本重新核对，盖上治疗巾备用	● 确保药物正确无误
4．整理用物	整理、清洁药柜及用物，洗手	
发药		
1．双人核对	发药前须与另一人核对药物	● 确保用药安全
2．发药准备	洗手后，推发药车至病人床旁	

续表

操作流程	操作步骤	要点说明
3. 再次核对	再次核对床号、姓名、药名、浓度、剂量、用法、时间、有效期	● 为确保发药无误，核对后呼唤病人名字，得到准确应答后才发药
4. 按序发药	（1）按病人床号顺序将药发送给病人 （2）解释用药的目的和注意事项	● 同一病人的所有药物应一次取出，以免发生错漏 ● 更换药物、调整剂量或停止给药时，应及时告知病人
5. 协助服药	（1）协助病人取舒适卧位，协助服药，危重病人应喂服 （2）视病人服药后方能离开	● 鼻饲病人须将药片研碎，加水溶解后用注射器从胃管内注入 ● 特别是麻醉药、催眠药、抗肿瘤药等
6. 整理记录	（1）服药后，收回药杯，再次核对，协助病人取舒适卧位休息 （2）药杯浸泡消毒后清洁，再消毒备用；一次性药杯集中消毒处理后销毁；清洁药盘和药车 （3）洗手，记录	● 防止交叉感染

4. 评价

（1）病人了解安全用药知识，服药后达到预期效果。

（2）护士安全、正确给药，无差错及不良反应发生。

（3）护患沟通有效，病人的需要得到满足，能主动配合。

（三）注意事项

（1）严格执行查对制度和无菌操作原则，防止差错事故发生，确保病人安全用药。

（2）发药前应了解病人的有关资料，如病人因特殊检查或手术而禁食，或病人不在，或病人不能当时服药（如呕吐），应将药物带回保管，适时再发或进行交班。小儿、鼻饲、上消化道出血或口服药物有困难者应将药物研碎，用水溶解后再服用。

（3）发药时，如病人提出疑问，应虚心听取，重新核对确认无误后，再耐心解释，协助服药。

（4）发药后随时观察药物疗效及不良反应。若出现异常，应及时联系医生，酌情处理。

【案例分析】

阿司匹林和硫酸氢氯吡格雷均为血小板聚集抑制剂，是常见的预防血栓形成的药物。根据药物特点，我们应指导病人早餐前空腹温水服药，如病人患有胃部疾病则建议餐后用药，并宣教药物可能引起的不良反应。

【学习总结】

请总结口服给药法的实施步骤。

（高燕　管骅）

项目二　雾化吸入

教学计划表

授课主题		项目二　雾化吸入
工作任务		任务 1　超声雾化吸入法 任务 2　氧气雾化吸入法 任务 3　其他雾化吸入法
建议学时		2 学时
教学目标	知识目标	1. 掌握超声雾化吸入法、氧气雾化吸入法的操作要点和注意事项 2. 熟悉各种吸入给药的目的、评估及常用药物 3. 熟悉压缩雾化吸入法和手压式雾化吸入法的操作要点及注意事项
	能力目标	1. 能正确实施各种吸入给药 2. 能指导病人进行正确有效吸入给药
	素质目标	1. 严格执行查对制度，具有安全用药意识 2. 具备严谨求实的工作态度 3. 有爱伤观念，对病人关心体贴，确保安全
教学重点		1. 超声雾化吸入法的操作要点及注意事项 2. 氧气雾化吸入法的操作要点及注意事项 3. 雾化吸入法的目的和常用药物
教学难点		雾化吸入法的原理

任务 1　超声雾化吸入法

【案例导入】

隋某，女，32 岁，反复咳嗽、咳痰 8 年，1 个月前新型冠状病毒感染后咳嗽、咳痰明显增多，黄脓痰，不易咳出。双肺叩诊清音，双肺呼吸音减弱，可闻及湿啰音，双肺未闻及胸膜摩擦音，诊断为支气管扩张并感染。医生开医嘱：布地奈德 2 ml：1 mg、乙酰半胱氨酸 3 ml：0.3 g，超声雾化吸入，bid。

隋女士存在什么问题？医生开医嘱的目的是什么？

【知识基础】

超声雾化吸入法是应用超声波声能将药液变成细微的气雾，由呼吸道吸入，预防和治疗呼吸道疾病的给药方法。超声波雾化吸入具有雾量大小可以调节、雾滴小而均匀（直径在 5 μm 以下）、治疗效果好（随病人深吸气药液可被终末细支气管及肺泡吸入）和病人感到温暖舒适（因雾化器电子部分产热，对雾化液可轻度加温）的特点。

超声雾化吸入器由超声波发生器、水槽与晶体换能器、雾化罐与透声膜、螺纹管和口含嘴（或面罩）组成。超声波发生器通电后输出高频电能，电能通过水槽底部的晶体换能器转换为超声波声能，声能振动并透过雾化罐底部的透声膜，作用于罐内的药液，使药液表面张力受到破坏，成为细微雾滴喷出，通过螺纹管随病人深吸气进入呼吸道。

（一）目的

1. 湿化气道

常用于呼吸道湿化不足、痰液黏稠、气道不畅的病人，亦可作气管切开术后常规治疗手段。

2. 控制感染

消除炎症，控制呼吸道感染。常用于咽喉炎、支气管扩张、肺炎、肺脓肿、肺结核等病人。

3. 改善通气

解除支气管痉挛，保持呼吸道通畅。常用于支气管哮喘等病人。

4. 祛痰镇咳

减轻呼吸道黏膜水肿，稀释痰液，有助于祛痰镇咳。

（二）操作程序

1. 评估

（1）病人年龄、体重、病情、意识状态、治疗情况及自理能力。

（2）病人呼吸道情况，是否感染、通畅，有无支气管痉挛、黏膜水肿、痰液等；面部口腔黏膜有无感染、溃疡等。

（3）病人的心理状态，对超声雾化吸入法的认识及配合程度。

2. 计划

（1）病人准备。了解超声雾化吸入法的目的、方法、注意事项及配合要点；取坐位、半坐卧位或侧卧位。

（2）护士准备。着装整洁，洗手，戴口罩。

（3）用物准备。

1）治疗车上层。超声雾化吸入器（图 3-2-1-1）一套，治疗盘内放置药液（根据医嘱备药）、冷蒸馏水、水温计、50 ml 注射器、弯盘、纸巾等。雾化吸入法的常用药物见表 3-2-1-1。

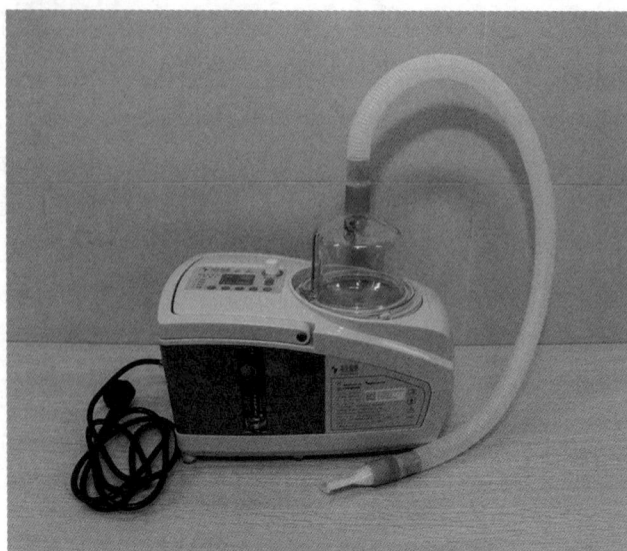

图 3-2-1-1　超声雾化吸入器

表 3-2-1-1　雾化吸入法的常用药物

种类	常用药物	作用
吸入性糖皮质激素（ICS）	布地奈德、二丙酸倍氯米松、丙酸氟替卡松	减轻黏膜水肿，气道局部抗炎作用
短效选择性 β_2 受体激动剂（SABA）	特布他林、沙丁胺醇	扩张支气管，缓解痉挛
短效胆碱M受体拮抗剂（SAMA）	异丙托溴铵、复方异丙托溴氨（不能与其他药品混在同一雾化器中使用）	
黏液溶解剂	乙酰半胱氨酸、盐酸氨溴索（雾化剂型）	降低黏液黏稠度，增强纤毛清除功能

2）治疗车下层。生活垃圾桶、医用垃圾桶、锐器回收盒。

（4）环境准备。整洁、安静、舒适、安全。

3．实施

见表 3-2-1-2。

超声雾化吸入
操作评价标准

表 3-2-1-2　超声雾化吸入法

操作流程	操作步骤	要点说明
1. 检查设备	检查超声雾化吸入器	● 确保设备功能正常
2. 连接装置	连接雾化器主机与各附件，选择口含嘴	● 检查雾化器各部件完好，无松动脱落现象

续表

操作流程	操作步骤	要点说明
3. 水槽加水	水槽内加入冷蒸馏水约 250 ml，水量应浸没雾化罐底部的透声膜	● 水槽内不可加温水或热水，水槽无水时不可开机，以免损坏机器
4. 罐内加药	稀释药液至 30～50 ml 后，加入雾化罐内，将雾化罐放入水槽，盖紧水槽盖	● 检查无漏液
5. 核对解释	（1）携用物至床旁，核对病人，解释目的 （2）协助病人取舒适卧位，漱口	● 操作前查对，防止差错
6. 开机调节	（1）接通电源，打开电源开关，预热 3～5 min，再打开雾化开关，调节雾量、设定时间 （2）二次核对	● 根据需要调节雾量，一般雾化时间为 15～20 min ● 操作中查对
7. 雾化吸入	气雾喷出后，将口含嘴（面罩）放入病人口中，嘱病人闭口深呼吸，进行雾化吸入	● 嘱病人做深而慢的呼吸，使气雾进入呼吸道深部
8. 核对观察	（1）再次核对 （2）观察病人治疗及装置情况	● 操作后查对 ● 水槽内水量不足或水温超过 50℃应关机，更换或加入冷蒸馏水
9. 结束雾化	治疗完毕，取下口含嘴，关闭雾化开关，再关电源开关	● 连续使用需间隔 30 min
10. 整理记录	（1）协助病人清洁口腔，擦干面部，安置舒适卧位 （2）整理床单位，清理用物，放掉水槽内的水并擦干，雾化罐、螺纹管、口含嘴浸泡于消毒液内 （3）洗手，记录	● 减少药物在咽喉部沉积 ● 防止残留雾滴对颜面部皮肤的刺激 ● 防止交叉感染 ● 浸泡 1 h 后，洗净晾干备用 ● 记录执行时间和病人反应

4. 评价

（1）病人呼吸道炎症消除或减轻、痰液能顺利咳出、呼吸困难得到缓解或消除。

（2）护士操作正确，机器性能良好，无差错事故发生。

（3）护患沟通有效，病人需要得到满足。

（三）注意事项

（1）治疗前应检查超声雾化吸入器各部件，确保性能良好，连接正确；治疗后及时消毒雾化管道，防止发生感染。

（2）水槽底部的晶体换能器和雾化罐底部的透声膜薄而质脆、易损坏，在操作及清洗过程中注意保护。

（3）治疗过程需添加药液时，不必关机，可直接从小孔内添加。若向水槽内加水，则必须关机进行。

（4）注意观察病人排痰情况，若湿化后黏稠分泌物膨胀致痰液不易咳出，应及时翻身叩背，促进黏附于气管、支气管壁的痰液脱落，利于排痰，必要时进行人工吸痰。

【案例分析】

根据病史，隋女士咳嗽咳痰多，而且有黄脓痰，有明显感染，痰液不易咳出，影响呼吸道分泌物排出。布地奈德是具有高效局部抗炎作用的糖皮质激素，可减轻平滑肌收缩，并缓解支气管痉挛。乙酰半胱氨酸为黏液溶解剂，能降低痰液黏滞性，使痰液化而易咳出。二者予超声雾化的目的是湿化气道，松动痰液，帮助痰液排出，从而控制感染。

【拓展知识】

"雾化吸入"那些事

呼吸系统疾病是严重危害人类健康的常见病和多发病，因其发病率高、致残率高，给社会和国民经济带来了沉重负担，已经构成影响公共健康的重大问题。雾化吸入疗法因起效迅速、疗效佳、全身不良反应少，已成为治疗呼吸系统相关疾病的重要手段之一。

完全由临床药师制订的《雾化吸入疗法合理用药专家共识》为临床规范雾化吸入疗法奠定了重要的基础。该共识指出，我国可用的雾化吸入常用药物包括 ICS，支气管舒张剂和黏液溶解剂，不推荐非雾化吸入制剂用于雾化吸入治疗。该行为属于超说明书用药，存在较大的安全隐患，如传统的"呼三联"药物（地塞米松、庆大霉素、α-糜蛋白酶），既无相应的雾化吸入制剂，又无充分的安全性证据。

布地奈德因雾化输出效能高，起效更快，并能长效抗炎、强效抗炎，全身不良反应小，安全性良好；特布他林因较沙丁胺醇对 β_2 受体的激动作用更强、支气管扩张作用更持久，目前已成为临床广泛使用的雾化吸入药物。两者既可以联合使用，又可以单独使用。但需指出，单独使用时，应先雾化吸入特布他林扩张支气管，间隔几分钟后，再吸入布地奈德，以便增加进入支气管树的吸入用布地奈德药量，增强其抗炎疗效。雾化吸入布地奈德后应用温水漱口，以减少药液在口咽部的沉积，避免真菌感染。乙酰半胱氨酸为国内批准上市的雾化吸入黏液溶解剂，临床用于治疗浓稠黏液分泌物过多的呼吸道疾病，如慢性支气管炎、肺气肿、支气管扩张、黏稠物阻塞症等。

【学习总结】

请总结超声雾化吸入法的实施步骤。

（高燕　陈燕如）

任务 2　氧气雾化吸入法

【案例导入】

杨某，男，85 岁，因"反复咳嗽、咳痰、气喘 5 余年，加重 1 周"入院，入院诊断：慢性阻塞性肺疾病。查体：T 36.3℃，P 144 次 / 分，R 22 次 / 分，BP 114/83 mmHg，神清，体形消瘦，慢性面容，桶状胸。入院后医生开医嘱：硫酸特布他林雾化吸入用溶液（2 ml：5 mg/ 支）、异丙托溴铵（2 ml：0.5 mg/ 支）、布地奈德混悬液（2 ml：1 mg/ 支），氧气雾化 q8h。

医生开医嘱的目的是什么？

【知识基础】

氧气雾化吸入法是利用一定压力的氧气产生的高速气流，使药液形成雾状，随吸气进入病人呼吸道，控制呼吸道感染、改善通气功能的一种吸入给药法。常用于咽喉炎、支气管炎、支气管扩张、支气管哮喘、肺炎、肺脓肿、肺结核等疾病的治疗。

氧气雾化吸入器由盛药物的储药罐、吸入管口和雾化口含嘴三部分构成。工作原理是借助高速氧气流通过毛细管，使毛细管口形成负压，吸出邻近小管内的药液，同时使吸出的药液被毛细管口的高速氧气流撞击成细微的雾滴，呈雾状喷出，随病人呼吸进入呼吸道发挥治疗作用。

（一）目的

同"超声雾化吸入法"。

（二）操作程序

1. 评估

（1）病人年龄、体重、病情、意识状态、治疗情况及自理能力。

（2）病人呼吸道情况，是否感染、通畅，有无支气管痉挛、黏膜水肿、痰液等；面部口腔黏膜有无感染、溃疡等。

（3）病人的心理状态，对氧气雾化吸入法的认识及配合程度。

2. 计划

（1）病人准备。了解氧气雾化吸入法的目的、方法、注意事项及配合要点；取坐位、半坐卧位或侧卧位。

（2）护士准备。着装整洁，洗手，戴口罩。

（3）用物准备。

1）治疗车上层。氧气雾化吸入器（图3-2-2-1）、氧气装置一套（湿化瓶勿放水）、药液（根据医嘱备药，同"超声雾化吸入法"）、生理盐水、弯盘、纸巾等。

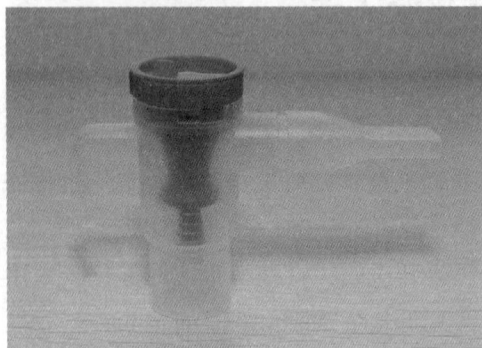

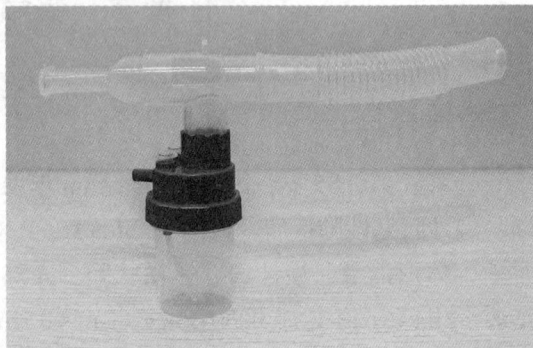

图 3-2-2-1　氧气雾化吸入器

2）治疗车下层。生活垃圾桶、医用垃圾桶、锐器回收盒。

（4）环境准备。整洁、安静、舒适、安全，避免明火。

3. 实施

见表3-2-2-1。

氧气雾化吸入
操作评价标准

表 3-2-2-1　氧气雾化吸入法

操作流程	操作步骤	要点说明
1. 检查设备	检查氧气雾化吸入器和氧气装置	● 检查雾化器各部件是否完好，有无松动、脱落、漏气等现象，确保设备功能正常
2. 准备药液	根据医嘱稀释药液至5 ml，注入雾化器内	
3. 核对解释	（1）携用物至床旁，核对病人，解释目的 （2）协助病人取舒适卧位，漱口	● 操作前查对，防止差错 ● 指导病人正确使用氧气雾化吸入器

续表

操作流程	操作步骤	要点说明
4. 连接核对	（1）连接雾化器的进气口与氧气装置的输出口，调节氧流量 6～8 L/min （2）二次核对	● 确保各部件连接紧密，勿漏气 ● 操作中查对
5. 雾化吸入	嘱病人手持雾化器，将吸嘴放入口中，紧闭口唇深吸气，用鼻呼气，进行雾化吸入	● 深吸气可使气雾进入呼吸道深部，提高疗效 ● 至药液吸完为止
6. 核对观察	（1）再次核对 （2）观察病人治疗及装置情况	● 操作后查对 ● 操作中严禁接触烟火和易燃品
7. 结束雾化	治疗完毕，取下雾化器，再关氧气开关	
8. 整理记录	（1）协助病人清洁口腔，擦干面部，安置舒适卧位 （2）整理床单位，清理用物，温水冲洗雾化器，并浸泡消毒 （3）洗手，记录	● 减少药物在咽喉部沉积 ● 防止残留雾滴对颜面部皮肤的刺激 ● 防止交叉感染 ● 浸泡 1 h 后，再洗净晾干备用 ● 记录执行时间和病人反应

4．评价

（1）病人配合正确，达到预期效果，无不良反应。

（2）护士操作正确，用氧安全，无差错事故发生。

（3）护患沟通有效，病人需要得到满足。

（三）注意事项

（1）正确使用供氧装置，注意用氧安全，室内应避免火源。雾化时氧流量不可过大，以免损坏雾化器。

（2）氧气湿化瓶内勿盛水，以免湿化瓶内液体进入雾化器使药液进一步稀释，影响疗效。

（3）雾化过程中，若病人感到疲劳，可暂时关闭氧气，停止雾化，适时再行吸入。

（4）注意观察病人排痰情况，若湿化后黏稠分泌物膨胀致痰液不易咳出，应及时翻身叩背，促进黏附于气管、支气管壁的痰液脱落，利于排痰，必要时进行人工吸痰。

【案例分析】

病人高龄，被诊断为慢性阻塞性肺疾病，存在慢性缺氧、肺功能通气障碍。予氧气雾化，可缓解缺氧导致的气体交换受损。硫酸特布他林雾化液、异丙托溴铵、布地奈德混悬液可直接作用于气管及支气管，达到最佳给药效果。

【学习总结】

请总结氧气雾化吸入法的实施步骤。

（高燕　陈燕如）

任务3　其他雾化吸入法

【案例导入】

白某，女，21岁。因间断喘息4个月，加重1天入院。查体：T 37.6℃，P 120次/分，R 26次/分，BP 120/80 mmHg。病人精神差，饮食差，乏力，面色灰暗，口唇发绀，呼吸困难，不能平卧，大汗。三凹征明显，双肺呼吸音低，闻及明显哮鸣音。诊断：支气管哮喘。

医嘱：硫酸沙丁胺醇气雾剂100 μg，发作时。

医生开医嘱的目的是什么？

【知识基础】

手压式雾化吸入法是将药液预置于雾化器内的送雾器中，倒置雾化器，利用其内腔形成的高压，用拇指按压雾化器顶部，使药液自喷嘴喷出，形成细微的气雾，作用于口腔、咽部、气管、支气管黏膜，并被局部吸收的治疗方法。

（一）目的

应用吸入性糖皮质激素、沙丁胺醇等解除支气管痉挛，改善通气功能。适用于支气管哮喘、喘息性支气管炎的对症治疗。

（二）操作程序

1. 评估

（1）病人年龄、体重、病情、意识状态、治疗情况及自理能力。

（2）病人呼吸道情况，是否感染、通畅，有无支气管痉挛、黏膜水肿、痰液等；面部口腔黏膜有无感染、溃疡等。

（3）病人的心理状态，对手压式雾化吸入法的认识及配合程度。

2. 计划

（1）病人准备。了解手压式雾化吸入法的目的、方法、注意事项及配合要点；取坐位、半坐卧位或侧卧位。

（2）护士准备。着装整洁，洗手，戴口罩。

（3）用物准备。遵医嘱准备内含药液的手压式雾化吸入器。

（4）环境准备。整洁、安静、舒适、安全。

3. 实施

见表 3-2-3-1。

手压式雾化
吸入操作评
价标准

表 3-2-3-1　手压式雾化吸入法

操作流程	操作步骤	要点说明
1. 备物检查	遵医嘱准备并检查手压式雾化吸入器（内含药液）	● 检查雾化吸入器是否完好，确保设备功能正常
2. 核对解释	（1）携用物至床旁，核对病人，解释目的 （2）协助病人取舒适卧位	● 操作前查对，防止差错 ● 指导病人正确使用手压式雾化吸入器
3. 摇匀核对	（1）取下雾化器保护盖，充分摇匀药液 （2）二次核对	● 确保药液均匀 ● 操作中查对
4. 雾化吸入	（1）倒置雾化器，接口端放入口内，平静呼气 （2）吸气开始时，按压气雾瓶顶部，使之喷药，继续深吸气，吸气末尽可能延长屏气时间再呼气，反复 1~2 次	● 紧闭口唇 ● 深吸气、屏气可使药液充分进入呼吸道深部，提高疗效
5. 再次核对		● 操作后查对
6. 结束雾化	治疗毕，取下雾化器	
7. 整理记录	（1）协助病人清洁口腔，擦干面部，安置舒适卧位 （2）洗手，记录	● 减少药物在咽喉部沉积 ● 防止残留雾滴对颜面部皮肤的刺激 ● 雾化器使用后放在阴凉处保存 ● 记录执行时间和病人反应

4. 评价

（1）病人配合正确，达到预期效果，无不良反应。

（2）护士操作正确，无差错事故发生。

（3）护患沟通有效，病人需要得到满足。

（三）注意事项

（1）每次进行1~2喷，两次之间的间隔时间不少于3 h。

（2）雾化器使用后应放置在阴凉处保存，塑料外壳应定期用温水清洁。

【案例分析】

根据病史及诊断，病人出现哮喘且处于急性发作期，使用手压沙丁胺醇气雾剂雾化吸入，能有效解除支气管痉挛，改善通气功能，迅速缓解哮喘症状。

【学习总结】

请总结手压式雾化吸入法的实施步骤。

【案例进展】

白女士入院4天后哮喘症状明显缓解，1天前因着凉出现咳嗽咳痰，呼吸道内痰液黏稠，不易咳出。查体：T 36.3℃，P 90次/分，R 22次/分，BP 114/83 mmHg，无咯血，无发热，无胸闷胸痛。医生开医嘱：布地奈德2 ml : 1 mg、乙酰半胱氨酸3 ml : 0.3 g，空气压缩雾化吸入，bid。

【知识基础】

压缩雾化吸入法是利用压缩空气，将药液变成细微的气雾（直径在3 μm以下），随着病人呼吸，使药液直接被吸入呼吸道的给药方法。

压缩雾化吸入装置由空气压缩机、喷雾器和口含嘴组成。空气压缩机通电后可压缩空气，其面板上有电源开关、过滤器及导管接口；喷雾器下端有空气导管接口，与压缩机相连，上端可安装进气活瓣（如使用面罩，则不用安装进气活瓣），中间部分为药皿（盛放药液）；口含嘴带有呼气活瓣。

空气压缩机通电后将空气压缩，压缩空气作用于雾化器内的药液，破坏药液表面张力，形成细微的气雾，通过口含嘴随着病人呼吸进入呼吸道。

（一）目的

（1）湿化气道。常用于呼吸道湿化不足所致的痰液黏稠。

（2）控制感染。消除炎症，减轻呼吸道黏膜水肿。常用于咽喉炎、支气管扩张等。

（3）改善通气。解除支气管痉挛，保持呼吸道通畅。常用于支气管哮喘等。

（二）操作程序

1. 评估

（1）病人年龄、体重、病情、意识状态、治疗情况及自理能力。

（2）病人呼吸道情况，是否感染、通畅，有无支气管痉挛、黏膜水肿、痰液等；面部口腔黏膜有无感染、溃疡等。

（3）病人的心理状态，对压缩雾化吸入法的认识及配合程度。

2. 计划

（1）病人准备。了解压缩雾化吸入法的目的、方法、注意事项及配合要点；取坐位、半坐卧位或侧卧位。

（2）护士准备。着装整洁，洗手，戴口罩。

（3）用物准备。

1）治疗车上层。压缩雾化吸入器一套，治疗盘内放置药液（根据医嘱备药，同"超声雾化吸入法"）、10 ml注射器、弯盘、纸巾等。

2）治疗车下层。生活垃圾桶、医用垃圾桶、锐器盒。

（4）环境准备。整洁、安静、舒适、安全。

3. 实施

见表3-2-3-2。

压缩雾化吸入
操作评级标准

表3-2-3-2 压缩雾化吸入法

操作流程	操作步骤	要点说明
1. 检查设备	检查压缩雾化吸入器	● 检查雾化器性能，确保设备功能正常
2. 添加药液	注入药液（2~8 ml）至喷雾器	● 取下喷雾器的上半部分和进气活瓣后注入，再安装好

续表

操作流程	操作步骤	要点说明
3. 核对解释	（1）携用物至床旁，核对病人，解释目的 （2）协助病人取舒适卧位	● 操作前查对，防止差错 ● 指导病人正确使用压缩雾化吸入器
4. 连接核对	（1）连接喷雾器与压缩机上的空气导管 （2）二次核对	● 正确连接 ● 操作中查对
5. 雾化吸入	打开压缩机开关，指导病人手持雾化器，紧闭口唇含住口含嘴，进行深呼吸	● 深吸气可使气雾进入呼吸道深部，提高疗效
6. 核对观察	（1）再次核对 （2）观察病人治疗及装置情况	● 操作后查对 ● 至喷雾器冒出的雾气变得不规则时停止治疗
7. 结束雾化	雾化完毕，取下口含嘴，关电源开关，拔下空气导管	● 指示信号响起提示雾化结束
8. 整理记录	（1）协助病人清洁口腔，擦干面部，安置舒适卧位 （2）整理床单位，清理用物，拆开压缩雾化器的所有部件，口含嘴放入消毒液内浸泡 （3）洗手，记录	● 减少药物在咽喉部沉积 ● 防止残留雾滴对颜面部皮肤的刺激 ● 协助病人翻身叩背，促进痰液排出 ● 防止交叉感染 ● 浸泡 1 h 后，再洗净晾干备用 ● 记录执行时间和病人反应

4．评价

（1）病人配合正确，达到预期效果，无不良反应。

（2）护士操作正确，无差错事故发生。

（3）护患沟通有效，病人需要得到满足。

（三）注意事项

（1）压缩雾化吸入器在使用时应放在平坦稳定的光滑平面上，切勿放置在地毯或粗糙的表面上，以免堵塞通风口；操作时不能覆盖压缩机表面，使用时确保连接牢固。

（2）吸气时按住间断控制按钮，慢慢吸入药雾；呼气时，松开间断控制按钮，直接通过口含嘴将空气呼出。间断控制按钮的作用是控制药雾的输出，减少药雾浪费。

（3）雾化吸入时，因温度变化导致空气导管内出现水汽，治疗后应取下雾化器上的导管，打开压缩机，让压缩气流通过导管，以吹干导管内壁。

（4）治疗结束后，清洁雾化器所有的配件，彻底清除残留的药液和污垢。雾化器必须进行消毒、灭菌后，才能继续使用。

（5）注意观察病人排痰情况，若湿化后黏稠分泌物膨胀致痰液不易咳出，应及时翻身叩背，促进黏附于气管、支气管壁的痰液脱落，利于排痰，必要时进行人工吸痰。

【进展分析】

根据病史，病人为上呼吸道感染，痰液黏稠不易咳出，使用空气压缩雾化能湿化气道，改善气道炎症，而且操作简单、使用方便。

【学习总结】

请总结压缩雾化吸入法的实施步骤。

（高燕　陈燕如）

项目三　注射给药

教学计划表

授课主题		项目三　注射给药
工作任务		任务 1　药液抽吸法 任务 2　皮内注射法 任务 3　皮下注射法 任务 4　肌内注射法 任务 5　静脉注射法
建议学时		10 学时
教学目标	知识目标	1. 掌握注射给药原则、不同制剂药液抽吸的操作要点及注意事项 2. 掌握皮内注射法、皮下注射法、肌内注射法、静脉注射法的目的及评估 3. 掌握皮内注射法、皮下注射法、肌内注射法、静脉注射法的常用部位、操作方法及注意事项 4. 熟悉注射器的构造、药液抽吸的目的及评估
	能力目标	1. 能正确选择并规范使用注射器和针头 2. 能正确实施药液抽吸法、皮内注射法、皮下注射法、肌内注射法、静脉注射法 3. 能在皮内注射法、皮下注射法、肌内注射法、静脉注射法中运用无痛注射技术
	素质目标	1. 具有无菌观念，严格执行查对制度，确保安全 2. 具备认真负责的工作作风和严谨求实的工作态度 3. 有爱伤观念，对病人关心体贴
教学重点		药液抽吸法、皮内注射法、皮下注射法、肌内注射法和静脉注射法的操作方法及注意事项
教学难点		1. 药液抽吸法的无菌原则 2. 皮内注射法、皮下注射法、肌内注射法的注射定位

任务 1　药液抽吸法

【案例导入】

胡某，女，45 岁，被家中宠物狗咬伤，伤口处理后，要注射狂犬疫苗，作为治疗护士，应选择何种规格的注射器正确完成疫苗的抽吸？

【知识基础】

注射给药是将一定量的无菌药液或生物制剂注入人体内部，达到预防、诊断和治疗目的的一种常用的给药方法。注射给药具有药物吸收快、血药浓度升高迅速、进入体内药量准确等特点，适用于需迅速发挥药效或因各种原因不能口服给药的病人。注射给药易对组织造成损伤，引发疼痛或感染等潜在并发症。根据针头刺入组织的不同，常用注射给药法分为皮内注射、皮下注射、肌内注射、静脉注射和动脉注射。

（一）注射给药原则

1. 严格执行查对制度

（1）严格执行"三查七对"，务必做到"五个准确"，确保用药安全。

（2）认真检查药物质量，发现药液过期、混浊、沉淀、变色、变质或药液瓶身有裂痕或密封瓶盖松动等现象，均不可使用。

（3）同时注射多种药物，应检查药物有无配伍禁忌。

2. 严格遵循无菌操作原则

（1）保持环境清洁，符合无菌技术操作要求。

（2）注射前，护士必须洗手，戴口罩，保持着装整洁，必要时戴无菌手套。

（3）注射器空筒内壁、活塞体、活塞轴、乳头、针梗、针尖、针栓内壁必须保持无菌。

（4）注射部位皮肤按要求进行消毒，并保持无菌。皮肤常规消毒方法：用无菌棉签蘸取安尔碘原液或 0.5% 碘伏，以注射点为中心，由内向外螺旋式旋转涂擦 2 遍，直径应在 5 cm 以上，待干后即可注射。亦可用 2% 碘酊同法涂擦 1 遍，待干（约 20 s）后，用 75% 乙醇棉签以同法脱碘 2 遍，待干后方可注射。

3. 严格执行隔离消毒制度

（1）注射给药时做到一人一套物品，包括注射器、针头、止血带、治疗巾等，避免交叉感染。

（2）所有物品须按隔离消毒制度和一次性用物处理原则进行处理，不可随意丢弃。

（3）注射前后护士须消毒双手，避免造成交叉感染。

4. 做好注射前准备

（1）选择合适的注射器及针头。根据药物剂量、黏稠度、刺激性强弱以及给药途径选择注射器和针头。一次性注射器包装须密封完好，在有效期内；针头应锐利、无钩、无弯曲、型号合适。注射器与针头应衔接紧密。

（2）选择合适的注射部位。注射部位应避开神经和血管处（动、静脉注射除外），不可在炎症、瘢痕、硬结、皮肤受损处进针。需长期注射的病人应有计划地更换注射部位。

（3）注射药物现配现用。注射药物应在规定时间内临时抽吸，及时注射，防止药物效价降低或药液污染。

5．注射前排尽空气

注射前须排尽注射器内空气，特别是动、静脉注射，防止空气进入血管内形成空气栓塞。但要注意排气时防止浪费药液或污染针头。

6．掌握合适的进针角度和深度

各种注射法分别有不同的进针角度和深度要求，进针前应绷紧皮肤减少阻力，注意掌握进针深度，不可将针梗全部刺入注射部位，避免发生断针。

7．注药前检查回血

进针达注射部位后、注射给药前，应抽动注射器活塞，检查有无回血。动、静脉注射必须见有回血后方可注入药液；皮下、肌内注射无回血，方可注入药物。如有回血，须拔出针头，重新更换部位进针，且不可将药液注入血管内。

8．应用无痛注射技术

（1）做好解释工作，消除病人的思想顾虑，分散其注意力。

（2）指导并协助病人采取合适的体位，使肌肉放松，易于进针。

（3）注射时做到"二快一慢加均匀"，即进针、拔针快，推药速度缓慢且均匀。

（4）注射刺激性较强的药物时，应选用较长的针头做深部注射。同时注射多种药物时，一般先注射刺激性较弱的药物，再注射刺激性强的药物。

（二）注射用物

1．基础注射盘

置于治疗车上层，常规放置以下用物。

（1）皮肤消毒液。常用安尔碘，0.5% 碘伏或 2% 碘酊，75% 乙醇。

（2）无菌持物钳或镊子。置于灭菌后的干燥容器中。

（3）其他物品。无菌纱布、砂轮、无菌棉签、起瓶器、弯盘，静脉注射需备止血带和海绵小垫。

2．注射器及针头（图 3-3-1-1）

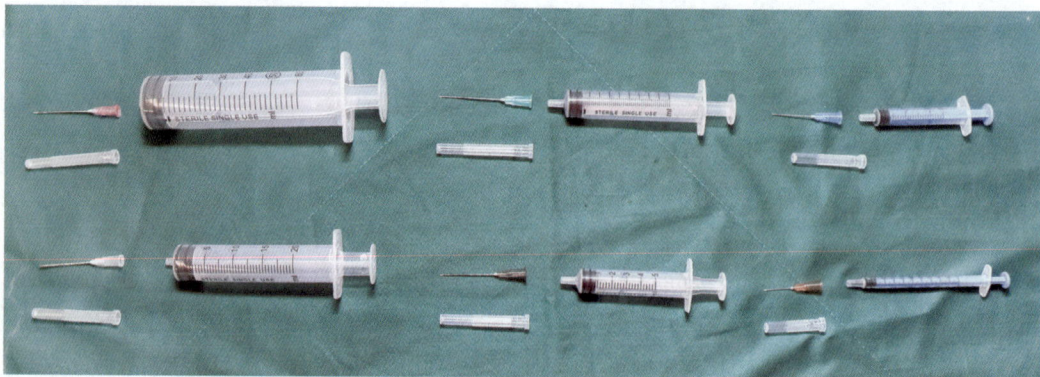

图 3-3-1-1　注射器及针头构造图

（1）注射器。注射器分为玻璃和塑料两种材质，目前临床常用一次性塑料注射器。注射器由空筒和活塞组成，活塞由活塞体、活塞轴和活塞柄三部分构成。针筒前端为乳头，空筒表面标有容量刻度。注射器规格有 1 ml、2 ml、5 ml、10 ml、20 ml、30 ml、50 ml、100 ml 等多种。

（2）针头。针头由针尖、针梗和针栓三部分构成。常用的针头型号有 4、4.5、5、6、7、8、9 号等。

（3）各种注射法常用注射器规格及针头型号选择（见表 3-3-1-1）。

表 3-3-1-1　各种注射器规格及针头型号

注射法	注射器规格	针头型号
皮内注射	1 ml	4 号
皮下注射	1 ml、2 ml	5～6 号
肌内注射	2 ml、5 ml、10 ml	6～7 号
静脉注射	5 ml、10 ml、20 ml、30 ml、50 ml、100 ml	6～9 号
静脉采血	2 ml、5 ml，视采血量而定	6～12 号

3. 注射药物

遵医嘱准备。常用的注射剂型有：溶液、油剂、混悬剂、结晶、粉剂等。

4. 注射本或注射卡

是注射给药的依据，根据医嘱准备，便于"三查七对"，避免发生给药错误。

5. 治疗车备物

治疗车上层备手消毒液；治疗车下层备生活垃圾桶、医用垃圾桶、锐器回收盒。

【案例分析】

狂犬疫苗为装在密封瓶内的药液 0.5 ml，应按照自密封瓶内吸药的方法进行抽吸。即选择 1 ml 的注射器和 4 号针头，消毒密封瓶后向内注入等量的空气，然后倒转药瓶，吸取所需药液量，示指固定针栓后拔出针头即可。

【拓展知识】

无针注射器

无针注射器注射药物时不借助针头。利用高压射流原理使液体药物以超细、高速、直线高压射流的方式喷出，直接进入机体组织。注射原理的改变使药液在皮下弥散分布，起效时间更快，药物吸收率更高。

"无针注射"概念在1866年由法国科学家首次提出后，众多学者相继投入到无针注射器的研制中。该注射器无针头，仅凭借高速气流即可推动药液扩散进入病人皮内组织中。经多年努力研制，1992年在德国上市了世界上第一支专用于注射胰岛素的无针注射器。近年来，无针注射作为一种医疗技术、一种新的注射技术被逐渐应用于临床实践，既可解决传统注射因针头刺入机体而引发的一系列问题，又可保证除注射药物本身外，无其他异物进入机体。因此，无针注射技术的应用又被称为"医用注射技术的一次革命"。

【案例进展】

护士进行抽吸药物时发现负压很大，药物无法吸出，应该怎么办？

【知识基础】

药液抽吸是注射给药的前提和基础，护士应严格遵循无菌操作原则和查对制度进行，确保安全有效地实施注射给药。

（一）目的

遵医嘱准确进行药液抽吸，为各种注射做准备。

（二）操作程序

1. 评估

给药目的、给药方法及药物性能。

2. 计划

（1）护士准备。着装整洁，洗手，戴口罩。

（2）用物准备。基础注射盘、注射卡、根据注射方法选择合适的注射器和针头，遵医嘱备药。

（3）环境准备。清洁，光线充足，符合无菌操作的基本要求。

3. 实施

见表3-3-1-2。视频：药液抽吸法（大安瓿、小安瓿、密封瓶抽吸）。

药液抽吸法视频　　药液抽吸操作评价标准

表3-3-1-2　药液抽吸法

操作流程	操作步骤	要点说明
1. 核对药物	与注射卡核对药物名称，检查药物质量及有效期	● 严格执行无菌操作原则和查对制度
2. 药液抽吸		

续表

操作流程	操作步骤	要点说明
▲自安瓿内吸药	（1）轻弹安瓿顶端，用消毒砂轮在安瓿颈部锯痕，用75%乙醇沿锯痕环形消毒安瓿颈部并拭去玻璃碎屑，无菌纱布包裹后折断安瓿 （2）检查并取出注射器和针头，倾斜安瓿，将针头斜面向下放入液面下，抽动活塞，吸取药液	● 将安瓿颈部药液弹至体部 ● 安瓿颈部有蓝点标记，无须砂轮锯痕，可直接折断 ● 避免用力过大捏碎安瓿上端，避免发生锐器伤 ● 倾斜度不可过大，避免药液溢出 ● 不可将针栓插入安瓿内，以防污染药液 ● 针头在进入和取出安瓿时，不可触及安瓿口外缘 ● 抽药时手不能握住活塞，只能持活塞柄，不可触及活塞体，防止药液污染
▲自密封瓶内吸药	（1）用起瓶器去除密封瓶铝盖中心部分，常规消毒瓶塞及周围，待干 （2）检查注射器后向瓶内注入与所需药液等量的空气 （3）倒转药瓶，吸取所需药液量，以示指固定针栓，拔出针头	● 增加密封瓶内压力，利于吸药 ● 保持针头斜面在液面下
3.排尽空气	针头垂直向上，回抽活塞后向上轻推，排出气体	● 使针头内的药液完全进入注射器内 ● 气泡聚集在乳头根部 ● 注射器底部气泡，通过振动使其漂移至乳头根部后排出 ● 如注射器乳头偏向一侧，排气时将注射器乳头向上倾斜，使气泡聚集于乳头根部后，再排出气体
4.保持无菌	排气后，套安瓿或密封瓶于针梗上，再次核对后放于无菌盘内备用	● 注意防止锐器伤 ● 保持无菌状态，避免污染
5.处理用物	处理用物，洗手	

4．评价

（1）严格按照操作程序抽吸药液，操作规范，手法正确，药量准确。

（2）抽吸药液过程中无污染和差错发生。

（3）严格执行查对制度，遵守无菌操作原则。

（三）注意事项

（1）严格执行查对制度，遵守无菌操作原则。

（2）使用一次性注射器与针头时，应认真检查包装的密封性及有效期，凡包装漏气或超出有效期，均不可使用。

（3）吸取结晶和粉剂药物时，先用生理盐水或专用溶媒充分溶解药物后再吸取；混悬液摇匀后立即抽吸；油剂可稍加温或两手对搓（药物易被热破坏者除外）后，用粗针头吸取。

（4）抽尽药液的空安瓿或密封瓶不要立刻丢掉，暂时放于一侧，以便查对。

（5）注射药物应在规定时间内溶解、稀释、抽吸，防止药液污染、药效降低或产生致敏原等。

【进展分析】

药瓶内为密闭空间，护士抽吸前应向密封瓶内注入等量空气后再抽吸药液。

【学习总结】

请总结药液抽吸法的实施步骤。

（高燕　许士海）

任务 2　皮内注射法

【案例导入】

朱某，女，60岁，一天前因咳嗽、咳痰、肌肉酸痛、头痛呕吐、胸闷伴发热来诊，既往有肥厚型心肌病。入院诊断：呼吸道感染，败血症。现遵医嘱给予 0.9% 氯化钠注射液 100 ml 加注射用哌拉西林钠 – 他唑巴坦钠 4.5 g 静脉滴注，tid。输注前须做注射用哌拉西林钠 – 他唑巴坦钠皮试。

护士应选择何种规格的注射器正确完成皮试呢？

【知识基础】

皮内注射是指将小量药液或生物制品注入表皮与真皮之间的方法。

（一）目的

（1）进行药物过敏试验，以观察有无过敏反应。

（2）预防接种，如卡介苗。

（3）局部麻醉的起始步骤。

（二）操作程序

1．评估

（1）病人病情、治疗情况、意识状态、用药史、家族史和过敏史等。

（2）病人心理状态、对用药的认知及合作程度。

（3）病人肢体活动情况和注射部位的皮肤状况。如做药物过敏试验，应询问病人是否空腹。

2．计划

（1）病人准备。

1）了解皮内注射的目的、方法、注意事项及配合要点，取舒适卧位。

2）常用注射部位准备。药物过敏试验选择前臂掌侧下段，因该处皮肤较薄，易于注射，且皮色较淡，如有局部反应易于辨认。卡介苗接种部位常选择上臂三角肌下缘。

（2）护士准备。着装整洁，洗手，戴口罩。

（3）用物准备。

1）治疗车上层。注射卡、手消毒液、注射盘内备皮肤消毒液、无菌棉签、弯盘。无菌盘内放已抽吸好药液的注射器和针头。如为病人进行药物过敏试验，做过敏试验时需另备 0.1% 盐酸肾上腺素、注射器与针头。

2）治疗车下层。生活垃圾桶、医用垃圾桶、锐器回收盒。

（4）环境准备。清洁、安静、光线充足。

3．实施

见表 3-3-2-1、图 3-3-2-1（以药物过敏试验为例）。

皮内注射操作
评价标准

表 3-3-2-1　皮内注射法实施流程

操作流程	操作步骤	要点说明
1．核对解释	携用物至病床旁，核对床号、姓名、腕带，向病人及其家属解释，使其明确操作目的及配合要点	●操作前查对：床号、姓名、药名、浓度、剂量、给药方法、时间
2．询问"三史"	询问病人的用药史、家族史和过敏史，根据医嘱备药液	●确保无过敏史后方可进行药物过敏试验
3．定位消毒	（1）选择注射部位，观察注射部位皮肤情况 （2）用 75% 乙醇消毒皮肤两遍，待干	●禁止在皮肤有瘢痕、感染等部位进针 ●忌用碘剂消毒，以免影响过敏反应结果的判断 ●若病人乙醇过敏，可选择 0.9% 生理盐水进行皮肤清洁

操作流程	操作步骤	要点说明
4. 二次核对	核对药液，排尽注射器内空气	● 操作中查对
5. 进针注药	（1）一只手绷紧注射部位皮肤，另一只手持注射器，示指固定针栓，注射器刻度与针尖斜面朝上，与皮肤成 5° 角刺入 （2）针尖斜面完全刺入皮内后，放平注射器，一只手拇指固定针栓，另一只手推入药液 0.1 ml，使局部隆起呈半球状皮丘，局部皮肤变白并显露毛孔	● 确保药液进入表皮与真皮之间 ● 两手协调，防止针头脱出 ● 保证注入剂量准确
6. 拔针计时	注射完毕，迅速拔出针头，看表计时	● 防止皮丘消失，影响药效 ● 拔针后勿按压
7. 核对解释	拔针后再次核对，交代注意事项	● 操作后查对
8. 整理记录	（1）协助病人取舒适体位，清理用物 （2）洗手，记录	● 20 min 后观察结果 ● 记录试验结果

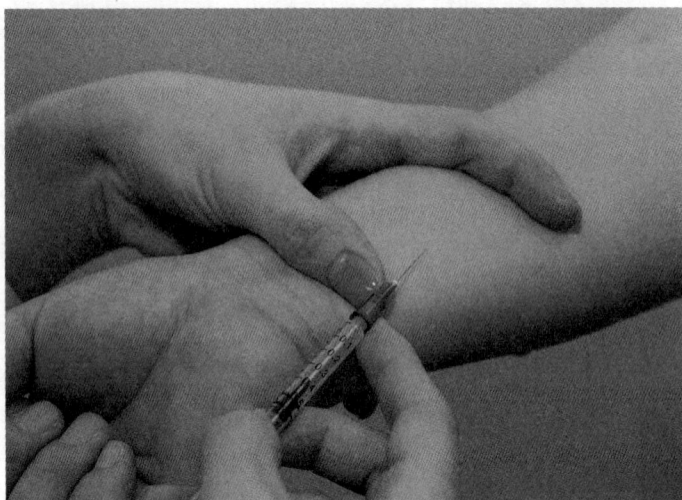

图 3-3-2-1 皮内注射法定位

4. 评价

（1）病人理解操作目的并主动配合。

（2）护士无菌观念强，操作熟练，动作轻巧。

（3）护患沟通有效，未出现操作相关并发症。

（三）注意事项

（1）若病人对注射的药物有过敏史，则不可做药物过敏试验，应与医生联系，更换其他药物。

（2）忌用碘类消毒剂，以免因脱碘不彻底，影响对局部反应结果的观察，且避免与碘过敏反应相混淆。

（3）做药物过敏试验前，应备好急救药品，防止发生意外。注射完毕后切勿离开治疗室或病房，如有不适，立即呼叫护士。

（4）注射完毕，嘱病人勿揉擦或按压局部，以避免影响局部反应的观察。

【案例分析】

皮试需要在皮肤上施加过敏原，因此应选择合适的部位进行。一般来说，皮试应在病人手臂内侧进行，这些部位的皮肤较为敏感，容易出现反应。皮试后应注意观察病人的反应情况，以便及时处理可能出现的过敏反应。一般来说，皮试后应在医生的指导下观察病人的反应情况，如出现过敏反应须及时处理。

【学习总结】

请总结皮内注射法的实施步骤。

（袁媛　许士海）

任务 3　皮下注射法

【案例导入】

张某，男，75 岁，因糖尿病被收入院。既往糖尿病史 10 年，近期血糖控制不佳，空腹血糖 9.0 mmol/L。医嘱：胰岛素 6 IU，餐前 30 分钟，H，tid。

请问护士应如何为张爷爷进行胰岛素皮下注射？

【知识基础】

皮下注射法是指将少量药液或生物制剂注入皮下组织的方法。

（一）目的

（1）需在一定时间内产生药效，而药物不能或不宜经口服给药时。

（2）预防接种。

（3）局部麻醉用药。

（二）操作程序

1. 评估

（1）病人病情、治疗情况、意识状态等。

（2）病人心理状态、对用药的认知及合作程度。

（3）病人肢体活动情况和注射部位的皮肤状况。

2. 计划

（1）病人准备。

1）了解皮下注射的目的、方法、注意事项及配合要点，取舒适卧位。

2）常用注射部位准备。皮下注射部位常选用上臂三角肌下缘、腹部、后背、大腿前侧和外侧。

（2）护士准备。着装整洁，洗手，戴口罩。

（3）用物准备。

1）治疗车上层。注射卡、手消毒液，注射盘内备皮肤消毒液、无菌棉签、弯盘，无菌盘内放已抽吸好药液的注射器和针头。

2）治疗车下层。生活垃圾桶、医用垃圾桶、锐器回收盒。

（4）环境准备。清洁、安静、光线充足。

3. 实施

见表 3-3-3-1、图 3-3-3-1。

皮下注射操作
评价标准

表 3-3-3-1　皮下注射法实施流程

操作流程	操作步骤	要点说明
1. 核对解释	携用物至病床旁，核对床号、姓名、腕带，向病人及其家属解释	● 操作前查对：病人床号、姓名、药名、浓度、剂量、给药方法、时间
2. 定位消毒	协助病人取舒适卧位，选择注射部位，常规消毒皮肤，待干	● 按注射原则选择注射部位 ● 长期注射的病人，应定期更换注射部位，建立轮流交替注射计划，确保最大治疗效果
3. 二次核对	再次核对，排尽注射器内空气	● 操作中查对

操作流程	操作步骤	要点说明
4. 进针注药	（1）左手绷紧注射部位皮肤，右手持注射器，示指固定针栓，针尖斜面向上，针尖与皮肤成30°~40°角，快速刺入皮下 （2）针梗进入 1/2~2/3 （3）松开左手，抽吸无回血后缓慢推注药液	● 勿全部刺入，防止针梗折断不易处理
5. 拔针按压	注射毕，用无菌干棉签轻压针刺处，快速拔针、按压	● 减轻疼痛，防止药液外渗
6. 核对交代	拔针后再次核对，交代注意事项	● 操作后查对
7. 整理记录	（1）整理病人床单位，协助病人取舒适卧位，清理用物 （2）洗手，记录	● 注意分类处理 ● 记录注射时间、病人的反应

4．评价

（1）病人理解操作的目的并主动配合。

（2）护士无菌观念强，操作熟练，动作轻巧。

（3）护患沟通有效，未出现操作相关并发症。

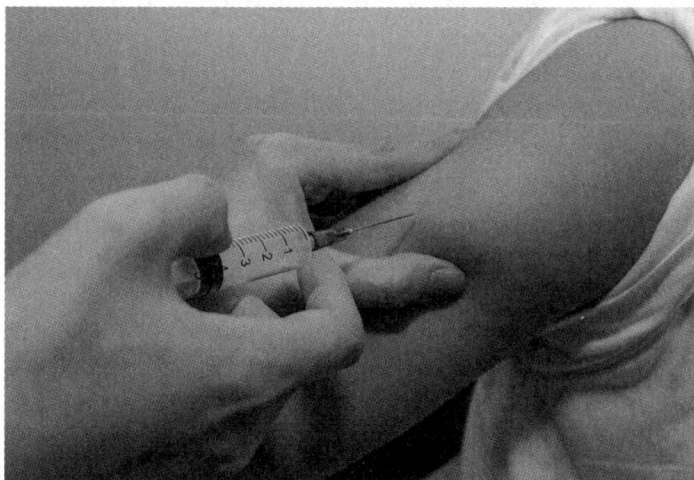

图 3-3-3-1　皮下注射法定位

（三）注意事项

（1）对长期注射者，应做好轮流交替使用不同注射部位的计划，及时更换注射部位，以促进药物的充分吸收。

（2）刺激性强的药物不宜皮下注射。

（3）注射少于 1 ml 的药液时，必须用 1 ml 注射器抽吸药液，以保证注入药液的剂量准确无误。

（4）注射进针角度不宜超过 45°，以免刺入肌层；对过于消瘦者，应捏起局部组织，穿刺角度适当减小。在三角肌下缘注射时，进针方向稍向外侧，以免药液注入肌层。

【案例分析】

由于张爷爷患糖尿病多年，血糖控制不佳，需皮下注射胰岛素控制血糖。经护士检查，张爷爷神志清楚，有自理能力，可以接受胰岛素皮下注射，也能够配合护士操作。由于腹部的皮下组织较厚，可减少刺入肌层的风险，因此优先选择腹部（距肚脐 3 ~ 5 cm 处）为注射部位，检查该处皮肤无炎症、瘢痕、硬结，无损伤。护士需为张爷爷实施皮下注射并进行健康指导。

【拓展知识】

"胰岛素笔" 皮下注射新技术

胰岛素笔是一种新型注射装置，适用于医疗部门或家庭对糖尿病病人进行胰岛素注射。胰岛素笔比钢笔略大，可随身携带，胰岛素以笔芯的方式放在笔中，取用和更换都非常方便。其注射针头非常细，可有效减轻病人的疼痛感。使用胰岛素笔时只需拔下笔帽，就可进行注射。该技术对于需长期注射胰岛素控制血糖的病人具有重要意义。

【学习总结】

请总结皮下注射法的实施步骤。

（袁媛　许士海）

任务4　肌内注射法

【案例导入】

王某，男，45岁，因低热、盗汗、咳嗽1个月余，近日咳嗽加重来院就诊，门诊以"肺结核"收治入院。查体：T 37.8℃，P 86次/分，R 17次/分，BP 126/82 mmHg，体形消瘦。医嘱：链霉素0.75g，IM，qd。链霉素皮试已做，结果为阴性。

请问护士应如何为王先生进行注射？

【知识基础】

肌内注射是将一定量药液注入肌肉组织的方法。人体肌肉组织有丰富的毛细血管网，药液注入肌肉组织后，可通过毛细血管壁进入血液循环，毛细血管壁是多孔的类脂质膜，药物透过的速度较透过其他生物膜快，故吸收较完全而迅速。

（一）目的

（1）需要在一定时间内产生药效，而不能或不宜口服的药物。

（2）药物不宜或不能静脉注射，要求比皮下注射更能迅速发挥疗效。

（3）注射刺激性较强或药量较大的药物。

（二）操作程序

1．评估

（1）病人病情、治疗情况、意识状态等。

（2）病人心理状态、对用药的认知及合作程度。

（3）病人肢体活动情况和注射部位的皮肤状况。

2．计划

（1）病人准备。

1）了解肌内注射的目的、方法、注意事项及配合要点，取舒适卧位。

2）常用注射部位选择。一般选择肌肉较为丰厚，且距大血管、大神经较远的部位。其中最常用的注射部位为臀大肌，其次为臀中肌、臀小肌、股外侧肌及上臂三角肌。

3）臀大肌注射定位法。

①十字法。从臀裂顶点向左或向右划一水平线，然后从髂嵴最高点作一垂线，将一侧臀部分为四个象限，其外上象限并避开内角（从髂后上棘至股骨大转子连线）的区域为注射部位（图3-3-4-1A）。

②连线法。取髂前上棘与尾骨连线的外上1/3处为注射部位（图3-3-4-1B）。

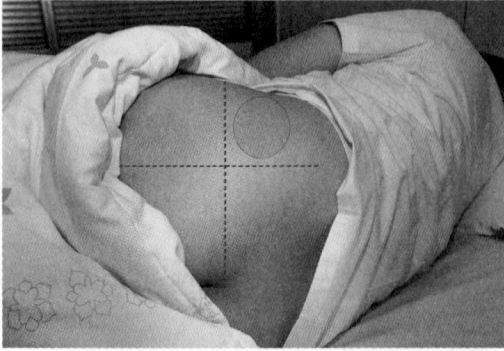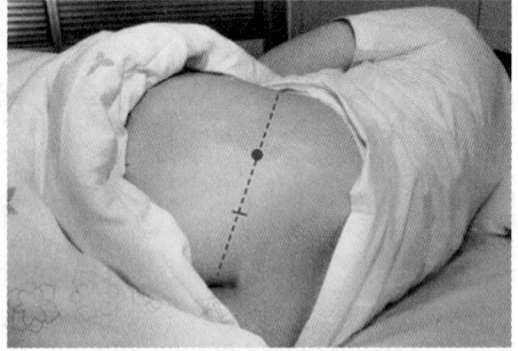

A　十字法　　　　　　　　　　　　B　连线法

图 3-3-4-1　臀大肌注射定位法

4）臀中肌、臀小肌注射定位法。

①构角法。以示指尖和中指尖分别置于髂前上棘与髂嵴下缘处，在髂嵴、示指、中指之间构成一个三角形区域，此区域即为注射部位（图 3-3-4-2A）。

②三指法。髂前上棘外侧 3 横指处（以病人的手指宽度为标准）为注射部位（图 3-3-4-2B）。

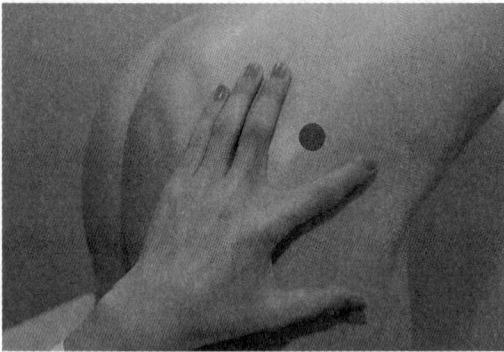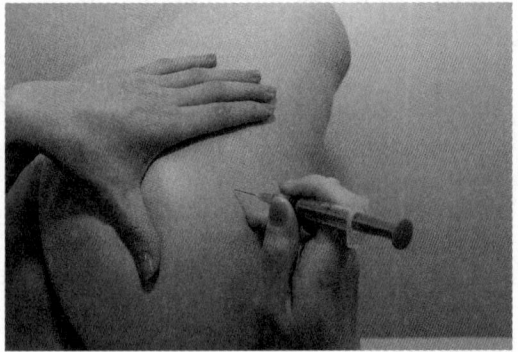

A　构角法　　　　　　　　　　　　B　三指法

图 3-3-4-2　臀中肌、臀小肌注射定位法

5）股外侧肌注射定位法。取大腿中段外侧，膝关节上 10 cm、髋关节下 10 cm，宽约 7.5 cm 处为注射部位。此处大血管、神经干很少通过，且注射范围较广，适用于多次注射或 2 岁以下幼儿注射（图 3-3-4-3）。

6）上臂三角肌注射定位法。取上臂外侧，肩峰下 2～3 横指处（图 3-3-4-4），此处肌肉较薄，只可做小剂量注射。

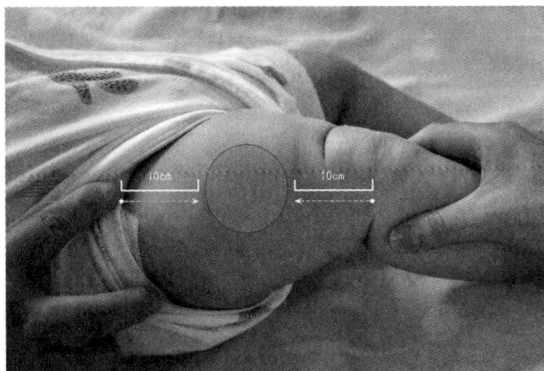

图 3-3-4-3 股外侧肌注射定位法

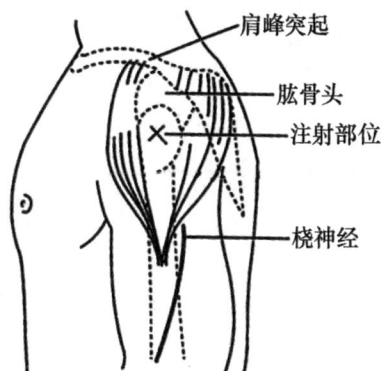

图 3-3-4-4 上臂三角肌注射定位法

7）常用注射体位准备。病人明确肌内注射的目的和自身情况，愿意合作并选择恰当体位使肌肉松弛。

①臀部注射。侧卧位时下腿弯曲上腿伸直，肌肉放松；俯卧位时两足尖相对；仰卧位用于危重及不能翻身的病人，限于臀中肌和臀小肌注射。

②上臂三角肌注射。单手叉腰使三角肌显露。

③股外侧肌注射。以自然坐位为宜。

（2）护士准备。着装整洁，洗手，戴口罩。

（3）用物准备。

1）治疗车上层。注射卡、手消毒液，注射盘内备皮肤消毒液、无菌棉签、弯盘，无菌盘内放已抽吸好药液的注射器和针头。

2）治疗车下层。生活垃圾桶、医用垃圾桶、锐器回收盒。

（4）环境准备。清洁、安静、光线充足。

3. 实施

见表 3-3-4-1。

肌内注射操作
评价标准

表 3-3-4-1 肌内注射法实施流程

操作流程	操作步骤	要点说明
1. 核对解释	携用物至病床旁，核对床号、姓名、腕带，向病人及其家属解释	●操作前查对：病人床号、姓名、药名、浓度、剂量、给药方法、时间
2. 安置卧位	根据注射部位，协助病人取正确的体位	●松弛注射部位肌肉
3. 定位消毒	选择注射部位，常规消毒皮肤，待干	●避开神经和血管
4. 二次核对	再次核对，排尽注射器内空气	●操作中查对

续表

操作流程	操作步骤	要点说明
5. 进针注药	（1）左手拇指和示指分开并固定注射部位皮肤 （2）右手以握笔姿势持注射器，中指固定针栓，针头与皮肤成90°角，右手手腕带动手臂，用力适中，快速刺入针梗的2/3 （3）松开左手，抽动活塞，确认无回血后，缓慢推注药液	● 拇指和示指不能污染消毒部位皮肤 ● 切勿将针头全部刺入 ● 如有回血，应立即拔针，不能注入药液 ● 观察病人反应
6. 拔针按压	注射毕，用无菌干棉签置于针刺处，快速拔针，按压片刻	
7. 再次核对	拔针后再次核对，交代注意事项	● 操作后查对
8. 整理记录	（1）整理病人床单位，协助病人取舒适卧位，清洁用物 （2）洗手，记录	● 注意分类处理 ● 记录注射时间、病人的反应

4. 评价

（1）病人理解操作的目的并主动配合。

（2）护士无菌观念强，操作熟练，动作轻巧。

（3）护患沟通有效，未出现操作相关并发症。

（三）注意事项

（1）2岁以下婴幼儿不宜选用臀大肌注射，因婴幼儿未能独立行走前，其臀部肌肉发育不完善，选择臀大肌注射时有损伤坐骨神经的风险。可选用臀中肌、臀小肌或股外侧肌进行注射。

（2）进针时切勿将针梗全部刺入，防止不合作的病人躁动时针梗从根部衔接处折断。若针头折断，应嘱病人保持局部与肢体不动，固定局部组织，以防断针移位，同时尽快用无菌血管钳夹住断端取出针头。若断端全部埋入，速请外科医师诊治处理。

（3）对需长期注射者，应交替更换注射部位，并选用细长针头，以避免或减少硬结的发生。注射刺激性强的药物时，也应选择长针头深部注射。

（4）多种药物同时注射时，应注意配伍禁忌。

【案例分析】

由于王先生患肺结核，需肌内注射链霉素进行治疗。经护士检查，王先生神志清楚，有自理能力，可以接受链霉素肌内注射，也能够配合护士操作。根据王先生的年龄，护士首选臀大肌进行注射，检查该处皮肤无炎症、瘢痕、硬结，无损伤。护士需对王先生实施肌内注射并进行健康指导。

【拓展知识】

三角肌九区划分法

　　将三角肌的长度和宽度都均分为三等份，使三角肌成为九个区，分别为三角肌上、中、下 1/3 部的前、中、后区。

　　（1）三角肌的上 1/3 部的前、中、后区为三角肌肌内注射的绝对安全区。

　　（2）三角肌的中 1/3 部的前、中区为相对安全区。

　　（3）三角肌的中、下 1/3 部的后区，因有桡神经通过，为三角肌注射的危险区。

　　（4）三角肌的下 1/3 部的前、中区因肌肉太薄不能做肌内注射。

【学习总结】

　　请总结肌内注射法的实施步骤。

（袁媛　许士海）

任务 5　静脉注射法

【案例导入】

　　宋某，女，78 岁，因"反复咳嗽、咳痰、气喘 10 余年，近日胸闷、气促加重 3 天，咳黄色脓痰"入院。病人于 10 余年前无明显诱因出现咳嗽、咳痰症状，多于冬春季及天气变化时发作，间断伴气喘。查体：T 38.1 ℃，P 88 次 / 分，R 30 次 / 分，BP 118/64 mmHg。门诊以"慢性阻塞性肺疾病"收入院。医嘱：0.9% 氯化钠注射液 100 ml + 氨茶碱 0.25 g，iv，qd。

　　请问护士应如何为宋女士进行注射？

【知识基础】

静脉注射是自静脉注入无菌溶液的方法。

（一）目的

1．注入药物

用于不宜口服、皮下或肌内注射需要迅速发挥药效的药物，尤其是治疗急重症时。

2．诊断性检查

由静脉注入药物。

3．静脉营养治疗

用于营养障碍病人的营养补充。

4．股静脉注射

主要用于急救时加压输液、输血或采集血标本。

（二）操作程序

1．评估

（1）病人年龄、病情、治疗情况、意识状态等。

（2）病人心理状态、对静脉注射给药的认知及合作程度。

（3）病人肢体活动能力，注射部位的皮肤状况、静脉充盈度及血管弹性。

2．计划

（1）病人准备。

1）了解静脉注射的目的、方法、注意事项及配合要点，取舒适卧位。

2）常用注射部位准备。

①四肢浅静脉。上肢常用肘部浅静脉（贵要静脉、肘正中静脉、头静脉）及腕部和手背的浅静脉；下肢常用足背静脉、大隐静脉、小隐静脉（图3-3-5-1）。

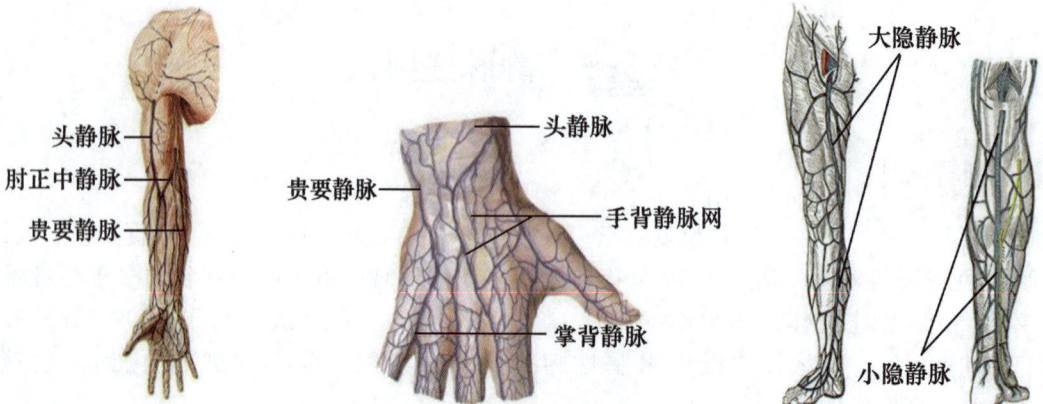

图3-3-5-1　四肢浅静脉

②头皮静脉。小儿头皮静脉较为丰富，分支甚多，互相沟通交错成网且静脉表浅易见，易于固定，又方便小儿肢体活动。常用的头皮静脉有额静脉、颞浅静脉、耳后静脉、枕静脉（图3-3-5-2）。

③股静脉。股静脉位于股三角区，在股动脉的内侧0.5 cm处（图3-3-5-3）。

（2）护士准备。着装整洁，洗手，戴口罩。

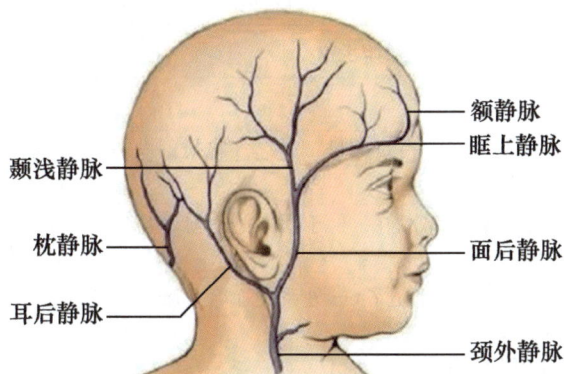

颞浅静脉
枕静脉
耳后静脉

额静脉
眶上静脉
面后静脉
颈外静脉

图 3-3-5-2　小儿头皮静脉

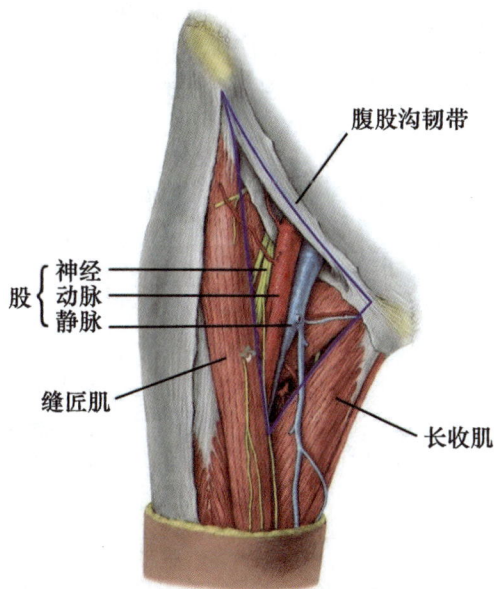

腹股沟韧带
股 { 神经　动脉　静脉 }
缝匠肌
长收肌

图 3-3-5-3　股静脉

（3）用物准备。

1）治疗车上层。注射卡、手消毒液、注射盘内备皮肤消毒液、无菌棉签、弯盘、止血带、头皮针、敷贴、无菌纱布。无菌盘内放已抽吸好药液的注射器和针头。

2）治疗车下层。生活垃圾桶、医用垃圾桶、锐器回收盒。

（4）环境准备。清洁、安静、光线充足。

3．实施

见表3-3-5-1。

静脉注射操作
评价标准

表 3-3-5-1　静脉注射法实施流程

操作流程	操作步骤	要点说明
▲四肢浅静脉注射		
1．核对解释	携用物至床旁，核对床号、姓名、腕带，向病人及其家属解释	●操作前查对：病人床号、姓名、药名、浓度、剂量、给药方法、时间
2．选择静脉	选择粗、直、弹性好、易于固定的静脉，避开静脉瓣	●长期静脉注射者，应有计划地从远心端到近心端选择静脉
3．定位消毒	（1）在穿刺点上方6 cm处系止血带，嘱病人握拳 （2）常规消毒皮肤，待干	
4．核对排气	二次核对，排尽空气	●操作中查对
5．静脉注射	以左手拇指绷紧静脉下端皮肤，右手持注射器，示指固定针栓，或拇指、示指、中指固定头皮针针柄，针尖斜面向上与皮肤成15°～30°角，自静脉上方或侧方刺入皮下，再沿静脉走向潜行刺入静脉，见回血后再顺静脉进针少许	●一旦局部出现血肿，应立即拔出针头，按压局部，另选其他静脉重新穿刺
6．推注药液	松止血带、嘱病人松拳，固定针头，缓慢推注药液	●根据病人年龄、病情、药物性质，掌握推注速度，并随时听取病人感受，观察局部情况及病情变化
7．拔针按压	注射毕，将干棉签置于穿刺点上方，快速拔出针头，按压片刻	
8．再次核对		●操作后查对
9．整理记录	（1）协助病人取舒适卧位，清理用物 （2）洗手，记录	●注意分类处理 ●记录注射时间、病人用药后反应
▲股静脉注射		
1．核对解释	携用物至病床旁，核对床号、姓名、腕带，向病人及其家属解释	●操作前查对：病人床号、姓名、药名、浓度、剂量、给药方法、时间
2．安置体位	协助病人取仰卧位，下肢伸直略外展外旋	●暴露注射部位
3．定位消毒	（1）常规消毒局部皮肤，排尽注射器内空气并消毒术者左手示指和中指 （2）在股三角区扪及股动脉搏动最明显的部位并用左手示指加以固定	

续表

操作流程	操作步骤	要点说明
4. 核对穿刺	（1）二次核对无误后，右手持注射器，针头和皮肤成 90° 或 45° 角，在股动脉内侧 0.5 cm 处刺入 （2）抽动活塞见暗红色回血，提示针头进入股静脉	● 操作中查对 ● 如抽出鲜红色血液，提示针头进入股动脉，应立即拔出针头，用无菌纱布加压按压 5～10 min
5. 推注药液	固定针头，推注药液	
6. 拔针按压	注射毕，拔出针头，局部用无菌纱布按压 3～5 min	● 避免引起出血或形成血肿
7. 再次核对		● 操作后查对
8. 整理记录	（1）协助病人取舒适卧位，清理用物 （2）洗手，记录	● 注意分类处理 ● 记录注射时间、病人用药后的反应

4．评价

（1）病人理解操作的目的并主动配合。

（2）护士无菌观念强，操作熟练，动作轻巧。

（3）护患沟通有效，未出现操作相关并发症。

（三）注意事项

（1）对长期静脉用药的病人，为保护血管，应有计划地从远心端向近心端更换注射部位。

（2）注射对组织有强烈刺激的药物，应另备抽有 0.9% 氯化钠溶液的注射器和头皮针，穿刺成功后，先注入少量 0.9% 氯化钠溶液，证实针头在静脉内后，再换上抽有药液的注射器进行推药，以防药液注入血管外而致组织坏死。

（3）根据病人的年龄、病情及药物性质，掌握注入药物的速度，并随时听取病人的主诉，观察注射局部及病情变化。

（4）有出血倾向者不宜采用股静脉注射；进针后如抽出鲜红色血液，提示针头刺入股动脉，应立即拔出针头，用无菌纱布加压按压穿刺处 5～10 min，确认无出血后，再在另一侧股静脉穿刺。

（5）特殊病人的静脉穿刺要点。

1）肥胖病人。肥胖者皮下脂肪较厚，静脉较深、不明显，但较易固定，注射时，触摸血管走向后可从静脉上方进针，进针角度稍加大（30°～40°）。

2）消瘦病人。皮下脂肪少，静脉易滑动，但静脉较明显，穿刺时须固定静脉，从静脉正面或侧面刺入。

3）水肿病人。可沿静脉解剖位置，用手按揉局部，以暂时驱散皮下水分，使静脉充分显露后再穿刺。

4）脱水病人。静脉萎陷，充盈不良，可局部热敷、按摩，待血管扩张显露后再穿刺。

5）老年病人。老年人皮肤松弛，皮下脂肪较少，静脉多硬化且脆性较大，血管易滑动，针头难以刺入，且易刺破血管壁。可采用手指固定穿刺点静脉上下两端，然后在静脉上方直接穿刺。

（6）静脉穿刺失败的常见原因（图3-3-5-4）。

1）针头刺入过浅，未刺入静脉内。刺入过浅，或因静脉滑动，针头未刺入静脉内。表现为抽吸无回血，推注药液局部隆起、有疼痛感（图3-3-5-4A）。

2）针头刺入较浅，针尖斜面未完全刺入静脉内。针尖斜面部分在皮下，部分在静脉内。表现为抽吸虽有回血，但推药液可有局部隆起、有疼痛感（图3-3-5-4B）。

3）针头刺入较深，刺破对侧血管壁。针尖斜面部分在静脉内，部分在静脉外。表现为抽吸有回血，推注少量药液局部可无隆起，但因部分药液注入静脉外，病人有疼痛感（图3-3-5-4C）。

4）针头刺入过深，穿透对侧血管壁。针头刺入过深，穿透对侧血管壁。表现为抽吸无回血，药液注入深层组织，有疼痛感（图3-3-5-4D）。

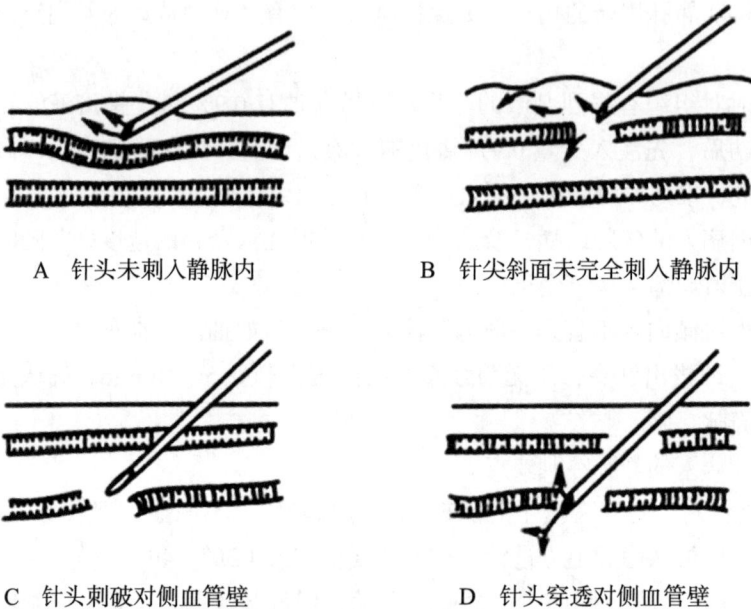

A　针头未刺入静脉内　　　　B　针尖斜面未完全刺入静脉内

C　针头刺破对侧血管壁　　　　D　针头穿透对侧血管壁

图3-3-5-4　静脉穿刺失败的原因

【案例分析】

根据宋女士的病情，需静脉注射氨茶碱缓解症状。经检查，宋女士神志清楚，有自理能力，可以接受氨茶碱静脉注射，也能够配合护士操作。护士可选择四肢浅静脉（如肘正中静脉）进行静脉注射，检查该处皮肤无炎症、瘢痕、硬结，无损伤。氨茶碱虽对支气管平滑肌有松弛作用，但易导致心律失常，因此，静脉注射氨茶碱时需注意速度不能过快。护士应根据上述情况对宋女士实施氨茶碱静脉注射并进行健康指导。

【学习总结】

请总结静脉注射法的实施步骤。

（袁媛　许士海）

项目四　局部给药

教学计划表

授课主题		项目四　局部给药
工作任务		任务 1　滴入给药法 任务 2　插入给药法 任务 3　皮肤给药法 任务 4　舌下给药法
建议学时		2 学时
教学目标	知识目标	1. 掌握滴入给药、插入给药、皮肤给药和舌下给药的评估、操作要点及注意事项 2. 熟悉滴入给药、插入给药、皮肤给药和舌下给药的目的
	能力目标	正确实施滴入给药、插入给药、皮肤给药和舌下给药
	素质目标	1. 具备无菌观念，严格遵守查对制度 2. 具备严谨求实的工作态度 3. 有爱伤观念，对病人关心体贴，确保安全
教学重点		滴入给药、插入给药、皮肤给药以及舌下给药的操作方法
教学难点		阴道栓剂插入法

任务 1　滴入给药法

【案例导入】

李某，女，24 岁，因右侧外耳道渗出脓性分泌物伴疼痛 3 天入院。查体：T 39.8℃，R 26 次 / 分，BP 110/70 mmHg，神志清楚，精神疲乏。右侧外耳道黄色脓性分泌物，耳郭牵拉痛，乳突区压痛，伴耳闷塞感，听力下降。医嘱予氧氟沙星滴耳液滴入治疗。

李女士出现了什么情况？根据病人的情况，护士应该如何进行针对性护理？

【知识基础】

眼睑遮盖在眼球的前方，分为上、下眼睑两部分，起到保护眼球的作用。覆盖于巩膜前部表面和眼睑内面的黏膜分别为睑结膜和球结膜。两者之间相互移行，分别形成结膜上穹和结膜下穹。耳分为外耳、中耳和内耳三部分。外耳由耳郭、外耳道和鼓膜组成。外耳道为外耳门至鼓膜之间的弯曲管道，长 2.0～2.5 cm，由外向内先向前上，继而稍向后，然后斜向前下走行。鼻以骨和软骨为支架，外被皮肤，称外鼻；内衬皮肤和黏膜形成鼻腔。外鼻下端向两侧隆起的部分为鼻翼，外鼻下方有一对鼻孔。滴入给药法是通过将药物滴入某些体腔，如眼、耳、鼻，产生疗效的给药方法。

（一）目的

通过滴入给药，发挥治疗眼、耳、鼻疾病的作用。

（二）操作程序

1. 评估

（1）病人病情、用药目的、过敏史、意识状态及自理能力。

（2）病人眼部分泌物情况、眼结膜颜色等；外耳道分泌物情况；鼻腔分泌物情况，黏膜是否完好，鼻中隔是否偏曲，有无鼻甲肥大、鼻息肉等。

（3）病人的心理状态，对滴入给药的认识及配合程度。

2. 计划

（1）病人准备。了解滴入给药法的目的、方法、注意事项及配合要点；取仰卧位、坐位或侧卧位。

（2）护士准备。着装整洁，洗手，戴口罩。

（3）用物准备。

1）治疗车上层。滴入药液（根据医嘱备药）、无菌干棉签、滴管、干棉球（1～2个）、电耳镜、纸巾等。

2）治疗车下层。生活垃圾桶、医用垃圾桶。

（4）环境准备。整洁、安静、舒适、安全，光线明亮。

3. 实施

见表 3-4-1-1。

滴入给药操作
评价标准

表 3-4-1-1 滴入给药法

操作流程	操作步骤	要点说明
1. 备药检查	遵医嘱准备滴入药液，严格检查药液的质量和性质	● 确保滴药安全有效
2. 核对解释	携用物至床旁，核对病人，解释目的	● 操作前查对，防止差错 ● 指导病人正确滴药
3. 摇匀核对	（1）充分摇匀药液 （2）二次核对	● 确保药液均匀 ● 操作中查对
4. 滴入给药		

操作流程	操作步骤	要点说明
▲滴眼药法	（1）取仰卧位或坐位，头略后仰 （2）干棉签拭去眼部分泌物，嘱病人眼睛向上注视，充分暴露下结膜囊 （3）一手持干棉球置于下眼睑处，同时示指固定上眼睑，拇指向下牵拉下眼睑 （4）一手持滴管或滴瓶，距眼睑 1～2 cm 处，在结膜下穿隆中央滴入 1～2 滴药液 （5）轻提上睑，嘱病人闭目 2～3 min，用棉签拭干流出的药液	● 具有消炎灭菌、表面麻醉、散瞳、缩瞳等治疗作用 ● 方便滴药 ● 去除分泌物，利于药液吸收 ● 动作要轻柔，以防伤及眼球 ● 勿触及睫毛，以免污染药液 ● 药液不能直接滴在角膜面 ● 双眼同时滴药通常按照健眼、患眼顺序或先左后右顺序滴入，防止遗漏和差错 ● 多种药液滴眼时，不可同时滴入，要有间隔时间，一般为 5～10 min ● 若涂眼药膏，在下穿隆中部挤入 1 cm 左右长度即可
▲滴耳药法	（1）取坐位，头偏向对侧或侧卧位，患耳向上 （2）用棉签清洁外耳道 （3）一手持干棉球，向上向后轻拉耳郭 （4）一手持滴管，经外耳门顺耳后壁将药液滴入 3～5 滴，轻提耳郭或反复轻按耳屏数次 （5）塞干棉球于外耳道口	● 具有清洁耳道、消炎的作用 ● 便于操作 ● 利于药液吸收 ● 使外耳道变直，充分暴露 ● 不可触及病人皮肤，以免污染药液 ● 排出外耳道内气体，使药液容易流入
▲滴鼻药法	（1）嘱病人排出鼻腔分泌物，清洁鼻腔 （2）取仰卧垂头或侧卧垂头体位 （3）一手持干棉球，轻推鼻尖 （4）一手持滴瓶，嘱病人呼气，对准鼻孔，距鼻孔 2 cm 处滴入药液，每侧滴 2～3 滴，嘱病人吸气 （5）轻捏鼻翼数次或嘱病人将头部向两侧轻轻晃动 （6）嘱病人垂头 1 min 后静卧 3～5 min	● 具有消炎灭菌（治疗鼻窦炎）、改善鼻塞的作用 ● 充分暴露鼻腔 ● 药液瓶壁不要接触鼻黏膜 ● 防止药液流出鼻腔 ● 若药液流入口腔，可将其吐出 ● 促使药液在鼻窦口均匀分布，提高药液效果 ● 利于药液吸收 ● 多种滴鼻药液滴入时，应先滴鼻黏膜血管收缩剂，再滴抗菌药物
5. 再次核对		● 操作后查对
6. 整理记录	（1）协助病人清洁面颊、鼻翼两侧，安置舒适卧位 （2）洗手，记录	● 记录滴药时间和病人反应

4. 评价

（1）病人能正确配合，达到预期效果，无不良反应。

（2）护士严格查对、操作正确，无差错事故发生。

（3）护患沟通有效，病人需要得到满足。

（三）注意事项

（1）严格执行查对制度和无菌操作原则，滴管不可触及体腔内壁，防止交叉感染或污染药液。

（2）有眼球贯通伤、角膜瘘或手术后的病人滴眼药时勿加压眼球。表面麻醉药滴入24 h内切忌揉眼，以免损伤角膜。滴入散瞳、缩瞳或特殊药物后，告知病人即刻用干棉球压迫泪囊部数分钟，以免药液经泪道流入鼻腔，经鼻黏膜吸收引起毒性反应。滴入有致痛作用的眼药，应提前告知病人，消除病人的紧张情绪。

（3）注意滴耳药液温度应适宜，以免引起迷路刺激症状，出现眩晕、恶心、呕吐等不适。选用油剂药液滴耳，可在2～3 min后清除进入外耳道的昆虫。应用软化剂滴耳清除耳内耵聍，应提前告知病人耵聍软化膨胀可产生耳塞、闷胀感，取出耵聍后症状即可消失，嘱病人不必紧张。

（4）经鼻滴药时需注意观察，病人用药后是否出现黏膜充血加剧。经鼻滴入血管收缩剂连续使用时间不可过长。

【案例分析】

根据李女士主诉，耳朵疼痛且有流脓症状，专科查体情况符合化脓性中耳炎的临床表现。局部药物滴耳是治疗措施之一，正确实施给药有助于促进炎症尽快消退，进而可缓解疼痛的情况。作为护士，应立即遵医嘱给予李女士氧氟沙星滴耳液滴入治疗。

【学习总结】

请总结滴入给药法的实施步骤。

（高燕　庄艳云）

任务 2　插入给药法

【案例导入】

张某，女，26 岁，因"外阴分泌物增多，瘙痒，烧灼感"入院。入院后，外阴分泌物胺试验阳性，有烂鱼样腥臭味，因此诊断为细菌性阴道炎。医嘱予甲硝唑栓治疗。

根据张女士的情况，护士应该如何进行针对性护理？

【知识基础】

插入给药法包括直肠给药（图 3-4-2-1）和阴道给药（图 3-4-2-2），常用栓剂进行插入给药。栓剂是药物与相应的基质制成的固体制剂，专用于腔道给药。栓剂的熔点在 37 ℃左右，进入体腔后缓慢融化而产生疗效。

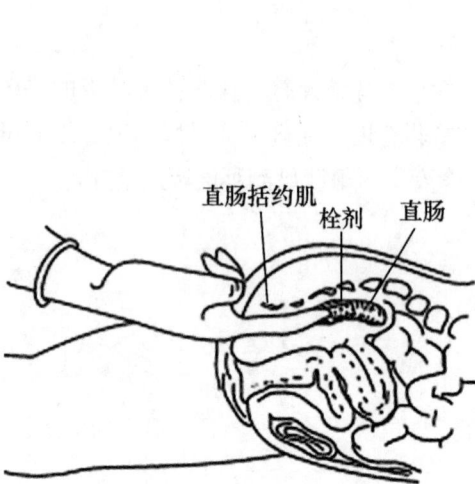

图 3-4-2-1　直肠插入给药法

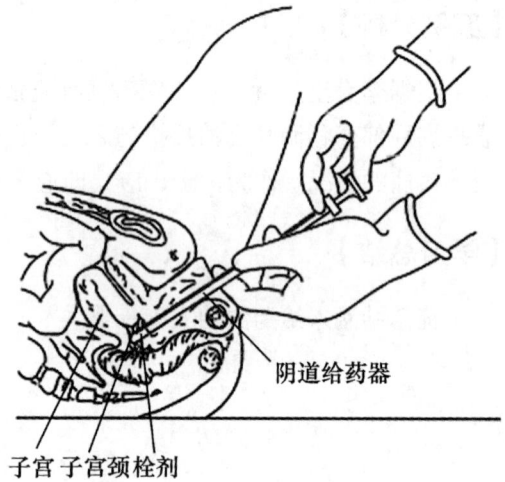

图 3-4-2-2　阴道插入给药法

（一）目的

1. 局部治疗

解除便秘、治疗阴道炎等。

2. 全身治疗

解热镇痛等。

（二）操作程序

1．评估

（1）病人病情、用药目的、意识状态及自理能力。

（2）病人肛周皮肤情况，外阴清洁度及皮肤情况，外阴、阴道有无红肿、感染、流血。

（3）病人的心理状态，对插入给药的认识及配合程度。

2．计划

（1）病人准备。了解直肠、阴道插入给药的目的，掌握放松和配合给药的方法；取侧卧位或屈膝仰卧位。

（2）护士准备。着装整洁，洗手，戴口罩。

（3）用物准备。

1）治疗车上层。栓剂（根据医嘱备药）、指套（手套）或栓剂置入器、卫生纸或卫生棉垫、橡胶单、治疗巾、弯盘。

2）治疗车下层。生活垃圾桶、医用垃圾桶。

（4）环境准备。整洁、安静、舒适、安全，需要时用屏风或围帘遮挡病人。

3．实施

见表 3-4-2-1。

插入给药操作
评价标准

表 3-4-2-1　插入给药法

操作流程	操作步骤	要点说明
1．备药检查	遵医嘱准备插入栓剂，严格检查栓剂的质量	● 确保插入给药安全有效
2．核对解释	（1）携用物至床旁，核对病人，解释目的 （2）关闭门窗，屏风遮挡或围帘遮挡	● 操作前查对，防止差错 ● 保暖、保护病人隐私
3．安置卧位	按插入部位不同安置卧位	● 直肠插入给药取侧卧位，膝部弯曲；阴道插入给药取仰卧屈膝位，双腿分开，会阴下铺橡胶单和治疗巾
4．戴套取栓	一只手戴上手套或指套取出栓剂	● 避免污染手指
5．准备核对	（1）嘱病人张口深呼吸 （2）二次核对	● 使肛门括约肌松弛，使病人放松 ● 操作中查对
6．插入栓剂	用示指或栓剂置入器将栓剂经肛门或阴道口插入，并轻推送至合适位置	● 直肠插入给药沿直肠壁推入 6~7 cm，插至肛门内括约肌以上，确保栓剂贴在直肠黏膜上，若插入粪块，则不起作用 ● 阴道插入给药以向下向前的方式沿阴道下后方推入 5 cm，达阴道后穹隆部 ● 病人有意自行操作，可指导病人操作方法，方便病人自行用药

续表

操作流程	操作步骤	要点说明
7. 再次核对		● 操作后查对
8. 保持卧位	（1）嘱病人保持侧卧或仰卧至少 15 min （2）若栓剂滑脱出肛门或阴道，应重新插入	● 防止栓剂滑脱或融化后渗出 ● 确保用药效果
9. 整理记录	（1）协助病人穿好裤子，取舒适卧位 （2）整理床单位，清理用物 （3）洗手，记录	● 阴道插入给药者可垫卫生棉垫，防止药物或阴道渗出物污染内裤 ● 直肠插入甘油栓不能下床者，将便器、卫生纸、呼叫器放于易取处 ● 记录插入栓剂名称、剂量、时间和病人反应

4. 评价

（1）病人配合正确，达到预期效果，无不良反应。

（2）护士严格查对、操作正确，无差错事故发生。

（3）护患沟通有效，病人需要得到满足。

（三）注意事项

（1）严格执行查对制度。

（2）注意保护病人隐私。

（3）插入给药必须送入体腔足够深度，防止栓剂滑脱，确保疗效。

（4）直肠插入给药前，宜将直肠栓放入冰箱中 10~20 min，使其基质变硬，易于插入给药。给药后 1~2 h 内尽量不排便（刺激性泻药除外），以免影响药效。

（5）阴道插入给药时必须准确判断阴道口，防止误入尿道。给药后 1~2 h 内尽量不排尿，以免影响药效。阴道插入给药宜在睡前进行，以延长药物作用时间，便于药物充分吸收。治疗期间指导病人避免性生活及盆浴，保持内裤清洁。阴道出血者或月经期者禁行阴道插入给药。

【案例分析】

根据病例中描述，可知张女士患有细菌性阴道炎。甲硝唑栓局部用药是治疗细菌性阴道炎的方法之一，正确实施阴道插入给药可有效缓解阴道感染的症状和体征，因此，护士应对张女士阴道插入甲硝唑栓做出相关指导。

【学习总结】

请总结插入给药法的实施步骤。

（高燕　庄艳云）

任务 3　皮肤给药法

【案例导入】

龚某，男，38岁，因全身多处出现皮疹、瘙痒难耐就诊。查体：胸、腹、后背和四肢可见成片红斑、丘疹，部分聚集成簇，并形成丘疱疹，渗水糜烂，抓痕结痂，部分呈暗褐色，剧烈瘙痒。医嘱予 3% 硼酸溶液，湿敷给药，tid。

根据龚先生的皮肤情况，护士应该如何进行针对性护理？

【知识基础】

皮肤给药法是将药物直接涂于皮肤，起到局部治疗作用的给药方法。皮肤用药常见的有溶液、油膏、粉剂、糊剂等多种剂型。

（一）目的

具有清洁、止痒、灭菌、消炎、收敛、润滑、保护及软化痂皮等局部治疗作用。

（二）操作程序

1．评估

（1）病人病情、意识状态、治疗情况及自理能力。

（2）病人局部皮肤情况。

（3）病人的心理状态，对皮肤给药的认识及配合程度。

2．计划

（1）病人准备。了解皮肤给药目的、注意事项及配合要点，清洁局部皮肤。

（2）护士准备。着装整洁，洗手，戴口罩。

（3）用物准备。

1）治疗车上层。皮肤用药（根据医嘱备药）、弯盘、棉签或棉球，必要时备塑料布或橡胶单、持物钳、清洁皮肤用物。

2）治疗车下层。生活垃圾桶、医用垃圾桶。

（4）环境准备。整洁、安静、舒适、安全，需要时用屏风或围帘遮挡病人。

3．实施

见表 3-4-3-1。

皮肤给药操作
评价标准

表 3-4-3-1　皮肤给药法

操作流程	操作步骤	要点说明
1．备药检查	遵医嘱准备皮肤用药，严格检查药物的质量和性质	● 确保皮肤给药安全有效
2．核对解释	携用物至床旁，核对病人，解释目的	● 操作前查对，防止差错 ● 涉及隐私部位，需关闭门窗，用屏风或围帘遮挡，注意保暖、保护病人隐私
3．清洁核对	（1）用温水与中性肥皂清洁皮肤 （2）二次核对	● 如有皮炎，则仅用清水清洁 ● 操作中查对
4．正确给药	剂型不同，方法不同	
▲溶液类	（1）垫塑料布或橡胶单于患处下方 （2）将 6~8 层纱布浸入药液盆内，将纱布拧至不滴水 （3）展开纱布敷于患处，保持与创面紧贴 （4）用绷带固定，每 10 min 更换一次纱布，治疗时间以 20 min 左右为宜	● 主要用于急性皮炎伴大量渗液或脓液者治疗 ● 过湿使皮肤浸渍，干燥则刺激皮肤，不利于表皮生长 ● 湿敷面积不能超过体表面积的 1/3 ● 湿敷给药简单、有效，临床应用广泛 ● 亦可用涂抹法给药。即用持物钳夹取蘸湿药液的棉球，涂抹于患处，至患处皮肤清洁后用干棉球擦干
▲糊剂	棉签蘸取药糊，直接涂于患处	● 主要用于亚急性皮炎伴少量渗液或轻度糜烂者治疗 ● 亦可将药物涂于无菌纱布上，贴于受损皮肤处，包扎固定 ● 不宜涂药过厚，以免影响药物吸收

续表

操作流程	操作步骤	要点说明
▲软膏类	用涂药棒或棉签挑取软膏，涂于患处，一般不需包扎	● 一般用于慢性增厚性皮损者治疗 ● 不宜涂药过厚 ● 局部皮肤有溃疡或大片糜烂受损时，涂药后应包扎
▲乳膏剂	棉签挑取软膏，涂于患处	● 渗出较多的急性皮炎者禁用
▲酊剂和醋剂	用棉签蘸取药液，涂于患处	● 适用于慢性皮炎苔藓样变者治疗 ● 因药物有刺激性，有糜烂面的急性皮炎、黏膜以及眼、口的周围不适用
▲粉剂	将药粉均匀地扑撒在患处	● 适用于急性或亚急性皮炎而无糜烂渗液的受损皮肤 ● 若多次应用后形成粉块，用生理盐水湿润后可除去
5. 再次核对		● 操作后查对
6. 整理记录	（1）整理床单位，清理用物 （2）洗手，记录	● 记录药物名称、皮肤给药的时间和病人反应

4．评价

（1）病人配合正确，达到预期效果，无不良反应。

（2）护士严格查对、操作正确，无差错事故发生。

（3）护患沟通有效，病人需要得到满足。

（三）注意事项

（1）观察用药后局部皮肤反应情况，尤其注意对小儿和老年病人的观察。

（2）了解病人对局部用药处的主观感觉，并有针对性地做好解释。

（3）动态评价皮肤给药效果，并实施提高用药效果的措施。

【案例分析】

龚先生全身多处出现成片红斑、丘疹，部分聚集成簇形成丘疱疹，且出现渗水糜烂，病人瘙痒难耐，抓痕结痂，呈暗褐色。考虑到龚先生存在皮炎，且皮肤损伤伴有渗出，护士需遵医嘱给予 3% 硼酸湿敷患处皮肤，起到消肿、收敛伤口、止痒等作用。

【学习总结】

请总结皮肤给药法的实施步骤。

（高燕　庄艳云）

任务 4　舌下给药法

【案例导入】

陈某，女，67岁，有高血压、糖尿病病史，因发作性胸痛就诊。今晨与家属争吵后，出现阵发性胸痛、胸骨后压榨性疼痛。查体：T 37.2℃，P 99 次 / 分，R 24 次 / 分，BP 164/98 mmHg。医嘱予硝酸甘油片 0.5 mg，舌下含服，st。

陈女士出现了什么情况？护士应该如何进行针对性护理？

【知识基础】

舌下给药法是通过舌下黏膜直接将药物成分吸收到血液中的一种给药方法。其优点为药物可避免胃酸破坏、不经肝脏代谢，直接进入血液，机体对药物吸收完全且速度较快，能迅速缓解急性症状。临床上某些心血管类药物，如硝酸甘油片、硝酸异山梨酯、速效救心丸、复方丹参滴丸，多用舌下给药法，起到预防及治疗冠心病和心绞痛的作用。

（一）目的

通过舌下含服给药，迅速发挥药效，有效缓解心血管急症。

（二）操作程序

1. 评估

（1）病人年龄、体重、病情、意识状态、治疗情况及自理能力。

（2）病人对治疗的配合程度，对舌下给药的了解程度。

2. 计划

（1）病人准备。了解舌下给药的目的、方法、注意事项及配合要点，取半坐卧位。

（2）护士准备。着装整洁，洗手，戴口罩。

（3）用物准备。遵医嘱准备舌下含化药，必要时备温水。

（4）环境准备。整洁、安静、舒适、安全。

3．实施

见表 3-4-4-1。

舌下给药操作
评价标准

表 3-4-4-1　舌下给药法

操作流程	操作步骤	要点说明
1．备物检查	遵医嘱准备并检查舌下含化药	● 确保用药安全有效
2．核对解释	携用物至床旁，核对病人，解释目的	● 操作前查对，防止差错 ● 指导病人正确舌下给药方法
3．安置核对	（1）协助病人取半坐卧位 （2）二次核对	● 操作中查对
4．舌下给药	将含化药置于舌下，待其自然溶解，至完全吸收	● 不可咀嚼或直接吞下，防止影响药物疗效 ● 不能用舌在口腔内移动含化药，防止药物加速溶解
5．再次核对		● 操作后查对
6．休息观察	（1）协助病人取平卧位，嘱绝对卧床休息 （2）密切观察病情变化，至症状缓解	● 防止发生低血压 ● 一般含服时间至少 5 min，以保证药物充分吸收
7．整理记录	（1）整理床单位 （2）洗手，记录	● 促进舒适 ● 记录舌下给药名称、剂量、时间和病人反应

4．评价

（1）病人配合正确，达到预期效果，无不良反应。

（2）护士严格查对、操作正确、抢救及时，无差错事故发生。

（3）护患沟通有效，病人需要得到满足。

（三）注意事项

（1）舌下给药时，保留一定唾液有利于药物迅速溶解与吸收。口舌干燥者，舌下含药前可先含少量水。

（2）病人舌下含药 30 min 内不宜进食、饮水，且保持安静，不易多说话，避免影响含化药溶解吸收。

（3）舌下给药后应协助病人取平卧位，防止发生低血压。

【案例分析】

根据陈女士的病史、发病诱因以及胸痛症状，符合心绞痛的典型疼痛特点，考虑陈女士为心绞痛发作。硝酸甘油是缓解心绞痛的常用药物之一，能够扩张冠状动脉，减少心肌耗氧量，增加冠脉血液供给，从而缓解心肌缺血。舌下含服该药通过舌下黏膜直接将其有效成分入血，且吸收完全、快速，能迅速缓解心绞痛的症状，因此，护士应立即遵医嘱为陈女士舌下给药。

【学习总结】

请总结舌下给药法的实施步骤。

（高燕　庄艳云）

项目五 药物过敏试验及过敏反应

教学计划表

授课主题		项目五 药物过敏试验及过敏反应
工作任务		任务1 青霉素过敏试验及过敏反应的处理 任务2 头孢菌素过敏试验及过敏反应的处理 任务3 破伤风抗毒素过敏试验及过敏反应的处理 任务4 碘过敏试验及过敏反应的处理 任务5 链霉素过敏试验及过敏反应的处理
建议学时		8学时
教学目标	知识目标	1. 掌握青霉素过敏试验、头孢菌素过敏试验、破伤风抗毒素过敏试验、链霉素过敏试验的配制要点 2. 掌握青霉素过敏反应的临床表现及其处理要点 3. 熟悉青霉素过敏反应的预防；熟悉碘过敏试验的配制要点
	能力目标	1. 能正确实施青霉素、头孢菌素、破伤风抗毒素、碘制剂、链霉素等过敏试验 2. 能准确判断青霉素、头孢菌素、破伤风抗毒素、链霉素药物试验的过敏反应并配合处理 3. 能有效预防并正确处理青霉素过敏性休克
	素质目标	1. 具有严谨求实的工作态度 2. 具有慎独精神，保证给药安全 3. 具有爱伤观念，对病人关心体贴
教学重点		1. 青霉素过敏试验液的配制方法 2. 青霉素过敏试验法、破伤风抗毒素脱敏注射法 3. 青霉素过敏反应的预防和临床表现 4. 青霉素过敏性休克的处理
教学难点		1. 青霉素过敏反应的临床表现 2. 青霉素过敏性休克的处理

任务1 青霉素过敏试验及过敏反应的处理

【案例导入】

沈某，男，32岁，因"梅毒复诊"就诊皮肤科。医嘱给予苄星青霉素240万U分左右臀肌内注射，每周1次，疗程为3个月。

请问每次肌内注射前，护士是否都需要给病人做青霉素过敏试验？注射时需要注意什么？

【知识基础】

药物过敏反应属于异常的免疫反应，其基本原理是抗原和抗体的相互作用。过敏与病人体质因素有关，而与正常药理反应或毒性无关。虽然仅发生于用药人群中的少数，但很小剂量即可发生过敏反应。一般发生于再次用药。化学结构相似的药物可能发生交叉或不完全交叉的过敏反应。

（一）青霉素过敏反应的原因

青霉素是各种抗生素中过敏反应发生率最高的药物，过敏反应发生率达 5% ~ 6%。任何年龄、剂型、剂量、给药途径、时间均可发生过敏反应。

青霉素是一种半抗原，进入机体后与组织蛋白形成全抗原，刺激机体产生相应的抗体 lgE，使机体处于致敏状态。当机体再次接受青霉素时，抗原与抗体 IgE 特异性结合，导致过敏反应，引起平滑肌痉挛，毛细血管扩张、通透性增加，以及腺体分泌增多，从而产生荨麻疹、哮喘、喉头水肿、休克等过敏反应的临床表现（图 3-5-1-1）。

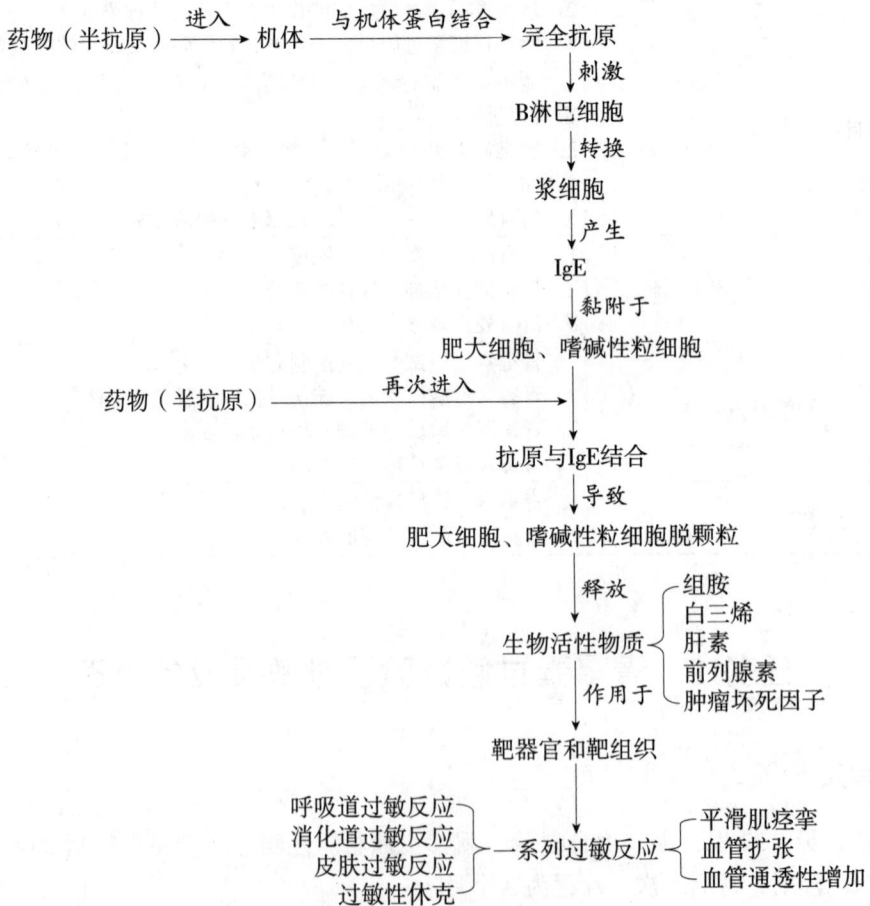

图 3-5-1-1　青霉素过敏反应的原因

（二）青霉素过敏反应的预防

青霉素过敏反应，特别是过敏性休克的发生可危及病人的生命，因此，积极采取预防措施是避免发生过敏反应的关键所在。

1. 询问"三史"

使用各种剂型的青霉素前，必须详细询问病人的用药史、过敏史和家族史。已知有过敏史者，禁止做过敏试验；无过敏史者，凡首次用药、停药 3 天以上、用药过程中更换批号，必须做过敏试验。过敏体质者应慎做药物过敏试验。

2. 用药前做药物过敏试验

准确判断试验结果，试验结果阴性时方可用药。结果阳性者绝对禁止使用青霉素，同时报告医生，在体温单、医嘱单、病历卡、床头卡、门诊卡、注射卡上醒目地标明"青霉素阳性"，同时告知病人及其家属。

3. 试验液要现用现配

配制试验液的溶媒应选择生理盐水溶液或专用溶媒，因为青霉素试验液在接近于中性溶液时最稳定。试验液放置过久可使药物效价降低，还可分解产生各种致敏物质，导致过敏反应的发生；配制的试验液浓度与注射剂量要准确，保证结果判断正确。

4. 做好急救准备工作

进行过敏试验或使用药物前均应备好 0.1% 盐酸肾上腺素、注射器、氧气装置及其他急救药物和器械；过敏试验或注射时严密观察病人反应，认真询问；首次注射后嘱咐病人勿马上离开，继续观察 30 min，无过敏反应方可离开。

5. 排除影响因素

不能在同一时间内在同一手臂上做两种或两种以上药物的过敏试验，以免影响结果的准确判断。病人空腹时不宜做过敏试验，以免因低血糖导致晕厥时，与过敏反应的表现相混淆。

（三）青霉素过敏试验法

可有效预防青霉素过敏反应的发生。

1. 评估

（1）病人的病情、用药史、家族史和过敏史。

（2）病人是否进食，空腹时不宜进行过敏试验。

（3）病人的注射部位皮肤情况，心理状态及合作程度。

2. 计划

（1）病人准备。理解试验目的，不空腹，无青霉素过敏史，能配合操作。

（2）护士准备。着装整洁，洗手，戴口罩。

（3）用物准备。

1）治疗车上层。注射盘内备皮肤消毒液、无菌棉签、砂轮、弯盘、起瓶器、注射用青霉素钠、10 ml 的 0.9% 氯化钠溶液、0.1% 盐酸肾上腺素、1 ml 和 5 ml 一次性注射器、注射卡、手消毒液、笔、表。

2）治疗车下层。生活垃圾桶、医用垃圾桶、锐器回收盒。

（4）环境准备。整洁、安静、安全、温湿度适宜，符合无菌操作原则要求。

3．实施

（1）试验液配制。以 80 万 U 规格青霉素钠为例，配置浓度为 200～500 U/ml 的青霉素生理盐水试验液，皮内试验的剂量为 0.1 ml（含 20～50 U），配制方法见表 3-5-1-1。

表 3-5-1-1　青霉素皮内试验液的配制方法

步骤	青霉素	加生理盐水（ml）	药物浓度（U/ml）	要求
溶解药液	80 万 U/ 瓶	4	20 万	充分溶解
1 次稀释	取上液 0.1 ml	0.9	2 万	混匀
2 次稀释	取上液 0.1 ml	0.9	2000	混匀
3 次稀释	取上液 0.10～0.25 ml	0.9～0.75	200～500	混匀

（2）试验方法。确定病人无青霉素过敏史后，按照皮内注射的方法于前臂掌侧下段注射 0.1 ml（含 20～50 U）青霉素皮试液，20 min 后观察试验结果，进行试验结果的判断。青霉素过敏试验皮内注射时，忌用含碘消毒剂，以免碘着色影响对局部反应的观察，也避免与病人对碘消毒剂的过敏相混淆。

（3）结果判断。试验结果阴性以蓝色或蓝黑色（－）表示，阳性以红色（＋）表示，并在体温单、医嘱单、门诊卡、病历卡、注射卡及床头卡等注明（表 3-5-1-2，图 3-5-1-2）。如对试验结果有怀疑（可疑阳性），应在对侧前臂掌侧下段皮内注射生理盐水 0.1 ml，20 min 后对照反应，确认青霉素试验结果为阴性方可用药。

表 3-5-1-2　青霉素过敏试验阴性和阳性结果

结果	局部情况	全身情况
阴性	皮丘大小无改变、无红肿、无红晕及伪足	无自觉症状、无不适表现
阳性	局部皮丘隆起，可出现红晕、硬块，直径 ≥ 1 cm，或周围出现伪足、有痒感	可有头晕、心慌、恶心等不适，严重者可发生过敏性休克

4．评价

（1）病人了解皮试目的及注意事项，并能主动配合操作。

（2）护士严格执行无菌操作和查对制度，操作熟练，动作轻巧。药液配制试验方法和结果判断正确。

（3）护患沟通有效，病人有安全感，无不良反应。

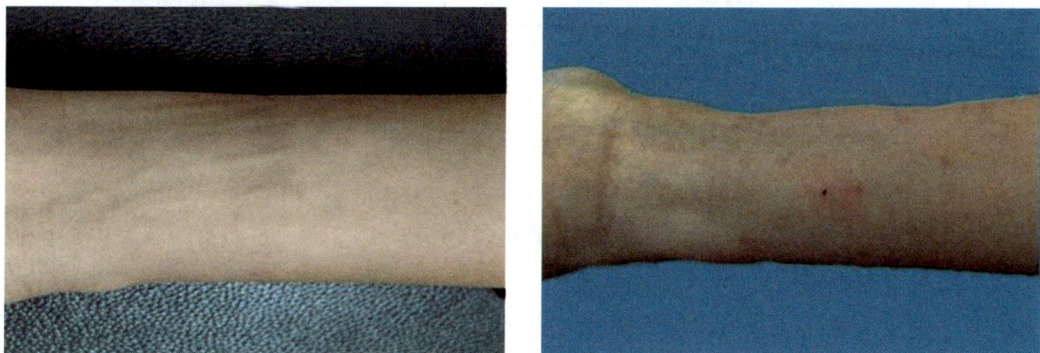

图 3-5-1-2 青霉素过敏试验阴性（左）和阳性（右）结果

【案例分析】

苄星青霉素作为长效青霉素，治疗梅毒的一个疗程约为 3 个月。根据医嘱，病人沈先生需每周注射 1 次长效青霉素治疗，因每次注射间隔已超过 3 天，故每次注射前都需要做青霉素皮肤过敏试验，皮试阴性后才能注射。

不要在空腹或饥饿状态下做青霉素过敏试验，以防空腹做皮试时，疼痛、紧张等因素可能引起的头晕、心慌、恶心、晕厥等症状，会和青霉素过敏症状相混淆，影响皮试结果的判断。因沈先生注射青霉素时间长、剂量大，注射部位疼痛感明显，且每次过敏试验和注射时间较长，如果空腹时注射，病人容易出现头晕、心慌等症状，因此护士需嘱病人进食后才能注射。

【案例进展】

沈先生做青霉素过敏试验 10 min 后，感到头晕、胸闷、气促、颤抖，护士赶到后发现病人口唇发绀、面色苍白、出冷汗，继而意识模糊、呼之不应。查体：BP 70/48 mmHg，P 130 次 /min，R 28 次 /min。

请问沈先生发生了什么情况？医护人员应如何抢救该病人？

【知识基础】

（一）青霉素过敏反应的临床表现

青霉素过敏反应涉及皮肤组织以及呼吸、循环、中枢神经、消化等多个系统，因此其临床表现为综合性表现。

1. 过敏性休克

过敏性休克是过敏反应中最严重的一种反应。其发生率为万分之五到万分之十,一般于用药数秒或数分钟内呈闪电式发生,也有的发生于用药半小时后,有极少数发生于连续用药的过程中,但大多发生在注射后 5 ~ 20 min 之内。主要临床表现如下。

(1)呼吸道阻塞症状。由喉头水肿和肺水肿引起,表现为胸闷、气急、哮喘与呼吸困难,伴有濒死感。

(2)循环衰竭症状。周围血管扩张导致循环血量不足而引起面色苍白、出冷汗、发绀、脉细弱、血压下降等。

(3)中枢神经系统症状。由于脑组织缺氧引起头晕、眼花、面部及四肢麻木、意识丧失、抽搐、大小便失禁等。

(4)皮肤过敏症状。出现皮肤瘙痒、荨麻疹及其他皮疹。

2. 血清病型反应

一般发生于用药后的 7 ~ 12 d,临床表现和血清病相似,如皮肤瘙痒、荨麻疹、发热、关节肿痛、全身淋巴结肿大、腹痛等。

3. 各器官或组织的过敏反应

(1)皮肤过敏反应。瘙痒、荨麻疹,严重者可发生剥脱性皮炎。

(2)呼吸道过敏反应。可引起哮喘或诱发原有哮喘发作。

(3)消化系统过敏反应。可出现过敏性紫癜,以腹痛和便血为主要表现。

上述症状可单独出现,也可同时存在,临床最早出现的是呼吸道症状或皮肤瘙痒,因此必须注意倾听病人的主诉。

(二)青霉素过敏性休克的处理

1. 立即停药就地抢救

立即停药,及时、迅速就地抢救,通知医生,同时协助病人平卧,给予保暖。

2. 注射首选药物

立即皮下注射 0.1% 盐酸肾上腺素 0.5 ~ 1 ml,患儿剂量酌减,如症状不缓解,可每隔 30 min 皮下或静脉注射 0.5 ml,直至病人脱离危险期。盐酸肾上腺素具有收缩血管、增加外周阻力、兴奋心肌、增加心排血量及松弛支气管平滑肌的作用。

3. 改善呼吸功能

(1)立即给予氧气吸入,改善缺氧症状。

(2)出现呼吸抑制时,应立即进行口对口人工呼吸或简易呼吸器人工呼吸,并遵医嘱肌内注射尼可刹米或洛贝林等呼吸兴奋药。

(3)出现喉头水肿影响呼吸时,应立即配合医生准备气管插管或施行气管切开术。

4. 维护循环功能

(1)血压不回升,可用右旋糖酐以扩充血容量,必要时给予多巴胺、间羟胺等升压药物。

（2）如病人发生心脏骤停，立即进行胸外心脏按压术。

5. 纠正酸中毒和抗过敏

遵医嘱给予 5% 碳酸氢钠等碱性药物以纠正酸中毒；应用抗组胺类药物，如肌内注射盐酸异丙嗪或苯海拉明对抗过敏反应；静脉注射地塞米松 5～10 mg 或将氢化可的松 200 mg 加入 5% 或 10% 葡萄糖液 500 ml 内静脉滴注以对抗过敏反应。

6. 密切观察病情

密切观察病人生命体征、尿量及其他临床变化，做好详细的病情动态记录。病人未脱离危险前不得搬动。

【进展分析】

病人沈先生在青霉素过敏试验中发生了过敏性休克，出现了呼吸道阻塞症状、循环衰竭症状和中枢神经系统症状。护士应该立即通知医生，就地进行过敏性休克的抢救。将病人平卧，立即停用青霉素药物，立即皮下注射 0.1% 盐酸肾上腺素 0.5 ml，立即吸氧。建立两组静脉输液通路，遵照医嘱给药。同时密切观察病人的生命体征、尿量及其他临床变化。每隔半小时皮下注射或静脉注射 0.1% 盐酸肾上腺素 0.5 ml，直至病人脱离危险期。其间不宜搬动病人，注意为病人保暖。

【案例讨论】

护士李某单独给沈先生进行青霉素皮肤过敏试验时，沈先生说自己在本医院财务科工作，并且与护士李某的父母是老熟人。上周才注射过青霉素，当时不过敏。现在肺炎复发，需要再次使用青霉素。沈先生嫌弃扎针疼又浪费时间，要求李某直接注射青霉素，不需要做过敏试验了。李某碍于情面，经不住沈先生反复要求，就答应了病人，未给沈先生做青霉素过敏试验，直接在病历本上写了青霉素阴性。你认同李某的做法吗？

【拓展知识】

青霉素与弗莱明

青霉素的发现被认为是 20 世纪医学领域中最伟大、最突出的成就之一。1928 年，英国细菌学家亚历山大·弗莱明在检查培养皿时发现，培养皿中的葡萄球菌由于被污染而长了一大团霉，而且霉团周围的葡萄球菌被杀死了。通过鉴定，弗莱明知道了这种真菌属于青霉菌的一种，于是他把经过过滤所得的含有这种真菌分泌物的液体叫作"青霉素"。接着弗莱明又发现葡萄球菌、链球菌和白喉杆菌等都能被它抑制。经过一系列试验和研究，弗莱明认为青霉素可能成为一种可以全身应用的抗菌药物。

1935 年，英国病理学家弗洛里和侨居英国的德国生物化学家钱恩合作，终于解决了青霉素的浓缩问题。青霉素的大量生产，拯救了千百万伤病员，成为第二次世界大战期间与原子弹、雷达并列的三大发明之一。

生理盐水和注射用水作溶媒皮试结果的区别

梁某，男，32 岁，门诊以"肺炎"收治入院。长期医嘱：青霉素 800 万 U，静脉滴注，qd。临时医嘱：青霉素皮试，st。护士刚好有注射用水 1 支，觉得注射用水和生理盐水作为溶媒没有区别，就用注射用水进行青霉素皮试液的配制，你觉得该护士的做法对吗？使用注射用水和生理盐水作为溶媒，两者的皮试结果有区别吗？

该护士没有遵照医嘱用生理盐水配置青霉素皮试液，用了注射用水是不对的。0.9% 氯化钠溶液的 pH 为中性，对皮肤刺激小，对细胞环境影响不大，能较真实地反映病人药物过敏情况。而无菌注射用水为低渗溶液，对上皮细胞外环境能产生较大影响，可造成细胞肿胀，其 pH 为 5~7，偏酸性，用其稀释药物后既影响药物的稳定性，又对注射部位的局部皮肤产生刺激性，同时可引起局部毛细血管通透性增加，可能产生假阳性。药物过敏试验是护理工作中一项最基本的操作，皮试的结果至关重要，各种原因导致的假阳性，均可导致病人无法使用该药物。《基础护理学》和《临床护理技术操作规范》均规定青霉素皮肤过敏试验用 0.9% 氯化钠溶液为溶媒，护理人员应本着对病人高度负责的态度，严格按照护理规范操作，不能为了节约药液而更改溶媒，更不能为了工作便捷而简化操作流程。总之，用无菌注射用水代替 0.9% 氯化钠溶液配制青霉素皮试液，容易出现假阳性，让病人错失用药机会。

【学习总结】

请总结青霉素过敏试验的实施步骤。

（钮学静　戴宁军）

任务2　头孢菌素过敏试验及过敏反应的处理

【案例导入】

李某，女，35岁，咽喉部疼痛伴头晕1天，遂来就诊。病人神志清楚，面部潮红，T 39.5 ℃，P 110次/分，R 24次/分，咽喉部红肿，右侧扁桃体有白色渗出物，被诊断为"急性化脓性扁桃体炎"，有青霉素过敏史。长期医嘱：5% 葡萄糖 500 ml + 头孢菌素（先锋霉素）1 g，静脉滴注，bid。临时医嘱：头孢菌素皮试，st。

李女士需要做头孢菌素过敏试验吗？做头孢菌素过敏试验需注意什么？

【知识基础】

头孢菌素属于半合成的广谱、高效、低毒的 β - 内酰胺类抗生素。青霉素和头孢菌素类药物存在部分交叉过敏现象。头孢菌素由于过敏反应发生率较低，比青霉素类产品有更为优越的抗菌性能，目前广泛用于对青霉素过敏和产生耐药的病人。有过敏史或过敏体质者，须做过敏试验。现以头孢菌素（0.5 g/ 瓶）为例介绍过敏试验法。

（一）目的

预防头孢菌素过敏反应。

（二）操作程序

1. 评估

同"青霉素过敏试验法"。

2. 计划

同"青霉素过敏试验法"，将青霉素换成头孢菌素即可。

3．实施

（1）试验液配制。以每毫升含 500 μg 的头孢菌素生理盐水溶液（500 μg/ml）为标准，皮内试验的剂量 0.1 ml（含 50 μg）。具体配制方法如下（见表 3-5-2-1）。

表 3-5-2-1　头孢菌素皮内试验液的配制方法

步骤	头孢菌素	加生理盐水（ml）	药物浓度（U/ml）	要求
溶解药液	0.5 g/ 支	2	250 mg/ml	充分溶解
1 次稀释	取上液 0.2 ml	0.8	50 mg/ml	混匀
2 次稀释	取上液 0.1 ml	0.9	5 mg/ml	混匀
3 次稀释	取上液 0.1 ml	0.9	500 μg/ml	混匀

（2）试验方法。确定病人无头孢菌素过敏史后，按照皮内注射的方法于前臂掌侧下段注射 0.1 ml（含 50 μg）头孢菌素皮试液，记录时间，20 min 后观察试验结果，进行试验结果的判断。

（3）结果判断。同"青霉素过敏试验法"。

（4）记录结果。同"青霉素过敏试验法"。

4．评价

（1）病人了解皮试目的及注意事项，并能主动配合操作。

（2）护士严格执行无菌操作和查对制度，操作熟练，动作轻巧。药液配制试验方法和结果判断正确。

（3）护患沟通有效，病人有安全感，无不良反应。

（三）注意事项

（1）青霉素过敏者对头孢菌素类有部分交叉过敏，使用头孢菌素类要慎重，青霉素过敏性休克者绝对禁忌使用头孢菌素类。

（2）在进行试验时，为防止出现假阳性，病人应禁忌短时间内使用抗组胺药或糖皮质激素类药。

（3）在使用过程中，即使试验结果阴性，仍有可能产生过敏反应，故使用过程中注意严密观察病人的反应。

（四）头孢菌素过敏反应的处理

同"青霉素过敏性休克的处理"。

【案例分析】

头孢菌素在《中国药典》并无明确规定必须做过敏试验，但凡药品说明书明确规定

β 内酰胺类抗菌药物皮肤试验指导原则

需要进行皮试的头孢菌素类药品，必须做皮试。如果药品说明书未明确规定，则需根据病人是否为过敏体质，是否有青霉素过敏、头孢菌素类药物过敏史，来判断病人使用头孢菌素前是否需要做皮试。病人李某有青霉素过敏史，故需要进行头孢菌素过敏试验。

医护人员在使用头孢菌素类抗生素前，应仔细询问病人及其家族过敏史，包括过敏药物、食物及过敏时的临床表现等。此外，皮试阴性者用药后仍有发生过敏的可能，故在用药期间应密切观察，备齐急救药物。遇过敏情况，护士应立即停药，报告医师并按照青霉素过敏同法处理。头孢菌素类可致交叉过敏，凡使用一种头孢菌素有过敏现象，一般不可再使用其他品种。

【学习总结】

请总结头孢菌素过敏试验的实施步骤。

（钮学静　戴宁军）

任务3　破伤风抗毒素过敏试验及过敏反应的处理

【案例导入】

申某，男，22岁，因打架，手臂遭带锈刀片割伤。医生给病人清创缝合、止血包扎术后，开出医嘱：破伤风抗毒素（TAT）1500 IU，im，st。注射前护士给病人左手前臂掌侧下段做TAT过敏试验。皮试结果：皮丘红肿、硬结，直径大于1.5 cm，红晕直径超过4 cm，有伪足。

你判断申先生的TAT过敏试验是什么结果？护士该如何执行医嘱？

【知识基础】

破伤风抗毒素（TAT）是由马的免疫血清制备的一种特异性抗体，能中和病人体液中的破伤风毒素，使机体产生被动免疫，临床上常用于破伤风疾病的预防和破伤风病人的救治。但 TAT 对于人体是一种异种蛋白，具有抗原性，注射后易发生过敏反应。因此，在首次用药前必须做过敏试验，曾用过 TAT 但超过 7 d 者，如再次使用时应重新做过敏试验。

（一）目的

预防 TAT 过敏反应。

（二）操作程序

1. 评估

同"青霉素过敏试验法"。

2. 计划

同"青霉素过敏试验法"，将青霉素换成 TAT 即可。

3. 实施

（1）配制方法。取每支 1 ml 含 1 500 IU 的 TAT 药液 0.1 ml，加 0.9% 氯化钠溶液稀释至 1 ml（150 IU）即为标准试验液。

（2）试验方法。于前臂掌侧下段皮内注射 TAT 试验液 0.1 ml（含 15 IU），观察 20 min 后判断试验结果并记录。

（3）试验结果判断见表 3-5-3-1。

表 3-5-3-1　破伤风抗毒素过敏试验阴性和阳性结果

结　果	局部情况	全身情况
阴　性	皮丘大小无改变、周围无红肿	全身无反应
阳　性	皮丘红肿、硬结，直径大于 1.5 cm，红晕直径超过 4 cm，有时出现伪足、痒感	可有头晕、心慌、恶心等不适，偶见过敏性休克

4. 评价

（1）病人了解皮试目的及注意事项，并能主动配合操作。

（2）护士严格执行无菌操作和查对制度，操作熟练，动作轻巧。药液配制试验方法和结果判断正确。

（3）护患沟通有效，病人有安全感，无不良反应。

（三）注意事项

（1）操作前必须仔细询问用药史、过敏史和家族史，首次用药前必须做过敏试验，曾用过 TAT 但超过 7 d 者，如再次使用应重新做过敏试验。

（2）进行试验液配制时，抽吸药液量要准确，以确保试验液浓度的准确性。

（3）若试验结果不能肯定时，应做对照试验，在对侧前臂掌侧下段注射生理盐水 0.1 ml，20 min 后进行对照比较。确定为阴性者，将余液 0.9 ml 做肌内注射。若试验证实为阳性反应，但病情需要，须用脱敏注射法。

（四）破伤风抗毒素脱敏注射法

1. 原理

对破伤风抗毒素过敏试验阳性者，以少量抗原，在一定时间内多次消耗体内的抗体，直至耗尽，从而达到脱敏目的。

2. 原则

少量多次，剂量递增。施行脱敏注射前，可应用苯海拉明等抗组胺药，以减少反应发生。

3. 方法

见表 3-5-3-2。

表 3-5-3-2 破伤风抗毒素脱敏注射法

次数	TAT（ml）	加生理盐水（ml）	注射法	间隔时间（min）
1	0.1	0.9	肌内注射	20
2	0.2	0.8	肌内注射	20
3	0.3	0.7	肌内注射	20
4	余量	稀释至 1 ml	肌内注射	20

除上表的方法之外，亦可将 1 ml TAT 稀释成 10 ml TAT 等渗盐水，分别以 1 ml、2 ml、3 ml、4 ml 做 4 次肌内注射，每次间隔 20 min。

在野战条件下，可采用简便脱敏法：先在皮下注射吗啡 0.01 g，然后在同一部位注射抗毒素 0.5 ml，如无反应，4 h 后将余量注入。

4. 注意事项

对 TAT 过敏试验阳性病人采用脱敏注射法时，每次注射后均需密切观察病人的反应。如发现病人有气促、发绀、荨麻疹等不适或发生过敏性休克时应立即停止注射，并迅速处理。如反应轻微，待反应消退后，酌情增加注射次数，减少每次注射剂量，使其顺利注入所需的全量。

5. 过敏反应的急救措施

同"青霉素过敏性休克的处理"。

【案例分析】

根据左前臂皮丘的结果判断，病人申某的 TAT 过敏试验阳性。

病人被生锈的刀片所伤，考虑到很可能会感染破伤风杆菌，该病人皮试结果是阳性，为预防破伤风杆菌感染，建议病人改成注射破伤风免疫球蛋白。破伤风免疫球蛋白是从人体内提取的免疫物质，所以发生过敏的概率极小，不需要做皮试，对 TAT 过敏的病人可以使用，但该药物相比而言价格较贵。如果医院没有破伤风免疫球蛋白，可以给病人进行 TAT 脱敏注射，即将 TAT 正常 1 次注射的剂量分成 4 次注射给病人，每次都要间隔观察 20 min，并做好过敏反应的观察及急救准备。

【学习总结】

请总结 TAT 过敏试验的实施步骤。

（钮学静　戴宁军）

任务 4　碘过敏试验及过敏反应的处理

【案例导入】

沈某，男，74 岁，有糖尿病史，因冠心病住院。医嘱行冠脉造影检查，造影剂使用碘佛醇。CT 室护士在使用该药物前，询问病人无该药物过敏史，还需要给病人做碘过敏试验吗？

【知识基础】

临床上碘化物造影剂常用于支气管、脑血管、心血管、胆囊、肾脏、膀胱等组织和器官的造影。病人在使用该药物时可能发生过敏反应，应在造影前 24~48 h 做过敏试验，阴性者方可做碘造影检查。少数病人过敏试验阴性，但在造影时仍发生过敏反应，故造影时需备急救药物。

（一）目的

预防碘过敏反应。

（二）操作程序

1. 评估

同"青霉素过敏试验法"。

2. 计划

同"青霉素过敏试验法"，将青霉素换成碘液即可。

3. 实施

见表 3-5-4-1。

表 3-5-4-1 碘过敏试验方法及阳性结果

方　法	试验过程	结果判断
口服试验法	口服 5%~10% 碘化钾 5 ml，每日 3 次，共 3 天	口服后有口麻、头晕、心慌、恶心、呕吐、荨麻疹等症状为阳性
皮内试验法	取碘造影剂 0.1 ml 做皮内注射，20 min 后判断试验结果	注射局部有红、肿、硬块，直径超过 1 cm 为阳性
静脉注射试验法	取碘造影剂 1 ml（30% 泛影葡胺或碘佛醇），于静脉内缓慢注射，5~10 min 后判断试验结果	有血压、脉搏、面色、呼吸等改变为阳性

4. 评价

（1）病人了解皮试目的及注意事项，并能主动配合操作。

（2）护士严格执行无菌操作和查对制度，操作熟练，动作轻巧。药液配制试验方法和结果判断正确。

（3）护患沟通有效，病人有安全感，无不良反应。

（三）注意事项

（1）静脉注射造影剂前应先做皮内试验，结果为阴性时再行静脉注射试验，两次结果均为阴性者方可进行碘造影剂检查。

（2）有少数人过敏试验阴性，但在注射碘造影剂时依旧会发生过敏反应，故造影时仍需备好急救物品。

（四）碘过敏反应的处理

同"青霉素过敏性休克的处理"。

【案例分析】

根据医嘱沈先生需进行碘造影剂检查，考虑本案例病人高龄、有糖尿病，属于碘过敏高危病人，需要为病人做碘过敏试验。CT室护士可以采取皮内注射加静脉注射法做碘过敏试验，步骤是先做皮内试验，结果为阴性后，再行静脉注射试验。但鉴于碘造影剂的特殊性，即使试验结果为阴性，注射碘造影剂也可能会出现过敏反应，所以护士必须对碘造影剂不良反应引起足够重视，检查前严格把握碘造影剂使用的禁忌证，还应掌握专科有效的预防措施，如水化、加热，并备好急救药品，检查结束后密切留观至少20 min。

【拓展知识】

碘过敏试验的其他方法

1. 眼结膜试验

将造影剂1~2滴直接滴入一侧眼内，另一眼滴入0.9%氯化钠溶液做对照，3~4 min后进行观察。如试验侧眼结膜明显充血、水肿，甚至血管怒张或曲张和有明显刺激者，为阳性。

2. 舌下试验

取碘造影剂2~3滴滴于舌下，5~10 min后观察结果。病人如有舌下充血、肿胀，感觉口舌麻木、流涎，为阳性。

重视碘造影剂过敏反应

碘造影剂引起的不良反应包括过敏反应及类过敏反应，后者又称为假过敏反应。目前报道的碘造影剂不良反应绝大多数属于类过敏反应。针对碘造影剂不良反应目前尚缺乏有效的预防用药，文献报道及药物说明书也有表述，碘过敏试验没有预测过敏样不良反应发生的价值，过敏试验结果呈阴性的病人也可能发生过敏样反应甚至严重过敏样反应，相反，结果呈阳性的病人也不一定会发生过敏。《碘造影剂使用指南（第2版）》也明确指出，一般不需要进行碘过敏试验，除非产品说明书特别要求，且过敏试验本身也可能导致不良反应甚至是严重的不良反应。但是，目前国内医疗机构在使用碘造影剂检查前是否进行碘过敏试验仍缺乏权威的统一标准和规范可执行，有的医疗机构甚至是三级医疗机构的医务人员尽管知晓碘过敏试验并不能减少碘造影剂不良反应的发生，但为了避免碘造影剂不良反应特别是严重不良反应发生后引起医疗纠纷，仍在进行碘过敏试验。碘过敏试验虽存在假阳性和假阴性的争议，但不良反应的发生比例，高危人群明显高于普通病人。婴幼儿以及高龄人群，出现肝肾功能损害、心脏病、糖尿病等病人均属于高危人群，可以给病人做过敏试验减少过敏风险。在临床工作中，必须对碘造影剂不良反应引起足够重视。

【学习总结】

请总结碘造影剂过敏试验的实施步骤。

（钮学静　戴宁军）

任务5　链霉素过敏试验及过敏反应的处理

【案例导入】

梁某，男，62岁，门诊以"肺结核"收治入院。长期医嘱：链霉素 0.75 g，肌内注射，qd。临时医嘱：链霉素皮试，st。护士给病人做皮试时，除备好肾上腺素等药物外，还需要特别备什么药物？为什么？

【知识基础】

链霉素对多数革兰阴性杆菌有较强的抗菌作用，但因本身所含杂质（链霉素胍和二链霉胺）能释放组胺，可导致机体出现过敏反应、毒性反应，且链霉素容易产生耐受性，故目前临床较少使用。虽然链霉素引起过敏反应临床上较少见，但一旦出现过敏性休克会比青霉素过敏反应更为严重，且死亡率很高。因此，用药前必须做过敏试验，并加强观察，试验结果阴性方可用药。

（一）目的

预防链霉素过敏反应。

（二）操作程序

1. 评估　同"青霉素过敏试验法"。

2. 计划　同"青霉素过敏试验法"，将青霉素换成链霉素，另备葡萄糖酸钙或氯化钙、新斯的明。

3. 实施

（1）实验液配制。以每毫升含 2500 U 的链霉素生理盐水溶液（2500 U/ml）为标准，皮内试验的剂量为 0.1 ml（含 250 U），具体配置方法如下（见表 3-5-5-1）。

表 3-5-5-1　链霉素皮内试验液的配制方法

步骤	链霉素	加生理盐水（ml）	药物浓度（U/ml）	要求
溶解药液	100 万 U/ 瓶	3.5	25 万	充分溶解
1 次稀释	取上液 0.1 ml	0.9	2.5 万	混匀
2 次稀释	取上液 0.1 ml	0.9	2500	混匀

（2）试验方法。按照皮内注射的方法，于前臂掌侧下段注射 0.1 ml（含 250 U）链霉素试验液，记录时间。20 min 后观察试验结果，进行试验结果的判断并记录。

（3）结果判断。同"青霉素过敏试验法"。

（4）记录结果。同"青霉素过敏试验法"。

4. 评价

同"青霉素过敏试验法"。

（三）注意事项

（1）对链霉素过敏试验阳性者，要禁用链霉素，同时要告知医生，并在体温单、医嘱单、病历卡、床头卡、门诊卡、注射卡上醒目地标明"链霉素阳性"，也要告知病人及其家属。

（2）在使用过程中，即使试验结果阴性，仍有可能产生过敏反应，故使用过程中注意严密观察病人的反应。

（四）链霉素过敏反应的处理

链霉素过敏反应的临床表现同青霉素过敏反应，但较少见。轻者可表现为发热、荨麻疹，重者可出现过敏性休克。一旦发生过敏性休克，其处理方法与青霉素过敏性休克相同。

链霉素的毒性反应比过敏反应更常见、更严重，可出现全身麻木、抽搐、肌无力、眩晕、耳鸣、耳聋等症状。病人若有抽搐，可静脉缓慢注射 10% 葡萄糖酸钙或氯化钙 10 ml，链霉素与钙离子结合，能减轻中毒症状。病人若出现肌无力、呼吸困难，遵医嘱皮下注射或肌内注射新斯的明 0.5~1 mg，必要时给予 0.25 mg 静脉注射。

【案例分析】

护士给病人梁某做链霉素皮试时，除备好肾上腺素等药物外，还需要备葡萄糖酸钙或氯化钙、新斯的明。

链霉素过敏反应的机制系药物本身的毒性作用及所含杂质（链霉素胍和二链霉胺）具有释放组胺的作用，使小动脉和毛细血管扩张、血压下降致休克。同时链霉素与钙离子结合致使血钙降低，病人表现为麻木、头晕、抽搐、耳鸣等中毒症状。当发生链霉素过敏反应时，首先立即停药，根据病人的症状给予皮下注射盐酸肾上腺素，同时静脉推注葡萄糖酸钙或氯化钙，使钙离子与链霉素结合，减少体内残存的链霉素，缓解链霉素所引起的神经肌肉阻滞症状。如果出现肌无力、呼吸困难可以选用新斯的明肌内注射。

【学习总结】

请总结链霉素过敏试验的实施步骤。

（钮学静 戴宁军）

项目六　静脉输液

教学计划表

授课主题		项目六　静脉输液
工作任务		任务1　一次性钢针外周静脉输液 任务2　留置针外周静脉输液 任务3　输液泵与微量注射泵使用法
建议学时		14学时
教学目标	知识目标	1. 掌握密闭式周围静脉输液的评估和操作要点 2. 掌握常见输液反应及防护 3. 熟悉常用溶液的种类及作用、常用输液部位
	能力目标	1. 能正确实施一次性钢针外周静脉输液 2. 能规范使用留置针进行外周静脉输液 3. 能准确判断并处理输液故障和常见输液反应 4. 能根据病人的病情及药物性质，正确计算输液速度与时间
	素质目标	1. 具备严谨求实的工作态度 2. 有爱伤观念，对病人关心体贴，确保安全
教学重点		1. 一次性钢针外周静脉输液的操作方法 2. 留置针静脉穿刺的操作方法
教学难点		1. 静脉输液的穿刺技巧 2. 常见输液反应的判断及防护 3. 留置针冲封管的方法

任务1　一次性钢针外周静脉输液

【案例导入】

刘某，女，17岁，上腹部疼痛、恶心、呕吐伴腹泻3天门诊就医。精神差，全身乏力，口唇干燥，泻水样便，3～4次/天，大便无黏液和脓血，无畏寒发热。医嘱：5%葡萄糖500 ml + 维生素C 2 g + 维生素B_6 100 mg + 氯化钾1 g、0.9%生理盐水250 ml + 奥美拉唑40 mg，ivgtt，qd。

刘女士出现什么情况？医生开医嘱的目的是什么？

【知识基础】

静脉输液是临床治疗和抢救的重要措施。正常情况下，人体的水电解质浓度、酸碱度均保持在恒定范围，以维持机体内环境的相对平衡状态，保证机体的正常生理功能。但在疾病和创伤时，易发生水、电解质以及酸碱平衡紊乱。通过静脉输液，可以迅速有效地补充机体丧失的体液和电解质，增加血容量，改善微循环，维持内环境的稳定，还可以通过静脉输注药物，达到治疗疾病的目的。因此，护士必须熟练掌握有关静脉输液的知识和技能，以保证病人的治疗和抢救安全有效。

静脉输液是将大量的无菌溶液或药液直接输入静脉的治疗方法。护士要遵医嘱建立静脉通道、监测输液过程、输液完毕及时处理，了解静脉输液治疗的目的、输入药物的种类和作用、预期效果，能及时处理输液时发生的不良反应，以保证静脉输液治疗的安全有效。

（一）静脉输液的原理及目的

1. 静脉输液的原理

静脉输液是利用大气压和液体静压的物理原理，当输液系统内的压力高于静脉压时，将溶液或药物输入体内。

2. 静脉输液的目的

（1）补充水分及电解质，预防和纠正水电解质和酸碱平衡紊乱。常用于各种原因引起剧烈呕吐、腹泻的病人，以及大手术后的病人。

（2）增加血容量，改善微循环，维持血压及微循环灌注量。常用于大出血、休克、严重烧伤的病人。

（3）补充营养，供给热能，促进组织修复，维持正氮平衡。常用于慢性消耗性疾病、大手术后的病人，这类病人不能进食（如昏迷、口腔疾病）、禁食或有胃肠吸收障碍。

（4）输入药物，治疗疾病。常用于中毒、感染、组织水肿及各种经静脉输入药物治疗的病人，如输入解毒药物起到解毒作用等。

（二）静脉输液常用溶液的种类及作用

1. 晶体溶液

晶体溶液的分子量小，在血管内存留时间短，可有效纠正体内水、电解质紊乱，对维持细胞内外水分的相对平衡起着重要的作用。常用的晶体溶液包括如下几种。

（1）葡萄糖溶液。用于补充水分及热量，减少组织分解和蛋白质消耗，防止酮体产生。因其进入人体后迅速分解，一般不产生高渗作用和利尿作用，通常作为静脉给药的载体和稀释剂。临床常用的有 5%、10% 葡萄糖溶液。

（2）等渗电解质溶液。用于补充水和电解质，维持体液和渗透压平衡。体液丢失时常伴有电解质紊乱，因此补充液体时要兼顾水与电解质的平衡。临床常用的有 0.9% 氯化钠溶液、5%葡萄糖氯化钠溶液、复方氯化钠溶液（林格氏液）等。

（3）碱性溶液。用于纠正酸中毒，调节酸碱平衡。临床常用的包括碳酸氢钠溶液和乳酸钠溶液，碳酸氢钠溶液的浓度有5%和1.4%两种，乳酸钠溶液的浓度有11.2%和1.84%两种。

（4）高渗溶液。用于利尿脱水、降低颅内压、改善中枢神经系统的功能。临床常用的有20%甘露醇、25%山梨醇、25%~50%葡萄糖溶液等。

2. 胶体溶液

胶体溶液的分子量较大，在血管内存留时间长，能有效维持血浆胶体渗透压，增加血容量，提高血压，改善微循环。

（1）右旋糖酐为水溶性多糖类高分子聚合物。临床常用的有中分子右旋糖酐和低分子右旋糖酐。中分子右旋糖酐能提高血浆胶体渗透压、扩充血容量。低分子右旋糖酐能降低血液黏稠度、减少红细胞凝集、抗血栓形成、改善微循环和组织灌注量。

（2）血浆代用品的作用与低分子右旋糖酐相似，扩容效果良好，输入后使循环血容量和心排血量显著增加。因其在体内停留时间较右旋糖酐长，又不易引起过敏反应，急性大出血时可与全血共用。临床常用的有羟乙基淀粉（706代血浆）、氧化聚明胶、聚维酮等。

（3）血液制品能提高胶体渗透压，扩大和增加循环血容量，补充蛋白质和抗体，有助于组织修复和增强机体抵抗力。临床常用的有5%清蛋白和血浆蛋白等。

3. 静脉高营养液

静脉高营养液能供给病人能量，补充蛋白质、各种维生素和矿物质，维持正氮平衡。临床常用的有复方氨基酸、脂肪乳剂等。

（三）常用输液部位

输液时应根据病人的年龄、意识、体位、病情状况、病程长短、溶液种类、输液时间、静脉情况或即将进行的手术部位等情况来选择穿刺部位。常用的输液部位包括以下几种。

1. 周围浅静脉

（1）上肢浅静脉。常用的有肘正中静脉、头静脉、贵要静脉、手背静脉网。手背静脉网是成人输液时的首选部位，肘正中静脉、头静脉、贵要静脉可以用来采集血标本、静脉推注药液或作为经外周中心静脉置管的穿刺部位。

（2）下肢浅静脉。常用的有大隐静脉、小隐静脉和足背静脉网。因下肢静脉有静脉瓣，容易形成血栓。小儿常用足背静脉，但成人不主张用足背静脉，因容易引起血栓性静脉炎。

2. 头皮静脉

由于头皮静脉分布广、浅表易见、不易滑动，常用于3岁以下的小儿静脉输液。较粗的头皮静脉有颞浅静脉、额静脉、耳后静脉及枕静脉。

3．颈外静脉、锁骨下静脉

常用于中心静脉插管，需要长期持续静脉输液或需要静脉高营养的病人多选择此部位。

（四）常用静脉输液法

临床上静脉输液按照输入液体是否与大气相通分为密闭式静脉输液法和开放式静脉输液法；按照进入血管通道装置尖端所到达的位置分为外周静脉输液法和中心静脉输液法。

密闭式静脉输液法是将一次性无菌输液器插入原装密封瓶（或袋）进行输液的方法，因污染机会少，故目前临床广泛使用；开放式静脉输液法是将溶液倒入开放式输液器吊瓶内进行输液的方法，此法能灵活更换液体种类和数量，随时添加药物，但药液易被污染，故目前临床上较少使用。

外周静脉输液法的常用穿刺工具有一次性钢针和静脉留置针，此法因操作简单、风险低，已在临床广泛应用。中心静脉输液法的常用穿刺工具为中心静脉导管，虽此法穿刺的是近心端的粗大血管，也已在临床广泛应用，但由于穿刺置管技术要求较高、难度较大，一般由医生、麻醉师、有经验的护士在严格无菌条件下进行。

（五）输液速度与时间的计算

在输液过程中，每毫升溶液的滴数称为该输液器的点滴系数（gtt/ml）。目前常用输液器的点滴系数有 10、15、20、50 几种型号，计算时以生产厂家输液器袋上标明的点滴系数为准。静脉点滴的速度与时间可按下列公式计算。

（1）已知输入液体总量与计划所用输液时间，计算每分钟滴数。

$$每分钟滴数 = \frac{液体总量（ml）\times 点滴系数}{输液时间（min）}$$

例 1．某病人需输液体 1500 ml，计划 5 h 输完，所用输液器点滴系数为 15，求每分钟滴数？

$$每分钟滴数 = \frac{1500 \times 15}{5 \times 60} = 75$$

（2）已知每分钟滴数与输液总量，计算输液所需要的时间。

$$输液时间 = \frac{液体总量（ml）\times 点滴系数}{每分钟滴数 \times 60（min）}$$

例 2．某病人需输液体 2000 ml，每分钟滴数为 50 滴，所用输液器的点滴系数为 15，需用多长时间输完？

$$输液时间 = \frac{2000 \times 15}{50 \times 60} = 10（h）$$

（六）操作程序

1. 评估

（1）病人的年龄、病情、意识状态、营养状况及心肺功能等。

（2）病人的用药史和目前用药情况，所用药物的特性、治疗作用及可能出现的不良反应等。

（3）病人的心理状态、对输液的认识及配合程度。

（4）病人穿刺部位皮肤、血管状况及肢体活动度。

2. 计划

（1）病人准备。了解静脉输液的目的、方法、注意事项及配合要点；输液前排尿或排便，取舒适卧位。

（2）护士准备。衣帽整洁，修剪指甲，洗手，戴口罩。

（3）用物准备。

1）治疗车上层。注射盘内备皮肤常规消毒液、无菌棉签、输液器、输液贴或胶布、输液卡及输液瓶贴、输液执行单、砂轮、小垫枕、治疗巾、止血带、弯盘、启瓶器、瓶套、手消毒液。

2）治疗车下层。生活垃圾桶、医用垃圾桶、锐器回收盒。

3）其他。输液架，必要时备小夹板、棉垫、绷带。

（4）环境准备。整洁、安静、舒适、安全。

3. 实施

见表 3-6-1-1。

一次性钢针
静脉输液操
作评价标准

表 3-6-1-1　一次性钢针外周静脉输液法

操作流程	操作步骤	要点说明
1. 核对检查	（1）遵医嘱备药 （2）两人核对医嘱、输液卡，核对药液瓶签上的药名、剂量、浓度、有效期及给药时间、给药方法 （3）检查药液质量：检查药液是否过期，瓶盖有无松动，瓶身有无裂缝；将输液瓶上下摇动，对光检查溶液有无混浊、沉淀及絮状物等	● 严格执行查对制度，避免差错事故发生 ● 在光线充足条件下检查药瓶及药物的质量，采用直立、倒置"Z"字形检查法，检查时间不少于 10 s，确保药物质量
2. 填写粘贴	根据输液卡填写输液瓶贴，并倒贴在药液瓶标签旁	● 输液瓶贴勿覆盖原有的标签 ● 若是机打输液贴，应核对后再贴

操作流程	操作步骤	要点说明
3. 加入药液	（1）套上瓶套 （2）去除液体瓶盖中心部分（用启瓶器或直接取下拉环） （3）常规消毒瓶塞，遵医嘱加入所需药物	● 从瓶塞的中心点开始至瓶颈螺旋式消毒，按正确的方法加入药物并注意药物之间的配伍禁忌 ● 若为袋装液体，则取下袋口处的拉环，并进行消毒
4. 插输液器	（1）检查输液器质量 （2）打开包装袋，取出输液器，将输液管针头插入瓶塞直至针头根部，拧紧输液管乳头和头皮针连接处，关闭调节器 （3）妥善处理通气管末端	● 检查输液器包装袋是否完整、有无漏气及是否在有效期内 ● 注意避免污染针头及已消毒的瓶塞 ● 防止药液漏出和（或）空气进入体内
5. 核对解释	携用物至床旁，认真核对病人床号、姓名及腕带，并做好解释，再次洗手	● 确认病人，取得合作
6. 挂瓶排气	（1）将输液瓶倒挂在输液架上 （2）将茂菲滴管倒置，抬高下段输液管，打开调节器，使液体流入到茂菲滴管的 1/2～2/3 满时迅速转正茂菲滴管，同时缓慢降低下段输液管，当液体流至乳头和头皮针连接处，输液管的下段无气泡时，关闭调节器 一次性输液器排气法视频	● 注意保护穿刺头皮针针头 ● 避免倒挂输液瓶时药液从通气管流出造成药液浪费 ● 茂菲滴管内液体至 1/2～2/3 满，反折茂菲滴管根部输液管时，气体少，排气成功率高 ● 排尽空气，防止发生空气栓塞 ● 如茂菲滴管下段有小气泡不易排出时，可轻弹输液管，使气泡进入茂菲滴管内
7. 选择静脉	（1）协助病人取舒适卧位，肢体下放治疗巾、止血带及小垫枕 （2）手指探明静脉方向及深浅，距穿刺点上方 6～8 cm 处扎止血带，选择合适静脉后，再松开止血带	● 保护病人床单位 ● 选择粗、直、弹性好的静脉并注意避开关节、静脉瓣 ● 扎止血带时开口向上
8. 消毒皮肤	常规消毒皮肤，待干，准备输液贴或胶布	● 消毒范围超过 5 cm×5 cm，避免感染
9. 二次查对	再次核对手腕带	● 操作中三查八对
10. 静脉穿刺	（1）再次扎止血带，再次消毒皮肤 （2）打开调节器，再次排气后关闭调节器至不流液为止 （3）对光检查确保头皮针、输液管内无气泡 （4）嘱病人轻轻握拳，取下护针帽，左手拇指固定静脉，右手持针柄，针尖斜面向上并与皮肤成 15°～30° 角，从静脉上方或侧方刺入皮下，再沿静脉方向潜行刺入，见回血后放平针头再进针少许即可	● 使静脉充盈 ● 排药液于弯盘内 ● 防止发生空气栓塞，确保穿刺前茂菲滴管下端输液管内无气泡 ● 穿刺时避免污染消毒范围 ● 穿刺后针尖斜面必须全部在血管内

续表

操作流程	操作步骤	要点说明
11. 固定针头	（1）一手拇指固定针柄，松开止血带，嘱病人松拳，打开调节器 （2）待药液滴入通畅，用输液贴或胶布固定	● 穿刺点处保持无菌，无输液贴时用无菌棉球覆盖穿刺点再用胶布固定 ● 不合作的病人可使用夹板绷带固定肢体
12. 调节滴速	根据病人的年龄、病情、药物性质调节滴速或遵医嘱调节滴速	● 一般成人每分钟 40~60 滴，儿童每分钟 20~40 滴；婴幼儿、年老体弱、心肺肾功能不良的病人滴速应慢；休克、脱水严重、心肺肾功能良好的病人滴速可适当加快；一般药液、利尿剂输入速度可稍快，升压药物、含钾药物、高渗盐水、刺激性强的药物速度应慢 ● 调节好滴速后记录在输液卡上并向病人及家属交代不能随意调节
13. 再次核对	核对手腕带，在输液卡上护士签名、记录并将输液卡挂于输液架上	● 三查八对，避免差错事故的发生
14. 整理记录	（1）取出治疗巾、止血带及小垫枕 （2）整理病人床单位，协助病人取舒适卧位 （3）将呼叫器放于病人易取处 （4）整理用物 （5）洗手，记录	● 在输液记录单上记录输液开始的时间，并签全名
15. 更换液体	（1）连续多瓶输液者，在第一瓶液体输完之前准备第二瓶液体 （2）核对第二瓶液体，打开液体瓶盖的中心部分，常规消毒瓶塞后加入药物 （3）核对后从上一液体瓶内拔出输液器针头，插入下一瓶内，确保滴管液面高度合适、输液管中无气泡，输液通畅后，签字记录方可离开	● 应及时更换输液瓶，防止发生空气栓塞 ● 更换输液瓶时，认真执行查对制度，避免事故发生 ● 严格执行无菌操作，防止污染 ● 对持续输液超过 24 h 的病人，应每天更换输液器
16. 拔针按压	输液完毕，轻揭输液贴或胶布，关闭调节器，迅速拔针后嘱病人按压片刻至无出血	● 输液完毕及时拔针，严防造成空气栓塞 ● 按压的时候要按血管走向按压
17. 整理记录	（1）协助病人取舒适卧位，整理病人床单位 （2）清理用物，将头皮针针头和输液器针头剪至锐器回收盒中 （3）洗手，记录	● 污物按规定处理，避免交叉感染

4．评价

（1）病人理解输液的目的，病情好转，无输液反应及其他不适。

（2）护士无菌观念强，操作熟练，动作轻巧。

（3）护患沟通有效，病人需要得到满足，能主动配合。

（七）注意事项

（1）严格遵守无菌技术操作原则，认真执行查对制度，预防感染及差错事故发生。

（2）根据病人病情、用药原则、药物性质合理安排输液顺序，调整输液速度，注意药物间的配伍禁忌。

（3）对需要长期输液的病人，应保护和合理使用静脉，一般从远心端小静脉开始，并经常更换输液部位。

（4）对血管壁刺激性较大的药物应充分稀释后再使用，滴注药液时需确保针头在血管内方可开始输注，防止药物溢出血管外，并减慢点滴速度。

（5）输液前必须排尽输液管及针头内的气体，输液中及时更换输液瓶，加压输液时要加强巡视，输液完毕应及时拔针，以防止空气栓塞的发生。

（6）严禁在输液的肢体侧进行抽血化验或测量血压。

（7）输液过程中加强巡视，认真倾听病人主诉，密切观察病人的全身及局部反应，及时处理输液故障，并主动配合医生处理各种输液反应。

【案例分析】

根据病人呕吐伴腹泻3天的病史，结合临床表现口唇干燥、全身乏力、精神差等，说明病人已经出现脱水症状。需要尽快建立静脉通路补充水分和电解质，根据医嘱及病人的补液量计算得出病人输液时间小于4 h，护士应选用一次性钢针为病人输液。

【案例进展】

刘女士静脉输液1 h后上卫生间，返回病床后发现液体不滴了，家属按呼叫铃报告护士。护士仔细查看，发现输液注射部位未见明显肿胀，询问病人也无疼痛感，回抽有回血。

病人的静脉输液液体不滴，有哪几种可能？你会处理吗？

【知识基础】

常见输液故障及排除法

（一）溶液不滴

1. 针头滑出血管外

液体注入皮下组织。表现为回抽无回血、局部肿胀、疼痛。处理方法：将针头拔出，更换针头后重新选择血管穿刺。

2. 针头斜面紧贴血管壁

表现为回抽有回血，但溶液滴入不畅或溶液不滴。处理方法：调整针头位置或适当变换肢体位置，至点滴通畅为止。

3. 针头阻塞

表现为回抽无回血，溶液不滴，轻挤压滴管下端靠近针头处的输液管，若感觉有阻力，松手又无回血时，表示针头可能已经阻塞。处理方法：拔出针头，更换针头后重新穿刺。切忌强行挤压导管或用溶液冲注针头，以免凝血块进入静脉内造成栓塞。

4. 压力过低

因输液时液体位置过低、病人肢体抬举过高或病人周围循环不良所致。表现为滴速缓慢或溶液不滴。处理方法：适当抬高输液瓶位置或放低病人肢体位置。

5. 静脉痉挛

因病人穿刺肢体在寒冷环境中暴露时间过长或输入液体温度过低所致。表现为滴液不畅，但有回血抽出。处理方法：在穿刺部位热敷，缓解静脉痉挛。

（二）茂菲滴管内液面异常

1. 茂菲滴管内液面过高

（1）滴管侧壁有调节孔时，可夹住滴管上的输液管，打开调节孔，待液面下降至滴管露出液面，关闭调节孔，松开滴管上输液管，继续滴注。

（2）滴管侧壁无调节孔时，可将输液瓶（或袋）取下，倾斜输液瓶（或袋），使输液管插入瓶内的针头露出液面，待溶液缓缓流至滴管露出液面，再将输液瓶（或袋）挂回输液架上，继续滴注。

茂菲滴管液面过高和过低的处理方法视频

2. 茂菲滴管内液面过低

不管滴管侧壁有无调节孔，都可反折或捏紧滴管下端输液管，用手轻轻挤捏滴管，迫使液体流至滴管内，当液面升至所需高度时，停止挤捏，松开滴管下端输液管即可。

3. 茂菲滴管内液面自行下降

输液过程中，若茂菲滴管内液面自行下降，应该检查滴管上端输液管和滴管的衔接处是否紧密，有无漏气或裂隙，必要时更换输液器。

【进展分析】

面对液体不滴，作为责任护士应先对液体不滴的原因进行排查，病人输液部位无红肿，也无疼痛，回抽有回血，说明针头未脱出血管，不需要重新穿刺。针头在血管内但溶液不滴，有可能是压力不够、针头斜面紧贴血管壁或者静脉痉挛等原因。护士通过适当抬高输液瓶位置、调整针头位置、对病人输液侧肢体采取局部保暖措施，输液恢复正常。

【拓展知识】

智能化预警系统在静脉输液中的运用

　　智能化预警系统包括硬件和软件模块。其中硬件模块主要是液体监控装置（传感器在挂钩上，可对剩余液体量和滴速实时监控）、数据通信装置（包括有线、无线通信传输方式，输液装置配置小型中转器，通过中转器将病床操作面板数据传输到医院数据库）、病人和医护人员操作装置（床位配备操作面板，包括运行、呼叫和设置等功能）、视频监控装置（在智能输液室配置两个无死角摄像头和数据集中处理装置，连接值班室监护电脑）和数据处理装置（为操作面板系统和数据集中器，可对数据进行运算而将值班室指令传至病床输液装置，进行远程操控）。

　　软件模块为病人资料管理、药品信息管理、输液记录管理、输液监控管理和安全管理，有效对接病人和医院数据库资料，实时监控输液药品、用量和时间、合理调节输液速度、输液结束自动关闭装置并报警、合理监控用药、输液可视化功能，从而能够实时观察病人情况。

　　通过硬件和软件模块结合，并借助条形码的应用和扫描，可实现输液的高标准、高效率和高精度。实现有效输液管理，也能在第一时间发现并处理紧急情况。实现医院输液的全面自动化，能够减轻护理人员的工作负担，从而提高输液护理质量，有利于减少输液不良反应，提高病人满意度。

【学习总结】

　　请总结一次性钢针外周静脉输液的实施步骤。

（许利琼　管骅）

任务 2 留置针外周静脉输液

【案例导入】

钟某，女，64 岁，因动脉瘤术后 2 年余复查脑血管造影入院。2 年前全麻下行动脉瘤介入栓塞术，术程顺利，术后予双联抗血小板、抑酸护胃、改善脑代谢等治疗。术后无明显头晕头痛、视物模糊、肢体麻木乏力等。查体：T 36.3 ℃，P 67 次 / 分，R 20 次 / 分，BP 111/71 mmHg。拟今日行全脑血管造影术，医嘱：0.9% 氯化钠注射液 500 ml，ivgtt，qd。

护士术前准备应该如何选择静脉通路装置？

【知识基础】

（一）定义

留置针又称套管针，是由不锈钢针芯、软套管及塑料针座等组成。穿刺时将外套管和针芯一起刺入血管，将外套管送入血管后，抽出针芯，仅将柔软的外套管留在血管中进行输液的输液工具。静脉留置针的优点是保护血管，减少反复穿刺造成的痛苦和血管损伤，适用于长期输液、静脉穿刺困难、年老体弱、化疗、脱水、大手术后及危重病人的支持疗法，也可用于中心静脉压的测定。

（二）穿刺部位选择

在选择穿刺部位时，优先考虑血管的健康和保护。

（1）成人可通过前臂血管置入，以延长留置时间。选择在上肢背侧和腹侧的浅表静脉进行穿刺，包括掌背静脉、头静脉、贵要静脉和肘正中静脉。避免置入手部、腕部、足部、踝关节和肘窝等屈曲关节部位。不宜选下肢静脉进行穿刺。

（2）儿童可选前臂静脉，避开肘窝区域。对于新生儿和尚不会走路的小婴儿，可以选择足部静脉；当没有其他选择时，可在头皮静脉置管；避免选择手部、手指。

（3）在急诊医疗环境以及无法使用其他静脉进行置管的紧急情况下，考虑使用颈外静脉。

（三）操作程序

1. 评估

同 "一次性钢针外周静脉输液法"。

2. 计划

同 "一次性钢针外周静脉输液法"，需另备静脉留置针一套、封管液（生理盐水注射器或者预冲式导管冲洗器）、无菌透明敷贴。

3．实施

见表3-6-2-1。

表3-6-2-1　留置针外周静脉输液法

操作流程	操作步骤	要点说明
1～6	同表3-6-1-1的1～6	
7．连接留置针	（1）检查并打开留置针及正压接头外包装 （2）手持外包装将接头与留置针相连 （3）将输液器与接头连接	● 注意检查有效期及有无破损 ● 严格无菌操作
8．再次排气	（1）打开调节器，排尽留置针内的空气，关闭调节器 （2）将留置针放回留置针盒内	● 避免输液器针头暴露污染
9．选择静脉	将小垫枕放于穿刺肢体下，铺治疗巾，在穿刺点上方8～10 cm处扎止血带	
10．消毒皮肤	常规消毒穿刺部位的皮肤，消毒直径8 cm×8 cm，待干	● 防止感染
11．二次核对	双人核对床号、姓名及腕带，药液的药名、浓度、剂量及给药时间和给药方法	
12．静脉穿刺	（1）左右旋转松动外套管 （2）右手拇指与示指固定两翼，再次排气于弯盘中 （3）嘱病人握拳，固定静脉，右手拇指与示指固定针翼，保持针尖斜面向上，从血管上方使针头与皮肤成15°～30°角进针。见回血后放平针翼，沿静脉走向继续推进2～3 mm （4）右手固定针翼，左手持Y型三通缓慢将软管全部送入静脉 （5）嘱松拳，松开止血带，打开输液调节器，确定穿刺成功 （6）穿刺成功后，左手固定Y型三通，右手将针芯完全撤回安全保护件内，向右旋动，将其卸下，放入锐器回收盒内	● 避免外套管与针芯粘连，严禁上下松动 ● 固定静脉便于操作 ● 留置针三种进针手法：直接送管法、后撤针芯法、单手操作法，选其中一种进行操作即可 ● 动作轻、熟练，防止针芯损伤血管，确保外套管在血管内 ● 防止刺破皮肤 留置针三种进针手法视频
13．固定调速	（1）以穿刺点为中心将无菌透明敷贴无张力固定留置针管，将留置针末端全部包裹，注明年、月、日、时间及操作者姓名 （2）延长管高举平台法U型固定在贴膜外，正压接头高于导管尖端，且与血管平行	● 敷贴三步：塑形、抚平、按压 ● 固定牢固，松紧度适宜 ● 无菌透明敷贴有利于观察穿刺点的情况，能避免穿刺点及周围被污染 ● 为更换套管针提供依据
14．再次核对	核对病人的床号、姓名及腕带，药液的药名、浓度、剂量及给药时间和给药方法	

续表

操作流程	操作步骤	要点说明
15. 整理记录	（1）整理病人床单位，协助病人取舒适卧位 （2）整理用物，洗手 （3）记录	● 在输液记录单上记录输液的时间、药液的种类及滴速、病人的反应，并签全名
16. 正压封管	（1）输液将结束时，关闭调节器，分离接头和输液器 （2）常规消毒输液接头 （3）将封管液（生理盐水注射器或者预冲式导管冲洗器）的注射器连接输液接头进行脉冲式封冲管 （4）当液体剩余 1～2 ml 时，直推后断开正压接头与注射器连接，靠针座处夹闭小夹子，进行正压封管	● 外周静脉导管宜使用生理盐水封管，尤其是对于凝血功能异常、血液系统疾病及肝功能异常的病人 ● 常用封管液，每次 5～10 ml，每隔 6～8 h 冲管 1 次 ● 脉冲式冲管：推一下，停一下 ● 冲管、夹闭封管夹以及断开注射器的顺序应根据输液接头的类型来决定。正压接头：冲管结束→先断开连接→后夹闭封管夹。负压接头：在冲管过程中→先夹闭封管夹（靠近留置导管的位置不可挤压）→后断开连接
17. 再次输液	（1）再次输液时，常规消毒输液接头 （2）用生理盐水注射器连接正压接头冲洗导管，评估导管功能，功能正常，将输液器连接接头，打开调节器，调节滴速，开始输液	● 注意无菌操作
18. 拔针按压	（1）关闭调节器，分离输液器与正压接头 （2）常规消毒接头后，无菌生理盐水的注射器连接输液接头进行脉冲式封冲管，零角度揭开无菌敷贴 （3）使用无菌棉签，快速拔出套管针，沿血管纵向轻压穿刺点，嘱病人局部按压 5～10 min，至无出血为止	
19. 整理记录	（1）输液器针头剪下后放入锐器回收盒中 （2）协助病人取舒适卧位 （3）整理病人床单位，清理用物 （4）洗手并做好记录	● 污物按规定处理，避免交叉感染 ● 记录输液结束的时间，液体的种类及总量，病人的反应

4. 评价

（1）病人理解输液的目的，病情好转，无输液反应及其他不适。

（2）护士无菌观念强，操作熟练，动作轻巧。

（3）护患沟通有效，病人需要得到满足，能主动配合。

【案例分析】

钟女士今日行全脑血管造影术，根据病人的临床特点，需要选用 20 G 留置针，穿刺部位应选上肢前臂桡静脉，该血管较粗且直，便于临床输液及抢救用药。

【案例进展】

病人术毕回病室后液体不滴，护士查看留置针部位有无红肿热痛，使用无菌生理盐水注射器回抽留置针观察有无回血，推注无菌生理盐水有无阻力。可能出现了什么情况？责任护士应该如何操作？

【知识基础】

（一）常见输液并发症及防护

1. 发热反应

发热反应是输液过程中最常见的一种输液反应。

（1）原因。发热反应由输入致热物质引起。多由于用物清洁灭菌不彻底，输入的溶液或药物制品不纯，消毒保存不良，输液器灭菌不严或已被污染，输液过程中未能严格执行无菌操作所致。

（2）临床表现。多发生在输液后数分钟至 1 小时。表现为发冷、寒战、发热。轻者体温在 38 ℃左右，停止输液后数小时内体温自行恢复正常；重者初起寒战，继之高热，体温可达 40 ℃以上，并伴有头痛、脉速、恶心、呕吐等全身症状。

（3）预防。加强责任心、严格遵守无菌操作规程；输液前认真检查药液的质量、输液用具的包装及灭菌日期、有效期；合理用药，注意配伍禁忌。

（4）护理。

1）发热反应轻者立即减慢输液速度或停止输液；发热反应重者立即停止输液。通知医生，并保留剩余溶液和输液器进行检测，必要时做细菌培养，以查找引起发热反应的原因。

2）密切观察生命体征变化，每半小时测量体温 1 次。

3）对症处理，如寒战者给予保暖，高热者给予物理降温，必要时遵医嘱给予抗过敏药物或激素治疗。

2. 循环负荷过重反应

循环负荷过重反应也称为急性肺水肿。

（1）原因。

1）由于输液速度过快，短期内输入大量液体，使循环血容量急剧增加，心脏负荷过重而引起。

2）病人原有心肺功能不良，多见于急性左心功能不全者。

（2）临床表现。在输液过程中病人突然出现呼吸困难、气促、胸闷、咳嗽、咳粉红色泡沫样痰，严重时痰液从口、鼻涌出，听诊时双肺可闻及湿啰音，心率快，心律不齐。

（3）预防。输液过程中密切观察病人情况，严格控制输液速度与输液量，特别是对年老体弱、儿童、心肺功能不良的病人。

（4）护理。根据病人病情严格控制输液速度和输液量，对心肺功能不良、年老体弱、儿童更应谨慎。一旦发生此反应，应采取如下护理措施。

1）出现上述病情变化，应立即停止输液并迅速通知医生进行紧急处理。

2）急性肺水肿病人通常取端坐位，两下肢下垂，以减少下肢静脉血液的回流，减轻心脏负担。保持此体位 10～20 min 后，可使肺血容量降低约 25%。若病人出现组织器官低灌注表现，应取平卧位或休克卧位，并注意保暖。

3）呼吸困难明显合并低氧血症（SaO$_2$ > 90% 或 PaO$_2$ < 60 mmHg），氧疗可提高肺泡内氧分压，使肺泡内毛细血管渗出液的产生减少，从而增加氧的弥散，改善低氧血症。同时在湿化瓶内放入 20%～30% 乙醇溶液，以减低肺泡内泡沫表面的张力，使泡沫破裂消散，改善肺部气体交换，减轻缺氧症状。常规氧疗方法包括：鼻导管吸氧，是常用的给氧方法，适用于轻至中度缺氧者，氧流量从 1～2 L/min 起始，根据动脉血气结果可增加到 4～6 L/min；面罩吸氧，适用于伴呼吸性碱中毒的病人。

4）遵医嘱给予镇静、平喘、强心、利尿和扩血管药物，以舒张周围血管，加速液体排出，减少回心血量，减轻心脏负荷。

5）必要时进行四肢轮扎，用止血带或血压计袖带适当给四肢加压，要求阻断静脉血流，有效地减少回心血量。但加压时要确保动脉血流通畅，每隔 5～10 min 轮流放松一侧肢体上的止血带，待症状缓解后，逐渐解除止血带。此外，静脉放血 200～300 ml 也是一种有效减少回心血量的最直接方法，但应慎用，尤其是贫血者禁用此方法。

6）安慰病人，给予心理支持，以解除其紧张情绪。

3. 静脉炎

（1）原因。

1）化学性风险因素。高渗溶液中葡萄糖含量 > 10% 或渗透压 > 900 mOsm/L；刺激性较大药液，如氯化钾、异丙嗪、胺碘酮和部分抗生素；不同种类的微粒物质；导管置入前消毒液待干不充分。

2）机械性风险因素。导管相对血管腔直径过大；导管固定不良或因关节活动导致导管移动；多次穿刺尝试；导管材质及硬度。

3）细菌性风险因素。紧急情况下置入血管通路装置无菌操作不严格；导管移动将皮肤上的微生物带入穿刺部位。

4）其他相关因素。基础疾病（糖尿病、感染、癌症及免疫性疾病）、血栓高风险、静脉血管状态差；在下肢置入导管（婴儿除外）；年龄 > 60 岁。

（2）临床表现。输液部位沿静脉走向出现条索状红线，局部组织发红、肿胀、灼热、疼痛，有时伴有畏寒、发热等全身症状（见表 3-6-2-2）。

表 3-6-2-2 美国静脉输液护理学会（INS）静脉炎量表

等级	临床标准
0	没有症状
1	穿刺部位发红，伴有或不伴有疼痛
2	穿刺部位疼痛伴有发红和（或）水肿
3	穿刺部位疼痛伴有发红；条索状物形成；可触摸到条索状的静脉
4	穿刺部位疼痛伴有发红疼痛；条索状物形成；可触摸到条索状的静脉，其长度＞1英寸（2.54 cm）；脓液流出

（3）预防。

1）化学性静脉炎。对易引起化学性静脉炎输注药物，建议综合考虑输液时长和预期的治疗持续时间，选择血管通路装置；置管之前消毒液充分待干。

2）机械性静脉炎。满足治疗需要的前提下，选用最小规格的导管；使用固定装置固定导管或使用夹板限制关节活动，以减少导管在穿刺部位的移动；选择聚氨酯材质的导管，利于进针时导管与血管平行；避免在弯曲部位置入导管如肘窝区域。

3）细菌性静脉炎。在导管置入、给药、输液过程中严格遵守无菌原则；紧急条件下置入的导管应做好标记，以便及时移除并根据需要重新置管；成人优先选择上肢穿刺，幼儿可选择上肢、下肢和头皮静脉（新生儿或婴儿）穿刺。

（4）护理。

1）发生静脉炎时，应分析确定静脉炎发生的原因，针对不同原因采取适合的干预措施。

2）结合病人实际情况，确定是否需要拔除导管。

3）应给予患肢抬高，必要时遵医嘱止痛或其他干预，以减轻静脉炎相关不适。相关研究证实，多磺酸黏多糖乳膏、中药制剂、各种类型的湿性敷料如水胶体敷料，可提高静脉炎的治愈率。

4）局部用 50% 硫酸镁溶液或 95% 乙醇湿热敷，每日 2 次，每次 20 min。

4. 空气栓塞

（1）原因。

1）输液前，输液管内空气未排尽，输液管连接不紧密、输液管漏气。

2）加压输液、输血时无人守护；液体输完未及时更换药液或拔针，导致空气进入静脉发生空气栓塞。

3）中心静脉置管时，拔出较粗的、靠近胸腔的深静脉导管后，穿刺点封闭不严密而引起。

进入静脉的空气形成空气栓子，气栓随血流经右心房到达右心室，如空气量少，则随着心脏的收缩从右心室压入肺动脉并分散到肺小动脉内，最后经毛细血管吸收，因而损害较小。如空气量大，则空气在右心室内阻塞肺动脉入口（图3-6-2-1），使右心室内的血液（静脉血）不能进入肺动脉，机体组织回流的静脉血不能在肺内进行气体交换，导致气体交换发生障碍，引起机体严重缺氧而死亡。

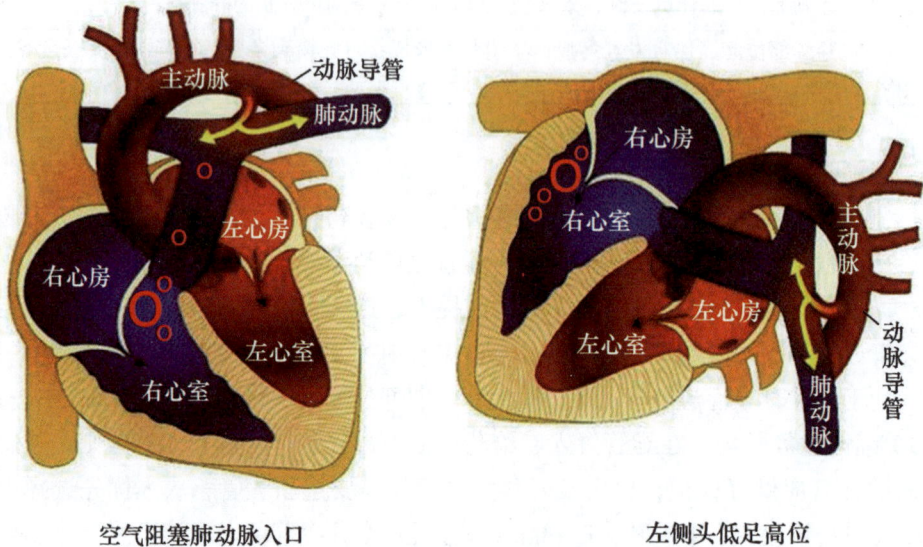

图 3-6-2-1　空气栓塞原理

（2）临床表现。病人感到胸部异常不适或胸骨后疼痛，随即出现呼吸困难和严重发绀，并有濒死感。听诊心前区可闻及持续、响亮的"水泡声"，心电图呈现心肌缺血和急性肺源性心脏病的改变。

（3）预防。

1）输液前认真检查输液器质量，排尽输液管内空气。

2）输液过程中加强巡视，发现故障及时处理，连续输液者应及时添加或更换输液瓶；输液完毕应及时拔针。

3）拔除较粗、贴近胸腔的较深静脉导管时，必须严密封闭穿刺点。

4）加压输液时应加强巡视。

（4）护理。

1）如出现上述症状时，应立即将病人置于左侧头低足高位，并立即通知医生进行抢救。左侧卧位可使肺动脉的位置处于低位，利于气泡飘移至右心室尖部，避免阻塞肺动脉入口（图3-6-2-1）。随着心脏的舒缩，空气被血液打成泡沫，可分次小量进入肺动脉内，最后逐渐被吸收。而头低足高位在吸气时可增加胸内压力，以减少空气进入静脉。

2）给予高流量氧气吸入，提高机体的血氧浓度，纠正缺氧状态。

3）如果病人安置中心静脉导管，可从导管中抽出空气，这是快捷的救治方法。

4）密切观察病人病情变化，如有异常及时对症处理。

5．渗出／外渗

（1）原因。高输注量、高渗透压、静脉条件差、药物 pH（pH＜5 或 pH＞9）、输注时间长、输注速度快、固定不良、年龄（＞60 岁和＜10 岁）及疾病状态等导致血管通透性改变、导管脱出血管等是渗出／外渗的高风险因素。

（2）临床表现。穿刺部位及周围、导管尖端或整个静脉通路出现任何类型的肿胀、感觉异常（发凉感、麻木感等）、疼痛、灼烧感等症状，应考虑渗出／外渗的发生（见表3-6-2-3）。

表 3-6-2-3　药物渗出／外渗的分级标准

等级	临床标准
0	没有症状
1	皮肤发白，水肿范围的最大处直径＜2.5 cm，皮肤冰凉，伴有或不伴有疼痛
2	皮肤发白，水肿范围的最大处直径在 2.5～15.0 cm，皮肤冰凉，伴有或不伴有疼痛
3	皮肤发白，半透明状，水肿范围的最小处直径＞15.0 cm，皮肤冰凉，轻度到中度疼痛，可能有麻木感
4	皮肤发白，半透明状，皮肤紧绷，有渗出，凹陷性水肿，皮肤变色，有瘀斑、肿胀、水肿，水肿范围最小处直径＞15.0 cm，循环障碍，中度到重度疼痛

（3）预防。

1）规范评估和教育培训可降低病人发生渗出／外渗的风险。2016 版 INS《输液治疗实践标准》建议的评估频率：应至少 4 h 检查 1 次；危重症镇静病人或有认知障碍的病人应 1～2 h 检查 1 次；输注腐蚀性药物时检查频率应更高。

2）选择合适的留置部位可有效减少病人渗出／外渗的发生。通常与渗出／外渗有关的外周部位是手部、腕部、足部、踝关节和肘窝。

3）同时也推荐采用冲管和抽回血的方法来检测导管的功能。

4）置管前评估病人的血管状况选择最佳静脉，插入前选择合适的静脉位置，是有效降低病人渗出／外渗的发生风险的措施。

（4）护理。

1）应立即停止在原通路输液，保留导管，尽量回抽外渗药物，抬高患侧肢体，测量标记渗出／外渗范围，观察和记录皮肤的完整性、疼痛水平、感觉和肢体的运动功能。

2）可依据药物性质和组织损伤程度给予药膏涂抹或外敷、冷敷、热敷、封闭治疗和外科手术治疗。

3）外渗引起的直径＞0.5 cm 的水疱，宜在无菌技术操作下抽出疱液，用无菌敷料包扎；新生水疱待水疱皮肤张力降低后再行处理。多数抗肿瘤药物外渗最初都可以通过非药物干预来恰当地控制。在药物外渗后 24～48 h 内建议依据药物性质选择干热敷或冷敷，冷敷温度 4～6 ℃，热敷温度 40～60 ℃，儿童病人热敷温度不超过 42 ℃，每天 3～4 次，每次 15～20 min，外敷面积大于渗出面积。

6. 导管堵塞

（1）原因。

1）机械性堵塞。从输液袋到穿刺部位的所有可能存在的外部机械因素，如导管扭曲、夹闭、过滤器或接头堵塞等。

2）药物性堵塞。输注 2 种或 2 种以上的不相容的药物或液体产生药物结晶和微粒，输注胃肠外营养液后的钙磷矿物沉淀和脂质残留。

3）血栓性堵塞。病人血液成分异常如血小板计数过高、纤维蛋白原升高；中心静脉压升高；病人咳嗽、烦躁、抽搐等增加血栓性导管堵塞风险；冲管不规范及没有按无针接头的类型实施断开及夹闭顺序。

（2）临床表现。当出现输液速度减慢或停止、输液泵堵塞报警频繁、导管抽吸和（或）注射阻力增大、穿刺部位漏液或疼痛时，应考虑发生导管堵塞。

（3）预防。

1）执行正确的冲封管操作是保持导管通畅的关键，包括正确的冲管时机、冲封管溶液类型、浓度及液量、冲管时的压力及冲封管技术。

2）在同一导管同时或序贯输注 2 种及以上药物时，应评估药物间的相容性。

3）输液前评估药物的相容性，药物之间采用盐水—药物—盐水，以防止不相容药物沉淀。

4）规范使用合适的终端过滤器，可降低输注中药制剂引起的导管堵塞发生率。

（4）护理。留置针出现堵塞时，可拔除留置针。也可抽取 2～3 ml 封管液，回抽凝血块，禁忌直接推入，以免导致血块进入血液循环形成血管栓塞。

（二）输液微粒污染

输液微粒是指输入液体中的非代谢性、非溶性、肉眼不易观察到的微小颗粒杂质，其直径一般为 1～15 μm，少数较大的可达 50～300 μm。液体的透明度由输入液体中微粒多少而决定，也可因此判断液体质量。

1. 输液微粒的来源

（1）药物和溶液生产制作工艺不完善或管理不严格，导致水、空气、原材料受到污染，使异物和微粒混入。

（2）盛放药液的容器、瓶塞不洁净，液体存放时间过长，或溶液瓶内壁及橡胶塞受药液浸泡时间过长，腐蚀剥脱形成微粒。

（3）输液器具（输液器、注射器）不洁净。

（4）输液环境不洁净，操作过程引起的污染，如切割安瓿、开瓶塞、反复穿刺瓶塞等均可导致微粒进入液体内，产生输液微粒污染。

2. 输液微粒污染的危害

微粒进入机体，其危害是严重而持久的，危害程度主要取决于微粒的大小、形状、化学性质、堵塞人体血管的部位、血流阻断程度以及人体对微粒的反应。最容易被微粒损害的脏器有肺、脑、肝、肾等器官。其结果如下。

（1）直接堵塞血管。液体中微粒过多，可直接造成局部血管堵塞，组织供血不足，出现缺血缺氧，甚至坏死。

（2）形成血栓。微粒随液体进入血管后，红细胞聚集于微粒上形成血栓，引起血管栓塞和静脉炎发生。

（3）形成肺内肉芽肿。如微粒进入肺毛细血管，可引起巨噬细胞增生，包围微粒形成肺内肉芽肿，影响肺功能。

（4）微粒是抗原，可引起过敏反应和血小板减少症。

（5）微粒刺激组织而发生炎症或形成肿块。

3. 输液微粒污染的预防措施

（1）制剂生产方面。制药厂应加强质量管理，改善生产车间环境卫生条件，安装空气净化装置，防止空气中悬浮的尘粒与细菌污染；严格执行制剂生产操作规程，工作人员要穿工作服、工作鞋，戴口罩，必要时戴手套；选用优质原材料，采用先进生产工艺，最大限度地减少液体中的微粒；提高检验技术，确保药液质量，保证出厂制剂合格。

（2）输液操作方面。

1）选用含终端滤过器的密闭式一次性医用输液器，可有效防止任何途径污染的静脉微粒，是解决微粒危害的理想措施。

2）输液前严格检查输入液体的质量，注意观察其透明度、药液的瓶签、有效期，溶液瓶有无裂痕、瓶盖有无松动等。

3）保持输液环境中的空气洁净，在治疗室安装空气净化装置，定期消毒，可在超净工作台内进行输液前的准备。有条件的医院可在一般病室内安装空气净化装置，以减少病原微生物和尘埃的数量，创造洁净的输液环境。

4）在通气针头或通气管内放置空气过滤器，防止空气中的微粒进入液体中。

5）严格执行无菌操作，遵守操作规程。输入药液应现用现配，避免药液久置污染；正确抽吸药液，正确配药。在开启安瓿前，用75%乙醇擦拭颈段是减少微粒污染的有效措施。正确切割玻璃安瓿，割锯痕长度应小于颈段的 1/4 周长；切忌用镊子敲打安瓿，否则玻璃碎屑和脱落砂粒增多。配药液的针头越大，碎屑也越大。抽吸药液的针管不能反复多次使用，否则微粒数量会增多。

【进展分析】

在使用留置导管之前，应使用生理盐水冲洗留置针管道，管道通畅后可以继续使用。如冲管时感觉推注有阻力，切记不能强行推液或用力挤压输液管，以免将形成的血栓推入血流造成栓塞。可使用注射器回抽后尝试推注少量生理盐水冲洗导管，反复几次导管仍不通畅，则需拔管重新穿刺。

【拓展知识】

密闭式中心静脉输液法

密闭式中心静脉输液法包括颈外静脉穿刺置管输液法、锁骨下静脉穿刺置管输液法和外周静脉置入中心静脉导管（PICC）输液法。

颈外静脉是颈部最大的浅静脉，位于颈外侧皮下，位置表浅且较易固定，其穿刺点为下颌角和锁骨上缘中点连线上 1/3 处，颈外静脉外缘，因此在特殊情况下可以输液，但不可多次穿刺。

锁骨下静脉自第一肋外缘处延续腋静脉，位于锁骨后下方，此静脉较粗大，成人的管腔直径可达 2 cm，常处于充盈状态，周围还有结缔组织固定，使血管不易塌陷，也较易穿刺，硅胶管插入后可以保留较长时间。此外，该血管离右心房较近，血量多，注入高渗液体及化疗药物可很快被稀释，对血管壁的刺激性小。其穿刺点为胸锁乳突肌外侧缘与锁骨上缘所形成的夹角平分线上，距顶点 0.5 ~ 1 cm 处。

外周静脉置入中心静脉导管又称 PICC。PICC 输液法是通过外周静脉穿刺置管，并将导管末端置于上腔静脉中下 1/3 或锁骨下静脉进行输液的方法。此法适应证广、创伤小、操作简单、保留时间长、并发症少，常用于中、长期的静脉输液或化疗用药等，一般 PICC 可在血管内保留 7 天 ~ 1 年。

【学习总结】

请总结留置针外周静脉输液的实施步骤。

静脉治疗护理
技术操作标准

- -

- -

- -

（许利琼　管骅）

任务3　输液泵与微量注射泵使用法

【案例导入】

肖某，男，71岁，有高血压病史，因右侧肢体麻木、乏力半年就诊。诊断左侧颞顶部脑膜瘤，送手术室全麻下行大脑病损切除术后，回室查体：T 37.2 ℃，P 99次/分，R 24次/分，BP 164/98 mmHg。长期医嘱：甘油果糖氯化钠注射液250 ml，ivggt，q8h。临时医嘱：0.9%氯化钠注射液50 ml＋注射用尼卡地平50 mg，ivpump，st。

护士应该如何选择正确的医疗器械？

【知识基础】

（一）定义

输液泵指机械或电子控制装置，能将药液长时间微量、均匀衡定、精确地输入体内，临床上常用于需要严格控制输入液量和药物的病人，如应用升压药物、抗心律失常药物，婴幼儿静脉输液和静脉麻醉时，危重病人的治疗与抢救。

微量注射泵主要由微型计算机控制系统和步进推进系统组成。微机系统发出控制信号，步进电机系统带动泵内的丝杆缓慢匀速转动，推头将丝杆的匀速旋转运动转变为匀速直线运动，推动注射器内活塞向前推注药液，实现匀速微量注射。

输液泵和微量注射泵的种类很多，但主要组成与功能大体相同，在临床工作中可根据不同的型号选择使用。但目的都是准确控制输液速度，使药物速度均匀、用量准确并安全地进入病人体内。

（二）操作程序

1. 评估

（1）询问了解病人的病情、年龄、意识状态等身体状况，询问排便情况。

（2）向病人解释输液泵和微量注射泵使用目的及方法，取得病人配合。

（3）评估病人穿刺部位皮肤及血管情况，选择适宜输注部位。

（4）评估输液泵和微量注射泵的功能状态。

2．计划

（1）护士准备。同"一次性钢针外周静脉输液法"。

（2）病人准备。了解输液泵和微量注射泵的使用目的、泵入药物及泵入速度。

（3）用物准备。同"一次性钢针外周静脉输液法"，另备输液泵、微量注射泵装置各一套、50 ml 或 20 ml 注射器、头皮针、药物标签等。

（4）环境准备。同"一次性钢针外周静脉输液法"。

3．实施

见表 3-6-3-1、表 3-6-3-2。

表 3-6-3-1　输液泵使用法

操作流程	操作步骤	要点说明
1．核对解释	携用物至病人床旁，核对病人身份信息，将输液泵固定在输液架上，接通电源	● 泵体背后的固定夹要拧紧 ● 一般输液瓶高于输液泵 30 cm，输液泵高于心脏 30 cm，确保输液效果
2．排气	选择与输液泵相吻合的输液管，按密闭式输液法排气	
3．安装输液管	打开泵门，将输液管拉直从上至下依次卡放于输液泵的管道槽内，关闭泵门。长按"开关"键，等待仪器系统自检	● 输液管紧贴槽壁，不可弯曲
4．设置参数	遵医嘱设定输液速度及输液量	
5．输液连接	将输液泵上的输液管和输液针头连接	
6．输液启动	确定各种设置无误后，打开输液管控制开关，按"启动/停止"键，启动输液。输液指示灯亮	● 如有回血，先按"暂停"键，再按"快排"键，待血回流后再按"启动/停止"键
7．观察运转	观察输液泵的运转情况，确保正常工作中	● 输液指示灯匀速闪烁旋转为正常运行
8．再次核对	再次核对，记录并签名	
9．输液结束	输液结束时，再次按"启动/停止"键，停止输液。按"开关"键关闭输液泵，打开泵门，取出输液管	● 输液接近完毕时，输液指示灯闪烁，提示输液结束
10．整理记录	（1）协助病人取舒适卧位，整理病人床单位 （2）清理用物 （3）洗手，记录	

表 3-6-3-2　微量注射泵使用法

操作流程	操作步骤	要点说明
1．备药贴标签	双人核对药物及药物标签。将药物标签正确粘贴于备好药液的注射器上	● 药物标签粘贴位置应便于核对查看，不能遮挡注射器刻度
2．核对解释	携用物至病人床旁，核对病人身份，妥善放置微量注射泵，接通电源	
3．排气安装	注射器连接泵管，排气，正确安装到微量注射泵上，打开电源开关，等待仪器系统自检	● 先打下压柄，将注射器、活塞柄按正确位置卡进卡槽、推动座，再打起压柄
4．再次排气	长按"快进"/"预充"/"快注"键，再次排气	● 根据不同机型选择
5．设置参数	遵医嘱设置每小时泵入速度、泵入总量	
6．连接启动	将微量注射泵上的延长管和注射针头连接，按"启动"键启动微量注射泵	
7．观察运转	观察微量注射泵的运转情况，确保正常工作中	● 输注指示灯匀速闪烁旋转为正常运行
8．再次核对	再次核对，记录并签名	
9．更换药液	更换药液时，按"暂停"键，关闭输液通道。更换注射器及延长管后，按"启动"键，开放输液通道	
10．输注结束	药液输注完毕，按"停止"键停止，关闭电源开关	● 常规拔针，按压至不出血
11．设备归位	取下注射器、泵管，将微量注射泵压柄、推动座归位，拔下电源	
12．整理记录	（1）协助病人取舒适卧位，整理病人床单位 （2）清理用物 （3）洗手，记录	

4．评价

（1）严格执行查对制度，遵循无菌原则。

（2）动作轻稳、规范，流程熟练。

（3）准确设置或调整输注速度及其他必需参数，仪器出现报警时能正确判断、及时处理。

【案例分析】

根据甘油果糖氯化钠注射液的用法用量，每 250 ml 需滴注 1~1.5 h，输液泵能准确控制药液流速，大大提高了输注的准确性、安全性及护理质量。微量注射泵适用于微量注射与精准给药，能使少量药液精准、均匀、持续泵入病人体内，注射用尼卡地平使用微量注射泵可以及时控制血压过高造成的危害。

【案例进展】

责任护士为病人实施 0.9% 氯化钠注射液 50 ml + 注射用尼卡地平 50 mg 微量注射泵泵入，速度 5 ml/h。注射后约 20 min，注射泵突然发出急促的报警声，并显示阻塞报警。责任护士仔细检查，发现病人输液管压在棉被内并出现折叠，针头前端有回血。护士立即理顺延长管，并直接按"快进"键，回血推注回血管内。

你认为护士的操作正确吗？

【知识基础】

（一）常见报警原因及处理

1. AIR 闪亮

示气泡报警。应检查管路中有无气泡滞留，输液管是否与卡槽接触密合，管路外皮是否有残留物。检查气泡探头的清洁度，如果不干净，则用酒精棉擦干净。若排除完以上故障，仍有气泡报警，则可以采取移动一节管路，或在没有进入人体之前采取快排的方法，让其运行一段即可。若检查输液器管中有空气，将输液管取出重新排气。

2. DOOR 闪亮

示输液泵门开启。处理时关闭泵门并锁定。

3. DCCL 闪亮

示管路阻塞，检查是否有管路折叠、滚动夹关闭、针头阻塞的情况。处理时首先应该检查管路原有的调节阀是否完全打开，其次检查管路是否通畅正常、有无异物阻塞，最后查看输液针头是否滑出血管外造成阻塞。

4. LOWBATT 闪亮

示输液泵电池量低，此时立刻接上交流电。表示输液泵电池电量低，故要合理正确地使用输液泵自带电池。机器自带的电池根据不同厂家的程序设置，充放电的模式不同。有的是在插上交流电源后电池不工作，只负责充电，当外部电源断电后方可使用；有的是只要插上电源就可边充边用，情况不一。

5. EMPTY 闪亮

示药液瓶或袋空了，需更换液体或停止输液。

6. DRIP 闪亮

DRIP 流速 1 闪亮，可能原因有：滴数传感器故障；传感器安装不正确；滴数腔有破损；传感器表面污染；阳光或强光直射。DRIP 流速 2、3 闪亮：输液器设定与实际不一致，应重新设定，使设定值符合实际使用的输液器。DRIP4、5 闪亮：用错输液器或输液器设定不正确。DRIP 流速 6 闪亮：示输液器泄漏或用错输液器，当输液泵停止工作时，滴数传感器测出 10 滴以上滴流。

（二）常见不良反应的观察处理

1. 静脉炎

同"留置针外周静脉输液"。

2. 渗出/外渗

同"留置针外周静脉输液"。

3. 静脉回血与针头堵塞

（1）原因。推注过程中因多种原因出现回血至注射器的延长管内，血液黏附在延长管内壁上，使管径缩小，影响微量注射泵给药的速度，同时也增加了微小血栓进入循环系统的可能性。

（2）临床表现。推注速度缓慢、推注压力增大，输液泵和微量注射泵出现阻塞报警。

（3）预防。

1）护理人员应勤于观察泵注管路的通畅性，避免泵注管路打折、扭曲、受压及回血等情况，特别是在更换体位、更换管道、经三通推注药物后，注意检查泵注管路的通畅性。

2）当泵入速度过慢＜1 ml/h时，极易引起静脉回血，可酌情将药液稀释1～2倍，同时将推入速度增加1～2倍。

3）使用双道微量注射泵更替注射器或在微量注射泵注射的通路上伴随静脉点滴输液，能避免血液回流。

（4）护理。

1）当发生回血时应考虑药物的性质和剂量，严禁盲目采用"快进"键或将生理盐水加速推注，切忌将针筒接在延长管上将回血推入，导致短时间内进入体内药量过多，产生不良后果。

2）可用注射器回抽，再用生理盐水冲注，并将延长管内血液排出，重新调节后连接。

【进展分析】

微量注射泵仪器出现报警，护士应第一时间进行报警处理。先按"暂停"键让报警声暂时消失，再检查排除报警原因。如果针头出现回血，严禁直接快进推注回血。病人泵入的尼卡地平是钙拮抗剂，具有扩张血管的作用。短时间快速大量推注血管扩张药，会造成病人血压波动，产生不良后果。正确方法应该是用注射器将延长管内血液抽出，再用生理盐水缓慢冲注，更换一根延长管用原注射器排气后，重新连接。护理人员应勤于观察泵注管路是否通畅，避免泵注管路打折、扭曲、受压及回血等情况，特别是在更换体位、更换管道、经三通推注药物后，注意检查泵注管路是否通畅。

【学习总结】

请总结输液泵和微量注射泵的实施步骤。

（许利琼　管骅）

项目七 静脉输血

教学计划表

授课主题		项目七 静脉输血
工作任务		任务1 密闭式静脉输血 任务2 静脉输血护理记录
建议学时		6学时
教学目标	知识目标	1. 掌握静脉输血的目的和原则 2. 掌握各种血制品的种类和作用 3. 熟悉静脉输血法和成分输血注意事项 4. 了解自体输血的优点和成分输血的特点
	能力目标	1. 能全面、准确为病人做好输血前的各项准备 2. 能按照正确步骤和要求完成静脉输血技术操作 3. 能准确识别常见的输血反应，并采取适当的护理措施预防和处理输血反应 4. 能正确书写静脉输血护理记录
	素质目标	1. 关心体贴病人，确保病人安全 2. 具备严谨求实的工作态度
教学重点		1. 静脉输血的目的及原则 2. 常见的输血反应及防护
教学难点		1. 血液制品的种类及适应证 2. 血型和交叉配血试验

任务1 密闭式静脉输血

【案例导入】

周某，女，56岁，因"头昏乏力，活动后心悸1个月"入院。病程中无呕血、黑便等。查血常规：WBC 23.5×10^9/L，RBC 2.5×10^{12}/L，HCT 15.2%，PLT 40×10^9/L，Hb 50 g/L。骨髓穿刺示急性白血病（M2）。查体：血压 110/65 mmHg，贫血貌。遵医嘱输入2 U的A型浓缩红细胞。

为该病人输血的目的与原则是什么？

【知识基础】

静脉输血是将全血或某些血液成分如血浆、红细胞、白细胞和血小板通过静脉输入体内的一种方法，是临床上常用的急救和治疗的重要措施之一。静脉输血是临床护理工作中非常重要的一项护理操作，对挽救病人的生命、治疗疾病起着不可替代的作用。

（一）静脉输血的目的及原则

1. 静脉输血的目的

见表 3-7-1-1。

表 3-7-1-1　静脉输血的目的

目的	原理	适用人群
补充血容量	增加有效循环血量，改善心肌功能和全身血液灌流，提升血压，增加心排血量，促进循环	失血、失液所致的血容量减少或休克病人
补充血红蛋白，纠正贫血	增加血红蛋白含量，促进携氧功能	血液系统疾病引起的严重贫血和某些慢性消耗性疾病的病人
补充血浆蛋白	增加蛋白质，改善营养，维持血浆胶体渗透压，减轻组织渗出与水肿，保持有效循环血量	低蛋白血症、大出血、大手术及严重烧伤病人
补充血小板和各种凝血因子	改善凝血功能，有助于止血	凝血功能障碍（如血友病）及大出血的病人
补充抗体和补体等血液成分	增强机体抵抗力，提高机体抗感染的能力	严重感染、免疫缺陷、烧伤的病人
排除有害物质	提高血红蛋白的运氧能力，促进血红蛋白释放氧气供机体组织利用，改善缺氧症状	一氧化碳、苯酚等化学药物中毒的病人

2. 静脉输血的原则

（1）输血前必须进行血型鉴定和交叉配血试验。输注全血、红细胞制剂、浓缩白细胞以及手工分离浓缩血小板时，要求交叉配血试验阴性方可输注。

（2）无论是输全血还是输成分血，均应选用同型血液输注。在紧急情况下，如无同型血，可选用 O 型血输给病人。但是一次只能输入少量血，一般全血最多不超过 400 ml，红细胞制品控制在 2 个单位为宜，且要放慢输入速度。

AB 型血的病人除了可接受 O 型血外，还可以接受其他异型血型的血（A 型血和 B 型血），前提是直接交叉配血试验必须阴性（不凝集）而间接交叉试验可以阳性（凝集）。Rh 阴性者只能接受 Rh 阴性血的输入。Rh 阳性者可接受 Rh 阴性和 Rh 阳性血的输入。可进行异型输血的主要原因是输入的量少，输入的血清中的抗体可被受血者体内大量的血浆稀释，而不足以引起受血者的红细胞凝集。

（3）提倡成分输血。成分血不仅可以一血多用，节约血源，而且可以避免由于输入不必要的血液成分可能造成的不良反应。成分输血是目前临床上常用的输血类型。

（4）如需再次输血，必须重新做交叉配血试验，以排除机体已产生抗体的情况。

（二）血液制品的种类

血液是全血和成分血的统称，由血浆和血细胞（红细胞、白细胞、血小板）构成。

1. 全血

全血指采集的血液未通过任何加工而全部保存备用的血液，分为新鲜血和库存血两类。

（1）新鲜血。在 $2 \sim 6$ ℃环境下，保存 5 d 内的酸性枸橼酸盐 – 葡萄糖（ACD）全血或保存 10 d 内的枸橼酸 – 磷酸盐 – 葡萄糖（CPD）全血都视为新鲜血。新鲜血基本保留了血液的原有成分可以补充各种血细胞、凝血因子和血小板。主要适用于血液病病人。

（2）库存血。指在 $2 \sim 6$ ℃环境下保存 $2 \sim 3$ 周的全血。库存血虽含有血液的所有成分，但其有效成分随保存时间的延长而发生变化。其中，白细胞、血小板和凝血因子等成分破坏较多。含保存液的血液 pH 为 $7.0 \sim 7.25$，随着保存时间延长，葡萄糖分解，乳酸增高，pH 逐渐下降。此外，由于红细胞、白细胞逐渐破坏，细胞内钾离子外溢，使血浆钾离子浓度升高，酸性增强。因此，大量输注库存血要防止酸中毒和高钾血症的发生。库存血适用于各种原因引起的大出血。

2. 成分血

成分血是在一定条件下，通过特定的方法将血液中的一种或多种成分分离后制成的血液制剂与单采成分血的统称。具有纯度高、针对性强、效能高、不良反应小、可一血多用的优点，临床上可以根据病人病情需要有针对性的输注相应血液成分。

（1）血浆。全血经分离后所得的液体部分。其主要成分为血浆蛋白，不含血细胞，无凝集原。可用于补充血容量、蛋白质、凝血因子。主要功能是运载血细胞，运送营养物质和代谢废物。

1）新鲜血浆。含正常量的全部凝血因子适用于凝血因子缺乏的病人。

2）新鲜冷冻血浆。将采集 $6 \sim 8$ h 内的全血采取离心分离出血浆后，保存于 –18 ℃以下的环境，保质期 1 年，适用于血容量及血浆蛋白较低的病人。静脉输注前须在 37 ℃温水中融化，并于 24 h 内输入，以免纤维蛋白原析出。

3）冷冻血浆。将新鲜冷冻血浆继续保存超过 1 年，或新鲜冷冻血浆分离出冷沉淀层，或超过保质期 5 d 以内的全血分离出血浆后保存在 –18 ℃以下的环境中，保质期为 4 年。

（2）红细胞。红细胞也称红血球，是血液中数量最多的一种血细胞，是人体内运送氧气和二氧化碳的最主要媒介。输注红细胞可增加血液的携氧能力，主要用于贫血病人、失血过多的手术病人，还可为心功能衰竭的病人补充红细胞，以防止心脏负荷过重。红细胞包括以下 3 种。

1）浓缩红细胞。是新鲜血经离心或沉淀去除血浆后的剩余部分，在 2~6 ℃环境下保存。适用于携氧能力缺陷和血容量正常的贫血病人，如各种急慢性失血心功能不全的病人。

2）悬浮红细胞。是全血经离心去除血浆后的红细胞加入等量红细胞保养液制成，在 2~6 ℃环境下保存。用于纠正贫血、失血、中毒等导致的组织供氧不足。适用于战地急救及中小手术病人。

3）洗涤红细胞。是红细胞经生理盐水洗涤数次后，再加入适量生理盐水制成，含抗体物质少。在 2~6 ℃环境下保存时间不超过 24 h。适用于器官移植手术后、一氧化碳中毒、输全血或血浆发生过敏、免疫性溶血性贫血、肾功能不全的病人。

4）去白细胞浓缩红细胞。全血或红细胞经去白细胞过滤器后所得的红细胞，在 2~6 ℃环境下保存。适用于因白细胞抗体造成输血发热反应和原因不明的发热反应病人，也可用于骨髓及器官移植、免疫缺陷或免疫抑制性贫血、再生障碍性贫血的病人。

（3）白细胞浓缩悬液。新鲜全血经离心后提取的白细胞，保存于 4 ℃环境下，保存期 48 h。也可将新鲜全血经血细胞分离机单采后制成粒细胞浓缩悬液，保存于 20~40 ℃环境下，保存期 24 h。适用于粒细胞缺乏伴严重感染者。

（4）浓缩血小板。新鲜全血经离心所得，保存于 20~24 ℃环境下，保存在普通采血袋内的 24 h 内有效，保存在专用血小板储存袋的 5 d 内有效。适用于血小板减少或功能障碍性出血的病人。

3. 其他血液制品

（1）白蛋白制剂。从血浆中提纯分离而得，保存于 2~6 ℃的环境，有效期 5 年，白蛋白浓度 20%~25%，临床常用每瓶 10 g 和每瓶 5 g。白蛋白制剂能提高机体血浆蛋白与胶体渗透压，适用于各种原因引起的低蛋白血症病人，如肝硬化、肾病、外伤、烧伤等。

（2）免疫球蛋白制剂。含多种抗体，可增加机体抵抗力。用于免疫抗体缺乏的病人，如抗牛痘、抗风疹、抗破伤风、抗狂犬病、抗乙型肝炎和抗 Rh 免疫球蛋白。

（3）凝血因子制剂。如凝血酶原复合物、抗血友病因子，浓缩Ⅷ、Ⅺ因子，纤维蛋白原等，可有针对性地补充某些凝血因子的缺乏。适用于各种原因所致的凝血因子缺乏的出血性病人，如血友病。

（三）静脉输血的适应证与禁忌证

1. 静脉输血的适应证

（1）各种原因引起的大出血。为静脉输血的主要适应证。一次出血量 < 500 ml 时，可由组织间液进入血液循环而得到代偿，不需要输血。失血量在 500~800 ml 时，需要立即输血，一般首选晶体溶液、胶体溶液或少量血浆增量剂输注。失血量 > 1000 ml 时，应及时补充全血或血液成分。值得注意的是，血或血浆不宜用作扩容剂，晶体溶液结合胶体溶液扩容是治疗失血性休克的主要方案。血容量补足之后，输血的目的是提高血液的携氧能力，此时应首选红细胞制品。

（2）贫血或低蛋白血症。输入全血、浓缩或洗涤红细胞可纠正贫血，血浆、白蛋白可用于低蛋白血症。

（3）严重感染。输入新鲜血可补充抗体、补体，增强机体抗感染能力。一般采用少量多次输入新鲜血或成分血，切忌使用库存血。

（4）凝血功能障碍。对患有出血性疾病的病人，可输新鲜血或成分血，如血小板、凝血因子、纤维蛋白原等。

2. 静脉输血的禁忌证

静脉输血的禁忌证包括：急性肺水肿、充血性心力衰竭、肺栓塞、恶性高血压、真性红细胞增多症、肾功能极度衰竭及输血过敏反应等。

（四）血型与交叉配血试验

1. 血型

血型是指血液成分（红细胞、白细胞、血小板）表面的抗原类型。通常所说的血型是指红细胞膜上特异性抗原的类型。根据红细胞所含的凝集原不同，将人类的血液分为若干类型，与临床关系最密切的是 ABO 血型系统及 Rh 血型系统。

（1）ABO 血型系统。红细胞内含有 A 凝集原、B 凝集原，按照红细胞膜上凝集原不同将血液分为 A、B、O、AB 四种血型。血清中含有与凝集原相对抗的物质，称之为凝集素，分别有抗 A 与抗 B 凝集素（表 3-7-1-2）。因此，在输血前，供血者与受血者的血型必须进行交叉配血试验，以免发生抗原、抗体反应，造成红细胞的破坏和溶解。

表 3-7-1-2　ABO 血型系统

血型	红细胞膜上的抗原（凝集原）	血清中的抗原（凝集素）
A	A	抗 B
B	B	抗 A
AB	A，B	无
O	无	抗 A + 抗 B

（2）Rh 血型系统。人类红细胞除含有 A、B 抗原外，还有 C、c、D、d、E、e 六种抗原，称为 Rh 抗原（也称为 Rh 因子）。其中 D 抗原的抗原性最强，是引起临床输血不良反应的主要因素，临床意义最为重要。因此，在临床输血中，常规做 D 抗原鉴定，医学上通常将红细胞膜上含有 D 抗原，与抗 D 血清产生特异性的抗原抗体反应，出现红细

胞凝集，称为 Rh 阳性，用 Rh（+）表示；不凝集（缺乏 D 抗原）则称为 Rh 阴性，用 Rh（-）表示。

为 Rh 阴性者输入 Rh 阳性血液，或 Rh 阳性胎儿的红细胞从胎盘进入了 Rh 阴性的母体，就会使 Rh 阴性者产生抗 Rh 抗体，当再次或多次输入 Rh 阳性血液时，就会发生抗原 - 抗体反应，输入的红细胞会被破坏而出现不同程度的溶血反应。

2. 交叉配血试验

为了保证输血安全，输血前除了做血型鉴定，还必须做交叉配血试验，受血者与供血者的 ABO 血型系统相同者也不例外，其目的是检查两者之间有无不相容的抗体。

（1）直接交叉配血试验。即受血者血清和供血者红细胞进行配合试验，目的是检查受血者血清中有无破坏供血者红细胞之抗体，检验结果要求两者绝对不可以有凝集或溶血现象。

（2）间接交叉配血试验。即供血者血清和受血者红细胞进行配合试验，目的是检查供血者血清中有无破坏受血者红细胞之抗体。具体方法见表 3-7-1-3。如果直接交叉和间接交叉配血试验均没有凝集反应，即为配血相容，才可进行输血。交叉配血试验既可检验血型，又能发现红细胞或血清中是否存在其他的凝集原或凝集素，以免引起红细胞凝集反应。

表 3-7-1-3　交叉配血试验

病人	直接交叉配血试验	间接交叉配血试验
供血者	红细胞	血清
受血者	血清	红细胞

（五）成分输血和自体输血

1. 成分输血

（1）概念。

成分输血是根据血液成分比重不同，将新鲜血液分离成各种成分，根据病人病情需要，输注一种或多种血液成分。由于病人很少需要输入血液的所有成分，因此只输入其身体所需要的血液成分是十分有意义的。这种疗法又称"血液成分疗法"，能起到一血多用、节约血源、减少输血反应的作用。

随着现代输血医学的发展，传统的全血输注逐步被摒弃，而成分输血已经成为现代输血技术发展的总趋势。成分输血的比例是衡量各个国家或地区医疗技术水平高低的重要标志之一。目前，国际上输成分血的比例已经达到 90% 以上，输全血不到 10%，发达国家输成分血的比例已经超过 95%。成分输血也是目前我国临床常用的输血类型。

（2）特点。

1）成分血中单成分少而浓度高，除红细胞制品以每袋 100 ml 为单位外，其余制品，如白细胞、血小板、凝血因子等每袋规格均以 25 ml 为 1 单位。

2）成分输血每次输入量为 200 ~ 300 ml，即需要 8 ~ 12 单位（袋）的成分血，这意味着一次给病人输入 8 ~ 12 位供血者的血液。

（3）护理。

1）红细胞输注的护理。选择比较粗大的静脉血管；选用孔径 170 μm、过滤面积大于 30 cm² 的滤网输血器进行过滤；输注时间一般不超过 4 h，洗涤红细胞必须在 24 h 内输注；悬浮红细胞使用前必须充分摇匀；悬浮红细胞内不要加任何药物，尤其是不要加乳酸林格液、5% 葡萄糖或 5% 葡萄糖生理盐水，否则容易发生凝固 / 凝集或溶血。

2）浓缩血小板输注的护理。适宜选用特殊的血小板标准输血器以去除白细胞；输注速度 80 ~ 100 滴 / 分；运输、传递及输注过程中应注意保暖，不要剧烈振荡，以免引起不可逆聚集。

3）血浆输注的护理。冰冻血浆应在 35 ~ 37 ℃水浴中快速融化，并尽快输用；新鲜冰冻血浆不能保存于 4 ℃环境中；选用带滤网的输血器，以免絮状沉淀物阻塞管道，输注速度 5 ~ 10 ml/min；同型输注。

4）血浆蛋白输注的护理。白蛋白不能与氨基酸、红细胞混合使用。5% 白蛋白输注速度为 2 ~ 4 ml/min，25% 白蛋白输注速度为 5 ml/min，儿童输注速度为成人的1/4 ~ 1/2；免疫球蛋白应单独输注，速度宜慢，前 30 min 的输注速度为 0.01 ~ 0.02 ml/（kg·min），如无不良反应，将速度增至 0.02 ~ 0.04 ml/（kg·min）。

（4）注意事项。

1）某些成分血，如白细胞、血小板等（红细胞除外），存活期短，为确保成分输血的效果，以新鲜血为宜，且必须在 24 h 内输入体内（从采血开始计时）。

2）除白蛋白制剂外，其他各种成分血在输入前均需进行血型鉴定及交叉配血试验。

3）成分输血时，由于一次输入多个供血者的成分血，因此在输血前应根据医嘱给予病人抗过敏药物，以减少过敏反应的发生。

4）由于每袋成分血液只有 25 ml，几分钟即可输完，故成分输血时，护士应全程守护在病人身边，进行严密的监护，不能擅自离开病人，以免发生危险。

5）如病人在输成分血的同时，还需输全血，则应先输成分血后输全血，以保证成分血能发挥最好的效果

2. 自体输血

（1）概念。

自体输血是指采集病人体内的血液或收集病人术中丢失的血液，经过洗涤、加工，再回输给病人本人的方法。自体输血是最安全的输血方法。

（2）优点。

1）不需做血型鉴定和交叉配血试验，不会产生免疫反应，避免了抗原抗体反应所致的溶血、发热和过敏反应。

2）能扩大血液来源特别是稀有血型病人的血液来源。

3）防止因输血引起的血源性疾病传播，如艾滋病、肝炎等。

4）术前实施的多次采血能刺激骨髓造血干细胞分化，增加红细胞生成，促进病人术后造血。

（3）适应证与禁忌证。

1）适应证。腹腔或胸腔内出血者，如脾破裂、异位妊娠破裂者；出血量在 1000 ml 以上的大手术者，如肝叶切除术；手术后引流血液回输（在术后 6 h 内的血液）者；体外循环或深低温下进行心内直视手术者；特殊血型很难找到供血者等。

2）禁忌证。腹腔或胸腔开放性损伤 4 h 以上者；合并心脏病、阻塞性肺病或原有贫血者；血液在术中被胃肠道内容物污染者；血液可能被癌细胞污染者；凝血因子缺乏者；有脓毒血症和菌血症者等。

（4）形式。

1）贮存式自体输血。术前采集病人全血或血液成分并进行贮存，手术需要时再回输给病人的输血方法。对符合自身输血条件的择期手术病人，在术前 3～5 周开始，每周或隔周采血 1 次，术前 3 d 停止采集。

2）稀释式自体输血。在手术日手术开始前采集病人定量的血液，同时静脉输入等量的胶体或晶体溶液以维持血容量，降低血中血细胞比容使血液处于稀释状态，手术出血时血液的有形成分丢失减少，并减少术中红细胞的损失。术前采集的血液在术中或术后按先采集的血液先输的原则回输。

3）回收式自体输血（术中失血回输）。将病人体腔积血、手术失血及术后引流血液进行回收、抗凝、滤过、洗涤等处理，达到一定的质量标准，然后再回输给病人。适用于脾破裂、输卵管破裂，血液流入腹腔内 6 h 并无污染或无凝血块者，但失血回输总量不宜过多，应限制在 3500 ml 以内。大量回输自体血的同时应适当补充新鲜血浆和血小板。

【案例分析】

周女士的骨髓穿刺检查示急性白血病（M2）。病情进展快，以感染、贫血、出血为主。现病人除头晕、乏力、皮肤黏膜苍白等表现，同时出现活动后心悸等心血管症状，血常规示：RBC 2.5×10^{12}/L，Hb 50 g/L，HCT 15.2% 均低于正常水平［女性 RBC（3.5～5.0）$\times 10^{12}$/L，Hb 110～150 g/L，HCT 37%～48%］。为该病人输血的目的：增加有效循环血量，改善心肌功能和全身血液灌流，增加心排血量，促进循环；补充血红蛋白，纠正贫血，增加血红蛋白含量，促进携氧功能。

【案例进展 1】

病人皮肤黏膜苍白，贫血貌，全身乏力明显，易困倦。发病来体重减轻 5 kg，身高 160 cm，体重 42 kg，BMI 为 16，遵医嘱护士需为周女士立即输入 2 U 的 A 型浓缩红细胞。根据周女士情况，护士应该如何进行输血护理？

【知识基础 1】

目前临床均采用密闭式输血法，包括直接静脉输血法和间接静脉输血法。

（一）目的

详见表 3-7-1-1。

（二）输血前准备

1. 病人知情同意

对于需输血治疗的病人，医生必须先向病人或家属说明输血的必要性和相关风险。病人或家属在充分了解输血的潜在危害后，有拒绝输血的权利。征得病人及家属同意后，必须提前签署"输血治疗同意书"，由病人或家属、医生分别签字后方可施行输血治疗。无家属签字的无自主意识病人的紧急输血，应报医院职能部门或主管领导同意，备案并记入病历。未成年者，可由父母或指定监护人签字。

2. 备血

根据医嘱填写完整的输血申请单，抽取病人静脉血标本 2 ml。将输血申请单和血标本一并送往血库，做血型鉴定和交叉配血试验。采血时禁忌同时采集两名及以上病人的血标本，以免发生混淆。

3. 取血

根据输血医嘱，凭取血单到血库取血。与血库工作人员共同做好"三查八对"。

（1）三查。查血液的有效期（采血日期）、血液质量和输血装置是否完好。

（2）八对。姓名、床号、住院号、血袋号、血型、交叉配血试验结果、血液种类、剂量。

（3）凡血袋有下列情形之一的，一律不得接收。标签破损、字迹不清；血袋有破损、漏血；血液中有明显凝块；血浆呈乳糜状或暗灰色；血浆中有明显气泡、絮状物或粗大颗粒；未摇动时血浆层与红细胞的界面不清或交界面上出现溶血；红细胞层呈紫红色；过期或其他须查证的情况。

（4）确认无误后于交叉配血单上签全名后取回血液。血液取出勿振荡，避免红细胞大量破坏导致溶血。如为库存血，不可加温血液，防止血浆蛋白凝固变性而引起反应，应在室温下放置 15～20 min 后再输入。

4．输血前核对

输血前，应与另一名护士再次进行核对，确定无误并检查血液无凝块后方可进行输血。

（三）操作程序

1．评估

（1）病人的病史、症状、体征及实验室检查结果等资料，综合分析病人的情况，关注心肺功能。

（2）病人的血型、输血史及过敏史，所需血液制品的种类和用量。

（3）病人的心理状态，输血认知程度。

（4）根据病人病情、年龄及输血量选择静脉，选择静脉时应避开破损发红、硬结、皮疹等部位的血管。一般采用四肢浅静脉；急需输血时多采用肘部静脉；周围循环衰竭时，可采用颈外静脉或锁骨下静脉。

2．计划

（1）病人准备。了解静脉输血的目的、方法、注意事项及配合要点；签署知情同意书；排空大小便，取舒适卧位。

（2）护士准备。着装整洁，修剪指甲，洗手，戴口罩。

（3）用物准备。间接静脉输血法同密闭式周围静脉输液法，将一次性输液器换为一次性静脉输血器；直接静脉输血法同静脉注射，备50 ml注射器及针头数个（根据输血量多少而定）、3.8%枸橼酸钠溶液、血压计袖带。另备生理盐水、血液制品（根据医嘱准备）、一次性手套。

（4）环境准备。整洁、安静、舒适、安全。

3．实施

密闭式静脉输血法流程见表3-7-1-4。

静脉输血操作
评价标准

表3-7-1-4　密闭式静脉输血法

操作流程	操作步骤	要点说明
▲间接输血法		将抽出的供血者的血液按静脉输液的方法输注到病人体内的方法，是临床上最常用的静脉输血法
1．检查核对	将用物携至病人床旁，由两名护士进行"三查八对"，核对无误后两名护士分别签名	● 严格执行查对制度，避免差错事故发生
2．建立静脉通道	采用一次性输血器，按密闭式周围静脉输液法建立静脉通道，输入少量生理盐水	● 用少量生理盐水冲洗输血器管道

操作流程	操作步骤	要点说明
3. 连接血袋输血	（1）将储血袋内血液以手腕旋转方式轻轻摇匀 （2）戴手套，打开储血袋封口，常规消毒血袋开口处的塑料管 （3）再次查对后，将输血器针头从生理盐水瓶塞上拔下，插入输血器的输血接口，并缓慢倒挂储血袋于输液架上	● 避免剧烈振荡，以防发生溶血 ● 如为血瓶，同密闭式周围静脉输液法的方法更换药液
4. 操作后核对	核对"八对"内容	
5. 调节滴速	输血以"先慢后快，密切观察"为原则，输注前15 min，以1～3 ml/min为宜，无输血不良反应后，再根据病情及年龄调节滴速，一旦有输血不良反应，立即停止输血，查清原因后再输注	● 开始滴速不超过20滴/分 ● 一般成人40～60滴/分，老人、儿童酌减
6. 整理记录	（1）取出治疗巾，止血带及一次性垫巾，整理病人床单位，协助病人取舒适卧位 （2）将呼叫器放于病人易取处 （3）整理用物 （4）洗手，记录	● 告知病人如有不适，及时使用呼叫器通知护士 ● 在输血记录单上记录输血的时间、滴速、病人的全身及局部状况，并签全名
7. 严密观察	加强巡视，严密观察	严密观察有无输血反应，发生反应及时处理
8. 连续输血的处理	需连续输用不同供血者的血液时，在前一袋血液输完后，先输入少量生理盐水冲洗输血器，再更换另一袋血液继续输入	● 两袋血之间用生理盐水冲洗输血器是为了避免两袋血之间发生反应 ● 如为双插头血袋，则用锁扣锁住输血通路（或用止血钳夹住输血通路），打开生理盐水通路开始滴入生理盐水 ● 输完血的血袋要保留，以备出现输血反应时查找原因
9. 拔针按压	（1）输血完毕，继续输入生理盐水，直至输血器内的血液全部输入体内 （2）轻揭输液贴或胶布，关闭调节器，迅速拔针后嘱病人按压片刻至无出血	● 输血完毕继续输入生理盐水是为了保证输血器内血液全部输入体内，输血量准确 ● 避免针刺伤
10. 整理记录	（1）协助病人适当活动穿刺肢体，取舒适卧位，整理病人床单位 （2）清理用物，将输血器针头剪下放入锐器收集盒中，输血器管道放入医用垃圾桶中，输血袋保留24 h （3）洗手，记录	● 污物按规定处理，避免交叉感染的发生 ● 记录内容：输血时间、种类、血量、血型、血袋号（储血号），有无输血反应

操作流程	操作步骤	要点说明
▲直接输血法		将供血者血液抽出后立即输给病人的方法适用于无库存血而病人又急需输血以及婴幼儿的少量输血时
1. 准备卧位	请供血者和病人分别躺在相邻的两张床上，露出一侧手臂	● 方便操作
2. 认真查对	认真核对供血者和病人的姓名、血型和交叉配血试验结果	● 严格执行查对制度，防止差错事故的发生
3. 抽抗凝剂	在备好的注射器内加入一定量的抗凝剂	● 避免抽出的血液凝固 ● 一般在 50 ml 血中加 3.8% 枸橼酸钠溶液 5 ml
4. 抽、输血液	（1）将血压计袖带缠于供血者上臂并充气 （2）选择穿刺静脉，常规消毒皮肤 （3）用加有抗凝剂的注射器抽取供血者的血液，然后立即将抽出的血液输注给病人	● 压力维持在 13.3 kPa（100 mmHg）左右，使静脉充盈 ● 一般选用粗大静脉，常用肘正中静脉 ● 操作时需要三人合作，一人抽血，一人传递，另一人输血，如此连续进行 ● 抽取供血者血液时不可过急过快，并注意观察其面色，询问有无不适 ● 给病人输入血液时不可过快，随时观察病人的反应 ● 连续抽血时不必拔出针头，只更换注射器；在抽血期间放松袖带，并用手指压迫穿刺部位前端静脉，减少出血
5. 拔针按压	输血完毕，拔出针头，用无菌纱布块按压穿刺点至无出血	
6. 整理记录	（1）协助病人取舒适卧位，整理病人床单位 （2）清理用物 （3）洗手，记录	● 污物按规定处理，避免交叉感染的发生 ● 记录内容：输血时间、血量、血型，有无输血反应

4. 评价

（1）病人理解输血的目的，并无不良反应发生，达到了治疗抢救的目的。

（2）护士操作规程正确，准确无误完成输血技术，无事故发生。

（3）护患沟通有效，病人需要得到满足，能主动配合。

（四）注意事项

（1）严格执行查对制度和无菌操作规程，输血前必须经两人认真进行"三查八对"，以避免差错事故的发生。

（2）血液取回后勿振荡、加温，从血库取回的血液制品 30 min 内输入，避免引起不良反应。

（3）在输血前、后及两袋血液之间都应输入少量生理盐水，以防不良反应的发生；血液内不可随意加入其他药物，如高渗或低渗溶液、酸性及碱性药品、钙剂等，以防发生血液凝集或溶解。

（4）输血过程中，应加强巡视，严密观察有无输血反应出现并及时询问病人有何不适。一旦出现异常情况应立即停止输血，配合医生紧急处理，并保留剩余血液以备送检查找原因。

（5）严格控制输血速度，年老体弱者、婴幼儿、心衰或冠心病病人输血时，一次输血量不可太大，输入速度必须缓慢（1~2 ml/min），如有不适症状，须暂停输入或减慢速度，细心观察。

（6）输异型血时，输入速度必须缓慢，输血量不能过多，贫血病人采用一般输血速度就可以。但也要根据病人血红蛋白的下降速度、年龄及心肺功能状况，进行调速。但当术中出现大出血等急症，需要紧急输血时，应以最快速度输血，抢救病人，1 min可输进50~100 ml。

（7）输血过程中茂菲滴管液面高度应在1/2~2/3，一旦液面低于1/2，在滴注过程中血液成分会与输血器过滤面冲击，造成血细胞破坏。高于2/3则无法数滴数。

（8）检查静脉穿刺部位有无血肿或渗血现象。有深静脉管路，首选深静脉输入。无深静脉管路，穿刺部位选择弹性好，较粗、较直的血管，同时避开有静脉瓣、关节的部位。

（9）合理安排输血顺序，需输入全血与成分血时应首先输入成分血（尤其是浓缩血小板），其次为新鲜血，最后为库血，以保证成分血新鲜输入。输血时遵医嘱给予抗过敏药物，以防发生过敏反应。

（10）加压输血时必须有专人守护，输血完毕及时拔针，避免发生空气栓塞。

（11）输完的血袋送回输血科保留24 h，以备病人出现输血反应时查找原因。

【进展分析1】

护士需要遵医嘱，严格按照"三查八对"、无菌操作的原则为周女士输入2 U的A型浓缩红细胞。周女士此次为首次输血。在实施输血护理过程中，要做好输血健康告知宣教工作。告知病人或家属静脉输血是纠正急慢性贫血的一种有效的治疗措施，其独特的疗效是不能为其他治疗所替代，但输血有严格的指征，除非必需，否则是不能随便输血的。告诉病人记住自己的血型并配合医生做好输血前的血型核对。输血治疗过程可能出现一些不良反应，体内存在白细胞、血小板抗体而易发生非溶血性发热、过敏反应等。向病人说明一旦感觉不适及时告知医务人员，及早处理。

指导病人配合治疗操作，输血前要排空大小便，卧位要舒适，输血肢体不能有大幅度的动作，以防套管针脱出。如厕过程中，防止输液架上的血袋与肢体过度牵拉，使输血管针头从血袋中脱出，造成血制品浪费。不可随意调节滴数，以防引起循环负荷过重并发症。因有些输血不良反应为迟发反应，故应指导病人如有不适要及时报告。

【案例进展2】

周女士在输血过程中突感不适，发冷、寒战，伴恶心呕吐，但无皮肤瘙痒、呼吸困难，无腰痛及尿色改变等症状。告知护士后，测得体温为38 ℃，血压115/75 mmHg，P 96次/分，病人出现了什么情况？

【知识基础2】

输血是临床上常用的急救和治疗的重要措施，但具有一定危险性，可引起输血反应，严重时可危及病人生命。为了保证安全，输血护士要采取有效的预防措施，以避免输血反应的发生。在输血过程中，护士要严密观察病人，及时发现输血反应的征象，并能及时采取措施进行处理。常见的输血反应有：发热反应、过敏反应、溶血反应、与大量快速输血有关的反应、输血相关传染病、其他反应。其中，与大量快速输血有关的反应有循环负荷过重、出血倾向、枸橼酸中毒等，其他反应如空气栓塞、微血管栓塞、细菌污染反应、体温过低等。

（一）发热反应

发热反应是最常见的输血反应。

1. 原因

（1）由致热原引起，如储血袋、输血器、血液、血液保养液被致热原污染。

（2）违反无菌操作原则，造成输血污染。

（3）多次输血后，受血者血液中产生的白细胞抗体或血小板抗体与供血者的白细胞或血小板发生免疫反应，引起发热。

2. 临床表现

通常在输血过程中或输血后1～2 h内发生，病人出现发冷、寒战、发热，体温升高到38～41℃，轻、重症病人持续时间不等，轻者1～2 h后逐渐缓解，重者可伴有皮肤潮红、头痛、恶心、呕吐、肌肉酸痛等全身症状，以及呼吸困难、血压下降、抽搐，甚至昏迷。

3. 预防

（1）严格管理输血用具、血液保养液。

（2）严格执行无菌技术操作原则，防止污染。

（3）若病情允许，尽量避免多次输血。

4. 处理

（1）轻者可减慢输血速度，症状自行缓解；重者应立即停止输血，并及时通知医生、严密观察生命体征，做好对症处理，如寒战者给予保暖，高热者给予物理降温。

（2）遵医嘱给予解热镇痛药和抗过敏药物，如异丙嗪或肾上腺素等。

（3）将剩余血液、储血袋及输血用具一并送检。

（二）溶血反应

溶血反应是指输入血中的红细胞或受血者的红细胞发生异常破坏或溶解，而引起一系列临床症状，是最严重的输血反应。分为急性／速发型溶血反应和慢性／迟发型溶血反应。

1．急性／速发型溶血反应

（1）原因

1）输入异型血液。是输血反应中最严重的一种。供血者和受血者血型不符而造成血管内溶血向血管外溶血的变化，反应发生快，一般输入 10～15 ml 血液即可出现症状，后果严重，死亡率高。

2）输入变质的血液。红细胞已经被破坏溶解，如血液贮存过久、保存温度过高、血液被剧烈振荡或被细菌污染、血液入高渗或低渗溶液或影响血液 pH 的药物等，均可导致红细胞破坏溶解。

（2）临床表现。轻重不一，轻者与发热反应相似，重者在输入 10～15 ml 血液时即可出现症状，死亡率高。通常可将溶血反应的临床表现分为 3 个阶段。

1）第 1 阶段。受血者血清中的凝集素与输入血中红细胞表面的凝集原发生凝集反应，使红细胞凝集成团，阻塞部分小血管。病人出现头部涨痛，面部潮红，恶心、呕吐，心前区压迫感，四肢麻木，腰背部剧烈疼痛等反应。

2）第 2 阶段。凝集的红细胞发生溶解，大量血红蛋白释放到血浆中，出现黄疸和血红蛋白尿（尿呈酱油色），同时伴有寒战、高热、呼吸困难、发绀和血压下降等。

3）第 3 阶段。一方面，大量血红蛋白从血浆进入肾小管，遇酸性物质后形成结晶，阻塞肾小管。另一方面，由于抗原、抗体的相互作用，又可引起肾小管内皮缺血、缺氧而坏死脱落，进一步加重了肾小管阻塞，导致急性肾衰竭，表现为少尿或无尿、管型尿和蛋白尿、高钾血症、酸中毒，严重者可致死亡。

（3）预防。

1）认真做好血型鉴定与交叉配血试验。

2）输血前认真查对，杜绝差错事故的发生。

3）严格遵守血液保存规则，不可使用变质血液。

（4）护理。

1）立即停止输血，并通知医生。

2）给予氧气吸入，建立静脉通道，遵医嘱给予升压药或其他药物治疗。

3）将剩余血、病人血标本和尿标本送化验室进行检验。

4）双侧腰部封闭，并用热水袋热敷双侧肾区，解除肾小管痉挛，保护肾脏。

5）碱化尿液，静脉注射碳酸氢钠，增加血红蛋白在尿液中的溶解度，减少沉淀，避免阻塞肾小管。

6）严密观察生命体征和尿量，插入导尿管，检测每小时尿量，并做好记录。若发生肾衰竭，行腹膜透析或血液透析治疗。

7）若出现休克症状，应进行抗休克治疗。

8）心理护理，安慰病人，消除其紧张、恐惧心理。

2. 慢性/迟发型溶血反应

一般为血管外溶血，多由 Rh 系统内的抗体（抗 D、抗 C 和抗 E）引起。临床常见 Rh 系统血型反应中，绝大多数是由 D 抗原与其相应的抗体相互作用产生抗原抗体免疫反应所致。反应的结果使红细胞破坏溶解，释放出的游离血红蛋白转化为胆红素，经血液循环至肝脏后迅速分解，然后通过消化道排出体外。Rh 阴性病人首次输入 Rh 阳性血液时不发生溶血反应，但输血 2~3 周后体内即产生抗 Rh 因子的抗体。如再次接受 Rh 阳性的血液，即刻发生溶血反应。Rh 因子不合所引起的溶血反应较少见，因发生缓慢，可在输血后几小时至几天后才发生，症状较轻，有轻度的发热伴乏力、血胆红素升高等。对此类病人应查明原因，确诊后，尽量避免再次输血。

（三）过敏反应

是输入的血液与受血者血液发生抗原抗体结合的反应。

1. 原因

（1）病人为过敏体质，对某些物质易引起过敏反应。输入血液中的异体蛋白与病人机体的蛋白质结合而形成全抗原，使机体呈致敏状态。

（2）输入的血液中含有致敏物质，如供血者在献血前使用过可致敏的药物、食物等。

（3）多次输血的病人体内产生抗体，当再次输血时，抗原抗体相互作用而发生过敏反应。

（4）供血者血液中的某种抗体输入受血者的体内，与相应抗原结合发生过敏反应。

2. 临床表现

过敏反应大多在输血后期或输血即将结束时发生，症状出现的早晚与反应程度关系密切，症状出现越早，反应越重。轻度者表现为皮肤瘙痒或全身荨麻疹；中度者出现血管神经性水肿，多见于颜面部，表现为眼睑、口唇高度水肿，常在数小时后消退；重度者出现因喉头水肿支气管痉挛所致呼吸困难，听诊两肺可闻及哮鸣音，甚至出现过敏性休克。

3. 预防

（1）对曾有过敏史需多次输血的病人，在输血前半小时遵医嘱给予抗过敏药物。

（2）选用无过敏史的供血者。

（3）供血者在献血前4 h内不宜食用高蛋白、高脂肪食物，饮食宜清淡或可饮用糖水。

4．护理

（1）严密观察病人反应并及时处理。

（2）轻者减慢输血速度，遵医嘱给予抗过敏药物，如苯海拉明、异丙嗪或地塞米松等。

（3）中、重度过敏反应者，应立即停止输血，通知医生，按医嘱皮下注射1∶1000肾上腺素或静脉滴注氢化可的松或地塞米松等抗过敏药物。

（4）对症处理，对呼吸困难者给予氧气吸入，对严重喉头水肿者行气管切开，对循环衰竭者立即进行抗休克治疗。

（5）严密监测生命体征。

（四）与大量快速输血有关的反应

大量输血指24 h内紧急输入大于等于病人总血容量的血液。常见的与大量输血有关的反应有循环负荷过重的反应、出血倾向、枸橼酸钠中毒等。

1．循环负荷过重

即肺水肿，其原因、临床表现和护理同静脉输液相同。

2．出血倾向

（1）原因。长期反复输入库存血或超过病人原血液总量的输血而引起。因为库存血中的血小板已被破坏，凝血因子减少而引起出血。

（2）临床表现。表现为皮肤、黏膜出现瘀点或瘀斑，穿刺部位可见大块瘀血或拔针后出血不止、手术伤口渗血或出血、牙龈出血，严重者出现血尿。

（3）预防。严格掌握输血量，每输库存血3～5个单位，应及时补充1个单位的新鲜血；当输入大量血液时，应将库存血、新鲜血或血小板浓缩悬液交替输入，以补充血小板和凝血因子。

（4）护理。短时间输入大量库存血时，应密切观察病人意识、血压及脉搏等变化，病人皮肤、黏膜或手术伤口有无出血等，并根据凝血因子缺乏情况给予相应的处理。

3．枸橼酸钠中毒

（1）原因。枸橼酸钠是常用的抗凝剂，大量输血时，过量的枸橼酸钠也会进入体内，当病人肝功能受损时，枸橼酸钠不能氧化和排出，与血中游离钙结合使血钙浓度下降。

（2）临床表现。病人手足抽搐、血压下降、心率缓慢甚至心脏骤停。

（3）预防。每输入库存血1000 ml，遵医嘱静脉注射10%葡萄糖酸钙或10%氯化钙10 ml，以补充钙离子，防止血钙过低。

（4）护理。严密观察病人病情变化及输血后反应，按医嘱使用钙剂。

（五）输血相关传染病

通过输血传播的疾病与感染已有十多种，其中最严重的是艾滋病、乙型肝炎、丙型肝炎，其次为梅毒、疟疾等。

对输血引起传染性疾病的预防与控制，重点是采供血机构和医疗机构的标准化工作和规范化管理。主要的预防措施是：加强消毒隔离，对血液制品进行病毒灭活，做好职业防护；提倡自体输血和成分输血，严格掌握输血适应证；严格进行血液筛查，提倡无偿献血；规范采供血和血液制品制备的操作规程。

（六）其他反应

如空气栓塞、细菌污染反应、体温过低等。因此，严格把握采血、贮血和输血操作的各个环节，是预防上述输血反应的关键。

【进展分析 2】

周女士在输血过程中突感不适，发冷、寒战，伴恶心呕吐感，但脉搏和血压正常，无皮肤瘙痒、呼吸困难，无腰痛及尿色改变等。可排除输血过敏反应、溶血反应，可能发生了输血反应中最常见的发热反应。

【拓展知识】

血型与疾病的关系

拥有某种血型的你，可能意味着容易患上某些疾病，也可能预示着更加长寿。因为构成我们血型的 ABO 抗原不仅在红细胞表面表达，而且还存在于人体其他组织中，这为 ABO 血型在血液系统之外的各种健康结果提供了理论基础。血型和健康的关联有以下诸多推测。

2012 年，来自哈佛大学公共卫生学院的研究人员汇总了两项长期研究数据，在 20 年内追踪了 89 500 名成人，结果发现，O 型血的人患心脏病的风险最低。

一项来自中国台湾的队列研究共纳入 339 432 名具有实验室基础血型的健康人。研究在调整年龄、性别、教育程度、吸烟、饮酒、体力活动和体重指数后，不同 ABO 血型的人患癌风险不同，A 型血的人患胃癌的风险升高，非 O 型血的人患胰腺癌的风险升高。

在其他癌种中，中科院癌症研究所的研究人员甚至证实，ABO 血型是卵巢癌病人的独立预后因素之一。

总之，血型与健康的联系在日渐成熟的研究中愈发明确。可以肯定的是，不论血型预示着哪些健康风险，我们在日常生活中保持健康饮食、坚持锻炼身体，会为降低各种疾病的风险带来益处。

移动护理信息系统在输血中的应用

输血评估。根据《血液与血制品处理、使用管理制度》要求，护士分别于输血前 15 分钟、输血开始后 15 分钟、输血结束时、输血结束后 15 分钟手持医疗智能手持机（PDA）到病人床旁采集病人生命体征，了解病人病情变化情况，并记录到护理记录单中。

血液采集。护士拿治疗单，利用 PDA 扫描病人腕带、配血标签及治疗单上条形码，相符后抽血送输血科。

取血。得到取血通知后，护士携带 PDA 到输血科，扫描配血单、血袋上条形码，核对病人姓名、性别、病案号、病室、床号、血型有效期及配血试验结果，核对无误点击保存。

核对。血液取回后扫描输血记录单上血袋号、有效期、血型、种类、血量、交叉配血结果、病人 ID 号、血型与病人信息是否相符。输血前扫描病人腕带，核对病人姓名、ID 号、床号、血型等信息，无误后输入。若核对到某一项不符时，PDA 会发出警示，提醒操作者核对信息有误，查找原因，再次核对时可从当前步骤开始，否则下一步无法继续进行。

提醒。输血模块设置有巡视提醒功能，护士设置好巡视时间后，手持终端会根据设定时间提醒护士定时巡视，不至于护士忙于其他工作而疏忽了巡视时间。

输血。输血开始时点开始时间，结束后点结束时间，护士巡视时点击巡视时间，观察滴速及有无输血反应等。这些节点的时间及内容会自动生成，并被抓取到护理记录中完成输血记录。PDA 的应用使这些记录在床旁即可完成。

【学习总结】

请总结密闭式静脉输血的实施步骤。

（黄蓉 丁艳红）

任务 2　静脉输血护理记录

【案例导入】

周某，女，遵医嘱输入 2 U 的 A 型浓缩红细胞。输血前查体：T 36.7 ℃，P 60 次/分，R 20 次/分，BP 100/75 mmHg，下午 3：00，输血开始滴数为 20 滴/分，15 分钟后病人自诉无不适，调滴数为 60 滴/分，于下午 5：20 输血完毕，病人无不适主诉。查体：T 37.0 ℃，P 65 次/分，R 22 次/分，BP 100/75 mmHg。

请问应该如何进行相应的输血护理记录？

【知识基础】

（一）记录要求

1. 护理记录完整

输血开始记录、输血后 15 分钟记录、输血结束记录。

2. 输血巡视卡记录完整

双人核对签名、三次巡视记录签名。

（二）记录内容

1. 输血开始记录

体温、脉搏、呼吸、血压、血型、血液种类、预输血量、输血速度 20 滴/分钟。

2. 输血后 15 分钟记录

病人有无不良反应、输血速度 40~60 滴/分。

3. 输血结束记录

体温、脉搏、呼吸、血压、病人有无不良反应。

（三）如何写好输血护理记录

1. 提高临床观察能力

护士应结合病人的临床表现，勤巡视，不断深入病房，通过观察，询问收集资料，加强护理记录的内涵。

2. 护理观察

以护理观察和具体的护理活动为记录重点，护理工作是否尽职尽责，除病人的主观感受和客观效果外，在记录上反映出的就是护理观察是否及时准确，以及护理措施具体落实的程度。记录要简洁、完整、重点突出（见表 3-7-2-1）。

表 3-7-2-1　输血床边核对及巡视卡

输血床边核对及巡视卡

科室：　　　住院号：　　　床号：　　　姓名：　　　性别：　　　年龄：

日期	时间	执行者签名	核对者签名	血制品种类及剂量								核对内容					执行记录			巡视记录		
				红细胞悬液	洗涤红细胞	血小板	血浆	冷沉淀	其他血制品			腕带	床头卡	血型(ABO RH)	质量	其他						
				袋数						剂量		住院号	住院号/姓名/床号	血型/医嘱单/交叉配血单	血制品外观/有效期/血制品质量	交叉配血结果/血袋条形码	时间	滴数	签名	时间	滴数	签名

填写方法及要求：
1. 输注红细胞（包括红细胞悬液、洗涤红细胞、浓缩红细胞、冰冻红细胞）、全血多袋需分开每一袋一袋填写，其它血制品多袋则不需要分袋填写。
2. 核对内容一栏目下每个项目，核对无误后打"√"表示。
3. 执行记录、巡视记录：基础血、接血、输血（接血后15分钟后巡视）如无输血反应，调整输血速度后填写；有无输血反应，调整输血速度后填写；示后每小时巡视一次并记录。
4. 巡视记录 是输血15分钟后巡视结果者有无不适。

第1页

3. 翔实记录

根据专科特点规范书写输血护理记录单。病人不同，护理重点、观察重点不同，避免千篇一律，要体现因人施护、因需施护。要密切观察，勤于思考，翔实记录。

【案例分析】

静脉输血护理记录至少为三次。输血开始记录：体温、脉搏、呼吸、血压，血型、血液种类、预输血量，输血速度 20 滴 / 分。输血后 15 min 记录：病人有无不良反应，输血速度 40~60 滴 / 分。输血结束记录：体温、脉搏、呼吸、血压，病人有无不良反应。

输血护理记录是对病人输血前、中、后的生命体征及有无输血不良反应的一个重要记录，反映了输血全过程，有利于发现问题，减少输血事故的发生。

【拓展知识】

使用移动护理信息系统如何完成输血护理记录

移动护理信息系统是医院信息系统的子系统，输血模块是移动护理信息系统众多模块中的一项。

输血模块包括以下几方面。医生下达输血医嘱生成输血单后，护士利用 PDA 扫描输血单上的条形码、腕带确认病人身份，采集样管。取血时扫描血袋号、血液种类、血液量、血液有效期及配血试验结果，病人姓名、性别、床号、ID 号、病案号、血型，无误后取回病房。输血前再次核对以上信息相符后输注，巡视提醒及支持功能等。

【学习总结】

请总结静脉输血护理记录的要求和内容。

（黄蓉　丁艳红）

项目八　标本采集

教学计划表

授课主题		项目八　标本采集
工作任务		任务 1　血标本采集 任务 2　尿标本采集 任务 3　粪便标本采集 任务 4　痰标本采集 任务 5　咽拭子标本采集
建议学时		8 学时
教学目标	知识目标	1. 掌握各种标本采集的目的和原则 2. 掌握各种标本采集的方法和注意事项 3. 熟悉不同类型静脉血标本采集的标本容器和采血量
	能力目标	1. 能按照正确的操作规程，规范进行各种标本的采集 2. 能在临床工作中正确准备各种标本容器
	素质目标	1. 树立严谨求实的工作态度 2. 具有执业意识，自觉遵守规范指南行为
教学重点		1. 静脉血标本采集的方法 2. 尿标本采集的方法
教学难点		1. 不同种类血标本采集的顺序 2. 动脉血标本采集的方法

任务 1　血标本采集

【案例导入】

章某，女，62 岁。3 个月前无明显诱因出现面色苍白，全身乏力。近 1 个月来伴头晕、耳鸣，活动后心慌气促，近 2 周上述症状加重。起床时突发晕厥 1 次，伴耳鸣，注意力不集中。入院后查体：T 36.9 ℃，P 108 次 / 分，R 21 次 / 分，BP 100/64 mmHg，神志清楚，重度贫血貌。皮肤巩膜轻度黄染，小便颜色深黄。遵医嘱予大便潜血（OB 试验）、尿常规＋镜检、血常规＋网织红细胞、肝肾功能、电解质、心肌酶、血型、贫血二项、铁蛋白、冷凝集试验等多项标本采集。

临床上标本采集的目的是什么？需要注意什么？

【知识基础】

标本采集是指根据检验项目的要求采集病人的血液、体液（如胸腔积液、腹水）、排泄物（如尿、粪）、分泌物（如鼻咽分泌物）、呕吐物和脱落细胞等标本，经过物理、化学或生物学的实验室检查技术进行检验，作为疾病的诊断、治疗、预防以及药物监测、健康状况评估等的重要依据。标本检验结果的正确与否直接影响到对病人疾病的诊断、治疗和抢救等，而高质量的检验标本是获得准确而可靠的检验结果的首要环节。因此，正确的标本采集是护士应该掌握的基本知识和基本技能之一。

（一）标本采集的意义

随着现代医学的发展，诊断疾病的方法日益增多，但各种标本检验仍然是基本的诊断方法之一。检验标本在一定程度上反映机体正常的生理现象和病理改变，对明确诊断、病情观察、防治措施的制订及预后的判断等起着重要作用。所以标本采集非常重要，其意义体现在协助明确疾病诊断，推测病程进展，制订治疗措施的依据，判断病情变化的依据等。

（二）标本的采集原则

1. 遵照医嘱

采集各种标本均应按医嘱执行。医生填写的检验申请单，字迹必须清楚，目的应明确，申请人签全名。护士应认真核对，如对检验申请单有疑问时，护士应及时核对、核实清楚后再执行。

2. 充分准备

（1）护士准备。护士应明确标本采集的相关事宜，如明确检验项目、检验目的、采集方法、采集时间、采集标本量及注意事项等。操作前，护士应修剪指甲，洗手，戴口罩、帽子、手套，必要时需穿隔离衣。

（2）病人准备。经过护士的解释和指导，病人或家属对留取标本的目的、方法、注意事项及配合要求有一定认识，愿意配合操作；并能按要求做好必要的准备，如晨起空腹、不进食饮水等。

（3）物品准备。根据检验目的准备必须的物品，并在选择的标本容器外贴上标签（注明科室、床号、姓名、检验目的、标本类型、标本采集时间）或条形码（电脑医嘱则自动生成电子条形码）。

（4）环境准备。采集标本时环境应清洁、安静、温湿度适宜、光线或照明充足适宜，并保护病人隐私。

3. 严格查对

查对是保证标本采集无误的重要环节。采集前、中、后及送检前认真核对：医嘱、申请项目、申请时间、病人所在科室、病室、床号、姓名、性别、住院号、采集容器及方法等。

4. 正确采集

为了保证送检标本的质量，护士必须掌握正确的标本采集方法、采集时间、采集容器及采集量。

（1）选择最佳采样时间，晨起空腹是最具代表性及检出阳性率最高的时间，如血液、尿液标本原则上应于晨起空腹时采集。采集细菌培养标本时，应选择无菌容器，容器无裂缝，瓶塞干燥，培养基无混浊、变质。采集时严格执行无菌操作，勿混入防腐剂、消毒剂及其他药物，并在病人使用抗生素前采集。若已使用抗生素或其他药物，应在血药浓度最低时采集，并在检验申请单上注明。

（2）要采取具有代表性的标本，如大便检查应取黏液、脓液、血液部分粪便等。需要由病人自己留取标本时（如 24 h 尿标本、痰标本、大便标本等），要详细告知病人标本留取方法、注意事项，以保证采集高质量的符合要求的标本。

5. 及时送检

标本应及时留取、及时送检，以免污染或变质而影响检验结果。门诊病人自行采集的某些标本允许病人自行送往实验室外，其他标本一律由医护人员或经训练的护工输送。保证标本输送过程中的安全性、防止过度振荡、防止标本容器的破损、防止标本被污染、防止标本及唯一性标识的丢失和混淆、防止标本对环境的污染等。特殊标本（如动脉血气分析）应注明采集时间，立即送检。

【案例分析】

章女士的临床表现为面色苍白，全身乏力，头晕、耳鸣，活动后心慌气促，考虑贫血。为进一步确诊，需要进行多项目的检查及检验。每项标本都体现不同的临床意义，其中大便潜血（OB 试验）、尿常规＋镜检，可判断病人有无隐形失血。尿常规中胆红素、尿胆原及大便常规中粪胆原，可判断是否为红细胞破坏所产生的产物。

标本采集过程中必须做好核对医嘱、准备、采血和送检工作，特别要做好身份识别，"三查八对"工作。临床中标本采集可能会遇到以下问题：身份识别错误、医嘱打印错误、采血管选择不当、条形码粘贴有误、未及时告知病人、宣教不准确、病人未按要求禁食水（需空腹检验项目）、病人未准时等候采血、采血量不足、交接不清未及时送检等。标本采集每个环节都环环相扣，任一环节出现问题，直接影响检验结果，影响病人后续诊疗及治疗。

【案例进展 1】

医生为章女士开医嘱：血常规＋网织红细胞、肝肾功能、电解质、心肌酶、血型、贫血二项、铁蛋白、冷凝集试验等多项血标本采集。

医嘱采集血标本的目的是什么？护士应该如何进行血标本的采集？

【知识基础1】

循环系统与全身各个组织器官发生密切联系，参与机体各项功能活动，对维持机体新陈代谢、功能调节及机体内外环境的平衡起重要作用。病理状态下，血液系统疾病除直接累及血液外，也可以影响全身的组织器官，而组织器官病变也直接或间接引起血液成分发生变化，为治疗疾病提供参考依据。血液检查是临床上最常用的检验项目之一，血标本采集法包括毛细血管采集法、静脉血标本采集法和动脉血标本采集法。

毛细血管采集法是自外周血或末梢血采集标本的方法。世界卫生组织推荐毛细血管采集法的部位以中指或环指内侧为宜，采血部位必须无水肿、发绀、炎症或其他循环不良等现象。用血量较少的检查一般可从手指采血，该法操作方便，可获较多血量。采血部位成人多选左手环指，婴幼儿多选拇指或足跟部。特殊病人视情况而定，如严重烧伤病人，可选择皮肤完整处采血。外周血或末梢血的血液循环差，易受气温、运动、外力挤压等因素影响而发生改变，检验结果不够恒定。

静脉血标本采集法是指自静脉抽取血标本的方法。常用静脉有：贵要静脉、肘正中静脉、腕部及手背静脉、大隐静脉、小隐静脉、足背静脉、颈外静脉（婴幼儿首选）、股静脉。

（一）目的

1. 全血标本

指抗凝标本，主要用于测定红细胞沉降率及血液中某些物质如尿酸、尿素氮、肌酸、血氨、血糖的含量等。

2. 血浆标本

指抗凝血经离心所得上清液成为血浆，适用于内分泌激素、血栓和止血检测等。

3. 血清标本

不加抗凝剂的血，经离心所得上清液为血清，适用于临床化学和免疫学的检测，如测定血清酶、脂类、电解质和肝功能等。

4. 血培养标本

多用于检测血液中的病原体。

（二）操作程序

1. 评估

（1）病人的病情、治疗情况、意识状态、肢体活动情况等。

（2）病人对血标本采集的认知、合作程度。

（3）病人的一般情况及采集部位的皮肤完整性和局部血管弹性及充盈度，穿刺部位皮肤有无水肿、结节瘢痕、炎症、破损等。

（4）明确病人需做的检查项目，决定采血量及是否需要特殊准备。

（5）病人有无情绪的变化，如检查前紧张、焦虑等，有无运动、进食、吸烟、服药，以及是否饮酒、咖啡或茶等。

2．计划

（1）病人准备。病人需了解采集静脉血标本的目的和配合要点，做生化检验时病人应空腹；取舒适体位，充分暴露穿刺部位，穿刺部位皮肤清洁。

（2）护士准备。着装整洁，洗手，戴口罩。

（3）用物准备

1）治疗车上层。注射盘、一次性注射器（规格视采集量而定）、针头或头皮针及标本容器（抗凝试管、干燥试管、血培养瓶）或真空采血系统（包括真空采血管、真空采血针、持针器）、止血带、治疗巾、小垫枕、胶布、检验单（标明科室、床号、姓名、标本类型、采集时间）、手消毒液、无菌手套。

2）治疗车下层。生活垃圾桶、医用垃圾桶、锐器回收盒。

（4）环境准备。整洁、安静、宽敞、光线充足或有足够照明、舒适安全，必要时用屏风或围帘遮挡。

3．实施

见表 3-8-1-1。

静脉血标本
采集操作评
价标准

表 3-8-1-1　静脉血标本采集法实施流程

操作流程	操作步骤	要点说明
1．核对解释	携用物至床旁，认真核对病人信息并做好解释	● 确认病人，取得合作 ● 依据检验申请单核对病人姓名、床号、住院号及腕带 ● 核对检验申请单、标本容器（或真空采血管）以及标签（或条形码）是否一致 ● 向病人及家属说明标本采集的目的及配合方法
2．选择静脉	协助病人取适当体位，选择合适的静脉	● 嘱病人握拳，使静脉充盈 ● 常选用肘正中静脉、头静脉或贵要静脉
3．消毒皮肤	在穿刺点上方 6 cm 处扎止血带，常规消毒皮肤，戴手套	● 严格执行无菌操作原则
4．二次核对		● 操作中查对
5．静脉采血		● 执行标准预防原则
▲注射器采血		
穿刺抽血	按静脉注射法将针头或头皮针刺入静脉，见回血后，抽动活塞抽取所需血量	● 穿刺时若局部出现血肿，应立即拔出针头，按压局部，选择其他静脉重新穿刺

操作流程	操作步骤	要点说明
拔针按压	采血完毕，松止血带，嘱病人松拳，迅速拔出针头，并用无菌干棉签按压局部1~2 min	● 防止皮下出血或淤血 ● 凝血功能障碍病人，拔针后延长按压时间至 10 min
注入容器	将血液注入标本容器	● 同时采集不同种类血标本时，注入顺序是血培养瓶 – 抗凝管 – 干燥管
	血培养标本：除去铝盖中心部，常规消毒瓶塞，更换针头后将血液注入瓶内，轻轻摇匀	● 注意无菌操作，防止污染 ● 常规消毒培养瓶橡胶塞，应至少停留2 min，消毒剂完全干燥后再重新消毒，共消毒 3 次 ● 标本应在抗生素使用前采集，如已经使用应在检验申请单上注明
	全血标本：取下针头，将血液沿试管壁缓缓注入盛有抗凝剂的试管内，轻轻摇匀，使血液与抗凝剂充分混匀	● 勿将泡沫注入 ● 防止血液凝固
	血清标本：取下针头，将血液沿试管壁缓缓注入干燥的试管内	● 防止溶血，选用干燥注射器，避免振荡以免红细胞破裂溶血，勿将泡沫注入
▲真空采血器采血		
穿刺抽血	取下真空采血针护套，手持采血针，按静脉注射法将针头刺入静脉，见回血，取下采血针另一端的护套，刺入真空管。松开止血带，采血至所需量	● 当血液流入采血管时，即可松开止血带 ● 如需多管采血，可再接入所需的真空管
拔针按压	抽血完毕，迅速拔出针头，用无菌干棉签按压局部 1~2 min	● 采血结束，先拔真空管，然后自病人肘部拔去针头，按压止血
6. 整理记录	按医疗废物处理条例处置用物，脱手套，协助病人卧于舒适卧位，整理病人床单位，再次核对，清理用物；洗手，记录	● 操作后核对
7. 标本送检	将血标本及时送检	● 以免影响检验结果

4．评价

（1）病人采集部位无红肿、无感染发生。

（2）护士无菌观念强，标本留取方法正确，操作规范，保证质量。

（3）护患沟通有效，病人积极配合，顺利完成操作。

（三）注意事项

（1）做生化检验应清晨空腹采血，操作前通知病人抽血前勿进食、饮水，以免影响检验结果。

（2）根据检验目的准备适合的标本容器，并计算采血量。

（3）严禁在输液及输血的针头处抽取血标本，应在对侧肢体采集，以免影响检验结果。

（4）真空试管采血时，不可先将真空试管与采血针头相连，以免试管内负压消失而影响采血。

（5）采集细菌培养标本，应在使用抗生素前或伤口局部治疗前、高热寒战期采集标本。已经使用抗生素或不能停用的药物应予以注明。一般血培养标本取血 5 ml。亚急性细菌性心内膜炎病人，采血量 10 ~ 15 ml，以提高培养阳性率。

（6）采集血培养标本时应防止污染，严格执行无菌操作。抽血前应检查无菌容器内培养基、瓶塞及培养液是否符合标准。注入时不可混入药物、消毒剂、防腐剂，以免影响检验结果。

（7）于肘部采血时，不可拍打病人前臂，止血带结扎时间以 1 min 为宜，避免结扎时间过久，导致血液成分变化，影响检验结果。

【进展分析 1】

根据章女士病史和临床表现，考虑为溶血性贫血。为进一步明确诊断，需要进行多项血标本采集。网织红细胞是判断溶血性贫血的重要指标，溶血性贫血的病人，红细胞破坏加快，血液中网织红细胞增高。血常规＋网织红细胞有助于了解红细胞有无形态异常，其他血细胞有无异常，从而可以判断贫血的类型、贫血治疗的效果。长期贫血会导致供血不足，可能出现贫血性心脏病。心肌酶检验常作为心肌损伤的判断指标。病人乏力加重，电解质检测判断是否电解质紊乱，有无低钾、低氯现象。血型检查排除病人是否存在有血型不合的相关性溶血。贫血二项（叶酸、维生素 B_{12}）血标本采集是鉴别贫血及溶血原因。铁蛋白用于排除缺铁性贫血，鉴别贫血原因。每项血标本采集项目都能为疾病诊断提供参考依据。

【案例进展 2】

章某，实验室检查 WBC 6.48×10^9/L，RBC 2.5×10^{12}/L，Hb 50 g/L，Ret 26.4%，结合骨髓穿刺及临床各项血标本、辅助检查等，确诊为溶血性贫血。入院后第 7 天，病情进一步加重，出现活动后气促加重，胸闷头晕，头痛等不适，口唇轻度发绀。测血氧饱和度89%，T 37 ℃，P 118 次 / 分，R 23 次 / 分，BP 110/64 mmHg。遵医嘱立即给予动脉血标本采集。

医嘱动脉血标本采集目的是什么？有哪些注意事项？

【知识基础 2】

动脉血标本采集法是指自动脉抽取动脉血标本的方法。常用动脉有股动脉、桡动脉、肱动脉等。

（一）目的

（1）采集动脉血标本，常用于做血液气体分析。

（2）动脉血用于判断病人氧合及酸碱平衡情况，为诊断、治疗、用药提供依据。

（3）做乳酸和丙酮酸测定等。

（二）操作程序

1．评估

（1）病人病情、治疗情况、意识状态及肢体活动能力。

（2）对动脉血标本采集的认知与合作程度。

（3）穿刺部位的皮肤及动脉搏动情况。

（4）用氧或呼吸机使用情况（呼吸及参数的设置）。

（5）病人有无血液性传染疾病。

（6）有无进食热饮、洗澡、运动等。

2．计划

（1）病人准备。了解动脉血采集的目的、方法、注意事项及配合要点；取舒适卧位，暴露穿刺部位，穿刺部位局部皮肤清洁。

（2）护士准备。着装整洁，洗手，戴口罩。

（3）用物准备

1）治疗车上层。注射盘、2 ml 或 5 ml 一次性注射器或动脉血气针、肝素适量、治疗巾、治疗小垫枕、无菌纱布、无菌软木塞或橡胶塞、小沙袋、检验单、手消毒液。

2）治疗车下层。生活垃圾桶、医用垃圾桶、锐器回收盒。

（4）环境准备。整洁、安静、宽敞、光线充足或有足够的照明、舒适安全，必要时用屏风或围帘遮挡。

3．实施

见表 3-8-1-2。

动脉血标本
采集操作评
价标准

表 3-8-1-2　动脉血标本采集法实施流程

操作流程	操作步骤	要点说明
1．核对解释	携用物至床旁，认真核对病人的床号、姓名，并做好解释	●确认病人，操作前查对，避免差错事故
2．选择动脉	协助病人采取舒适体位，暴露穿刺部位	●常选择桡动脉、股动脉、肱动脉、足背动脉 ●桡动脉穿刺点在前臂掌侧腕关节近端 2 cm，桡动脉搏动明显处

续表

操作流程	操作步骤	要点说明
3. 垫枕铺巾	将治疗巾铺于小垫枕上，置于穿刺部位下	
4. 消毒皮肤	常规消毒皮肤（以动脉搏动最强点为圆心），范围大于 5 cm；常规消毒操作者左手示指、中指或戴无菌手套	● 严格执行无菌操作原则
5. 二次核对		● 操作中查对
6. 动脉采血		● 执行标准预防原则
▲普通注射器采血	左手示指、中指将欲穿刺动脉搏动最明显处固定于两指间，右手持注射器在两指间垂直或与动脉走向成 40° 刺入动脉，见鲜红血液涌入注射器后固定针头的方向及深度，左手抽取血液至所需量	● 穿刺前先抽吸肝素 0.5 ml，湿润注射器管腔后弃去余液，以防血液凝固 ● 血气分析采血量一般为 0.1 ~ 1 ml ● 采血过程中保持针尖固定
▲动脉血气针采血	取出并检查动脉血气针，将血气针活塞拉至所需血量的刻度，血气针筒自动形成吸引等量液的负压。穿刺方法同上，见有鲜红色回血后固定血气针，血气针会自动抽取所需血量	
7. 拔针按压	采血完毕，迅速拔出针头，同时用无菌纱布或小沙袋加压止血 5 ~ 10 min	● 凝血功能障碍的病人，拔针后应延长按压时间，直至不出血为止
8. 插入木塞	拔出针头后，立即将针尖斜面刺入软木塞或橡胶塞，以隔绝空气，并轻轻搓动注射器使血液与肝素混匀	● 防止空气进入注射器，以免影响检验结果 ● 防止标本凝固
9. 整理记录	按医疗废物处置条例处置用物，脱手套；协助病人卧于舒适卧位，整理病人床单位，再次核对，清理用物；洗手，记录	● 操作后查对 ● 记录执行时间和病人反应
10. 标本送检	将血标本及时送检	● 以免影响检验结果

4. 评价

（1）病人采集部位无血肿、感染发生。

（2）护士采集标本方法正确，标本送检及时，标本符合检验要求。

（3）护患沟通有效，病人积极配合，顺利完成操作。

（三）注意事项

（1）严格执行无菌技术操作原则及查对制度，以防感染。

（2）注射器与针头连接应紧密，注射器内不可留有空气，防止气体混入标本，采集后立即送检。

（3）有出血倾向的病人，慎用动脉穿刺法采集血标本。

（4）拔针后局部用无菌纱布或沙袋加压止血，以免出血或形成血肿。

【进展分析 2】

动脉血气分析通过实时、快速检测人体动脉血液的 pH 值、氧分压（PaO_2）、二氧化碳分压（$PaCO_2$）、电解质、红细胞比容、血糖、血红蛋白、乳酸等多个项目，客观反映急危重症病人的呼吸功能和代谢状态，以便正确进行用药、诊治及护理。根据血气分析结果可判断 I 型呼吸衰竭、II 型呼吸衰竭、代谢性酸中毒、呼吸性酸中毒、代谢性碱中毒、呼吸性碱中毒等。I 型呼吸衰竭：$PaO_2 < 60$ mmHg，$PaCO_2$ 正常或下降。II 型呼吸衰竭：$PaO_2 < 60$ mmHg，$PaCO_2 > 50$ mmHg。

临床上动脉血标本采集使用专用动脉血气针，普通注射器的塑料材质会导致血液中的气体向外界弥散，造成气体指标不准确。采血后需正确进行标本混匀，即轻柔地将采血器颠倒混匀 5 次并手搓 5 秒。动脉血气穿刺技术要求较高，可能会导致包括出血、血肿、血管迷走神经反应、动脉痉挛、神经损伤等并发症。

【拓展知识】

真空采血器的使用

应用真空采血器采集血液标本的优点：操作简便，采血全过程无血液外渗、无容器之间的转移，减少血液暴露，保存与运送标本方便，防止医务人员感染及病人血液标本之间的交叉污染等。

真空采血针为双向针，一端为静脉穿刺针头，用于刺入静脉，另一端以密封橡皮套包裹，插入真空采血管。真空采血管为完全封闭式真空试管，根据不同检验项目，预制了准确的真空和添加剂，采血时血液在负压作用下自动流入采血管内。标准真空采血管采用国际通用的头盖和标签颜色，显示采血管内添加剂的种类和检验用途。

【学习总结】

请总结静脉血标本和动脉血标本采集的实施步骤。

（黄蓉　丁艳红）

任务 2　尿标本采集

【案例导入】

刘某，女，42 岁，尿频、尿急、尿痛，伴排尿不适 2 天。入院后查体：T 36.7 ℃，P 88 次 / 分，R 19 次 / 分，BP 110/67 mmHg。神志清楚，精神、睡眠、胃纳可。自述近期排尿次数明显增多，排尿时有急迫感，排尿过程中出现尿路刺痛症状。遵医嘱予尿标本采集并行尿常规和尿培养。

医嘱采集尿标本的目的是什么？

【知识基础】

尿液是血液经过肾小球滤过，肾小管和集合管重吸收、排泄及分泌产生的终末代谢产物。尿液的理化性状和有形成分的改变，受机体各系统功能状态的影响，可反映机体代谢状况。因此，尿液的变化，不仅反映泌尿系统的疾病，对其他系统疾病的诊断、治疗及预后判断均有重要意义。临床上尿标本包括：尿常规标本、12 小时或 24 小时尿标本、尿培养标本。

（一）目的

1. 尿常规标本

用于检查尿液的颜色、透明度、有无细胞及管型，做尿蛋白及尿糖定性检测、测定比重。

2. 12 小时或 24 小时尿标本

用于做尿的定量检查，如钠、钾、氯、17- 羟类固醇、17- 酮类固醇、肌酐、肌酸及尿糖定量或尿浓缩查结核杆菌等。

3. 尿培养标本

主要采集清洁尿标本，如中段尿、导管尿、膀胱穿刺尿等，用于病原微生物学培养、鉴定和药物敏感试验，协助临床诊断和治疗。

（二）操作程序

1. 评估

（1）病人的病情、临床诊断、治疗、检验目的。

（2）病人的意识状态、心理状态及合作程度。

2．计划

（1）病人准备。了解尿标本采集的目的、方法、注意事项及配合要点。

（2）护士准备。着装整洁，洗手，戴口罩。

（3）用物准备。除检验单、手消毒剂、生活垃圾桶、医用垃圾桶外，根据不同的检验目的另备下列用物。

1）尿常规标本。一次性尿常规标本容器（容量在 100 ml 以上），必要时备尿壶或便盆。

2）尿培养标本。无菌标本试管、无菌手套、长柄试管木夹、便盆、酒精灯、火柴、无菌棉球、消毒液、导尿包（必要时备）。

3）12 小时或 24 小时尿标本。集尿瓶（容量为 3000～5000 ml）、防腐剂（表 3-8-2-1）。

（4）环境准备。整洁、安静、宽敞、光线充足或有足够的照明、舒适安全，必要时用屏风或围帘遮挡。

表 3-8-2-1　常用防腐剂的作用及方法

防腐剂	作用	用法	使用范围
甲醛	防腐、固定尿中有机成分	每 100 ml 尿液加浓度为 400 mg/L 的甲醛 0.5 ml	12 h 尿细胞计数（艾迪计数）
浓盐酸	防止尿中激素被氧化，保持尿液在酸性环境中	24 小时尿液加 5～10 ml 浓盐酸	17-羟类固醇 17-酮类固醇
甲苯	保持尿液化学成分不变	第一次尿液留取后，每 100 ml 尿液加 0.5%～1% 甲苯 2 ml，使之形成薄膜。覆盖于尿液表面，以防细菌污染。若测定尿液中钠、钾、氯、肌酐、肌酸等需加入 10 ml	尿生化检验，如尿蛋白、尿糖定量检查，尿钠、钾、氯、肌酐、肌酸的定量检查

3．实施

见表 3-8-2-2。

表 3-8-2-2　尿标本采集实施流程

操作流程	操作步骤	要点说明
1．核对解释	携用物至床旁，认真核对病人的床号、姓名，并做好解释；告知采集的目的和配合方法；屏风或围帘遮挡	●确认病人取得合作 ●注意保护病人的隐私
2．收集标本		●戴防护手套

操作流程	操作步骤	要点说明
▲尿常规标本	能够自理的病人：嘱其留取晨起第一次尿于标本容器内，除测定尿比重需留尿 100 ml，其余检验留尿 30～50 ml	● 晨尿浓度较高，未受饮食影响，检验结果较准确 ● 不可将粪便混于尿液中
	不能自理的病人：应协助其床上使用便器，并收集尿液于标本容器中	● 不可将卫生纸丢入便器中
	留置导尿管的病人：于集尿袋下方引流孔处打开橡胶塞收集尿液	● 婴儿或尿失禁病人可用尿套或尿袋协助收集
▲尿培养标本		
清洁消毒	按导尿术清洁、消毒外阴	● 避免外阴部细菌污染尿培养标本，消毒从上至下，一次使用一个棉球
接取尿液	中段尿留取法：嘱病人排尿，弃去前段尿，用试管夹夹持试管于酒精灯火焰上消毒试管口后，接取中段尿 5～10 ml	● 在病人膀胱充盈时留取，前段尿起到冲洗尿道作用 ● 嘱病人排尿应持续不停
	导尿术留取法：可通过插导尿管的方法将尿液引出，留取 5～10 ml	● 适用于昏迷或尿潴留病人
消毒试管	再次于酒精灯火焰上消毒试管口和盖子后盖紧试管，熄灭酒精灯	● 留取标本时勿触及容器口 ● 标本不可倒置
整理用物	清洁外阴，协助病人穿好裤子，整理病人床单位及用物	
▲ 12 小时或 24 小时尿标本		
容器贴签	将检验申请单标签或条形码贴于集尿瓶上，注明日期、起止时间	
留取尿液	嘱病人于 7 am 或 7 pm 排空膀胱后开始留取，至次日 7 am 留完最后一次尿，将 24 小时或 12 小时的全部尿液留取在容器中	● 7 am 或 7 pm 排空膀胱前存留在膀胱内的尿液，不应留取 ● 不得混入粪便
加防腐剂	病人首次排尿后即加入防腐剂，使之与尿液混合	● 集尿瓶应放置于阴凉处，根据检验目的加入防腐剂，避免尿液变质
记录总量	留取最后一次尿液后，将 12 小时或 24 小时尿标本全部盛于集尿瓶内，测总量后记录于检验单申请上	● 充分混匀后，取适量用于检验（一般约 40 ml），弃去余尿
3. 操作后处理	协助取舒适体位 洗手，记录 标本及时送检 按常规消毒处理用物	● 记录尿液的总量、颜色、气味等 ● 确保检验结果的准确性

4. 评价

（1）病人无泌尿系统感染发生。

（2）护士标本采集操作规范、方法准确，送检及时。

（3）护患沟通有效，病人主动配合，完成采集尿标本。

（三）注意事项

（1）采集尿标本时，不可将粪便混入，因粪便中的微生物可使尿液变质，影响检验结果。

（2）阴道分泌物较多时，应先清洁或冲洗会阴，再收集尿标本。

（3）女病人在月经期不宜留取尿标本。留取尿培养标本时，应注意无菌操作。

（4）采集12小时或24小时尿标本时，应妥善放置容器，做好交接班，以确保正确留取尿标本。如选用的防腐剂为甲苯，应在第一次尿液倒入之后再加入，使之形成薄膜覆盖在尿液表面。

（5）早孕诊断试验留取晨尿，因为晨尿浓缩，激素水平更高，更容易被检测到。

【案例分析】

根据刘女士排尿后尿频、尿急、尿痛的临床症状，初步考虑为尿路刺激征。这常由于致病微生物刺激尿道黏膜，导致黏膜破损、糜烂引起。应检查尿常规确定尿路是否有细菌感染，并进一步检查尿培养目的是检测尿道的细菌类型，然后根据检测出来的细菌类型进行抗生素的敏感试验，以对症用药。

【拓展知识】

尿常规指标分析

一般化验结果以"–"代表正常；以"±"表示可疑；以"+"表示检查结果为阳性，即异常，并以"+"到"++++"分别代表不同的严重程度。

尿标本离心后白细胞＞5个/高倍视野，即为白细胞尿。尿白细胞"+"，多见于尿路感染性疾病，如尿道炎、膀胱炎。一些肾脏病病人，如急性药物过敏性间质性肾炎、急性肾小球肾炎等也能出现白细胞尿，但此种白细胞尿的微生物检查均呈阴性，称为无菌性白细胞尿。

尿液中正常红细胞数量一般小于3个。离心后的尿液显微镜下如每个高倍视野红细胞在3个以上，尿液外观无血色者称为镜下血尿；如尿外观呈洗肉水样或褐红色则为肉眼血尿。

尿蛋白"+"提示蛋白尿，蛋白尿分为生理性蛋白尿和病理性蛋白尿。生理性蛋白尿多见于运动、发热、高温、受寒、精神紧张等；病理性蛋白尿见于各种肾小球肾炎、肾病综合征、肾功能不全、泌尿生殖道炎症等。

【学习总结】

请总结尿标本采集的实施步骤。

———————————————————————

———————————————————————

———————————————————————

———————————————————————

———————————————————————

（黄蓉　丁艳红）

任务 3　粪便标本采集

【案例导入】

章某，女，50 岁。被诊断为十二指肠溃疡 1 年余，腹痛、腹胀 3 天。入院查体：T 36.9 ℃，P 108 次 / 分，R 20 次 / 分，BP 98/64 mmHg，神志清楚，自诉今晨解黑便一次，量少。遵医嘱予粪便采集并行粪便常规 + 隐血检查。

医嘱粪便常规 + 隐血检查的目的是什么？

【知识基础】

正常粪便由食物残渣、消化道分泌物、大量细菌和水分组成。粪便标本的检验结果有助于评估病人的消化系统功能，协助疾病的诊断与治疗。采集粪便标本的方法因检验目的不同而有差异。粪便标本包括常规标本、寄生虫及虫卵标本、培养标本、隐血标本。

（一）目的

1. 常规标本

检查粪便的一般性状、颜色、细胞等。

2. 寄生虫及虫卵标本

检查粪便中的寄生虫、幼虫及虫卵并计数。

3. 培养标本

检查粪便中的致病菌。

4. 隐血标本

检查粪便中肉眼不能观察到的微量血液。

（二）操作程序

1. 评估

（1）病人的病情、临床诊断、治疗情况、排便情况、检验目的等。

（2）病人的意识状态，心理状态及合作程度。

2. 计划

（1）病人准备。了解粪便标本采集的目的、方法、注意事项及配合要点，并按要求在采集标本前排空膀胱。

（2）护士准备。着装整洁、修剪指甲、洗手、戴口罩。

（3）用物准备。除检验申请单、手消毒剂、生活垃圾桶、医用垃圾桶外，根据不同的检验目的另备下列用物。

1）常规标本。检验盒（内附棉签或检便匙）、清洁便盆。

2）寄生虫或虫卵标本。检验盒（内附棉签或检便匙）、透明胶带与载玻片（查找蛲虫）、清洁便盆。

3）培养标本。无菌培养瓶、无菌长棉签、消毒便盆、无菌生理盐水。

4）隐血标本。检验盒（内附棉签或检便匙）、清洁便盆。

（4）环境准备。整洁、安静、宽敞、光线充足或有足够的照明、舒适安全，必要时用屏风或围帘遮挡。

3. 实施

见表3-8-3-1。

表 3-8-3-1 粪便标本采集实施流程

操作流程	操作步骤	要点说明
1. 核对解释	（1）携用物至床旁，依据检验申请单（或医嘱执行单）查对病人的床号、姓名、住院号及腕带；核对检验申请单、标本容器以及标签（或条形码）是否一致 （2）告知采集的目的和配合的方法 （3）屏风或围帘遮挡	● 确认病人，取得合作 ● 注意保护病人隐私
2. 排空膀胱	屏风遮挡，嘱病人排空膀胱	● 以免排便时混入尿液，影响检验结果
3. 留取标本		● 戴防护手套

续表

操作流程	操作步骤	要点说明
▲常规标本	（1）嘱病人排便于清洁便盆中 （2）用棉签或检便匙取新鲜粪便5 g左右，主要采集脓、血、黏液部分或粪便表面、深处等多处采集，对不能自理的病人应协助其排便	● 约蚕豆大小 ● 对腹泻病人粪便应取脓、血、黏液部分，水样便应盛于容器中
▲寄生虫及虫卵标本	查寄生虫及虫卵：嘱病人排便于便盆中，取不同部位带血液或黏液的部分5～10 g 查蛲虫：嘱病人于睡前或清晨起床前将取标本透明胶带贴于肛门周围处。取下并将已粘贴蛲虫卵的胶带面粘在载玻片上或胶带对合，送检验室做显微镜检查 查阿米巴原虫：将便盆加温至接近体温。排便后，将标本连同便盆立即送检	● 服驱虫剂后或做血吸虫孵化检查，留取全部粪便送检 ● 蛲虫常在午夜或清晨时爬到肛门处产卵 ● 有时需连续数天采集 ● 保持阿米巴原虫的活动状态，防止阿米巴原虫在低温环境下失去活力或死亡而难以检出
▲培养标本	能自行排便者：嘱病人排便于消毒便盆内，用无菌棉签取粪便中央部分或带脓血、黏液的粪便2～5 g放入培养瓶中，盖紧瓶塞，立即送检 不能排便者：若病人无便意，用无菌长棉签蘸无菌生理盐水，由肛门插入直肠6～7 cm，朝一个方向轻轻旋转退出，将棉签置于无菌培养瓶内，塞紧瓶塞	● 保证检验结果的准确性 ● 尽量多处选取标本，提高检验阳性率 ● 注意无菌操作，防止标本污染
▲隐血标本	按常规标本留取	● 需病人饮食配合
4. 操作后处理	（1）协助病人取舒适体位 （2）洗手，记录 （3）标本及时送检 （4）按常规消毒处理用物	● 记录粪便的形状、颜色、气味 ● 确保检验结果的准确性 ● 避免交叉感染

4．评价

（1）病人在粪便采集过程中无不适。

（2）护士标本留取方法正确，操作规范，标本送检及时。

（3）护患沟通有效，病人积极配合，掌握粪便标本采集的正确方法。

（三）注意事项

（1）用于放粪便标本的容器加盖，并有明确标记。

（2）查阿米巴原虫时，在采集标本前几天，不可给病人服用钡剂、油质、含金属的泻剂等，以免影响阿米巴虫卵或胞囊显露。

（3）采集隐血标本时，在采集标本前3天需禁食肉类、动物肝脏、血及含铁丰富的食物和药物，第4天开始标本的采集，避免造成假阳性。

（4）粪便标本中不应混入尿液、泥土、污水等异物，不能从卫生纸、衣裤或纸尿裤等物品上留取标本，也不能用棉签端挑取标本。

【案例分析】

章女士因有消化性溃疡病史，有黑便，查粪便常规＋隐血检查目的是想初步了解是否存在感染，及有无消化道出血。大便检验隐血的临床意义就在于检测大便中是否有红细胞，有红细胞为阳性，提示消化道出血，阴性则为正常。临床中，很多情况下，很难分辨大便是否有出血，出血量很微小，大便颜色完全正常，通过便隐血检查才能检测出阳性值。口服颜色比较深的食物或者特殊的药物也会引起黑便，需要进行区分。

【学习总结】

请总结粪便标本采集的实施步骤。

（黄蓉　丁艳红）

任务4　痰标本采集

【案例导入】

周某，男，47岁，因"咳嗽、咳痰1月余，伴低热、痰中带血7天"入院。入院时：T 38.1 ℃，P 90次／分，R 22次／分，BP 92/55 mmHg。神志清，消瘦，诉有夜间出汗，听诊双肺呼吸音粗，可闻及湿性啰音。医嘱：留取痰标本查找细菌及抗酸杆菌。

医嘱留取痰标本的目的是什么？

【知识基础】

痰液是气管、支气管、肺泡产生的分泌物。正常情况下分泌很少，不引起咳嗽和咳痰，当呼吸道黏膜受到刺激，分泌物增多，痰量增多可有痰液咳出。痰液的主要成分是黏液和炎性渗出物，它的性质、气味、量对疾病的诊断具有非常重要的意义。

（一）目的

1. 常规痰标本

用于检查痰液中的细菌、虫卵、癌细胞等。

2. 24 小时痰标本

用于检查 24 小时痰量，观察痰液的性状以协助诊断或做浓集结核杆菌检查。

3. 痰培养标本

用于检查痰液中的致病菌，为抗生素的选择提供依据。

（二）操作程序

1. 评估

（1）病人的病情、临床诊断、治疗情况、检验目的等。

（2）病人的意识状态，心理状态及合作程度。

2. 计划

（1）病人准备。了解痰标本采集的目的、方法、注意事项及配合要点；漱口。

（2）护士准备。着装整洁、修剪指甲、洗手、戴口罩。

（3）用物准备。检验申请单、手消毒剂、生活垃圾桶、医用垃圾桶等，无力咳痰或不合作病人，需要吸痰用物、一次性手套和集痰器。如收集培养标本则需备无菌用物。此外，根据不同的检验目的另备下列用物。

1）常规痰标本。备痰盒。

2）痰培养标本。备无菌痰盒、漱口液。

3）24 小时痰标本。备清洁广口大容量集痰器。

（4）环境准备。整洁、安静、宽敞、光线充足或有足够的照明、舒适安全，必要时用屏风或围帘遮挡。

3. 实施

见表 3-8-4-1。

痰标本采集
操作评价标准

表 3-8-4-1　痰标本采集实施流程

操作流程	操作步骤	要点说明
1. 核对解释	（1）携用物至床旁，认真核对病人床号、姓名，做好解释 （2）告知采集的目的和配合的方法 （3）屏风或围帘遮挡	● 确认病人，取得合作 ● 注意保护病人隐私

操作流程	操作步骤	要点说明
2. 收集标本		● 戴防护手套
▲常规标本	能自行留痰者：嘱病人晨起后，漱口。深呼吸数次后用力咳出气管深处的痰液，吐入痰盒中 无力咳痰或不合作者：协助病人取合适卧位，叩击胸背部，一次性集痰器分别连接吸引器和吸痰管吸痰，置痰液于集痰器	● 去除口腔中的杂质 ● 勿将唾液、鼻涕、漱口水等混入 ● 若痰液不易咳出，可配合雾化吸入等方法 ● 使痰液松动 ● 操作者戴手套，注意自我防护
▲痰培养标本	能自行留痰者：晨起后，先用漱口液漱口，再用清水漱口；深呼吸数次后用力咳出气管深处痰液；将痰液收集于无菌痰盒内 无力咳痰者或不合作者：同常规标本留取，使用无菌一次性集痰试管	● 去除口腔中杂菌 ● 勿将唾液、鼻涕、漱口水等混入 ● 物品均需无菌
▲24小时痰标本	从晨起漱口后（7 am）第一口痰开始留取，至次晨起漱口后（7 am）第一口痰结束 将24小时的痰液全部收集于集痰器内	● 勿将唾液、鼻涕、漱口水等混入
3. 操作后处理	（1）协助病人取舒适体位 （2）洗手，记录 （3）将痰标本连同化验单及时送检 （4）按常规消毒处理用物	● 记录痰液的外观和性状 ● 确保检验结果的准确性 ● 避免交叉感染

4. 评价

（1）病人在痰标本采集过程中无不适。

（2）护士标本留取方法正确，操作规范，标本送检及时。

（3）护患沟通有效，病人积极配合，掌握痰标本采集的正确方法。

（三）注意事项

（1）若痰液不易咳出者，可先进行雾化吸入以湿化痰液。

（2）留取常规痰标本查找癌细胞时应立即送检，也可用95%乙醇或10%甲醛固定后立即送检。

（3）做24小时痰量和分层检查时，应嘱病人将痰吐在无色的广口瓶内，需要时可加入少许苯酚以防腐。

【案例分析】

周先生有咳嗽、咳痰、痰中带血，并有低热、肺部感染症状，且伴消瘦、夜间出汗，不排除肺结核可能，痰中找到抗酸杆菌即可明确诊断。另痰标本培养细菌，临床根据不同细菌选择有效抗生素。

【学习总结】

请总结痰标本采集的实施步骤。

_____

_____

_____

_____

_____

（黄蓉 赵文英）

任务5 咽拭子标本采集

【案例导入】

周某，男，72岁，以"肺部感染"收入院。入院时高热，T 39 ℃，P 92次/分，R 23次/分，BP 135/75 mmHg。诉有咽痛、流鼻涕、肌肉酸痛、乏力等症状。查白细胞 $4.8 \times 10^9/L$，中性粒细胞 $2.8 \times 10^9/L$，CRP 35.09 mg/L。医嘱予采集咽拭子标本进行甲乙型流感病毒核酸联合检测。

医嘱采集咽拭子标本的目的是什么？

【知识基础】

正常人咽部有口腔正常菌群，无致病菌生长。咽部细菌均来自外界，正常情况下不致病，当机体免疫力下降或在其他外部因素作用下出现感染等而致疾病。咽拭子细菌培养可分离出致病菌，有助于白喉、化脓性扁桃体炎、急性咽喉炎等疾病的诊断。

（一）目的

取咽部和扁桃体上分泌物做细菌培养或病毒分离，以协助诊断、治疗。

（二）操作程序

1．评估

（1）病人的病情、临床诊断、治疗情况等。

（2）病人的意识状态、心理状态及合作程度。

2．计划

（1）病人准备。了解咽拭子标本采集的目的、方法、注意事项及配合要点；体位舒适，愿意配合，进食2小时后再采集标本。

（2）护士准备。着装整洁、修剪指甲、洗手、戴口罩。

（3）用物准备

1）治疗车上层。治疗盘内备无菌咽拭子培养管、酒精灯、火柴、压舌板、检验申请单，治疗盘外备手消毒剂。

2）治疗车下层。生活垃圾桶、医用垃圾桶。

（4）环境准备。整洁、安静、宽敞、光线充足或有足够的照明。

3．实施

见表3-8-5-1。

咽拭子采集
操作评价
标准

表3-8-5-1　咽拭子标本采集实施流程

操作流程	操作步骤	要点说明
1．核对解释	（1）携用物至床旁，认真核对病人床号、姓名，做好解释 （2）告知采集的目的和配合的方法	● 确认病人，取得合作 ● 避免在进食后2小时内进行，防止呕吐
2．收集标本		● 戴防护手套
暴露咽喉	点燃酒精灯，嘱病人张口发"啊"的音，暴露咽喉部	● 可配合使用压舌板
取分泌物	用培养管内的无菌长棉签擦拭两侧腭弓、咽、扁桃体上的分泌物	● 动作要轻柔而敏捷
消毒试管	在酒精灯火焰上消毒试管口后，将棉签插入试管后塞紧	● 防止标本污染
3．操作后处理	（1）协助病人取舒适体位 （2）洗手，记录 （3）将咽拭子标本连同检验申请单及时送检 （4）按常规消毒处理用物	● 确保检验结果的准确性 ● 避免交叉感染

4．评价

（1）病人在留取标本过程中无不适。

（2）护士操作熟练、规范，标本留取方法正确，无菌观念强。

（3）护患沟通有效，病人积极配合。

（三）注意事项

（1）在使用抗生素之前采集标本。

（2）做真菌培养时应在口腔溃疡面上采取分泌物，避免接触正常组织。

（3）留取标本时，棉签不可触及其他部位，防止污染标本，影响检验结果。

【案例分析】

病人高热，伴有咽痛、流涕、肌肉酸痛、乏力等上呼吸道感染症状，且白细胞、中性粒细胞正常，考虑为病毒感染，采集咽拭子标本进行病毒检测，可明确诊断。

【学习总结】

请总结咽拭子标本采集的实施步骤。

（黄蓉 赵文英）

模块四　基本生命支持

项目一　危重病人的抢救管理与护理

教学计划表

授课主题		项目一　危重病人的抢救管理与护理
工作任务		任务 1　抢救室管理 任务 2　病情观察
建议学时		2 学时
教学目标	知识目标	1. 掌握病情观察的方法、内容 2. 掌握危重病人的支持性护理措施 3. 熟悉抢救工作的组织管理与抢救设备的管理要点
	能力目标	1. 能及时准确观察危重病人的病情 2. 能正确对危重病人实施支持性护理
	素质目标	1. 具有高度的责任感和敏锐的观察能力 2. 具有分秒必争的抢救意识和严谨慎独的工作态度
教学重点		1. 病情观察的方法、内容 2. 危重病人的支持性护理
教学难点		意识状态的观察

任务 1　抢救室管理

【案例导入】

杨某，男，53 岁。因晚间饮白酒后在家中自觉胸闷不适，向家人索要"速效救心丸"口服无好转，家人随后拨打 120。5 min 后急救人员到达，病人意识丧失、呼吸微弱，呼之不应，急救人员将病人送入急诊抢救室。病人既往有心脏病史。

请问：如果你是当班护士，你该如何配合医生抢救呢？

【知识基础】

危重病人是指病情严重，随时可能发生生命危险的病人。对此类病人需要严密、连续、全面的监护和治疗。危重病人抢救工作的组织管理是保证，常备不懈的抢救设备管理是前提。对于危重病人的护理，护士不仅要注重高技术性的护理，还要关注病人的基本生理需要，从而满足病人的基本生理功能、基本生活需要、舒适安全的需求，同时还能预防压力性损伤等并发症的发生。

（一）抢救工作的组织管理

抢救工作是一项系统化的工作，建立严密的抢救组织和管理制度是保证抢救工作及时、准确、有效进行的必要条件之一。

1. 建立责任明确的系统组织结构

抢救小组一般可分为全院性和科室（病区）性。抢救过程中的指挥者（负责人）应为在场工作人员中职务最高者，各级医务人员必须听从指挥，既要分工明确，又要密切配合。抢救时护士可在医生未到之前，根据病情需要，给予及时、适当的紧急处理，如止血、吸氧、吸痰、人工呼吸、胸外心脏按压、建立静脉通道等。

2. 制订抢救方案

根据病人的病情，医生、护士共同参与抢救方案的制订，使危重病人能及时、迅速得到抢救。护士应制订护理计划，明确护理诊断与预期目标，确定护理措施，解决病人现存或潜在的健康问题。

3. 做好核对工作

各种急救药物须经两人核对，正确无误后方可使用。执行口头医嘱时，须向医生复述一遍，双方确认无误后方可执行，抢救完毕，由医生及时补写医嘱和处方。抢救中用过的药物空安瓿、输液空瓶、输血空瓶（袋）等应集中放置，以便统计和查对。

4. 及时准确做好各项抢救记录

记录要求字迹清晰、及时准确、详细全面，且注明执行时间与执行者。

5. 护士参加医生组织的查房、会诊及病例讨论

熟悉危重病人的病情、重点监测项目及抢救过程，做到心中有数。

6. 抢救室内抢救器械和药品管理严格执行"五定"制度

保证抢救时使用、室内物品一律不得外借，值班护士做好班班交接和记录。护士应熟悉抢救器械的性能和使用方法，并能排除一般故障，保证急救物品的完好。

7. 抢救用物的日常维护

抢救用物使用后，要及时清理，归还原位，并及时补充，要保持整齐清洁。如遇传染病病人，应严格按有关消毒隔离要求对用物进行消毒、处理，防止交叉感染。

8. 做好交接班工作

保证抢救和护理措施的落实。

（二）抢救设备管理

1. 抢救室

急诊室和病区均应设抢救室。病区抢救室宜设在靠近护士办公室的单独房间内。要求宽敞、整洁、安静、光线充足。最好为多功能床，必要时另备木板一块，以备胸外心脏按压时使用。

2. 抢救车

（1）常用急救药物见表 4-1-1-1。

表 4-1-1-1 常用急救药物

类别	药物
心三联	盐酸利多卡因，盐酸阿托品，盐酸肾上腺素
呼二联	尼可刹米，盐酸洛贝林
升压药	多巴胺
强心药	去乙酰毛花苷
抗心绞痛药	硝酸甘油
平喘药	氨茶碱
促凝血药	垂体后叶注射液，维生素 K_1
镇痛、镇静、抗惊厥药	盐酸哌替啶，地西泮，异戊巴比妥，苯巴比妥钠，盐酸氯丙嗪，硫酸镁
抗过敏药	盐酸异丙嗪，苯海拉明
抗激素类药物	氢化可的松，地塞米松，可的松
脱水利尿药	20% 甘露醇，25% 山梨醇，呋塞米，依他尼酸钠
解毒药	阿托品，碘解磷定，氯解磷定，硫代硫酸钠，乙酰胺
其他	0.9% 氯化钠注射液，各种浓度的葡萄糖注射液，低分子右旋糖酐，代血浆

（2）各种无菌急救包。气管插管包、气管切开包、静脉切开包、开胸包、各种穿刺包、导尿包、吸痰包、缝合包等。

（3）无菌用物。各种注射器及针头、输液器及输液针头、输血器及输血针头、开口器、压舌板、舌钳、牙垫、各种型号的医用橡胶手套、各种型号及用途的橡胶或硅胶导管、无菌治疗巾、无菌敷料皮肤消毒用物等。

（4）非无菌用物。治疗盘、玻璃接头、夹板、宽胶布、应急灯、多头电源插板等。

3. 急救器械

氧气筒及给氧装置或中心供氧系统、加压给氧设备、电动吸引器或中心负压吸引装置、电除颤仪、心脏起搏器、心电监护仪、简易呼吸器、呼吸机、自动洗胃机等。

【案例分析】

根据杨某的临床表现，结合既往有"心脏病史"，考虑杨某出现心肌梗死。护士应先测量生命体征，做心电图，给予心电监护，建立静脉通道，根据心电图和医嘱考虑是否用心梗一包药（阿司匹林 300 mg、替格瑞洛 180 mg、瑞舒伐他汀 10 mg），及时抽血查床边 POCT（即时检验），床旁备除颤仪。

【学习总结】

请总结抢救室的管理方法。

（曾建凤　许士海）

任务 2　病情观察

【案例导入】

陈某，男，58 岁。主诉：于 5 小时前因开车追尾致胸部疼痛，呼吸费力。胸片示：右侧第 3～8 肋骨骨折，右侧肱骨骨折，骨盆骨折。诊断为车祸多发伤，多发肋骨骨折，由急诊收入 ICU 治疗。入院时病人神志清楚，既往史不详，身体发育正常，面色苍白，全身皮肤多处擦伤，皮下淤血。实验室检查：白细胞 13.5×10^9/L，红细胞 3.3×10^9/L，血红蛋白 75 g/L，血小板 124×10^9/L。血型：B（＋）。予以心电监护、低流量吸氧、胸带固定胸廓、补液抗炎等对症治疗。

请问，护士应该从哪些方面进行病情观察？

【知识基础】

（一）病情观察的方法

1. 直接观察法

直接观察是利用感觉器官或借助医疗仪器对病人进行观察。主要方法包括视诊、触诊、叩诊、听诊、嗅诊等。

（1）视诊是最基本的检查方法之一，即用视觉来观察病人全身和局部状态的检查方法。视诊可以观察到病人全身的状态，如年龄、性别、营养状况等；从病人入院至出院，通过连续或间断的观察，可以了解病人的意识状态、面部表情、姿势体位、肢体活动情况，皮肤、呼吸、循环状况，分泌物、排泄物的性状、数量以及与疾病相关的症状、体征等一系列情况，并随时注意观察病人的反应以及病情变化，以便及时调整观察的重点。

（2）触诊是通过手的感觉来感知病人的身体某部位有无异常的检查方法。如用触觉来了解机体体表的温度、湿度、弹性、光滑度、柔软度，以及脏器的外形、大小、软硬度、移动度、波动度等。

（3）叩诊是通过手指叩击或手掌拍击被检查部位体表，使之振动而产生声响，根据所感到振动、所听到的声响特点，来了解被检查部位脏器的大小、形状、位置及密度，如确定肺下界、心界大小、有无腹腔积液及腹腔积液的量等。

（4）听诊是利用耳直接或借助听诊器或其他仪器来听取病人身体各个部位发出的声音，并分析判断声音所代表的不同含义。通过耳可以直接听到病人发出的声音，如听到病人咳嗽时，应根据咳嗽的声音、音调、持续时间、剧烈程度来分析病人疾病的状态。借助听诊器可以听到病人的心音、呼吸音、肠鸣音等。

（5）嗅诊是指利用嗅觉来辨别病人的各种气味，以判断其健康状况关系的一种检查方法。病人的气味可以来自皮肤、黏膜、呼吸道、胃肠道以及分泌物、呕吐物、排泄物等。

2. 间接观察法

间接观察法是通过与医生或其他医务人员、病人及其家属的交流，通过阅读病历、检验报告、交接班报告以及仪器检查结果等，了解病人病情的方法。

（二）病情观察的内容

1. 一般情况的观察

（1）发育与体形。成人发育正常状态的判断指标包括：头部的长度为身高的

1/7～1/8，胸围约为身高的1/2，双上肢展开的长度约等于身高，坐高约等于下肢的长度。体形是身体各部发育的外观表现，包括骨骼、肌肉的成长与脂肪分布的状态等。临床上把成人的体形分为3种：匀称型（正力型），即身体各部分匀称适中；瘦长型（无力型），身体瘦长，颈长肩窄，胸廓扁平，腹上角＜90°；矮胖型（超力型），身短粗壮，颈粗肩宽，胸廓宽厚，腹上角＞90°。

（2）饮食与营养状态。饮食在疾病治疗护理中占重要地位，并对疾病的诊断、治疗发挥一定的作用，因此应注意观察病人的食欲、食量、进食后反应、饮食习惯、有无特殊嗜好或偏食等情况。营养状态通常可根据皮肤的光泽度、弹性、毛发、指甲的润泽程度、皮下脂肪的丰满程度、肌肉的发育状况等综合判断。营养状态与食物的摄入、消化、吸收和代谢等因素有关，是判断机体健康状况、疾病程度与转归的重要指标之一。临床上一般将营养状态分为良好、中等和不良3个等级。

（3）面容与表情。疾病及情绪变化可引起面容与表情的变化。一般情况下，健康的人表情自然、大方、神态安逸。患病后，通常可表现为痛苦、忧郁疲惫或烦躁等面容与表情。临床上常见的典型面容有：急性病容，表现为表情痛苦、面颊潮红、呼吸急促、鼻翼扇动、口唇疱疹等，一般见于急性感染疾病，如肺炎球菌肺炎的病人；慢性病容，表现为面色苍白或灰暗面容憔悴、目光暗淡、消瘦无力等，常见于慢性消耗性疾病，如恶性肿瘤、肝硬化、严重结核病等病人；二尖瓣面容，表现为双颊紫红、口唇发绀，一般见于风湿性心脏病病人；贫血面容，表现为面色苍白、唇舌及结膜色淡、表情疲惫乏力，见于各种类型的贫血病人。除了以上这4种典型的面容外，临床上还有甲状腺功能亢进面容、满月面容、脱水面容以及面具面容等。

（4）体位。临床常见的体位有自主体位、被动体位、被迫体位。不同的疾病可使病人采取不同的体位，有时对某些疾病的诊断具有一定意义。如昏迷或极度衰竭的病人，由于不能自行调整或变换肢体的位置，呈被动体位；胆石症、肠绞痛的病人，在腹痛发作时，常辗转反侧、坐卧不宁，病人常采用被迫体位。

（5）姿势与步态。健康成人躯干端正，肢体动作灵活自如。患病时可以出现特殊的姿势：腹痛病人常捧腹而行，腰部扭伤病人身体活动受限而保持特定姿势。常见的异常步态有：蹒跚步态（鸭步）、醉酒步态、共济失调步态、剪刀步态、慌张步态、间歇性跛行和保护性跛行等。

（6）皮肤与黏膜。主要观察皮肤和黏膜的颜色、温度、湿度、弹性、完整性及有无出血、水肿、皮疹、皮下结节、囊肿等情况。如贫血病人，其口唇、结膜、指甲苍白；肺心病、心力衰竭等缺氧病人，其口唇、面颊、鼻尖等部位发绀；热性病人皮肤发红，病人皮肤湿冷；严重脱水、甲状腺功能减退症者，皮肤弹性差；心源性水肿病人，可表现为下肢和全身水肿；肾源性水肿病人，多于晨起眼睑、颜面水肿。

（7）呕吐。呕吐可将胃内有害物吐出，因而是一种具有保护意义的防御反射。但剧烈而频繁的呕吐，可以引起水、电解质紊乱，酸碱平衡失调，营养障碍等。因疾病不同，呕吐发生的时间、次数、方式及呕吐物的性状、量、色气味和伴随症状也不同。呕吐时应注意观察如下内容。

1）时间。妊娠呕吐常发生在清晨；幽门梗阻的呕吐常发生在夜晚或凌晨。

2）方式。喷射性呕吐，不伴恶心，常见于脑肿瘤、脑出血、脑膜炎等颅内压升高的病人；消化道疾病引起的呕吐为反射性呕吐。

3）性状。一般呕吐物含有食物和消化液。幽门梗阻时，呕吐物常为宿食；高位小肠梗阻者，呕吐常伴胆汁；霍乱病人的呕吐物为米泔水样。

4）量。成人胃容量约为 300 ml，如呕吐物超过胃容量，应考虑有无幽门梗阻或其他异常情况；神经官能症呕吐量不多，吐后可再进食。

5）颜色。急性大出血时，呕吐物呈鲜红色；陈旧性出血或慢性出血，呈咖啡色；胆汁反流胃内时，呈黄绿色；胃内容物滞留胃内时间较长时，呈暗灰色。

6）气味。普通呕吐物呈酸味；胃内出血者呈碱味；含有大量胆汁时呈苦味；幽门梗阻时呕吐物呈腐臭味；肠梗阻时呈粪臭味；有机磷农药中毒呈大蒜味。

7）伴随症状。呕吐伴腹痛、腹泻常见于急性胃肠炎、食物中毒；喷射状呕吐伴剧烈头痛，常见于颅内高压；呕吐伴眩晕及眼球震颤，常提示前庭功能障碍。

（8）睡眠。注意观察睡眠、形态、时间、有无难以入睡、失眠、梦游或睡眠中易醒等现象。

（9）排泄物。排泄物包括汗液、痰液、粪便、尿液等，应注意观察其性状、量、色、味、次数等。

2. 生命体征的观察

生命体征是机体内在活动的一种客观反映，是衡量机体身心状况的可靠指标。正常人的生命体征在一定范围内相对稳定，当机体患病时，生命体征会发生不同程度的变化。

（1）体温。体温突然升高多见于急性感染；持续高热或超高热提示病情严重；体温过低多见于休克或重度衰竭的病人；体温持续不升提示病情危重。

（2）脉搏。观察脉搏时，要注意脉率、节律强弱等是否正常，如出现缓脉、速脉、期前收缩、脉搏短绌、细脉、奇脉等表示病情发生变化。

（3）呼吸。观察呼吸时，要注意呼吸的频率、节律、性质深浅度及呼吸音等是否正常，若出现叹息样呼吸、点头呼吸、潮式呼吸、毕奥呼吸等提示病情危重。

（4）血压。测血压时，要注意观察收缩压、舒张压和脉压是否正常，如收缩压持续 ≥ 180 mmHg 和（或）舒张压持续 ≥ 110 mmHg 表示病人为重度高血压，可能出现脑出血；如收缩压持续 ≤ 80 mmHg 或脉压 ≤ 20 mmHg 多见于休克。

3. 中心静脉压的观察

中心静脉压正常值：5～12 cmH$_2$O。小于 5 cmH$_2$O 表示右心房充盈不佳或血容量不足。大于 15 cmH$_2$O 表示右心功能不全。

4. 意识状态的观察

正常人的意识状态清晰，反应敏捷精确，语言流畅，准确思维合理，情感活动正常，对时间、地点、人物的判断力和定向力正常。意识障碍是指个体对外界环境刺激缺乏正常反应的一种精神状态。任何原因引起大脑高级神经中枢功能损害时，都可出现意识障碍。表现为对自身及外界环境的认识及记忆、思维、定向力、知觉、情感等精神活动的不同程度的异常改变。意识障碍的程度一般可分为以下几种。

（1）嗜睡。其是最轻度的意识障碍。病人处于持续睡眠状态，能被言语或轻度刺激唤醒，醒后能正确、简单而缓慢地回答问题，但反应迟钝，刺激去除后又很快入睡。

（2）意识模糊。其程度较嗜睡深，病人表现为思维和语言不连贯，对时间、地点、人物的定向力部分或完全发生障碍，可伴有错觉、幻觉、躁动不安、谵语或精神错乱。

（3）昏睡。病人处于熟睡状态，不易唤醒。经压迫眶上神经、摇动身体等强刺激可被唤醒，醒后答话含糊或答非所问，停止刺激后又马上进入熟睡状态。

（4）昏迷。其是最严重的意识障碍，按其程度可分为以下 3 种。

1）浅昏迷。病人意识大部分丧失，无自主运动，对声、光刺激无反应，对疼痛刺激（如压迫眶上缘）可有痛苦表情及躲避反应。瞳孔对光反射、角膜反射、眼球运动、吞咽反射、咳嗽反射等可存在。呼吸、心率、血压无明显改变，有大小便失禁或尿潴留。

2）中度昏迷。病人对周围事物及各种刺激无反应，但压迫眶上缘时可有痛苦表情，角膜反射减弱，瞳孔对光反射迟钝，眼球无转动。

3）深昏迷。病人意识完全丧失，各种刺激均无反应。全身肌肉松弛，肢体呈弛缓状态，深浅反射均消失，偶有深反射亢进及病理反射出现。可出现呼吸不规则，血压下降，小便失禁或尿潴留。

护士对意识状态的观察，可根据病人的语言反应，了解其思维反应、情感活动、定向力等，必要时可通过一些神经反射，如观察瞳孔对光反应、角膜反射、对强刺激（如疼痛）的反应、肢体活动等综合判断其有无意识障碍以及意识障碍的程度。临床上还可以使用格拉斯哥昏迷评分量表（GCS，见表4-1-2-1），对病人的意识障碍及其严重程度进行观察与测定。GCS 包括睁眼反应、语言反应、运动反应 3 个子项目，使用时分别测量 3 个子项目并计分，然后再将各个项目的分值相加求其总和，即可得到病人意识障碍程度的客观评分。GCS 总分范围为 3~15 分，15 分表示意识清醒。按意识障碍的差异分为轻、中、重度，轻度 13~14 分，中度 9~12 分，重度 3~8 分，低于 8 分者为昏迷，低于 3 分者为深昏迷或脑死亡。在对意识障碍病人进行观察时，同时还应对其伴随症状及生命体征、营养、大小便、水电解质、活动、睡眠、血气分析值的变化等进行观察。

表 4-1-2-1　格拉斯哥昏迷评分量表

项目	状态	分数
睁眼反应	自主性的睁眼反应	4
	声音刺激有睁眼反应	3
	疼痛刺激有反应	2
	任何刺激均无睁眼反应	1
语言反应	对人物、时间、地点等定向问题清楚	5
	有应答，但不能准确回答有关人物、时间、地点等定向问题	4
	言语不流利，但字意可辨	3
	言语模糊不清，字意难辨	2
	任何刺激均无言语反应	1
运动反应	可指令动作	6
	能确定疼痛部位	5
	对疼痛刺激有肢体退缩反应	4
	疼痛刺激时肢体过屈	3
	疼痛刺激肢体过伸	2
	疼痛刺激无反应	1

（5）特殊类型的意识障碍

1）去皮质综合征。病人能无意识地睁眼闭眼，眼球能活动，瞳孔对光反射和角膜反射恢复，但无自发动作，对外界刺激不能产生有意识的反应，大、小便失禁，存在觉醒和睡眠周期，四肢肌张力增高，病理反射阳性。常见于缺氧性脑病，其次为皮质损害较为广泛的脑血管病及外伤。

2）无动性缄默症。病人能注视检查者及周围的人，貌似觉醒，但不能言语，不能活动，病人出现大、小便失禁，肌肉松弛，但锥体束征阴性，因此，又称为睁眼昏迷。主要见于脑干上部或丘脑的网状激活系统受损，而大脑半球及其传出通路无病变。

5. 瞳孔的观察

瞳孔的变化是许多疾病的重要指征之一，尤其是颅内疾病、药物中毒、昏迷等时常伴有瞳孔变化。观察瞳孔要注意两侧瞳孔的形状、对称性、边缘、大小及对光反应。

（1）瞳孔的形状、大小和对称性

正常瞳孔呈圆形，位置居中，边缘整齐、两侧等大等圆。瞳孔的形状改变常可因眼科疾病引起。如瞳孔呈椭圆形并伴散大，常见于青光眼等；瞳孔呈不规则形，常见于虹膜粘连。在自然光线下，正常的瞳孔直径为 2~5 mm，调节反射两侧相等。病理情况下，瞳孔的大小可出现变化。缩小，瞳孔缩小是指瞳孔直径小于 2 mm，瞳孔直径小于 1 mm 称为针尖样瞳孔。单侧瞳孔缩小提示同侧小脑幕裂孔疝早期；双侧瞳孔缩小，常见于有机磷农药、氯丙嗪、吗啡等中毒。散大，瞳孔散大是指瞳孔直径大于 5 mm。单侧瞳孔扩大、固定，常提示同侧颅内病变（如脑肿瘤、颅内血肿等）所致的小脑幕裂孔疝的发生；双侧瞳孔散大，常见于颅内压增高、颅脑损伤、颠茄类药物中毒及濒死状态。

（2）对光反应

正常瞳孔对光反应灵敏，并于光亮处瞳孔收缩，昏暗处瞳孔扩大。当瞳孔大小不随光线刺激而变化时，称瞳孔对光反应消失，常见于危重或深昏迷病人。

6．自理能力的观察

自理能力是指人们进行自我照顾的能力。观察病人的自理能力时需要观察病人的活动能力及活动耐力，有无医疗、疾病的限制以及是否借助轮椅或义肢等辅助器具。根据病人进食、个人卫生、行走、如厕、上下床等日常生活、活动的自理程度，将自理能力分为完全依赖、协助、自理 3 个等级。病人的自理能力可以通过量表的测定来确定，如用日常生活活动（ADL）能力量表可评定病人生活自理能力，包括生活料理、生活工具使用等。

7．特殊检查或药物治疗的观察

（1）特殊检查和查药物治疗后的观察

在临床实际中，会对未明确诊断的病人，进行一些常规和特殊专科检查，如冠状动脉造影、胆囊造影、胃镜、腹腔镜检查、胸穿、腰穿和骨穿等。这些检查均会对病人产生不同程度的创伤，护士应重点了解其注意事项，观察生命体征，倾听病人的主诉，防止并发症的发生。如冠状动脉造影后应根据穿刺位置对病人的局部止血情况进行观察。由于治疗的需要，病人可能应用引流，应注意观察引流液的性质、颜色、量等，观察引流管是否通畅，有无扭曲、受压、引流不畅的现象，引流袋（瓶）的位置等。锁骨下静脉穿刺后的病人，应注意观察有无胸闷或呼吸困难；吸氧病人应注意观察缺氧症状改善情况等。

（2）特殊药物治疗病人的观察

药物治疗是临床常用的治疗方法。护士应注意观察其疗效、不良反应及毒性反应。如服用降压药的病人应注意血压的变化。应用止痛药时，应注意病人疼痛的规律和性质，用药后的效果；如果药物具有成瘾性还应注意使用的间隔时间等。

8．心理状态的观察

病人的心理状态是一般心理状态和患病时特殊心理状态的整合，如一般心理状态中的病人的注意力、情绪、认知、动机和意志状态，与患病的适应状态的统一情况。因此，应从病人对健康的理解，对疾病的认识、处理和解决问题的能力、对疾病和住院的反应、价值观、信念等方面来观察和判断其语言和非语言行为思维能力、认知能力、情绪状态、感知情况等是否处于正常状态，是否出现记忆力减退、思维混乱、反应迟钝、语言或行为异常等情况及有无焦虑、恐惧、绝望、忧郁等情绪反应。

（三）危重病人的支持性护理

1. 严密监测病情

危重病人病情危重、病情变化快，一般给予一级护理，应严密监测其生命体征、意识、瞳孔及其他情况，对心、脑、肺、肝、肾等重要脏器的功能进行持续监测，可以及时、动态了解病人整体状况、疾病危险程度以及各系统脏器的损害程度，对疾病诊断、治疗及紧急抢救极为重要。

（1）中枢神经系统监测

包括意识水平、电生理（如脑电图）、影像学监测（如 CT 与 MRI）、颅内压测定和脑死亡判定等。

（2）循环系统监测

包括心率、心律、动脉血压、心电功能和血流动力学功能监测，如肺动脉压、中心静脉压、心脏指数等。

（3）呼吸系统监测

包括呼吸频率与节律、呼吸音、潮气量、无效腔量、呼气压力测定等；痰液的性质、量、颜色等；动脉血气分析等。

（4）肾功能监测

包括尿量，血钠浓度，血、尿的尿素氮，血尿肌酐、血肌酐清除率测定等。

（5）体温监测

操作简便，是反映病情变化的可靠指标，也是代谢率的指标。当代谢旺盛，感染、创伤、手术后等情况体温升高，而极度衰竭或临终病人体温反而下降。

2. 保持呼吸道通畅

清醒病人应鼓励其定时做深呼吸或轻拍背部，以助分泌物咳出；昏迷病人常因咳嗽、吞咽反射减弱或消失，呼吸道分泌物及唾液等积聚喉头，而引起呼吸困难甚至窒息，故应使病人头偏向一侧，及时清除呼吸道分泌物，保持呼吸道通畅。并通过呼吸咳嗽训练、肺部物理治疗、吸痰等，预防分泌物淤积、坠积性肺炎及肺不张等的发生。

3. 加强基础护理

（1）眼部护理

眼睑不能自行闭合的病人，可涂抗生素眼药膏或盖凡士林纱布保护角膜，以防角膜干燥而发生溃疡、结膜炎等。

（2）口腔护理

根据病人需要进行口腔护理，保持口腔卫生，防止口腔感染。

（3）皮肤护理

认真做好皮肤清洁护理，保持皮肤干燥，及时更换污染的床单和衣物，使床铺平整舒适；加强预防压疮的各项护理措施，避免压疮的发生。

（4）肢体被动锻炼

经常为病人翻身，进行四肢的被动运动，并配合进行按摩，预防肌腱及韧带退化、肌肉萎缩、关节僵直、静脉血栓形成和足下垂的发生。

4. 补充营养和水分

对能进食者，鼓励其多进食富含营养、易消化吸收的食物；对不能进食者，可采用鼻饲或完全胃肠外静脉高营养支持。对体液不足的病人（如大量引流液或额外体液丧失），应补充足够的水分，以维持体液平衡，防止水、电解质紊乱。

5. 维持排泄功能

协助病人大、小便，必要时施行人工通便、导尿术。对留置尿管者加强常规护理，保持引流通畅，防止泌尿系感染。

6. 保持引流管通畅

危重病人体内置有导尿管、胃肠减压管、伤口引流管等时，应妥善固定、安全放置，防止扭曲、受压、堵塞、脱落等，确保导管通畅。同时注意严格执行无菌操作技术，防止逆行感染。

7. 注意安全

对意识丧失、烦躁不安、谵妄的病人，应合理使用安全用具，防止意外发生；对牙关紧闭、抽搐的病人，可将牙垫、开口器置于病人上下臼齿之间，防止舌咬伤；同时室内光线宜暗，工作人员动作要轻，避免病人因外界刺激而引起抽搐；正确执行医嘱，确保病人的医疗安全。

8. 做好心理护理

危重病人有各种各样的心理问题，如恐惧、悲伤、多疑、绝望等，因此必须采取有效的心理护理措施，使病人处于最佳的心理状态。

（1）主动与病人沟通交流，对神志清楚的病人，应向其介绍病室环境，操作前对病人做清晰的解释，以取得病人的配合。对气管插管、气管切开等原因失去语言表达能力的病人，应采取非语言沟通技巧，以提高沟通效果。

（2）密切观察病人言行，适时提供心理支持，以稳定病人的情绪。

（3）提高病人对疾病的认知能力，根据病人病情进行疾病相关的健康指导，提高其疾病认知水平。

（4）尽可能多采用"治疗性触摸"，引起病人注意，传递关心、支持和被接受的信息。

（5）可运用放松训练和音乐治疗等方法减轻和缓解病人焦虑、紧张的情绪。

（6）鼓励病人参与自我护理活动及治疗方案等的选择，增强配合医护的信心。

（7）鼓励家属及亲友探视病人，与病人沟通，向病人传递爱、关心与支持。减少环境因素的刺激，保持病室的安静，注意保护病人的隐私等。

【案例分析】

病人急诊入院，护士应立即测量 T、P、R、BP，掌握病人生命体征情况，还可以使用心电监护仪，动态准确监测病情；观察神志、瞳孔、意识变化，陈某神志清楚，瞳孔等大等圆，直径 1.5 mm，对光反射存在，说明头部目前没有损伤；病人全身多处多发骨折，会有疼痛感，包括静息痛、呼吸痛、活动性疼痛，需要进行疼痛评估；有第 3 ~ 8 肋骨骨折，要观察胸廓有无畸形，有无反常呼吸，有无出现胸痛、呼吸困难、气促、心慌等气胸症状；骨盆骨折要注意观察有无其他脏器出血症状，如心率快、血压低、尿量少等休克状态。

【学习总结】

请总结病情观察的内容。

（曾建凤　李威）

项目二　常用抢救技术

教学计划表

授课主题	项目二　常用抢救技术	
工作任务	任务 1　氧气吸入 任务 2　吸痰法 任务 3　洗胃法	
建议学时	10 学时	
教学目标	知识目标	1. 掌握缺氧程度的判断、氧疗的适应证及安全用氧的"四防" 2. 掌握吸痰法的禁忌证和适应证 3. 熟悉洗胃溶液，掌握洗胃的目的和适应证
	能力目标	1. 能有效判断氧疗指征，并实施吸氧法 2. 能及时准确判断吸痰指征，并实施吸痰法 3. 能正确选择灌洗液为病人实施洗胃
	素质目标	1. 具备临床思维和临危不乱的心理素质 2. 具有爱伤观念，确保病人安全 3. 具备团队精神，善于协作和沟通
教学重点	1. 氧气吸入、吸痰法、洗胃法的操作方法 2. 氧疗的不良反应	
教学难点	1. 氧疗的适应证 2. 洗胃溶液的选择	

任务 1　氧气吸入

【案例导入】

　　王某，男，21 岁。由 120 急救车送入我院急诊科。自述半小时前跑步时突发胸痛、呼吸困难。查体可见病人口唇发绀，呼吸急促，痛苦面容，神志清，应答自如，测指脉血氧饱和度 75%。根据病人的情况，护士应该采取何种紧急护理措施？

【知识基础】

　　氧气吸入又称氧疗法。通过给氧，提高动脉血氧分压（PaO_2）和动脉血氧饱和度（SaO_2），增加动脉血氧含量（CaO_2），纠正各种原因造成的缺氧状态，促进组织的新陈代谢，维持生命活动的一种治疗方法。

（一）缺氧的分类

1. 低张性缺氧

低张性缺氧是由于吸入气体中氧分压过低、肺通气障碍、静脉血分流入动脉引起。血气分析为 PaO_2 降低、CaO_2 减少，组织供氧不足。常见于高山病、慢性阻塞性肺疾病、先天性心脏病等。氧疗对低张性缺氧疗效最好。

2. 血液性缺氧

血液性缺氧由于血红蛋白数量减少或性质改变，造成血氧含量降低。血气分析可见 CaO_2 降低，PaO_2 正常。常见于贫血、一氧化碳中毒、高铁血红蛋白血症等。

3. 循环性缺氧

循环性缺氧是由于动脉血灌注不足和静脉回流障碍，组织血流量减少引起的缺氧。血气分析 PaO_2、SaO_2、CaO_2 正常，动静脉血氧含量差增加。常见于休克、心力衰竭、大动脉栓塞。

4. 组织性缺氧

组织性缺氧是由于组织细胞利用氧异常所致。动脉血气分析 PaO_2、SaO_2、CaO_2 正常，而静脉血气分析 PaO_2、SaO_2、CaO_2 高于正常，常见于氰化物中毒等。

（二）缺氧程度

1. 轻度低氧血症

$PaO_2 > 50$ mmHg，$PaCO_2 > 50$ mmHg，$SaO_2 > 80\%$，无明显发绀，一般不需要氧气吸入。如有呼吸困难，可给予低流量、低浓度（氧流量 $1 \sim 2$ L/min）吸氧。

2. 中度低氧血症

PaO_2 在 $30 \sim 50$ mmHg，$PaCO_2 > 70$ mmHg，SaO_2 $60\% \sim 80\%$，有发绀、呼吸困难，需氧疗。

3. 重度低氧血症

$PaO_2 < 30$ mmHg，$PaCO_2 > 90$ mmHg，$SaO_2 < 60\%$，有显著发绀、呼吸极度困难、三凹征，是氧气吸入的绝对适应证。

（三）用氧标准与适应证

1. 用氧标准

血气分析是给氧和监测用氧效果的最可靠指标。动脉血氧分压（PaO_2）正常值为 $80 \sim 100$ mmHg，当 $PaO_2 < 50$ mmHg 时，应给予吸氧。根据缺氧程度决定给氧浓度，一般分为三种：低浓度给氧，吸入氧浓度低于 35%；中等浓度给氧，吸入氧浓度为 $35\% \sim 60\%$；高浓度给氧，吸入氧浓度高于 60%。

2. 氧疗适应证

（1）肺活量减少者。如哮喘、气胸、支气管肺炎等呼吸系统疾病病人。

（2）因心肺功能不全使肺部充血致呼吸困难者。如心力衰竭病人。

（3）各种中毒所致的呼吸困难。如 CO 中毒、麻醉剂中毒、巴比妥类药物中毒等病人。

（4）昏迷病人。如颅脑损伤病人。

（5）其他。某些病人手术前后、出血性休克、产妇分娩产程过长或胎儿窘迫者。

（四）供氧装置

1. 氧气筒、氧气表（图 4-2-1-1）及使用注意事项

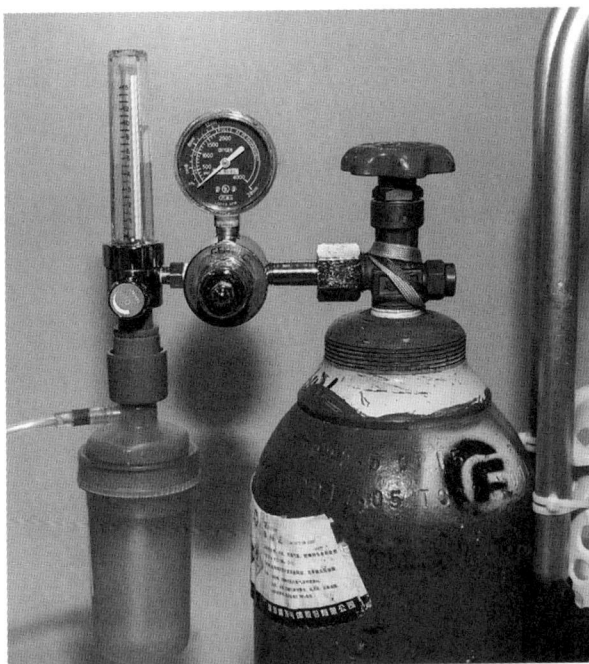

图 4-2-1-1　氧气筒及氧气表

（1）氧气筒。

1）总开关在氧气筒的顶部，可控制筒内氧气的输出。用氧时逆时针方向旋转约 1/4 周，停用时顺时针方向旋转拧紧关闭。

2）气门在氧气筒颈部侧面，连接氧气表的部分。

（2）氧气表。

1）压力表用于监测氧气筒内压力，单位为兆帕（MPa）。

2）减压器是一种弹簧自动减压装置，可将筒内输出的氧气压力降至 0.2～0.3 MPa，保证用氧安全。

3）流量表的浮标用于表示使用时每分钟的氧气流出量。通过调节流量表，可以控制吸入氧气的流量。常用流量标准：低流量 1～2 L/min，中流量 3～4 L/min，高流量

5 ~ 6 L/min。

用氧浓度和氧流量的换算公式：

$$吸氧浓度（\%）= 21 + 4 \times 氧流量（L/min）\times 1\%$$

氧气筒内氧气可供应时间计算公式：

$$可供时间 = \frac{[压力表压力（kg/cm^2）–5（kg/cm^2）] \times 氧气筒容积（L）}{1 个大气压（kg/cm^2）\times 氧流量（L/min）\times 60（min）}$$

$1 kg/cm^2 \approx 0.1 MPa$，$1 kg/cm^2$ 相当于 1 个大气压。

（3）使用注意事项。

1）装氧气表前，先开总开关吹尘，再将氧气表与氧气筒连接，吹尘后及时关闭总开关，不得浪费氧气。

2）给病人用氧前，先调节氧流量再戴鼻导管。

3）氧疗结束停氧时，先摘鼻导管，再关流量开关，关闭总开关后再开流量开关，放余气。

4）放尽余气后，卸氧气表。

2. 中心供氧装置（图 4-2-1-2）

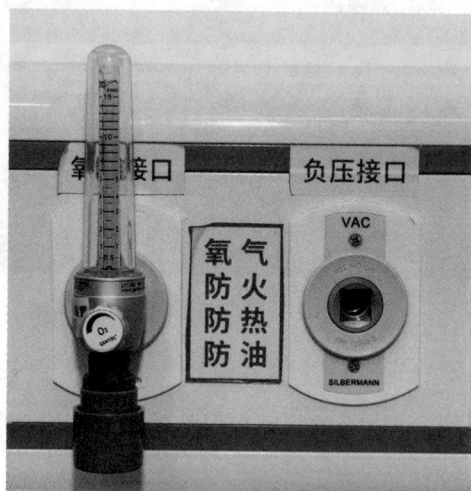

图 4-2-1-2 中心供氧装置

医院氧气集中由供应站负责供给，设管道通至各病区床单位、门诊、急诊等用氧区。供应站有总开关控制，各用氧单位配备氧气流量表，使用氧气时将流量表插入插座与中心供氧系统相连接即可使用。此装置快速、方便，广泛应用于大、中型医院。

（五）氧疗目的

（1）纠正各种原因造成的缺氧状态，提高 PaO_2 和 SaO_2，增加 CaO_2。

（2）促进组织的新陈代谢，维持机体生命活动。

（六）操作程序

1．评估

（1）病人年龄、病情、意识状态及自理能力和治疗情况。

（2）病人的心理反应、合作程度。

（3）病人缺氧程度。

程度	临床表现			血气分析	
	发绀	呼吸困难	神志	PaO_2（MPa）	$PaCO_2$（MPa）
轻度	轻	不明显	清醒	> 50	> 50
中度	明显	明显	正常或烦躁	30～50	> 70
重度	显著	严重三凹征	昏迷或半昏迷	< 30	> 90

2．计划

（1）病人准备。了解氧疗的目的、方法、注意事项及配合要点，取舒适卧位。

（2）护士准备。着装整洁，洗手，戴口罩。

（3）用物准备。

1）治疗车上层。供氧装置、治疗盘内放棉签、一次性吸氧管、内盛冷开水的治疗碗、弯盘、扳手、用氧记录单、笔。

2）治疗车下层。生活垃圾桶，医用垃圾桶。

（4）环境准备。室温适宜、光线充足、环境安静、远离火源。

3．实施

见表 4-2-1-1。

氧气吸入操作
评价标准

表 4-2-1-1　氧气吸入实施流程

操作流程	操作步骤	要点说明
给氧	改善缺氧症状，遵医嘱吸氧	● 耐心解释，病人配合
1．核对解释	核对医嘱，备齐用物至床旁，核对床号、姓名，解释用氧目的	● 意识不清，向家属解释
2．安置体位	可取半坐卧位、端坐位、平卧位等	● 体位视病情而定
3．清洁鼻腔	检查鼻腔有无异常及分泌物，并清洁双侧鼻孔	● 动作轻柔

操作流程	操作步骤	要点说明
4. 连接、调节、湿润、检查	将双侧鼻导管与湿化瓶连接，开流量开关，调节氧流量，湿润、检查鼻塞是否通畅	● 湿化瓶内盛 1/2 ~ 2/3 的蒸馏水；依病人病情调节氧流量
5. 固定调节	将鼻导管插入病人鼻腔，鼻导管两端分别挂到病人两耳旁，并调节松紧度	● 松紧度适中，防止太紧引起皮肤破损
6. 记录指导	记录用氧时间、氧流量和病人反应，向病人及家属交代注意事项	● 态度和蔼，注意人文关怀
7. 巡视观察	经常巡视病房，检查氧气装置是否通畅有效；观察缺氧改善情况；观察有无氧疗副作用的发生	● 仔细观察，有异常及时处理，注意健康宣教
停氧	缺氧症状改善，根据医嘱停氧	● 耐心解释，病人配合
1. 核对解释	携用物至床旁，核对床号、姓名，解释停氧原因	● 意识不清，向家属解释
2. 拔管关氧	拔出鼻导管，擦净鼻部，关流量开关，分离鼻导管	● 谨防操作不当引起组织损伤
3. 放余氧	开流量开关，放尽余氧	
4. 卸湿化瓶	取下湿化瓶与流量表，湿化瓶及通气管消毒备用	
5. 整理记录	整理用物，垃圾分类处理，洗手，记录停氧时间	

4．评价

（1）病人缺氧症状改善、感到舒适。

（2）护士操作规范、动作轻巧。

（3）护患沟通有效，病人能主动配合，获得安全用氧知识。

（七）注意事项

（1）严格遵守操作规程，注意用氧安全。切实做好"四防"，即防震、防火、防热、防油。氧气筒应存放在阴凉通风处，周围严禁烟火及易燃品，离暖气 1 m 以上，离明火 5 m 以上；氧气筒上有"严禁烟火"标志；搬运氧气筒时，勿撞击；氧气表及螺旋口上勿涂油，也不用带油的手装卸氧气表，以免燃烧。

（2）用氧时，应先调节流量后插管；停氧时先拔管再关闭氧气开关；中途调节氧流量时，应先将氧气管与流量表分离，调节流量后再接上，以免因流量开关使用错误，大量氧气进入呼吸道，损伤肺组织。

（3）用氧过程中密切观察缺氧症状有无改善、呼吸是否通畅、有无氧疗副作用，观察 PaO_2、$PaCO_2$、SaO_2 等指标的变化。根据缺氧程度调节流量（一般轻度缺氧氧流量为 1 ~ 2 L/min，中度缺氧氧流量为 3 ~ 4 L/min，重度缺氧氧流量为 5 ~ 6 L/min）。

（4）持续用氧者，单侧鼻导管每日更换 2 次以上，及时清除鼻腔分泌物，防止导管阻塞。双侧鼻塞每日更换 1 次。湿化液应每日更换 1 次；湿化瓶和通气管应定期消毒。

（5）氧气筒内氧气勿用尽，压力表指针降至 0.5 MPa（5 kg/cm^2）时即不可再使用，以防灰尘进入筒内，再次充气时引起爆炸；对未用或已用空的氧气筒，应分别挂"满"或"空"的标志，并分开放置，以免使用时搬错。

【案例分析】

经检查，该病人面色苍白，口唇发绀，神志清，精神差。护士应立即为该病人实施氧气吸入。

【案例进展】

该病人急诊入院后，护士遵医嘱给予低流量持续给氧，在巡视病房时发现病人家属自行增大氧流量。

病人家属的做法是否需要被阻止？

【知识基础】

（一）氧疗监测

1. 症状改善

病人由烦躁不安变为安静、心率变慢、血压上升、呼吸平稳、皮肤红润，说明缺氧症状改善。

2. 氧疗副作用

当给氧浓度高于 60%，持续时间超过 24 h，可能出现氧疗副作用。常见氧疗副作用如下。

（1）氧中毒。高浓度长时间给氧引起肺实质发生改变，主要表现为胸骨下不适、疼痛、灼热感，继而出现呼吸增快、干咳、恶心呕吐、烦躁不安。预防措施是避免长时间、高浓度氧疗，遵医嘱做血气分析以观察氧疗的治疗效果。

（2）肺不张。吸入高浓度氧气后，肺泡内氮气被大量置换，如支气管有阻塞时，其所属区域的肺泡内氧气被肺循环血液迅速吸收，引起吸入性肺不张。主要表现为烦躁，呼吸、心跳加快，血压上升，继而出现呼吸困难、发绀、昏迷。预防措施是鼓励病人多做深呼吸，经常改变体位、进行有效咳嗽排痰，防止分泌物阻塞。

（3）呼吸道分泌物干燥。氧气为干燥气体，如持续吸入未经湿化且浓度较高的氧气，可致呼吸道黏膜干燥，分泌物黏稠，不易咳出，且有损纤毛运动。预防措施是吸入湿化的氧气，定期做雾化吸入。

（4）晶状体后纤维组织增生。仅见于新生儿，以早产儿多见。因长时间高浓度吸氧，引起视网膜血管收缩、阻塞，视网膜纤维化，出现不可逆的失明。预防措施是维持吸氧浓度在 40% 以下，注意监测 PaO_2。

（5）呼吸抑制。见于 Ⅱ 型呼吸衰竭病人（PaO_2 降低、$PaCO_2$ 增高）。由于 $PaCO_2$ 长期处于高水平，呼吸中枢失去了对二氧化碳的敏感性，呼吸的调节主要依靠缺氧对外周化学感受器的刺激来维持，吸入高浓度氧，解除了缺氧对呼吸的刺激作用，使呼吸中枢抑制加重，甚至出现呼吸停止。因此，对 Ⅱ 型呼吸衰竭病人应给予低浓度、低流量（$1 \sim 2$ L/min）持续吸氧，并注意监测 PaO_2。

【进展分析】

病人家属擅自调节氧流量，可能会引起病人不适，如出现氧中毒、大量氧气突然冲入气道而损伤肺组织。此时护士应立即阻止，并向家属解释清楚，取得家属理解。

【学习总结】

请总结氧气吸入法的实施步骤。

（张译文　赵文英）

任务 2　吸痰法

【案例导入】

王某，男，72 岁。主诉：咳嗽、咳痰伴发热 3 天，气促 1 天。既往史：COPD 病史 10 年。入院时查体：神志清楚，T 38.7℃，咳黄色黏稠浓痰，咳痰无力，双肺可闻及湿啰音，右肺呼吸音略弱，心率 126 次 / 分。诊断：肺部感染。血气分析（鼻导管 2 L/min）：pH 7.31，PaO_2 53 mmHg，$PaCO_2$ 43 mmHg，HCO_3^- 21.8 mmol/L。急诊化验：WBC $13.7 \times 10^9/L$，NE% 77.6%，PCT 0.363 ng/ml。心电监护示：HR 98 次/分，R 33 次/分，BP 123/65 mmHg，SPO_2 94%。

对此病人，护士应如何护理？

【知识基础】

（一）定义

吸痰法是利用负压吸引的原理，经口、鼻或人工气道将呼吸道分泌物吸出，以保持呼吸道通畅的一种治疗方法。

（二）适应证

用于危重、年老体弱、昏迷及麻醉后未清醒等病人，因无力咳嗽、咳嗽反射迟钝或会厌功能不全而不能将痰液咳出以及呕吐物误吸入气管等。

（三）吸痰目的

（1）清除呼吸道分泌物，保持呼吸道通畅。

（2）防止窒息和吸入性肺炎等并发症。

（3）改善肺通气，促进呼吸功能。

（四）吸痰装置

1. 中心负压装置

负压管道连接到各病室床单位，使用时连接吸痰导管，开启开关，即可吸痰。

2. 电动吸引器（图 4-2-2-1）

电动吸引器由马达、偏心轮、气体过滤器、压力表、安全瓶、储液瓶组成。安全瓶和储液瓶可分别储存1000 ml 液体，瓶塞上分别有一根玻璃管，玻璃管中间用橡胶管连接。接通电源后马达带动偏心轮，从吸气孔吸出瓶内空气，并由排气孔排出，不断循环转动，使瓶内产生负压，将痰液吸出。

3. 注射器

紧急情况下，可用 50～100 ml 注射器连接导管抽吸痰液。

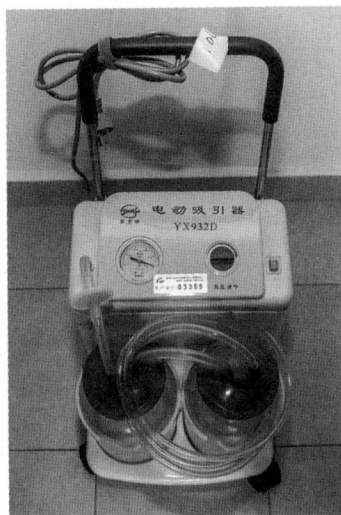

图 4-2-2-1 电动吸引器

（五）操作程序

1. 评估

（1）病人年龄、病情、意识状态、自理能力、排痰能力、口鼻腔黏膜情况，有无鼻腔阻塞，和病人治疗情况，是否存在人工气道等。

（2）病人的心理反应、合作程度。

（3）病人痰液的性质、颜色、黏稠度和量。

2．计划

（1）病人准备。了解吸痰的目的、方法、注意事项及配合要点；取舒适卧位。

（2）护士准备。着装整洁，洗手，戴口罩。

（3）用物准备

1）治疗车上层。治疗盘内备有盖罐2个（试吸罐和冲洗罐，内盛无菌生理盐水）、12～14号无菌吸痰管数根、无菌纱布、无菌血管钳或镊子、弯盘、手套、玻璃接管。必要时备压舌板、开口器、舌钳。治疗盘外备电动吸引器或中心吸引器、手消液、记录单、笔。

2）治疗车下层。生活垃圾桶，医用垃圾桶。

（4）环境准备。宽敞、光线充足或有足够的照明、舒适安全。

3．实施

见表4-2-2-1。

吸痰操作评价
标准

表 4-2-2-1　吸痰法实施流程

操作流程	操作步骤	要点说明
1．核对解释	核对医嘱，备齐用物至床旁，核对床号、姓名，解释吸痰目的	● 意识不清，向家属解释
2．检查调压	连接导管，接通电源，打开开关，检查吸引器的性能，调节适合的负压	● 成人 300～400 mmHg ● 儿童＜300 mmHg ● 婴幼儿 100～200 mmHg ● 新生儿＜100 mmHg
3．安置体位	取合适卧位，将病人头转向操作者，检查病人口腔，取下活动义齿	● 体位视病情而定
4．连接试吸	用无菌镊子或戴手套连接吸痰管，试吸生理盐水，润滑冲洗吸痰管，检查负压大小、吸痰管是否通畅	● 严格检查，保证吸痰有效
5．插管吸痰	嘱病人张口，昏迷病人使用压舌板撑开。一手将吸痰管末端折叠，以免负压损伤黏膜，另一手用无菌镊持吸痰管插入口腔咽部，放松折叠处，左右旋转，向上提拉，先将气管内分泌物吸出，再吸口鼻内分泌物	● 每次吸痰时间不超过15秒，动作轻柔、敏捷
6．冲管观察	吸痰管退出后，立即用生理盐水抽吸冲洗。吸痰过程中观察病人的反应，吸出痰液的颜色、性质和量	● 如病人发生呛咳、发绀、呼吸困难等症状，立即停止操作
7．消毒整理	吸痰结束，关闭吸痰器开关，取下吸痰管，将玻璃接管插入消毒液瓶中浸泡；清洁病人口鼻，脱手套，协助病人取舒适体位，整理床单位	● 仔细观察，注意健康宣教
8．洗手记录	整理用物，垃圾分类处理，洗手，记录吸痰时间及次数，和病人吸痰后情况，吸出痰液的量、颜色、性质等	

4．评价

（1）病人呼吸道分泌物减少，缺氧症状改善、感到舒适。

（2）护士操作规范、动作轻巧。

（3）护患沟通有效，病人能主动配合。

（六）注意事项

（1）吸引器所用电压与电源电压要相符，否则易损坏电动机和影响吸痰效果。

（2）吸痰动作要轻、稳、迅速。从深部向上提拉，左右旋转，一次吸痰时不应超过 15 s，吸引器连续使用时间不超过 3 min。

（3）遵循无菌原则。每次吸痰时均须更换吸痰管，应先吸气管（插管）内，再吸口鼻处，治疗罐、治疗巾每日更换消毒一次。

（4）注意吸痰管插入是否顺利，遇有阻力时，应分析原因，不得粗暴操作。

（5）选择型号适宜的吸痰管，吸痰管外径应小于气管插管内径的 1/2。

（6）储液瓶内的吸出液应及时倾倒，不应超过瓶的 2/3，储液瓶洗净后，应盛少量的水，以防痰液黏附于瓶底，妨碍清洗。

（7）专人保管，定期检修与保养，保持其良好效能。

（8）痰液黏稠时可叩拍胸背或用超声雾化吸入。

（9）为婴幼儿吸痰时，吸痰管要细，动作要轻柔，负压不可过大。

【案例分析】

病人因咳嗽、咳痰伴发热入院，并且咳痰无力，双肺可闻及湿啰音，咳黄色浓稠黏痰，说明痰液难以排出。根据病人的血气分析结果，PaO_2 低于 60 mmHg，但 $PaCO_2$ 在正常值内（35 ~ 45 mmHg），可判断为 I 型呼衰。责任护士应给与病人抬高床头 30°，以利于呼吸；密切注意病人的意识情况及血氧饱和度变化，准备吸痰装置及吸痰用物；密切记录病人生命体征变化，遵医嘱使用稀释痰液的药物及定时给予病人雾化吸入；指导病人肺部康复训练，如指导深呼吸和有效咳嗽。

【学习总结】

请总结吸痰法的实施步骤。

（张译文　李威）

任务 3　洗胃法

【案例导入】

吴某，女，18 岁，口服碳酸锂 50 片、艾司唑仑 30 片被家属发现后送入院。生命体征正常，血氧饱和度 98%，血糖 4.2 mmol/L。既往有抑郁症病史 5 年，长期就诊于某精神病医院。遵医嘱进行机器洗胃，作为护士，你应该怎么安全洗胃？

【知识基础】

（一）定义

洗胃法是将胃管插入病人胃内，反复注入和吸出一定量的溶液，以冲洗并排出胃内容物，减轻或避免吸收中毒的胃灌洗方法。

（二）目的

1. 解毒

清除胃内有毒物质或刺激物，减少毒物吸收，还可利用不同灌洗液进行中和解毒，用于急性食物或药物中毒。服毒后 4~6 小时内洗胃效果最佳。

2. 减轻胃黏膜水肿

幽门梗阻病人胃内滞留食物，会引起上腹胀满、不适、恶心、呕吐等症状，通过洗胃，减轻潴留物对胃黏膜的刺激，减轻胃黏膜水肿、炎症。

3. 为手术或某些检查做准备

如食管下段、胃部、十二指肠手术前准备。

（三）洗胃适应证

非腐蚀性毒物中毒，如有机磷、安眠药、重金属类、生物碱及食物中毒等。

（四）洗胃溶液的选择

见表 4-2-3-1。

表 4-2-3-1 常见洗胃溶液

毒物种类	常用溶液	禁忌药物
酸性物	镁乳、蛋清水、牛奶	
碱性物	5% 醋酸、白醋、蛋清水、牛奶	
氰化物	3% 过氧化氢溶液引吐，1：15000～1：20000 高锰酸钾溶液洗胃	
敌敌畏	2%～4% 碳酸氢钠溶液、1% 盐水、1：15000～1：20000 高锰酸钾溶液	
1605、1059、4049（乐果）	2%～4% 碳酸氢钠溶液	高锰酸钾
敌百虫	1% 盐水或清水，1：15000～1：20000 高锰酸钾溶液	碱性药物
DDT（灭害灵）666	温开水或生理盐水洗胃，50% 硫酸镁导泻	油性药物
酚类	50% 硫酸镁导泻，温开水或植物油洗胃至无酚味为止，洗胃后多次服用牛奶、蛋清水保护胃黏膜	液体石蜡
河豚、生物碱、毒蕈	1%～3% 鞣酸	
苯酚（石炭酸）	1：15000～1：20000 高锰酸钾	
巴比妥类（安眠药）	1：15000～1：20000 高锰酸钾，硫酸钠导泻	硫酸镁
异烟肼（雷米封）	1：15000～1：20000 高锰酸钾，硫酸钠导泻	
磷化锌灭鼠药	1：15000～1：20000 高锰酸钾、0.5% 硫酸铜洗胃，0.5%～1% 硫酸铜溶液每次 10 ml，每 5～10 分钟口服一次，配合用压舌板等刺激舌根引吐	鸡蛋、牛奶、脂肪及其他油类食物
抗凝血类灭鼠药（敌鼠钠等）	催吐，温水洗胃，硫酸钠导泻	碳酸氢钠溶液
有机氟类灭鼠药（氟乙酰胺等）	0.2%～0.5% 氯化钙或淡石灰水洗胃，硫酸钠导泻，饮用豆浆、蛋清水、牛奶等	
发芽马铃薯	1% 活性炭悬浮液	

（五）操作程序

1．评估

（1）病人病情、意识状态、生命体征及自理能力，病人医疗诊断。

（2）病人的口腔黏膜有无损伤，有无活动性义齿。

（3）病人中毒情况，毒物名称及量，中毒时间及途径，呕吐情况，医嘱处理措施。

2．计划

（1）病人准备。了解洗胃的目的、方法、注意事项及配合要点；取舒适卧位。

（2）护士准备。着装整洁，洗手，戴口罩。

（3）用物准备。

1）治疗盘内置。量杯（或水杯）、治疗巾或防水布、胃管包、Y型管、压舌板、水温计、弯盘、毛巾、镊子、液状石蜡、棉签、开口器、牙垫、胶带、手电、14号胃管、50 ml注射器。

2）自动洗胃机。包括盛有25~38℃洗胃液10~20 L的桶，污水桶（图4-2-3-1）。

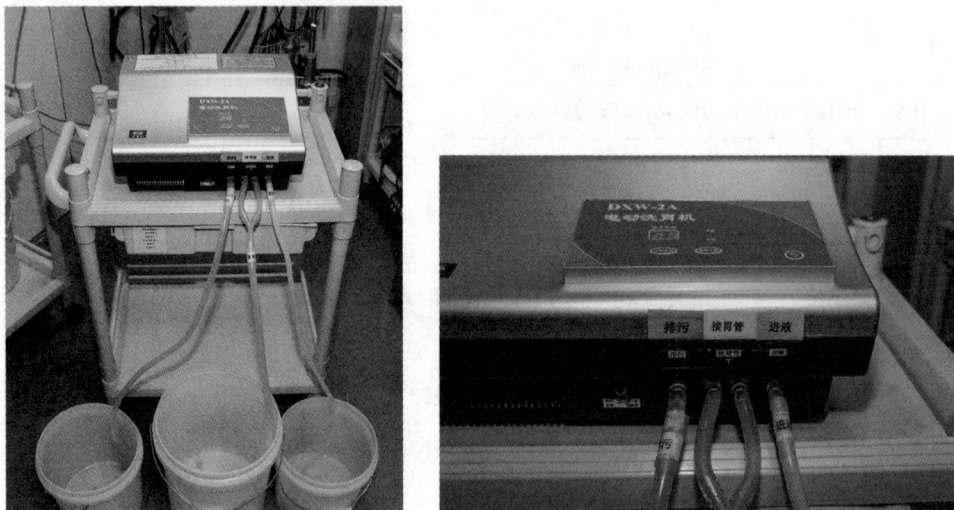

图4-2-3-1　自动洗胃机

3）治疗车下层。生活垃圾桶，医用垃圾桶。

（4）环境准备。宽敞、光线充足或有足够的照明、舒适安全。

3．实施

见表4-2-3-2。

洗胃操作评价标准

表4-2-3-2　洗胃法实施流程

操作流程	操作步骤	要点说明
核对解释	核对医嘱，备齐用物至床旁，核对床号、姓名，解释洗胃目的	●意识不清，向家属解释
口服催吐法		
（1）安置体位	取坐位，将病人头转向操作者，检查病人口腔，取下活动义齿	●体位视病情而定
（2）口服灌洗液	自行口服灌洗液，每次饮液量300~500 ml	●适用于清醒病人
（3）催吐	自呕和（或）用压舌板刺激舌根催吐，如此反复，直至吐出的灌洗液澄清无味	●呕吐物澄清证明毒物排出

续表

操作流程	操作步骤	要点说明
自动洗胃机洗胃		
（1）安置体位	取左侧卧位；昏迷病人可取平卧位头偏向一侧并用压舌板、开口器撑开口腔，置牙垫于上、下磨牙之间，如有舌后坠，可用舌钳将舌拉出	● 动作轻柔，体现人文关怀
（2）检查连接	通电，检查机器功能完好，并连接各种管道，将3根橡胶管分别与机器的药管（进液管）、胃管、污水管（出液管）相连	● 确认入液与出液管路
（3）置洗胃管	用液状石蜡油润滑胃管前端，润滑插入长度的1/3；由口腔插入 55～60 cm，插入长度为前额发际至剑突的距离	● 插入动作轻、稳、准，尽量减少对病人的刺激与不适
（4）验证胃管	通过抽吸胃液、听气过水声、胃管末端置于冷水碗中观察是否有气泡逸出，验证胃管在胃内	
（5）固定胃管	用胶布固定胃管	● 胃管勿弯折、扭曲
（6）准备洗胃液	将胃管与病人连接，将已配好的洗胃液倒入水桶内，药管的另一端放入洗胃液桶内，污水管的另一端放入空水桶内，胃管的另一端与已插好的病人胃管相连，调节药量流速	● 观察病人情况
（7）开启操作	按"手吸"键，吸出胃内容物，吸出物送检，再按"自动"键，机器即开始对胃进行自动冲洗，直到洗出液澄清无味为止	● 洗胃过程中，随时注意洗出液的性质、颜色、气味、量及病人面色、脉搏、呼吸和血压的变化
（8）拔除胃管	洗毕，反折胃管，拔出	● 拔管时防止发生呛咳
（9）清洁洗手	自动洗胃机三管（药管、胃管、污水管）同时放入清水中，按"清洗"键，清洗各管腔后，将各管同时取出，待机器内水完全排尽后，按"停机"键关机。	
（10）整理记录	协助病人漱口、洗脸、帮助病人取舒适卧位；整理床单位、清理用物；记录灌洗液名称、量，洗出液的颜色、气味、性质、量，病人的全身反应	

4. 评价

（1）病人情况改善、感到舒适。

（2）护士操作规范、动作轻巧。

（3）护患沟通有效，病人能主动配合。

（六）注意事项

（1）首先注意了解病人中毒情况，如病人中毒的时间、途径、毒物种类、性质、量等，来院前是否呕吐。

（2）准确掌握洗胃禁忌证。强腐蚀性毒物（如强酸、强碱）中毒、肝硬化伴食管胃底静脉曲张、胸主动脉瘤、近期内有上消化道出血及胃穿孔、胃癌等。病人吞服强酸、强碱等腐蚀性药物，禁忌洗胃，以免造成穿孔。可按医嘱给予药物或迅速给予物理性对抗剂，如牛奶、豆浆、蛋清、米汤等以保护胃黏膜。上消化道溃疡、食管静脉曲张、胃癌等病人一般不洗胃，昏迷病人洗胃应谨慎。

（3）急性中毒病例，应紧急采用"口服催吐法"，必要时进行洗胃，以减少中毒物的吸收。插管时，动作要轻、快，切勿损伤食管黏膜或误入气管。

（4）当中毒物质不明时，洗胃溶液可选用温开水或生理盐水。待毒物性质明确后，再采用对抗剂洗胃。

（5）洗胃过程中应随时观察病人的面色、生命体征、意识、瞳孔变化、口鼻腔黏膜情况及口中气味等。洗胃并发症包括急性胃扩张、胃穿孔、大量低渗液洗胃致水中毒、水及电解质紊乱、酸碱平衡失调、昏迷病人误吸或过量胃内液体反流致窒息、迷走神经兴奋致反射性心脏骤停，及时观察并做好相应的急救措施，并做好记录。

（6）注意病人的心理状态、合作程度及对康复的信心。向病人讲述操作过程中可能会出现不适，如恶心等，希望得到病人的合作；告知病人和家属有误吸的可能与风险，取得理解；向其介绍洗胃后的注意事项，对自服毒物者，耐心劝导，做针对性心理护理，帮助其改变认知，要为病人保守秘密与隐私，减轻其心理负担。

（7）洗胃后注意病人胃内毒物清除状况，中毒症状有无得到缓解或控制。

【案例分析】

吴某为镇静安眠药中毒，需紧急进行机器洗胃。洗胃液可以选择 25～38℃温开水，测试机器正常后，摆好病人体位，选择合适型号的胃管，给予心电监护下洗胃。洗胃时应观察洗出胃内容物的性质、颜色、气味、量，以及病人的面色、脉搏、呼吸、血压，注意有无洗胃并发症的发生。

【学习总结】

请总结洗胃法的实施步骤。

（张译文 许士海）

模块五　医疗护理文件记录

项目一　医疗护理文件书写

教学计划表

授课主题		项目一　医疗护理文件书写
工作任务		任务 1　体温单 任务 2　医嘱单 任务 3　护理记录单 任务 4　病区交班报告
建议学时		6 学时
教学目标	知识目标	1. 掌握体温单的绘制和书写要求 2. 掌握医嘱的处理方法和注意事项 3. 掌握住院病历、出院病历的正确排序 4. 熟悉护理记录单、病区交班报告的书写要求
	能力目标	1. 能正确绘制体温单 2. 能正确处理医嘱 3. 能及时、准确、规范书写护理记录单和病历交班报告 4. 能正确对住院病历、出院病历排序
	素质目标	1. 具备严谨慎独的工作态度 2. 具有实事求是的科学态度
教学重点		1. 体温单、医嘱单、护理记录单、病区交班报告的书写要求 2. 医嘱的种类和处理方法
教学难点		1. 体温单的绘制 2. 护理记录的书写内容

任务 1 体温单

【案例导入】

李某，女，52 岁。以"反复上腹疼痛 2 年，加重 3 个月"入院。于 2022 年 11 月 20 日 10：00 以"十二指肠溃疡"收住消化内科，安排在 6 病室 31 床，住院号为 064006。查体：T 37.5 ℃，P 80 次/分，R 20 次/分，BP 120/82 mmHg，体重 61 kg，身高 160 cm，疼痛评分 2 分。11 月 22 日 9：30 突发上腹部剧痛，并渐波及全腹 2 h，恶心、呕吐胃内容物。请胃肠外科急会诊，诊断为"十二指肠溃疡伴穿孔"，12：00 转入胃肠外科治疗，安排在 2 病室 2 床。查体：T 39.5 ℃，P 88 次/分，R 22 次/分，BP 145/92 mmHg，疼痛评分 8 分。遵医嘱给予物理降温并做好术前准备，半小时后复查：T 38.6 ℃，P 85 次/分，R 21 次/分，BP 130/89 mmHg。于 15：00 送手术室全麻下行剖腹探查 + 十二指肠穿孔修补术。于 17：30 安返病区测得：T 37.5 ℃，P 82 次/分，R 19 次/分，BP 120/80 mmHg。术后留置尿管、腹腔引流管各一条。于 2022 年 12 月 6 日 16：00 出院。

请根据病人当前的情况，绘制该病人当前的体温单。

【知识基础】

体温单主要用于记录病人的生命体征及其他情况，内容包括病人入院、手术、分娩、转科、出院或死亡等的时间，体温、脉搏、呼吸、血压、体重、大便次数、出入量等，住院期间体温单排列在住院病历首页，以便医务人员查阅（表 5-1-1-1）。

（一）眉栏

1. 眉头部分

第 1~7 条用蓝（黑）色笔填写。眉头部分包括病人姓名、性别、年龄、科室、病室、床号、入院日期、住院病历号等项目。入院日期的"年、月、日"中间用短横线隔开，年份必须写 4 位数（如 2021-10-08）。数字均使用阿拉伯数字。

2. "日期"栏

每页第 1 天应填写"年、月、日"，年份写 2 位数，中间用短横线隔开（如 21-10-08）。其余 6 天只填写日，若在 6 天中遇到跨月或跨年，则应填"月、日"或"年、月、日"。

3. "住院日数"栏

从入院当天开始填写，连续写至出院日，出院当天不计在内。用阿拉伯数字"1、2、3……"表示。

表 5-1-1-1 体温单

姓名: 年龄: 性别: 科别: 床号: 入院日期: 住院病历号:

日 期								
住院天数								
手术或产后日数								

时 间：上午 下午（2 6 10）

脉搏次/分 体温℃
180 42
160 41
140 40
120 39

疼痛⊗
口表●100 38
腋表×
肛表○
脉搏●80
心率○ 37

60 36

40 35

疼痛评分 10 8 6 4 2 0

呼吸
血压(mmHg)
血氧(%)
总入液量(ml)
大便(次)
尿量(ml)
体重(kg)
身高(cm)
皮试/过敏史

4. 转科 / 床的填写

在眉栏原"科室 / 床号"后加箭头"→"，并写上转至的"科室 / 床号"。例如病人从消化内科转至胃肠外科，科室填"消化内科→胃肠外科"，床号填"15 → 30"。

5. 转科由接收科室填写

如下午 5 时 30 分由消化内科转入胃肠外科，由胃肠外科接收时填写"转胃肠外科—17：30"。

6. 手术后立即转科

参照第 5 条执行。

7. "时间纵行"栏

如入院、手术、回室时间发生在同一时间纵行，以首项（入院）填在相应时间纵行，其余在依次纵行填写。由急诊科急送手术室时，由术后接收科室填写"入院""手术""回室"于相应栏内。入院及送手术时间相同，第一纵行填写入院时间，次纵行填写手术时间。如果在急诊科有监测生命体征记录（如无可参考麻醉师首次测得的数据），由病房护士补录于"入院"时间纵行，回室时测得生命体征记录于"回室"时间纵行。

8. "手术（分娩）"栏

用红色笔填写。以手术（分娩）当天写"0"，手术次日为第 1 天，用阿拉伯数字连续写至第 14 天；14 天内如遇第 2 次手术，则停写第 1 次手术日期，改为"Ⅱ – 0"，第 2 次手术次日起依次填写"1、2、3…"至第 2 次手术后 14 天为止。

（二）体温单 40 ~ 42℃横线之间

用红色笔填写。在体温单 40 ~ 42℃横线之间相应时间栏内，纵向填写入院、转入、手术、分娩、出院、死亡等项目，除手术不写具体时间外，其余均按 24 小时制，精确到分钟。手术不写具体手术名称和具体手术时间，转科病人转入时间由接收科室填写。

（三）体温、脉搏曲线的绘制和呼吸的记录

1. 体温曲线的绘制

（1）体温符号绘制于体温单 35℃ ~ 42℃，每小格为 0.2℃，口温以蓝点"●"、腋温以蓝叉"×"、肛温以蓝圈"○"表示，相邻两次体温用蓝线相连，相同两次体温可不连线。

（2）体温低于 35℃时，为体温不升，应在 35℃线以下相应时间纵格内用红色笔写"不升"，不再与相邻温度相连（需低温测试者除外）。

（3）药物降温或物理降温 30 min 后需重新测量体温，测得体温以红圈"○"表示，划在物理降温前温度的同一纵格内，并用红虚线与降温前的体温相连，下次测得体温仍用蓝线与降温前的体温相连。例如：测得体温 39℃，处理后半小时复测 39.5℃，则在 39.5℃处用红圈表示，红虚线连接 39℃。若再次处理后半小时复测体温 38.5℃，则记录在护理记录单上。

（4）若体温与上次体温差异较大，或者与病情不符时，需重新测量，确认无误后在体温符号上用蓝（黑）色笔写小写英文字母"v"（verified，核实）。

（5）若病人拒测、外出进行诊疗或请假等未能测量体温时，在体温单40～42℃之间用黑（蓝）笔在相应时间纵格内填写"拒测""外出""请假"等，前后两次体温断开不相连。

（6）需密切观察体温的病人，如医嘱为"每小时测体温1次"，体温单上规定时间的体温需描记在体温单上，其余时间点测得的体温记录在护理记录单上。

2. 脉率（心率）曲线的绘制

（1）脉率以红点"●"、心率以红圈"○"表示，相邻脉率（心率）用红线相连。脉搏记录每小格表示4次/分，将测量的脉率或心率用红笔绘制于体温单相应时间栏内，相邻两次的脉率或心率以红线相连。

（2）脉搏与体温重叠时，先用蓝笔绘制体温符号，再用红圈画于其外表示脉搏；脉搏率与肛温重叠时，用蓝圆圈内画红圆点的符号表示。如降温后测得温度和脉率相重，在脉率圈内画一蓝色"×"，并以红虚线与降温前体温相连。脉率与口温重叠时，用蓝圆点外画红圆圈的符号表示。

（3）如遇脉搏短绌者，测脉搏的同时必须测心率，并在体温单上描绘结果，以红圆圈表示心率，红圆点表示脉搏，两者之间头尾用红线相连。

3. 呼吸的记录

（1）将实际测量的呼吸次数，以阿拉伯数字表示，免写计量单位，用黑（蓝）笔填写在相应的呼吸栏内，相邻的两次呼吸上下错开记录，每页首记呼吸从上开始写。

（2）人工辅助呼吸的病人用黑（蓝）笔在35℃以下，相应的时间格内写上"辅助呼吸"或"停辅助呼吸"。

（四）底栏填写

底栏的内容包括血压、入量、尿量、大便次数、体重、过敏药物及其他等需观察和记录的内容，用蓝（黑）笔填写，数据以阿拉伯数字记录，不写计量单位。

1. 血压

（1）记录频次。新入院病人第1天记录血压1次，之后每周至少记录1次血压，住院期间根据病人病情及医嘱测量并记录。医嘱每天测1次血压的，则填入上午栏；每天测2次血压的则填入上、下午栏；要求每日测量血压3次以上（含3次）或者有心电监护者，除在护理记录单上记录外，应把上、下午测得的血压填入此栏内；如为下肢血压应当标注。

（2）记录方式为收缩压/舒张压。

（3）以毫米汞柱（mmHg）为单位。

2．入量

以毫升（ml）为单位。每 24 小时（7∶00～次日 7∶00）统计总入量 1 次，记录在相应日期栏内。也有的体温单中将出入量合并在一栏内记录，则将每 24 小时的入量为分母、出量为分子，记录在相应日期栏内。

3．尿量

以毫升（ml）为单位。每 24 小时（7∶00～次日 7∶00）统计一次尿液总量，每天记录 1 次。导尿以"C"表示（"1800/C"表示导尿病人排尿 1800 ml）；尿失禁以"※"表示。

4．大便

记录 24 h 的大便次数，每 24 h 记录 1 次。未解大便以"0"表示；大便失禁以"※"表示；人工肛门以"☆"表示；灌肠以"E"表示。灌肠后排便次数以 E 作分母、排便次数作分子表示。例如"$\frac{1}{E}$"表示灌肠后排便 1 次；"$1\frac{1}{E}$"表示自行排便 1 次，灌肠后又排便 1 次；"$\frac{4}{2E}$"表示灌肠 2 次后排便 4 次。

5．体重

以千克（kg）为单位。新病人入院时应测量体重并记录在相应时间栏内，住院期间根据病人病情及医嘱测量并记录。若病情危重或卧床不能测量者，可不测量，在体重栏内标注"卧床"。

6．身高

以厘米（cm）为单位。一般新入院病人当日应测量身高并记录。

7．皮试 / 过敏史栏

（1）根据医嘱填写皮试药物名称，阴性结果在括号内写"－"；阳性结果，在括号内写"＋"。

（2）记录时间并在相应日期栏内填写皮试结果，同一天做两种皮试时，在同一格内横写，同一天做两种以上皮试，则在其他栏下加写。

（3）入院评估时，询问病人有药物（含口服药）过敏史或食物过敏史时，按皮试阳性方式记录。

（4）结核菌素试验不必填写在皮试栏，在护理记录单与医嘱单做记录则可。

8．其他

作为机动栏，根据病情需要填写，如特殊用药、腹围、药物过敏试验、管理情况等。

9．页码按页数用蓝（黑）色钢笔连续填写。

随着现代科学技术的飞速发展，医院信息化的普及，部分医院陆续开始使用电子体温单。护士可在临床信息系统中新建体温单。电子体温单具有版面清晰完整、美观，绘制规范等的优点，只要键入的信息准确无误，系统会自动生成准确的绘图结果，而且具有预警系统；避免了手绘体温单出现的绘图不准、字迹不清、涂改、错填、漏填、信息不符、续页的时间序号错误等问题。医生和护士可以分别从 CIS 系统中查阅病人体温单，也可以根据需要打印体温单。电子体温单的符号标志同手工绘制法。

【案例分析】

李某有转科治疗，眉栏中转科 / 床的填写，在原"科室 / 床号"后加箭头"→"，并写上转至哪个科，如"消化内科→胃肠外科"，"31 → 2"。生命体征（T、P、R）的记录频次：新入院 24 h 内、手术前 1 天每天测 4 次，体温在 37.5℃以上每天测 3 次。

李女士手术后 3 天内每天测生命体征 4 次。11 月 22 日 12：00 测体温为 39.5℃，采取降温措施后必须复测体温，应掌握记录方式，体温 38.5℃以上每 4 小时测 1 次，停用降温措施后，病人体温正常 24 h 以上（不含当天）可改每天测量 1 次。出院当天测生命体征 1 次。

【学习总结】

请总结临床上体温单绘制的注意事项。

（应雪琴　江文霞）

任务 2　医嘱单

【案例导入】

李女士手术后回病室，医生开出术后医嘱：一级护理，禁食，胃肠减压，心电监护

12 h；青霉素皮试，青霉素 480 万 U ＋ 0.9% 氯化钠溶液 250 ml 静脉滴注，bid；留置导尿管，记录每小时尿量及引流量。

请判断医嘱分别属于哪种类型？

【知识基础】

医嘱是医生根据病人病情需要，为达到诊断、治疗的目的而拟定的书面嘱咐，由医护人员共同执行。目前，医嘱有纸质医嘱和电子医嘱两种形式，纸质医嘱写于医嘱单，电子医嘱则直接输入电子病历系统。

（一）医嘱的内容

医嘱的内容包括：日期、时间、床号、姓名、护理常规、护理级别、饮食、体位、各种检查、药物治疗（注明剂量、用法、时间等）、手术治疗（手术时间、麻醉种类、手术名称、术前用药等）、医生和护士的签名等。

（二）医嘱的种类

1. 长期医嘱

指从医生开出医嘱起，至医嘱停止，有效时间在 24 h 以上的医嘱。如"一级护理""低盐低脂饮食""维生素 C 0.2 g，po，qd"等。

2. 临时医嘱

有效时间在 24 h 以内，应在短时间内执行，有的需要立即执行（st）。如"阿托品 0.5 mg，H，st"；有的需在限定时间内执行，如会诊、手术、X 线片及一些特殊检查等。另外，出院、转科、死亡等也列入临时医嘱的范畴。

3. 备用医嘱

根据病情需要分为长期备用医嘱和临时备用医嘱。

（1）长期备用医嘱。医生开出医嘱的有效时间在 24 h 以上，必要时使用，在 2 次执行之间有间隔时间，医生注明停止时间后失效，如"哌替啶 50 mg，im，q6h，prn"。

（2）临时备用医嘱。医生开出的医嘱仅在 12 h 内有效，必要时使用，只执行 1 次，过期未执行则失效。如"地西泮 5 mg，po，sos"。

4. 特殊医嘱

写在临时医嘱单上。

（1）24 h 内需要连续执行数次的医嘱，如"奎尼丁 0.2 g，q2h，5d"。

（2）每天 1 次需要连续执行数天的医嘱，如"痰培养 qh，3d"。

（三）医嘱的处理原则

1. 先急后缓

处理多项医嘱时，应首先判断需执行医嘱的轻重缓急，合理、及时地安排执行顺序。

2. 先临时后长期

先执行临时医嘱，再执行长期医嘱；临时需立即执行的医嘱应尽快安排执行。

（四）医嘱的处理方法

1. 纸质医嘱的处理

（1）长期医嘱处理。医生开写在长期医嘱单上，注明日期和时间，并签全名。护士将长期医嘱分别转抄至各种执行单上（如服药单、注射单、治疗单、输液单、饮食单等），转抄护士在执行栏内注明时间并签全名（表5-1-2-1）。

（2）临时医嘱处理。医生开写在临时医嘱单上，注明日期和时间，并签全名。有限定执行时间的临时医嘱，护士应及时转录到临时治疗本或交班记录本上，护士执行后必须写上执行时间并签全名，需要立即执行的医嘱，护士需尽快执行，并注明执行时间、签上全名（表5-1-2-2）。

（3）备用医嘱处理。

1）长期备用医嘱处理。医生开写在长期医嘱单上，注明执行时间。护士每次执行后，在临时医嘱单上记录执行时间并签全名，供下一班参考。

2）临时备用医嘱。医生开写在临时医嘱单上，12 h内有效。可暂不处理，待病人需要时执行。执行后按临时医嘱处理，过时未执行，护士应用红色笔在该项医嘱栏内写"未用"两字，并签全名。

（4）停止医嘱。医生在长期医嘱单上相应医嘱后写上停止日期、时间，并签全名。护士在相应的执行单上注销有关项目，然后在医嘱单该项医嘱的停止日期栏内注明停止日期与时间，并签全名。

（5）重整医嘱。凡长期医嘱单超过3页，或医嘱调整项目较多时应重整医嘱。重整医嘱时，由医生在原医嘱最后一行下面画一红横线，在红线下正中用蓝（黑）色笔写"重整医嘱"，红线上下均不得有空行。再将红线以上有效的长期医嘱按原日期、时间顺序抄于红线下。抄录完毕须两人核对无误，并填写重整者姓名。

当病人手术、分娩或转科后，也需重整医嘱，即在原医嘱最后一行下面划画一红横线，在红线下正中用蓝（黑）色笔写上"术后医嘱""分娩医嘱"或"转入医嘱"，然后再由医生开写新医嘱，红线以上医嘱自行停止。

医生重整医嘱后，由当班护士核对无误后在整理之后的有效医嘱执行者栏内签上全名。

（6）出院、转院医嘱。医生在临时医嘱单上开具出院或转院医嘱，护士按照停止医嘱方法处理相应执行单，通知膳食科停止供膳。

2. 临床信息系统（Clinical Information System,CIS）

目前，很多医院已经使用CIS对病人的诊疗和护理信息进行管理。医生登录医生工作站，将医嘱按照长期医嘱、临时医嘱、辅助检查、化验等分类录入系统，由护士登录护士工作站处理医嘱。主要包括以下几个方面。

（1）审核医嘱。重点审核医嘱录入的规范性、正确性，包括医嘱内容及分类。医嘱审核无误确认，方可进入执行医嘱环节。

表 5-1-2-1　长期医嘱单

长期医嘱单

姓名 _____ 性别 _____ 年龄 _____ 科别 _____ 病床 _____ 住院号 _____

开　　始					长　期　医　嘱	停　　止				
日期	时间	医生	护士	执行时间		日期	时间	医生	护士	执行时间

第　页

表 5-1-2-2　临时医嘱单

临时医嘱单

姓名 _____ 性别 _____ 年龄 _____ 科别 _____ 病床 _____ 住院号 _____

开医嘱		医师签名	临　时　医　嘱	处理医嘱			执　行　医　嘱					
日期	时间			日期	时间	签名	日期	时间	签名	日期	时间	签名

第　页

（2）执行医嘱。护士登录 CIS 中医嘱处理系统，浏览审核确认后的医嘱，点击"医嘱执行"按钮，完成医嘱的生成执行，并向各相应科室发送有关请求。医嘱执行后可以生成各种相关的汇总表单和执行表单。常用的表单包括服药单、输液输血单、治疗单等。

（3）打印表单和医嘱单。护士打印各种执行表单，护士执行后在相应的表单上签上名字和时间。如需打印病人的长期医嘱和临时医嘱单，CIS 具备续打印功能，当再次打印医嘱时可以续前页进行，打印出的医嘱上会显示执行护士的电子签名和医嘱处理时间。

使用 CIS 处理医嘱，避免了纸质医嘱处理时存在的手工转抄各种执行单、查对转抄的准确性及填写各种医嘱报表等烦琐工作，更重要的是通过规范化的录入界面、格式化的数据形式以及系统内部的质量控制、设置错误提示警告，保证了医嘱录入以及医嘱处理的正确性、及时性和完整性，有利于提高医疗护理质量，防止差错事故的发生。

（五）医嘱处理的注意事项

（1）处理医嘱时如有疑问，必须询问核实清楚后再执行。

（2）医嘱必须经医生签名后方为有效。一般情况下不执行口头医嘱，在抢救或手术过程中医生下达口头医嘱时，执行护士应先复诵一遍，双方确认无误后方可执行，抢救或手术结束后医生据实补记医嘱。

（3）医嘱须每班、每日核对，每周总查对，查对后由查对者签全名并记录查对时间。

（4）处理医嘱时，应先急后缓，即先执行临时医嘱，再执行长期医嘱。

（5）凡需下一班执行的临时医嘱应进行交班，并在护士交班记录上注明。

（6）医嘱内容应准确、清楚，每项医嘱应只包含一个内容，应注明下达时间，医嘱不得贴盖涂改，如需取消，应由医生在该项医嘱栏内用红色笔写"取消"，并在医嘱后用蓝（黑）色笔签全名。

【案例分析】

李女士的术后医嘱有长期医嘱和临时医嘱两种。长期医嘱：一级护理，禁食，胃肠减压，青霉素 480 万 U + 0.9% 氯化钠溶液 250 ml 静脉滴注，bid；留置导尿管，记录每小时尿量及引流量。临时医嘱：心电监护 12 小时，青霉素皮试。

护士在学会区分医嘱的类型同时，必须按照病情的轻重缓急、医嘱的类型来处理。

【案例讨论】

术后第 2 天晚上 20：00 李女士主诉伤口疼痛，疼痛评估分值为 5 分，报告医生，值班医生正在处理一位新收病人，告知护士先给病人肌内注射盐酸曲马多注射液

100 mg，稍后忙完再补开医嘱。

　　你认为护士是否要执行此医嘱？为什么？

【学习总结】

　　请总结长期医嘱和临时医嘱的区别。

（应雪琴　江文霞）

任务3　护理记录单

【案例导入】

　　李某，女，52岁。以"反复上腹疼痛2年，加重3个月"入院。病人近2年常于餐后2～4 h出现上腹部烧灼样痛，伴有反酸、嗳气，进食可缓解，口服"抗酸药"及西咪替丁治疗可缓解，查胃镜显示十二指肠球部溃疡。3个月前因劳累后症状加重，近2天排黑便2次。于2022年11月20日以"十二指肠溃疡"收住消化内科，安排在6病室31床，住院号为064006。查体：T 37.5℃，P 80次/分，R 20次/分，BP 120/82 mmHg，体重61 kg，身高160 cm，疼痛评分2分。

根据以上案例，作为责任护士，你知道应填写哪些护理文件吗？

【知识基础】

医疗与护理文件是关于病人病情变化、诊疗护理以及疾病转归全过程的客观、全面、及时、动态的记录。医疗与护理文件包括门诊病历、住院病历、护理记录单、病区交班报告等。护士在医疗与护理文件的记录和管理中，必须明确准确记录的重要意义，做到认真细致负责，并遵守专业技术规范。

（一）记录的意义

1. 提供病人的信息资料

医疗与护理文件客观、全面、及时、动态、系统反映了病人患病的全过程，是医护人员进行正确诊疗、护理的依据，同时也是各级医护人员之间交流和合作的纽带。护理记录内容中体温、脉搏、呼吸、血压、出入量及危重病人病情观察记录等，是医生了解病人病情进展、明确诊断，制订和调整治疗方案的重要参考依据。医疗与护理文件提供的病人信息资料，具有很紧密的历史联系性，每个病人在住院治疗过程中的病情变化都需要持续性记载。

2. 提供教学与科研资料

完整的医疗与护理文件记录是医疗和护理实践的原始记录，是医护人员对病人疾病进行正确诊断、治疗、护理的全部总结，是医学教学的最好教材，一些特殊病例还可以作为个案教学分析与讨论的良好素材。同时医疗与护理文件记录也是开展科研工作的重要资料，尤其是在流行病学研究回顾性研究、传染病管理防病调查等方面具有重要的参考价值。

3. 提供法律依据

医疗与护理文件记录是法律认可的证据性文件，在法庭上可作为医疗纠纷、人身伤害、保险索赔、刑事案件及遗嘱查验的证明。凡是涉及以上诉讼案件，调查处理时都有将医疗与护理文件作为依据加以判断，以明确医院及医护人员是否有法律责任。因此，只有认真规范、及时完整地记录病人的病情治疗及护理全过程，才能为法律提供有效的依据并切实维护医护人员的合法权益。

4. 提供评价依据

医疗与护理文件记录在一定程度上反映了医院的医疗护理质量、学术及技术水平，是衡量医院医疗护理管理水平的重要标志之一，也可作为医院等级评定医护人员考核评定的参考资料。

（二）记录的原则

1. 及时

医疗护理记录必须及时，不得拖延或提早，更不能漏记错记，以保证记录的时效性，维持最新资料。如因抢救急危重症病人未能及时记录的，有关医护人员应在抢救结束后 6 h 内据实补齐，并注明抢救时间和补记时间。

2. 准确

记录的内容必须在时间内容及可靠程度上真实准确无误，尤其是病人的主诉和行为应详细、真实、客观地描述。临床病人病情进展的科学记录必要时可成为重要的法律依据，所以记录的内容不应是护理人员的主观臆断和有偏见的资料。记录者必须是执行者，记录的时间应为实际给药、治疗、护理的时间，而不是事先安排的时间；书写错误时应在错误处用所书写的笔在错误字词上划线删除或修改并在上面签全名；如为电子记录，则按统一要求打印后由相关医务人员手写签名。

3. 完整

医疗与护理文件的眉栏、页码填写要完整，各项记录按要求逐项填写避免遗漏。记录应连续，不留空白，记录者必须签全名。如果病人出现病情变化，拒绝治疗、护理，发生意外，有自杀倾向、请假外出、并发症先兆等特殊情况，应及时汇报，详细记录事件做好交接班。

4. 简要

记录内容应尽量简洁、流畅、重点突出。使用医学术语、公认的中文和外文缩写、符号及计量单位，避免笼统、含糊不清或过多修辞以方便医护人员快速获取所需信息。表格式的护理文件，可以节约书写时间，还能使护理人员有更多时间和精力为病人提供直接的护理服务。

5. 规范

按要求分别使用红、蓝（黑）色笔书写；一般白班用蓝（黑）色笔，夜班用红色笔记录。要求字体端正、字迹清晰，语句通顺、表述准确、标点正确，不得滥用简化字或写自造字，不得涂改刮擦、剪贴或使用修正液。

【案例分析】

常用的护理记录文件可分为以下 2 类。

①反映住院病人病情和治疗护理过程的各类记录：体温单、首次护理记录单、护理记录单、手术护理记录单、医嘱单、医嘱护嘱执行单、专科护理单、护理会诊单、护理知情同意书、病人转运交接单、危重症病人外出检查护理评估单等。②保证日常工作规范管理和有效衔接的各类记录：病房护理交接班日志、住院病人外出检查登记本、护理

不良事件报告单、护理部下发的各种记录登记本等。

　　病人入院分为急诊入院和一般入院，根据李女士的病情，属于一般病人进入病区，护士应该在接收病人的同时及时采集病人的一般信息、病情情况、护理评估等，按照记录的原则应当在当班完成首次护理记录单、体温单、医嘱单、医嘱护嘱执行单、病区交班报告等文件书写，书写后签全名，上级护士审阅后签全名。

【案例进展】

　　李女士于 2022 年 11 月 22 日 9：30 突发上腹部剧痛，并渐波及至全腹 2 小时，恶心，呕吐胃内容物。请胃肠外科急会诊，诊断"十二指肠溃疡伴穿孔"转入胃肠外科治疗，安排在 2 病室 2 床。查体：T 39.5℃，P 88 次 / 分，R 22 次 / 分，BP 145/92 mmHg，疼痛评分 8 分。遵医嘱给予物理降温并做好术前准备，半小时后复测体温 38.6℃，P 85 次 / 分，R 21 次 / 分，BP 130/89 mmHg，于 15：00 送手术室全麻下行剖腹探查 + 十二指肠穿孔修补术。17：30 安返病区，术后留置尿管、腹腔引流管各一条。于 2022 年 12 月 6 日出院。

　　作为责任护士该如何书写李女士的护理记录？

【拓展知识】

护理记录单

　　凡危重、抢救、大手术后、特殊治疗或需严密观察病情者，须做好特别护理观察记录，以便及时全面掌握病人情况，观察治疗或抢救后的效果（表 5-1-3-1，表 5-1-3-2，表 5-1-3-3，表 5-1-3-4）。

　　（一）记录的内容

　　包括病人的生命体征、出入液量、病情动态、治疗和护理措施、药物治疗效果及反应等。

　　（二）记录方法和要求

　　（1）用蓝（黑）色笔填写眉栏项目及页码。

　　（2）晨 7 时至晚 7 时用蓝（黑）色笔记录，晚 7 时至次晨 7 时用红色笔记录。

　　（3）及时准确地记录病人的体温、脉搏、呼吸、血压、出入液量等，常规时间测量生命体征的数字应绘制在体温单上。计量单位写在标题栏内，记录栏内只填写数字。

　　（4）记录出入量时，除填写量外，还应将颜色、性状记录于病情栏内，并将 24 h 总量记录在体温单中的相应栏内。

　　（5）病情及处理栏内要详细记录病人的病情变化、治疗、护理措施以及效果，并签全名。不宜转抄医生的记录。

表 5-1-3-1 护理记录单

护理记录单

姓名：　　　　年龄：　　　　性别：　　　　病区：　　　　床号：　　　　住院号：　　　　入院日期：

日期	时间	体温℃	脉搏(次/分)	呼吸(次/分)	血压mmHg	意识	摄入液体		排出物		胸闷气促	双下肢水肿	病情及措施	护士签名	核对者签名
							种类	量(ml)	种类	量(ml)					

第　页

表 5-1-3-2 健康教育护嘱单

住院患者健康教育护嘱单

科室：_____ 床号：_____ 姓名：_____ 住院号_____

项目	教育内容	完成日期	完成项目	健教者签名	评价复述 是	否	评价日期	评价签名
1								
2								
3								
4								
5								
6								
7								
8								
9								
10								
11								
12								
13								
14								
15								
16								
17								
18								
19								
20								
21								
22								
23								
24								
25								
26								

注： 根据病人的需要及住院时间可分阶段完成，每次不宜过多内容，并在相应项目打 √ 标识，各专科需增加项目的可在空白栏增添。

第 1 页

表 5-1-3-3 特殊治疗护理单

患者特殊治疗护理记录

姓名:	性别:	年龄:	病区:		床号:	住院号:

诊断: 　　　　　　　　　　　　　　　　　　　　　过敏史:

于　　　　　　送　　　　室，拟行

交接时患者情况：（T、P、R、BP,神志及主要病情）

神志　　　　，T　　　℃，P　　　次/分，R　　　次/分，BP　　　　mmhg, SPO2　　　%

治疗前准备:

☐血常规　　☐凝血四项　　☐皮肤准备　☐禁食　　☐留置尿管　☐静脉输液

带入物品（☐有　☐无　）：

带入药品（☐有　☐无　）：

带入血制品（☐有　☐无　）：

血型:

送患者护士:	接患者护士:	交接班时间:	月　　日　　时　　分

治疗过程护理记录:

操作开始时间:　　　　　　　　　结束时间:

穿刺部位:

操作过程患者情况：

时间	:	:	:	:	:	:	:	:
神志								
心率（次/分）								
R（次/分）								
BP（mmHg）								
SPO2（%）								

穿刺部位处理：☐局部按压 ☐弹性绷带包扎　☐沙袋加压 其它处理方法:

特殊用物（ ☐有　　　☐无　）：

特殊用药（ ☐有　　　☐无　）：

外渗情况（ ☐有　　　☐无　）局部有:☐硬结　　☐红肿　　☐灼热　　☐疼痛　　☐水泡

外渗发生后处理:

操作结束后病人情况：神志　　　　，心率　　　次/分，R　　　次/分，BP　　　　mmhg, SPO2　　　%

记录护士:	年　　月　　日　　时　　分
病房护士:	年　　月　　日　　时　　分

（备注：所有患者送特殊治疗时需使用此护理记录单）在相应的选项 ☐ 内打 √

表 5-1-3-4 首次护理评估单

首次护理记录单

姓名:	性别:	年龄:	病区:		床号:	住院号:
职业:	民族:	宗教:	资料来源:	教育程度:		
入院方式:		医疗支付方式:				
入院诊断:						
过敏史:						
一、护理评估、						
意识状态:						
对答:		定向:				
饮食:						
吞咽能力:						
口腔粘膜:		吞咽困难:				
睡眠:						
排尿:						
排便:				次数:		
四肢活动:						
皮肤情况:						
语言沟通:		最常用语言:		语言表达:		
生活习惯: 吸烟:			嗜酒:			
留置引流管:						
造口:						
伤口:						
疼痛:						
跌倒风险:						
营养评分:			VTE评分:			
专科评估:						
其它:						
记录日期:		责任护士签名:				
审阅日期:		审核者签名:				

（6）12 h 或 24 h 就病人的总入量、总出量、病情、治疗、护理等作一次小结或总结，晨 7 时至晚 7 时用蓝（黑）色笔记录，晚 7 时至次晨 7 时用红色笔记录，以便于下一班快速、全面地掌握病人的情况。

（7）病人出院或死亡后，特别护理记录单应随病历留档保存。

（三）医疗与护理文件的管理要求

（1）医疗与护理文件必须按规定放置，记录或使用后必须放回原处。

（2）必须保持医疗与护理文件的清洁、整齐、完整，防止污染破损、拆散和丢失。

（3）病人及家属不得随意翻阅医疗与护理文件，不得擅自将医疗护理文件带出病区；因医疗活动需要复印或复制医疗护理文件带离病区时，应当由病区指定专人负责携带与保管。

（4）医疗与护理文件应妥善保存，各种医疗护理文件的保存期限如下。

①体温单、医嘱单、特别护理记录单作为病历的一部分随其放置，病人出院后送病案室长期保存。

②门诊急诊病历的保存期从病人最后一次就诊之日起不少于 15 年。

③病区交班报告本由病区保存 1 年，以备需要时查阅。

（5）病人本人或其代理人、死亡病人亲属或其代理人、保险机构等有权复印或复制病人的门（急）诊病历、住院病历以及国家卫生行政部门规定的其他病历资料。

（6）因教学科研需要借阅医疗与护理文件，需经医疗机构相关部门同意，阅后立即归还，不得泄露病人的隐私。

（7）发生医疗事故纠纷时，应于医患双方同时在场的情况封存或启封病程记录、各种检查报告单、医嘱单等，封存的病历资料可以是复印件，封存的病历由医疗机构负责医疗质量监控的部门或者专（兼）职人员保管。

（四）病历排列顺序

1. 住院期间病历排列顺序

（1）体温单（按时间先后倒排）。

（2）医嘱单（包含长期医嘱单和临时医嘱单，各按时间先后倒排）。

（3）入院记录。

（4）病史及体格检查。

（5）病程记录（病情记录、手术记录、分娩记录等）。

（6）会诊记录。

（7）各种检验和检查报告单。

（8）护理记录单。

（9）长期医嘱执行单。

（10）住院病历首页。

（11）门诊和（或）急诊病历。

2．出院（转院、死亡）后病历排列顺序

（1）住院病历首页。

（2）出院或死亡记录。

（3）入院记录。

（4）病史及体格检查。

（5）病程记录。

（6）各种检验和检查报告单。

（7）护理记录单。

（8）医嘱单（包含长期医嘱单和临时医嘱单，各按时间先后顺排）。

（9）长期医嘱执行单。

（10）体温单（按时间先后顺排）。

出院后门诊病历一般由病人自行保管。

【进展分析】

根据李女士的病情，护理记录单应真实、客观、实时记录李女士在整个住院期间的病情观察、采取的护理措施以及护理的效果。重点观察病情变化、阳性体征，并客观描述；拟定本专科的观察重点、要点，突出专科疾病特点；记录手术名称、麻醉方式、回室时间、生命体征情况、导管情况；准确记录护理措施和效果；出院当天记录病人T、P、R、BP一次，生活自理能力评估一次；正确签名。

护理记录没有具体的频次要求，有问题随时记录，做到实时性（及时、精确到分）、连续性（动态、前后呼应）、真实性、科学性。使用医学术语。高级责任护士对专科观察项进行审核指导。

（应雪琴　江文霞）

任务4　病区交班报告

【案例导入】

耳鼻喉科，2022年11月20日，病人总数42人。出院病人6人，转科1人；新收住院病人3人，均为择期手术病人；手术病人3人；病重1人；术后第1天病人5人（其中2人主诉伤口疼痛）。

护士应该如何书写病区报告？

【知识基础】

病区交班报告是由值班护士书写的交班报告，内容为将值班期间病区的情况及病人的病情的动态变化。通过阅读病区交班报告，接班护士可全面掌握病区的病人情况、明确继续观察的问题和实施的护理（表5-1-4-1）。

（一）交班内容

1. 出院、转出、死亡病人

对出院者写明离开时间；对转出者注明转往的医院、科别及转出时间；对死亡者简明扼要记录抢救过程及死亡时间。

2. 新入院及转入病人

应写明入院（转入）的原因、时间、方式（步行、轮椅、平车）、主要症状及体征、既往重要病史（尤其是过敏史），存在的护理问题及下一班需重点观察及注意事项，给予的治疗、护理措施及效果等。

3. 危重、有异常情况及做特殊检查治疗的病人

应写明主诉、生命体征、神志、病情动态、治疗护理措施及效果，下班需重点观察和注意的事项。

4. 手术病人

准备手术的病人需写明手术前准备和术前用药情况等。当天手术后的病人需写明麻醉种类，手术名称及过程，麻醉清醒时间，回病室后生命体征、伤口、引流、排尿及镇痛药使用情况等。

5. 产妇

应写明胎次、产式、产程、分娩时间、会阴切口及恶露等情况，自行排尿时间，新生儿性别及评分。

6. 老年、小儿或生活不能自理的病人

应报告生活护理情况，如口腔护理、皮肤护理、压疮预防与护理及饮食、排泄护理等。

（二）书写要求

书写内容应全面、真实、简明扼要、重点突出；书写字迹清楚，不得涂改；日间用蓝（黑）色笔、夜间用红色笔书写。填写时，先写床号、姓名、住院病历号、诊断，再简要记录生命体征、病情、治疗和护理等情况。

（1）应在经常巡视和了解病情的基础上认真书写。

（2）用蓝（黑）色笔填写眉栏项目，如病区、日期、时间、病人总数、入院出院、转出、转入手术、分娩、死亡人数等。

（3）交班报告书写顺序应先写离开病区的病人（出院、转出、死亡），再写进入病区的病人（入院、转入），最后写病区内需重点观察及护理的病人（手术、分娩、危重及有异常情况）。

表 5-1-4-1 病区交班报告

护士交班报告表

年　月　日

	白　　班							上　　夜							下　　夜						
原有病人数	出院	转往他科	死亡				原有病人数	出院	转往他科	死亡				原有病人数	出院	转往他科	死亡				
入院	他科转入	现有病人数					入院	他科转入	现有病人数					入院	他科转入	现有病人数					
手术	病危						手术	病危						手术	病危						

签名：　　　　　　　　　　签名：　　　　　　　　　　签名：

（4）对新入院、转入、手术、分娩的病人在诊断的下方分别用红色笔注明"新""转入""手术""分娩"，危重病人用红色笔注明"危"或标记为"※"。

（5）书写完后注明页数并签全名。

【案例分析】

根据耳鼻喉科病区当天情况，各班值班护士将值班期间病区的情况及病人的病情的动态变化书写交班报告，内容书写顺序：出院/转科、新收、手术病人、危重病人、病情变化及特殊治疗和检查的病人。书写完毕，注明页数并签全名。

【学习总结】

请总结病区交班报告的交班内容和书写要求。

（应雪琴　江文霞）

模块六　出院基础护理

项目一　临终护理

教学计划表

授课主题	项目一　临终护理
工作任务	任务 1　临终关怀 任务 2　临终病人及家属的护理
建议学时	2 学时
教学目标 / 知识目标	掌握临终关怀、濒死的概念
教学目标 / 能力目标	能说出临终关怀、濒死的概念
教学目标 / 素质目标	具有崇高的职业道德，维护病人的尊严和权利
教学重点	临终病人的心理护理
教学难点	临终病人的生理、心理变化

任务 1　临终关怀

【案例导入】

王某，女，96 岁，因"阴道不规则流血 5 年，加重 1 天"诊断：阴道恶性黑色素瘤收入安宁疗护病房。入院查体：意识模糊，面色苍白，四肢消瘦，T 36.5 ℃，P 62 次 / 分，R 10 次 / 分，BP 80/50 mmHg，膀胱造瘘引流通畅。入院后：留置胃管，生存期评估小于 6 周，多学科会诊建议姑息治疗。病人本人在疾病初期时提到不要插管，要有尊严地离去；组织家庭会议，家属表示理解，希望母亲在生命末期舒适，减少痛苦。

临终病人护理的重点有哪些？

【知识基础】

19世纪以来出现的"临终关怀"是实现人生临终健康的一种重要方式，也是医学人道主义精神的具体体现。临终关怀作为一种社会文化现象，越来越被社会认可和重视。护士应掌握相关的理论知识和技能，了解病人的身心反应，帮助临终病人减轻痛苦以提高生存质量，引导病人树立正确的死亡观，使其正确面对死亡。

（一）临终关怀

1. 临终关怀的概念

临终关怀指由社会各层次人员（护士、医生、社会工作者、志愿者以及政府、慈善团体人士等）组成的团队，为生命处于临终阶段的病人及其家属提供生理、心理、社会文化及精神等方面的一种全面性支持和照料以满足临终病人身心的需要，使其能舒适、安详且有尊严地度过人生的最后时期，并维护其家属的身心健康。

2. 临终关怀的发展史

（1）古代的临终关怀。

古代的临终关怀在西方可追溯到中世纪西欧的修道院和济贫院，当时作为照料危重病人及濒死的朝圣者旅游者的场所，使其得到最后的安宁。在中国可追溯到两千多年前的春秋战国时期中医学里的临终关怀思想。

（2）现代临终关怀。

现代临终关怀创始于20世纪60年代，创始人是英国的桑德斯博士（D.C.Saunders）。1967年桑德斯博士在英国伦敦创办圣克里斯多福临终关怀院，被誉为"点燃了世界临终关怀运动的灯塔"。在圣克里斯多佛临终关怀院的影响及带领下，临终关怀运动在英国得到迅速的发展，20世纪80年代中期，英国各种类型的临终关怀服务机构已发展到600多个，其中独立的临终关怀机构达160余家。此外，美国、日本、阿根廷、法国、巴西、加拿大、德国、挪威等70多个国家和地区相继开展了临终关怀服务，也先后建起了临终关怀医院和相关机构。

（3）我国临终关怀的发展。

1988年7月，天津医学院（现天津医科大学）在黄天中博士的资助下，成立了中国第一家临终关怀研究机构——天津医学院临终关怀研究中心，该中心研究主任崔以泰被誉为"中国临终关怀之父"。1988年10月，上海诞生了第一所临终关怀医院南汇护理院（现为上海浦东新区老年医院）。这些都标志着我国已跻身于世界临终关怀研究与实践的行列。目前，国内已有临终关怀机构100多家，这些机构不断深入开展临终关怀工作，使我国的临终关怀实践有了长足的发展。我国的临终关怀事业正在朝着理论深入化、教育普及化、实施适宜化和管理规范化的方面发展。

3．临终关怀的内容

临终关怀不仅是一种服务，它是以临终病人为特定对象，研究和探讨临终病人及其家属的需求，以及如何为他们提供全面护理的方法。其主要内容包括以下几个方面。

（1）满足临终病人及家属的需求。临终病人的需求包括生理、心理及社会方面的需求；临终病人家属的需求包括对临终病人治疗和护理的要求、心理需求，并为其提供殡葬服务等。

（2）临终病人的全面照护。包括医疗护理、生活护理、心理护理等方面，还应注意控制疼痛，并给予心理照顾。临终关怀的核心是控制疼痛及其他不适症状，如恶心呕吐、食欲缺乏、便秘、抑郁、惊厥及呼吸困难等，因为这些不适时刻困扰着病人并使其产生焦虑甚至恐惧。

（3）临终病人家属的照护。主要是为病人家属进行心理疏导并提供情感支持。包括尽可能满足家属想照顾病人的需要，鼓励家属参与病人的日常护理，多与家属沟通、耐心倾听，鼓励家属说出内心的感受，尽可能满足家属自身生理、心理及社会方面的需求。

（4）死亡教育。死亡教育是运用与死亡相关的医学护理学、心理学、法学、伦理学等知识对人们进行教育，帮助人们树立正确的生死观、生命伦理观、生命价值观，使受教育者能够珍爱生命、减少轻生和不必要的死亡，并能够正确地对待和接受死亡。其目的是帮助临终病人消除对死亡的恐惧心理，树立正确的死亡观，正确对待和接受死亡。

（5）临终关怀模式。临终关怀模式是临终关怀工作对临终关怀的总体观点、态度及提供照护标准和形式，是在医学模式的基础上形成和发展的。随着世界临终关怀运动的开展，现代的临终关怀发展为"多学科整体性—姑息照护模式"。但由于东西方文化背景的不同导致临终关怀模式有很大的差异，因此，中国的临终关怀项目应探讨适合我国国情的临终关怀模式。

（6）其他。包括临终关怀机构所采用的医疗体系，临终医护人员应遵循的医疗护理原则，临终关怀机构的管理，实施的研究与实践；临终关怀工作人员的构成与培训；临终关怀与其他学科的关系；临终关怀与社会发展的关系等。

4．临终关怀的组织形式、理念和意义

（1）临终关怀的组织形式。

1）独立的临终关怀医院。是指不隶属于任何医疗护理或其他医疗保健服务机构的临终关怀服务机构。具有医疗、护理设备，一定的娱乐设施，家庭化的危重病室设置，建立适合临终关怀的陪护制度，配备一定数量的专业医护人员，为临终病人提供临终服务，其中北京松堂关怀院比较具有代表性。

2）附设临终关怀机构。又称机构内设的临终关怀项目，属于非独立性的临终关怀机构，是指在医院、护理院，养老院、社区保健站、家庭卫生保健服务中心机构内附设的"临终关怀病区""临终关怀病房""临终关怀单位（病室或病床）"或"附属临终关怀院"等，其中北京朝阳门医院临终关怀病区比较具有代表性，临终关怀病房分为综合病种的临终关怀病房和专为癌症病人设立的临终关怀病房。

3）居家式临终关怀。又称居家照护，是临终关怀服务的基本方式之一。病人住在自己家中，由病人家属提供基本的日常照护，由家庭临终关怀机构提供其所需的临终关怀服务医护人员，根据临终病人的病情，定期进行访视，并提供临终照料。这类机构通常以社区为基础、以家庭为单位开展临终关怀服务。

4）癌症病人俱乐部。是一个具有临终关怀性质的群众性自发组织，而不是医疗机构，其宗旨是促进癌症病人之间的相互关怀，相互帮助安详愉悦地度过生命最后阶段。

（2）临终关怀的理念。

1）以照料临终病人为中心。临终关怀是针对各种疾病的晚期，治疗不再生效，生命即将结束的病人进行的照护。对于这些病人的治疗不再以治愈疾病为目的，而是通过对其全面的身心照料，提供姑息性治疗。主要是通过控制症状、减轻痛苦、消除焦虑、恐惧，获得心理、社会上的支持，使其得到最后的安宁，因此临终关怀是从以治愈为主的治疗转变为以对症为主的照料。

2）提高临终病人的生命质量。临终关怀不是以延长病人生存时间为目的，而是以提高其临终阶段生命质量为宗旨，给临终病人提供一个舒适的、有意义的生活，减轻痛苦使其生命品质得到提高，在可控的病痛中接受关怀，享受人生最后阶段的人间温情。

3）维护临终病人的尊严和权利。临终病人仍有意识、思维、情感，仍有个人的尊严和权利。临终关怀强调尊重生命的原则、要求医护人员应注意维护临终病人的尊严与权利，允许病人保留原有的生活方式，尽量满足病人的合理要求，尊重个人的隐私权，让其参与到医护方案的制订中。

4）注重临终病人家属的心理支持。临终护理的效果与家属的积极配合密切相关，为家属提供心理支持，可使其保持正常的心态，对病人在临终阶段的心理和精神方面起到重要的作用。因此，为临终病人进行全面照料的同时，对临终病人家属提供心理社会支持使其坦然地面对亲人的死亡。既为病人生前提供服务，又为家属提供居丧服务。

（3）临终关怀的意义。

1）追求高生命质量的客观要求。随着人类社会文明的进步，人们对生存质量和死亡质量提出了高的要求。临终关怀从优化生命质量出发，满足临终病人的生理需要和心理需求，使临终病人在充满温情的氛围中，平静地接受死亡。能够安详、安静、无痛苦且有尊严地离开人世，让家属在病人死亡后没有留下任何遗憾和阴影。

2）社会文明的标志。临终关怀正是为让病人有尊严舒适地到达人生彼岸而开展的一项社会公益事业，是信仰、价值观、伦理道德、宗教、风俗习惯、社会风气等的集中体现，是人类发展及社会文明的标志。

3）体现医护职业道德的崇高。医护职业道德的核心内容就是尊重病人的尊严和权利，我国以医学人道主义为出发点，以提高人的生命质量为宗旨，临终关怀充分体现了以提高生命价值和生命质量为服务宗旨的高尚医护职业道德。临终关怀作为一种新的医疗服务项目，是对现行医疗服务体系的补充。

（二）濒死的定义及 ICU 临终病人尊严死

1. 濒死的定义

濒死即临终，指病人已接受常规性或姑息性的治疗，虽然意识清楚，但病情加速恶化，各种迹象显示，生命即将结束是生命活动的最后阶段。

2. ICU 临终病人尊严死

尊严死源于美国，是对追求高生命质量病人的一种解脱。ICU 尊严死是指当病人病情危重、器官功能障碍、治疗无益、照护目标不能实现，或者生命支持治疗导致的结果可能不符合病人的价值观时，ICU 医生必须确保病人死得有尊严。其基本精神是按照病人自主意愿，不使用生命支持系统来拖延不可治愈病人的死亡进程，撤除维持生命的机械，让病人以更自然的状态死亡。

ICU 病人积极治疗无益时，有效的姑息照护就必须被引入。美国胸科协会形象地描述了 ICU 病人积极治疗和姑息照护之间的相互关系：病人入 ICU 之初，积极治疗和姑息照护两者同时存在，积极治疗占主导地位；随着病情的进展，当治疗无益时，姑息照护超越积极治疗占主导地位；积极治疗所占的比重随着病人生存时间的递减而递减，病人死亡时停止所有治疗，而姑息照护比重随着病人生存时间的递减而递增，在病人死亡时刻，姑息照护达到峰值；病人死亡后，治疗工作完全终止，而姑息照护人员尚未停止工作，仍继续为居丧期亲属提供照护支持。

【案例分析】

病人高龄、卧床、肿瘤晚期伴周围局部器官转移，反复出血，生命体征不稳定，病人处于生命终末期。护理重点主要是身心舒适、减少痛苦、维护尊严。舒适护理：王奶奶的病床靠近窗户，感受阳光，保持病房通风、空气清新，被褥可选用奶奶喜欢的被子，让奶奶感受安全。管道护理：保持口腔清洁，做好胃管护理、膀胱造瘘管、尿管护理。皮肤护理：观察出血量，及时更换医疗护理垫，大便通畅，必要时给予灌肠。人文关怀：按奶奶居家环境布置家庭病房，经常播放奶奶喜欢的音乐、电视节目等。家属的照护：鼓励家属陪护，给予心理疏导，让家属勇敢表达爱。

【学习总结】

总结临终关怀的主要内容有哪些。

（徐娜　邓武红）

任务2　临终病人及家属的护理

【案例导入】

李某，女，82岁，因"反复腹痛4余年，血便1月"诊断结肠癌伴肝转移入住安宁疗护病房。多学科会诊，病人无放疗、化疗、手术指征，生存期评估6个月。第一次家庭会议：对于病情进展，家属表示意外，治疗方案未达成一致，希望对病人隐瞒。

某个周末，李奶奶最疼爱的孙子以为奶奶熟睡，孙子跟同学聊电话间，奶奶不慎听到"肿瘤多处转移，生存时间不久"。坏消息让李奶奶情绪激动、愤怒，并质问儿女为什么要欺骗她……之后，李奶奶不接受任何治疗。家属忧虑，不知所措。

李奶奶出现了怎样的心理变化？护士该如何提供相应护理？

【知识基础】

对临终病人及家属的护理应该体现出护理的关怀和照顾。护士应以尊重生命、尊重病人为宗旨，为病人提供全面、积极的整体护理，包括生理、心理和精神等方面。对病人家属给予安抚与心理护理，使其得到帮助和支持。

（一）临终病人的生理变化和护理

1．临终病人的生理变化

（1）肌肉张力丧失。表现为吞咽困难、便秘或大小便失禁，肢体软弱无力，无法维持良好舒适的功能体位，不能进行自主躯体活动。呈希氏面容，即面部呈铅灰色、眼眶凹陷、双眼半睁、目光呆滞、下颌下垂、嘴微张。

（2）胃肠功能减退。表现为胃肠道蠕动逐渐减弱，病人出现恶心、呕吐、食欲缺乏、腹胀、便秘或腹泻、脱水、体重减轻等。

（3）循环功能减退。表现为皮肤苍白、湿冷，大量出汗，四肢发绀、斑点，脉搏快而弱、不规则或测不出，心律不齐，血压逐渐下降或测不出，心尖搏动常最后消失。

（4）呼吸功能减退。表现为呼吸频率不规则，呼吸深度由深变浅，出现鼻翼呼吸、张口呼吸、潮式呼吸等，最终呼吸停止。由于呼吸道分泌物潴留在支气管内，出现痰鸣音或鼾声呼吸。

（5）感知觉改变。表现为视力逐渐减退，由视觉模糊发展到只有光感，最后视力消失；眼睑干燥，分泌物增多。听觉常是人体最后消失的感觉。

（6）意识改变。若病变未侵犯中枢神经系统，病人可保持意识清醒；若病变在脑部，则可出现不同程度的意识障碍，有的病人表现为谵妄或定向力障碍。

（7）疼痛。大部分临终病人主诉全身不适或疼痛，表现为烦躁不安、大声呻吟、血压及心率改变、呼吸增快或减慢、瞳孔散大，呈现疼痛面容，即五官扭曲、眉头紧锁、眼睛睁大或紧闭、双目无神、表情呆滞、牙关紧闭。

2．临终病人的身体护理

（1）促进病人舒适。

1）病室环境适宜。保持病室安静，室内空气新鲜、通风良好，调节适宜的温度和湿度。

2）加强皮肤护理。维持良好、舒适的体位，更换卧位，定时翻身，以防产生压疮。大小便失禁者，注意保持会阴、肛周皮肤的清洁、干燥，必要时留置导尿；大量出汗者，应及时擦洗干净、勤换衣裤。应保持病人床单位干燥、平整、清洁、无碎屑。

3）加强口腔护理。应每天观察病人口腔黏膜，在晨起、餐后、睡前协助病人漱口，保持口腔清洁卫生，口唇干裂者可涂液状石蜡或润唇膏；有口腔溃疡或真菌感染者酌情涂药；口唇干燥者可适量喂水，也可用湿棉签湿润口唇或用湿纱布覆盖口唇。

4）减轻病人疼痛。观察疼痛的性质、部位、程度、持续时间及发作规律，帮助病人选择减轻疼痛的有效方法。采用同情、安慰、鼓励等方法与病人交流，稳定病人情绪，并适当引导使其注意力转移，以减轻疼痛。若病人选择药物止痛，可采用WHO推荐的三步阶梯疗法控制疼痛。注意把握好用药的阶段，选择恰当的剂量和给药方式，观察用药后的反应，达到控制疼痛的目的。采用音乐疗法、松弛术、针灸疗法、外周神经阻断术、生物反馈法等非药物控制方法，也能取得一定的镇痛效果。

（2）改善营养状况。

1）增进食欲。依据临终病人的饮食习惯调整饮食，注意食物的色、香、味，少量多餐，以减轻恶心，增进食欲。并主动向病人和家属解释出现恶心、呕吐的原因，以减少焦虑，取得心理支持。

2）加强营养。给予高蛋白、高热量、易消化的饮食，多食水果、蔬菜。加强监测，观察病人电解质指标及营养状况。进食困难者给予流质或半流质饮食，便于病人吞咽；必要时鼻饲或采用完全胃肠外营养，保证病人营养供给。

（3）改善血液循环。

密切观察病人的各项生命体征、皮肤色泽和温度等。加强保暖，四肢冰冷时给予热水袋保暖，水温应低于50℃，防止烫伤。注意皮肤清洁、干燥。

（4）改善呼吸功能。

1）定时通风换气，保持室内空气新鲜。

2）意识清醒者可采用半卧位，减轻回心血量，扩大胸腔容量，改善呼吸困难；昏迷者采用仰卧位头向一侧或侧卧位，防止呼吸道分泌物误入气管引起窒息或坠积性肺炎。翻身叩背协助排痰，雾化吸入可以稀释痰液；必要时予以吸痰，以保证呼吸道通畅。

3）根据呼吸困难程度给予吸氧，纠正缺氧状态，改善呼吸功能。

（5）减轻感知觉改变的影响。

1）提供安静、舒适的环境，空气新鲜，通风良好，有一定的保暖设施和适当的照明设备，以增加安全感。

2）用清洁的湿毛巾或湿纱布拭去眼部分泌物，如病人眼睑不能闭合，可涂金霉素、红霉素眼膏或覆盖凡士林纱布，保护角膜，防止角膜干燥而发生溃疡或结膜炎。

3）听觉是最后消失的感觉，因此护士应避免在病人周围窃窃私语，交谈时语调温和、语言清晰，也可采用触摸病人等非语言交流方式，让临终病人感到有人陪伴。

（6）观察病情变化。

1）密切观察病人的生命体征、意识状态、瞳孔、疼痛等。

2）监测心、脑、肺、肾、肝等重要脏器的功能。

3）观察治疗效果及反应。

（二）临终病人的心理变化和护理

1. 临终病人的心理变化

临终病人接近死亡时会产生复杂的心理反应和行为表现，但仍具有一定的普遍性。美国心理学家布勒·罗斯博士（Dr. Elisabeth Kubler-Ross）通过观察数百位临终病人，总结出病人从获知病情到临终整个过程，通常经历5个心理阶段，即否认期、愤怒期、协议期、忧郁期、接受期。

（1）否认期。当病人得知自己即将面临死亡，常常会说："不，一定是搞错了，不可能是我。"病人拒绝接受事实，认为是误诊，常怀着侥幸的心理四处求医以期推翻诊断。这种反应是一种心理防御机制，是为了暂时的逃避，有更多的时间来调整自己面对死亡。此期持续时间因人而异，大部分病人能很快度过，也有些病人持续否认直至死亡。

（2）愤怒期。当否认无法持续时，病人会产生愤怒怨恨和嫉妒等心理反应。病人通常会想："为什么是我？这太不公平了。"通常表现为生气、愤怒、怨恨等，而常常将愤怒的情绪向医护人员及家属等接近他的人发泄，或对医院的制度、治疗等方面表示不满，变得不合作或难以接近。

（3）协议期。当病人愤怒的心理消失后，开始接受临终的事实。为了延长生命，有些病人将许愿或做善事作为交换条件；有些病人则对以前做过的错事表示忏悔，常常表示："请让我好起来吧，我一定……"此期病人变得和善，对自己的病情抱有希望，愿意配合治疗。实际上，此期的心理反应是一种延缓死亡的乞求，是人的生命本能和生存欲望的体现。

（4）忧郁期。随着病情的进一步恶化，病人意识到协商已无法阻止死亡来临，会产生强烈的失落感，"好吧，那就是我吧"。通常表现为情绪低落、郁郁寡欢、悲伤沉默，甚至有轻生的想法。希望与亲朋好友见面，希望家人和朋友能够陪伴照顾。

（5）接受期。是临终的最后阶段。此时病人对死亡已有所准备，变得平静、安详情感减退，对外界反应冷漠。"好吧，既然是我，那就去面对吧"，开始接受即将面临死亡的事实，病人表情淡漠、喜欢独处，常处于嗜睡状态，平静等待死亡的来临。

上述5个心理反应阶段，是因人而异的，有的可以提前，有的可以推后，甚至有的可以重合，各阶段持续时间长短不同，也有的可以始终停留在否认期。总之，临终病人的心理变化十分复杂，需认真细致地观察。

2.临终病人的心理护理

（1）否认期。

1）护士应具有忠实、真诚的态度，既不要轻易揭露病人的防卫机制，也不要欺骗病人。应给予关心和支持，维持其适当的希望，耐心倾听病人的诉说，坦诚地回答病人的询问，并注意与其他医护人员及家属的言语保持一致性。

2）经常陪伴在病人身旁，注意运用非语言交流，利用倾听技巧，尽量满足病人的心理需求，能够让病人时刻感受到医务人员及家属的关怀，感觉他并没有被抛弃。

3）护士要注意运用语言沟通技巧，在与病人沟通时，耐心倾听病人的诉说。适当保持病人的希望，在交谈过程中，应注意因势利导，循循善诱，正确实施死亡教育，使其逐步面对现实。

（2）愤怒期。

1）护士应认识到病人发怒是发自内心的恐惧与绝望，不应该回避，要尽量为病人提供发泄其内心情感的环境，表达其愤怒，以宣泄内心的不快，护士应充分理解病人的痛苦，加以心理疏导和安慰。

2）密切观察病人的情绪，认真倾听病人的内心感受，允许病人发怒、抱怨同时注意预防意外事件的发生。

3）做好病人家属的思想工作，给予病人同情、理解、宽容和关爱。

（3）协议期。

1）护士应当主动给予病人适当的指导和关心，加强护理，尽可能满足病人的需求，使其更好地配合治疗，以控制症状，减轻痛苦，并加强安全防护。

2）护士不一定能观察到病人的行为，但在交谈中，应鼓励病人说出内心的感受，对病人提出的合理要求，应尽量满足。尊重病人的信仰，积极引导和教育病人，减轻病人的压力。

（4）忧郁期。

1）护士应多给予病人同情和照顾、鼓励和支持，使病人增强自信心。多陪伴病人，允许病人以不同的方式宣泄情感，如忧伤、哭泣等。

2）取得社会方面的支持，安排亲朋好友见面、探望，并尽量让家属多陪伴在其身旁。密切观察病人，注意安全，预防病人的自杀倾向。

3）创造舒适的环境，协助和鼓励病人保持自我形象与尊严。

（5）接受期。

1）加强生活护理，提高病人临终前的生活质量。

2）尊重病人，不要过多地打扰病人，尊重其选择，但要保持适度的陪伴和支持，尊重临终病人的信仰，帮助病人实现未完成的愿望。

3）给予安静、舒适的环境，减少外界干扰，使病人保持平静、安详、有尊严地离开人间。

（三）临终病人家属的护理

对临终病人家属的护理是临终关怀的重要组成部分。临终病人家属在照顾临终病人期间也会经历各种心理变化，加上经济的付出，都会对其生活、工作、学习及心理、情绪产生很大影响，所以对临终病人家属的照顾护理，对其个人、家庭乃至社会，都是十分重要和必要的。对他们给予心理安慰与护理，鼓励他们战胜心理危机，促进他们心理的健康发展，是护士的职责之一。

1. 临终病人家属的反应

（1）忧伤、悲痛。当病人家属得知亲人的病情已经治疗无望的时候，其心情会极度悲伤，有些家属能将悲痛克制于心中，并不表露出来；也有少数家属无法克制自己的感情，常常在病人面前痛哭流涕，影响病人的情绪，加重病人病情。

（2）委屈。当病人得知自己病情、面临死亡时，其家属则成为他们发泄情绪的主要对象。如果家属表现出任何对抗情绪，都会导致病人情绪改变，甚至加速病情恶化，因此家属只能忍气吞声、委曲求全，长期处于委屈、痛苦之中。

（3）忧虑与烦恼。由于亲属患病，正常的生活秩序和工作秩序被打乱，会出现诸多问题，因此家属感到难以应付，出现忧虑与烦恼情绪。

（4）悲观失望。在照料临终病人的过程中，家属由于长期陪伴和照顾，其精神、体力及经济的耗费，对病人的治疗产生失望、悲观的心理，在照顾病人时会流露出嫌弃、不耐烦的情绪。

2. 临终病人家属的护理

（1）满足家属照顾病人的需要。对家属多关心、多理解，尽量满足其对临终病人的陪伴与照顾的需求。适当为家属提供与病人单独相处的环境与时间。安排家属同主治医生交谈，使他们正确了解病人病情进展及预后。与家属共同讨论病人的身心状况，并制订相应的护理计划。

（2）鼓励家属表达感情。要积极主动与家属沟通，建立良好关系，取得家属信任。会谈时为家属提供安静、隐私的环境，家属表达自己的情感时要认真倾听，鼓励家属说出其内心的真实感受、遇到的困难，并积极解释临终病人生理、心理变化的原因，以减少家属的疑虑。

（3）指导家属对病人的生活照料。应耐心指导、解释、示范有关的护理技术，向家属讲解治疗方案及护理措施，取得家属的配合，使其在照料亲人的过程中获得心理慰藉。

（4）协助维持家庭的完整性。劝说家属在病人面前尽量控制悲伤的情绪。在医院环境中，协助家属安排日常的家庭活动，如共进晚餐、看电视、下棋等，以增进病人对家庭认知和感受，保持家庭完整性。

（5）提供对家属的生活关怀。应多关心体贴病人家属，帮助其安排陪伴期间的生活，充分调动病人的社会关系，如亲朋好友、同事、单位领导等关心家属，为家属分忧。尽量帮助其解决实际困难，做好后事的物质准备及心理准备。

【案例分析】

病情恶化对李奶奶来说是一个非常大的打击。李奶奶表现出来指责家人隐瞒、欺骗，以及不配合医护人员的治疗工作，其实就是自己无法接受癌症多处转移、无法治疗、生存时间不久的现实。作为医护人员，一方面，我们应认识到病人发怒是其内心的恐惧与绝望的外在表现，我们应该正确看待，不能回避，并尽量为病人提供发泄其内心情感的环境，以宣泄内心情绪；另一方面，做好病人家属的思想工作，让家属多理解和关爱病人。

【学习总结】

请总结临终病人的心理变化及护理要点。

（徐娜　邓武红）

项目二　死亡护理

教学计划表

授课主题		项目二　死亡护理
工作任务		任务 1　死亡教育 任务 2　尸体护理
建议学时		2 学时
教学目标	知识目标	1. 掌握脑死亡、安乐死的概念 2. 掌握死亡过程的分期 3. 掌握尸体护理的操作流程
	能力目标	1. 能说出临终关怀、濒死、脑死亡、安乐死的概念 2. 能说出死亡过程的分期 3. 能正确规范实施尸体护理
	素质目标	具有崇高的职业道德，维护病人的尊严和权利
教学重点		尸体护理的操作要点
教学难点		对丧亲者的死亡教育

任务 1　死亡教育

【案例导入】

李某，女，90 岁，入院后第 4 天，晨起医生查房发现其心电图为心室颤动心律失常，医生护士立刻给予心肺复苏术和电除颤术，经过抢救后心电图呈直线，瞳孔散大固定，血压测不出，四肢末端发绀。

李奶奶现在属于什么期？能抢救成功吗？

【知识基础】

（一）死亡的定义

死亡是个体生命活动和新陈代谢不可逆的终止。

临床上，当病人呼吸、心跳停止，瞳孔散大而固定，所有反射都消失，心电波平直，即可宣布死亡。随着医学科学的发展，特别是心肺复苏技术与心内注射药物的应用，据有关临床资料显示，只要大脑功能保持着完整性，一切生命活动都有可能完全恢复。1967年人类历史上第一例心脏移植手术在南非获得成功，一颗衰亡的心脏可被另一颗强壮健康的心脏替换，这就意味着心死不等于人死。因此，传统的死亡标准被摒弃，医学界人士提出新的较为客观的判断标准，这就是脑死亡标准。

1968年，在世界第22次医学大会上，美国哈佛医学院特设委员会提出了新的死亡概念，即脑死亡，又称全脑死亡，即包括大脑、中脑、小脑和脑干的不可逆转的停止，是生命活动结束的象征。将"脑功能不可逆性丧失"，作为新的死亡标准，并制定了世界上第一个脑死亡诊断标准：无感受性和反应性；无运动、无呼吸；无反射；脑电波平坦。

凡符合以上标准，并在24 h内反复测试，多次检查，结果无变化，即可宣告死亡。但需排除体温过低（< 32.2℃）或刚使用过中枢神经系统抑制剂这两种情况，方可做出脑死亡的诊断。

（二）死亡过程的分期

死亡不是生命的骤然结束，而是一个逐渐进展、从量变到质变的过程。一般分为三个阶段：濒死期、临床死亡期、生物学死亡期。

1. 濒死期

濒死期又称临终期，各种迹象显示生命即将终结。此期机体的重要器官功能发生严重紊乱和衰竭，中枢神经系统脑干以上部位的功能处于深度抑制状态。主要表现为意识模糊或者丧失，各种反射减弱或消失，肌张力减退或消失，心跳减弱，血压下降，呼吸微弱，可出现潮式呼吸或间断呼吸、大小便失禁、感觉消失等。

濒死期的持续时间可因病人机体状况及死亡原因不同而异。青壮年、慢性病病人的濒死期一般较老年人、急性病病人的濒死期长。濒死期生命仍处于可逆阶段，若得到及时有效的抢救，生命仍可复苏；反之将进入临床死亡期。但猝死、严重的颅脑损伤等病人可直接进入临床死亡期。

2. 临床死亡期

临床死亡期又称躯体死亡期或个体死亡期。此期中枢神经系统的抑制过程已由大脑皮质扩散至皮质以下部位，延髓处于极度抑制状态，临床表现为心跳呼吸完全停止，瞳孔散大，各种反射消失，但各种组织细胞仍有短暂而微弱的代谢活动，持续时间很短，一般为5~6 min，若得到及时有效的抢救，生命仍有可能复苏。若超过这个时间，大脑将发生不可逆的变化。但临床大量资料显示，在低温条件下，临床死亡期可延长到1 h或更久。

3. 生物学死亡期

生物学死亡期又称"全脑死亡""细胞死亡"，是指全身器官组织细胞生命活动停止，是死亡过程的最后阶段。此期整个中枢神经系统及机体各个器官的新陈代谢相继停止，出现不可逆的变化，整个机体已无任何复苏的可能。随着此期的进展，相继出现尸冷、尸斑、尸僵及尸体腐败等现象。

（1）尸冷。死亡后因体内产热停止，散热继续，尸体温度逐渐下降，称尸冷，是死亡后最先发生的尸体现象。死亡后尸体温度的下降有一定规律，一般情况下死后的10 h内大约每小时下降1℃，10 h以后每小时下降0.5℃，经过24 h左右，尸温降至与环境温度基本相同。测量尸温常以直肠温度为标准。

（2）尸斑。死亡后由于血液循环停止及地心引力的缘故，血液向身体的最低部位坠积，皮肤呈现暗红色斑块或条纹状，称尸斑。一般尸斑的出现时间是死亡后2～4 h，经过12～14 h发展至高峰，24～36 h固定并不再转移，一直持续到尸体腐败。尸斑最易出现在尸体最低部位，因此，病人死亡后应采取仰卧位，头部垫一软枕，以防尸斑出现在面部。

（3）尸僵。尸体肌肉僵硬，关节固定称尸僵。其主要形成机制是三磷酸腺苷（ATP）学说，即死后肌肉中ATP不断分解而不能再合成，致使肌肉收缩、尸体变硬。尸僵一般在死后1～3 h开始出现，4～6 h扩展至全身，12～16 h发展至高峰，24 h后尸僵开始减弱，肌肉逐渐变软，称尸僵缓解，将从小块肌肉开始，表现为先由咬肌、颈肌开始，向下至躯干、上肢和下肢。

（4）尸体腐败。死亡后机体组织的蛋白质、脂肪和碳水化合物因腐败细菌作用而分解的过程称尸体腐败。一般在死亡后24 h出现，常见的表现有尸臭、尸绿等，先从右下腹出现，逐渐扩展至全腹，最后波及全身。

（三）安乐死

安乐死一词的英文为"euthanasia"，希腊文原意是"无痛苦的、幸福的死亡"。医学伦理学认为，安乐死是指医务人员因濒死病人或其家属的自愿请求，通过作为或不作为消除病人的痛苦或舒缓痛苦的时间，使其安详地度过死亡阶段，结束生命，它包含两层含义：一是无痛苦的死亡，安然的去世；二是无痛致死术，即为结束病人的痛苦而采取致死的措施。

关于安乐死合法化的问题，在法学界、司法界、医学界是一个争论不休的问题，各国持有不同态度。2001年4月1日，荷兰通过"安乐死法案"，成为世界上第一个安乐死合法化的国家。比利时议会于2002年5月16日通过法案，允许医生在特殊情况下对病人实施安乐死，从而成为继荷兰之后第二个安乐死合法化的国家。法国、德国、奥地利、丹麦、匈牙利、挪威、瑞典、斯洛伐克、西班牙和瑞士等10国，允许"被动安乐死"，即只允许终止为延续个人生命而治疗的做法。英国、意大利及葡萄牙等国对这个问题仍存在争议；希腊和波兰等国则禁止安乐死。在我国，由于安乐死涉及伦理、道德及法律等诸多方面问题，至今尚未立法。而事实上，在法律上接受并承认安乐死的国家，其安乐死标准和范围也是不易确定的。

（四）死亡教育

1. 死亡教育的发展概况

美国是最早在大学课程中开设死亡教育的国家之一。美国学者埃里欧特（T.S.Elliot）在 1955 年提出死亡教育与性教育同等重要的观点，并于 1959 年在美国南加州大学医学院开设全美首个死亡学课程。

与西方国家相比，中国的死亡教育虽然起步较晚但发展比较迅速。在中国，现代死亡教育从 20 世纪 80 年代兴起。1988 年 7 月在天津医学院成立了国内首家临终关怀研究机构，并于 1996 年在昆明召开了以死亡教育为主题的全国性学术会议。此后许多关于死亡教育、死亡学的论文、著作、译著相继问世。国内一些大学也相继开设了死亡教育的课程或举行专题讲座，许多医学院校的伦理学课程中也都加入了安乐死和死亡道德的部分。

2. 死亡态度的类型

在接近死亡时，临终病人对待生死的问题往往有矛盾心理，即在要求加速死亡的同时，还表现出强烈的求生欲望，因此临终病人对待死亡的态度可分为以下几种类型。

（1）乐观开朗型。病人认为既然死是不可避免的结局，那么在死亡的恐惧中是不可取的，人生不是以存活时间的长短论好坏，而是以生命质量论高低。

（2）死亡逃避型。是指人们尽可能地回避与死亡相关的事物，尽量不去思考死亡和讨论死亡。

（3）寻求解脱型。病人已经认识到，死亡迟早都会降临，生活中的苦难要大于死亡的痛苦，因此，病人能平静地面对死亡，甚至主动选择结束生命。

（4）悲观恐惧型。病人极其害怕死亡，担心死亡会夺走他们的生命，夺走他们美好的生活，这是一种悲观的对待死亡的态度。

（5）顺从接受型。病人认为死亡不是一种痛苦，更不是人生的悲剧，因此，常常能以平和的心态迎接死亡的到来。

3. 死亡教育的意义

死亡是任何人都不可避免的，现实是不以人的意志为转移的客观规律。死亡教育的意义就是帮助人们认识、把握有关死亡与濒死的客观规律，从而树立科学的死亡观。

（1）有利于树立正确的人生观和价值观。死亡观的形成和发展对人生观的确立具有重大的影响，死亡观确立的重要影响因素是死亡教育，死亡教育表面上是在讨论死亡，其实是在探讨人生，阐述生命的意义。

（2）有利于提高社会成员生活质量。死亡教育可以使人们正确认识死亡与濒死，珍惜生命，乐观对待人生，死亡教育还可以引导人们对死亡的本质做深层次的思考，进而追求人生的意义。

（3）有利于临终关怀工作的开展和普及。死亡教育可以减轻临终病人的恐惧和焦虑，帮助病人平静地接受死亡。此外，还可以提高临终关怀工作人员的整体素质。

4．死亡教育的内容

（1）对死亡本质的认识。包括从哲学、医学、法律、经济学、伦理学、宗教、文化、社会学、心理学等角度认识死亡。

（2）人类对死亡的态度。包括不同年龄段、不同文化背景及环境、临终病人及家属对死亡的态度。

（3）对死亡的调适处理。包括死亡的准备、接受死亡、与临终病人家属的沟通、对不同临终病人及家属的辅导技巧、语言在降低死亡恐惧上的作用、家属居丧期的调适、尸体处理方式、殡葬方式的选择、自杀防范等。

（4）与死亡相关的知识。包括当代社会死亡的特点、当代临终关怀的发展、与死亡有关的法律、器官移植和捐赠、社会服务机构介绍等。

（五）死亡后丧亲者的护理

死亡是人生的一种自然规律，任何人都是不可避免的。死亡后的护理是对死者生前护理的延续，不仅是对死者人格的尊重，也是对死者家属心灵的安慰，同时也是人道主义精神和护理职业道德的体现。

1．丧亲者的心理反应

1964年，安格乐（Engel）提出了悲伤过程的6个阶段。

（1）冲击与怀疑期。本阶段的特点是拒绝接受丧亲，感觉麻木，否认，暂时拒绝接受死亡事件。让丧亲者有充分的时间加以调整。此期在意外死亡事件中表现得最为明显。

（2）逐渐承认期。意识到亲人确已死亡，于是出现空虚、发怒、自责和哭泣等痛苦表现，此期典型特征是哭泣。

（3）恢复常态期。家属带着悲痛的心情着手处理死者的后事，准备丧礼。

（4）克服失落感期。此期是设法克服痛苦的空虚感，但仍不能以新人代替逝去的、可依赖的人，常常回忆过去的事情。

（5）理想化期。此期死者家属产生想象，认为逝去的人是完美的，为过去对已故者不好的行为感到自责。

（6）恢复期。此阶段机体的大部分功能恢复，但哀伤的感觉不能简单消失，常忆起逝者。恢复的速度受所逝去人的重要性、对自己的支持程度、原有的悲哀体验等因素的影响。

据观察，丧亲者经历上述6个阶段需要1年左右的时间，但丧偶者可能要经历2年或更久的时间。

2．丧亲者居丧期的护理

（1）做好尸体护理。体现对死者的尊重，对家属心灵上的安慰。

（2）心理疏导。对家属来说是悲哀的延续，护士应理解和同情他们，尽量陪伴、聆听、抚慰他们。哭泣是死者家属最常见的情感表达方式，是一种很好的疏解内心忧伤情绪的途径。对家属的大声哭喊不要训斥，护士应认真倾听其诉说，鼓励家属宣泄感情。

（3）尽量满足丧亲者的需要。丧亲是人生中最痛苦的经历，护理人员应尽量满足丧亲者的需求。无法做到的要善言相劝、耐心解释，以取得其谅解与合作。安慰家属面对现实，使其意识到安排好未来的工作和生活是对亲人最好的悼念。

（4）对丧亲者随访。对死者家属要进行追踪式服务和照护，一般临终关怀机构可以通过信件、电话等方式对死者家属进行追踪随访，以保证死者家属能够获得来自医务人员的持续性关爱和支持。

【案例分析】

根据临床表现和心电图检查，李奶奶处于临床死亡期。该期临床表现为心跳呼吸完全停止，瞳孔散大，各种反射消失，但各种组织细胞仍有短暂而微弱的代谢活动，持续时间很短，一般为 5~6 min，若得到及时有效的抢救，生命仍有可能复苏，案例中李奶奶若经过及时合理的抢救仍有复苏可能。而脑死亡是指全身器官组织细胞生命活动停止，是死亡过程的最后阶段。此期整个中枢神经系统及机体各个器官的新陈代谢相继停止，出现不可逆的变化，整个机体已无任何复苏的可能。

（徐娜　方安帅）

任务 2　尸体护理

【案例导入】

经过医务人员的全力抢救，李奶奶仍然死亡。经过护士的心理疏导，家属逐渐接受了李奶奶去世的事实，并希望护士最后能够做好死者的尸体护理，让老人有尊严地离开。

护士如何做好尸体护理？

【知识基础】

死亡是人生的一种自然规律，任何人都是不可避免的。死亡后护理是对死者生前护理的延续，不仅是对死者人格的尊重，也是对死者家属心灵的安慰，同时也是人道主义精神和护理职业道德的体现。死后护理包括死亡者的尸体护理和丧亲者的护理。

尸体护理是对临终病人实施整体护理的延续，也是临终关怀的重要内容之一。尸体护理应在确认病人已经死亡，医生开具死亡诊断书后尽快进行，避免造成对其他病人的不良影响。在尸体护理过程中，护士应尊重病人的信仰和民族习惯，以唯物主义死亡观和严肃认真的态度尽心尽责地进行尸体护理工作，同时做好死者家属的心理疏导和支持工作。

（一）目的

（1）做尸体清洁，维持良好的外观，使其易于辨认。

（2）使家属得到心灵上的安慰，减轻悲痛。

（3）尊重死者。

（二）操作程序

1．评估

（1）病人的诊断、治疗、抢救过程、死亡原因及时间。

（2）尸体清洁程度、有无伤口、引流管等。

（3）病人的遗愿、民族习惯及宗教信仰。

（4）死者家属对死亡的态度与合作程度。

2．计划

（1）护士准备。着装整洁，修剪指甲，洗手，戴口罩，戴手套。

（2）用物准备。

①治疗车上层。血管钳、绷带、非脱脂棉花、剪刀、梳子、松节油、衣裤、尸单（或尸袋）、尸体识别卡 3 张（图 6-2-2-1）；擦洗用物，手消毒液。有伤口者需备换药敷料、胶布；必要时备隔离衣和手套。

姓名 _____	住院号 _____	年龄 _____	性别 _____
病室 _____	床号 _____	籍贯 _____	诊断 _____
住址 _____			
死亡时间 _____ 年 _____ 月 _____ 日 _____ 时 _____ 分			
		护士签名 _____	
		_____ 医院	

图 6-2-2-1　尸体识别卡

②治疗车下层。医用垃圾桶，生活垃圾桶。

（3）环境准备。安静、肃穆，安排单独房间或用床旁围帘、屏风遮挡。

3．实施

见表 6-2-2-1。

表 6-2-2-1　尸体护理

操作流程	操作步骤	要点说明
1. 备齐用物	填写尸体识别卡，携用物至床旁，屏风或围帘遮挡	● 物品要备齐全，注意维护死者隐私，减少对其他病人的影响
2. 劝慰家属	节哀保重，请其暂时离开病室	● 若家属不在，应尽快通知家属来院
3. 撤去治疗	撤去一切治疗用物，去除尸体身上的各种导管（如输液管、氧气管、导尿管、皮管等），移除呼吸机、除颤仪等抢救仪器	● 便于尸体护理，防止受压、皮肤破损
4. 安置体位	使尸体仰卧，头下置一枕头，双臂放于身体两侧，留一大单遮盖尸体	● 防止面部淤血变色，保护死者隐私
5. 整理遗容	清洗面部，如有义齿者代为装上，协助闭合口、眼	● 装上义齿可避免脸型改变，使脸部稍显丰满 ● 口、眼闭合维持尸体外观，符合习俗
6. 堵塞孔道	用血管钳夹棉花塞于口、鼻、耳、肛门、阴道等孔道	● 防止液体外溢，棉花勿外露
7. 清洁尸体	脱去衣裤，依次擦洗上肢、胸、腹、背及下肢，用松节油擦净胶布痕迹	● 保持身体清洁，无渗液，维持良好尸体外观 ● 有伤口者更换敷料 ● 有引流管应拔出后缝合创口或用蝶形胶布封闭，再用纱布盖上包扎好
8. 包裹尸体	为死者穿上衣裤，将第 1 张尸体识别卡系在尸体右手腕部，用尸单包裹尸体，在胸部、腰部、踝部用绷带固定，将第 2 张尸体识别卡系在尸体腰前的尸单上，也可将尸体放入尸袋中	● 便于尸体的运送与识别
9. 运送尸体	将尸体运送太平间或殡仪馆，置于停尸屉内，将第 3 张尸体识别卡系于停尸屉外面	● 便于尸体认领
10. 处理文件	洗手、整理病历（有关医疗文件的处理方法同出院病人）按出院手续办理结账	● 体温单上记录死亡时间 ● 注销各种执行单。完整的出院护理记录，具有提供法律依据的作用
11. 移交遗物	清理病人遗物交给家属	● 若家属不在，应由两人清点，将物品列出清单，交给护士长保管
12. 整理用物	清洁、消毒死者用过的一切物品，处理病人床单位	● 非传染病病人按一般出院病人处理，传染病病人按传染病病人终末消毒处理

4. 评价

（1）包裹后的尸体清洁，外观良好，便于辨认。

（2）护士操作正确、规范，3 张尸体识别卡放置正确。

（3）护士态度严肃、认真，家属表示满意。

（三）注意事项

（1）必须由医生开出死亡通知，并征得家属同意后，护士方能进行尸体护理。

（2）向死者家属解释时，应具有同情心和爱心，语言、动作要体现对死者、死者家属的关心和体贴。

（3）病人死亡后应及时进行尸体护理，以防僵硬。用屏风遮挡尸体，以保护死者的隐私及避免影响其他病人的情绪。

（4）尸体护理时，护士应态度严肃认真，尊重死者，满足家属合理要求。

（5）传染病人的尸体，应按隔离原则使用消毒液擦洗，并采取消毒液浸泡的棉球填塞各孔道；用消毒液浸泡的尸单包裹后，装入不透水的袋中，并做出传染标识。

【学习总结】

请总结尸体护理的操作流程。

（徐娜　方安帅）

项目三　出院护理

教学计划表

授课主题		项目三　出院护理
工作任务		任务 1　出院护理
建议学时		2 学时
教学目标	知识目标	1. 掌握出院护理的工作内容 2. 掌握终末消毒的内容
	能力目标	1. 能正确实施出院护理 2. 能正确实施终末消毒
	素质目标	1. 具有严谨求实的工作态度 2. 对病人关心体贴，确保安全
教学重点		出院护理的内容
教学难点		终末消毒

任务 1　出院护理

【案例导入】

刘某，男，70 岁，患冠心病 12 年，近期频发心绞痛入住心内科。经过治疗病情稳定，医生开具出院医嘱。

护士接到出院医嘱应为病人做哪些工作？

【知识基础】

出院护理是指病人出院时，护理人员对病人进行的一系列护理工作。出院护理的目的包括：对病人进行出院指导，协助其尽快恢复社会功能，并能遵医嘱按时接受治疗或定期复查；指导病人办理出院手续；对病室及用物进行终末护理，准备迎接新病人。

（一）出院前的护理

1. 通知病人及家属

医生根据病人康复情况，确定出院日期并开具出院医嘱。护士应根据出院医嘱，提前通知病人家属并协助其做好出院护理准备。如疾病未痊愈仍需住院治疗，但病人或家属因个人、经济等因素要求出院，需填写"自动出院"字据，然后由医生开出"自动出院"的医嘱。根据病人的病情，需转往其他医院继续诊治的，医生开具出院医嘱，需告知病人及家属进行转院。

2．评估病人身心需要

出院前，护士应对病人的身心状况进行评估，以便针对病人的康复情况给予适当的健康教育，护士应认真观察病人的情绪变化和生理需求，特别是对病情无明显好转、转院、自动离院的病人，进行有针对性的安慰和鼓励，增强其康复信心，以减少离开医院后所产生的恐惧与焦虑。

3．出院指导

护士应根据病人康复的情况，进行恰当、适时的健康教育，指导病人出院后的注意事项，如饮食、卫生、治疗、功能锻炼和定期复查等，必要时间为病人或家属提供书面材料，协助病人建立维护和增进自我健康的意识。提高病人自我护理的能力。

4．征求意见

在病人离开医院时，征求病人及其家属对医疗、护理等各项工作的意见和建议，以便不断完善医院管理，改进工作方法，提高医疗护理质量。

（二）出院当日护理

1．执行出院医嘱

（1）停止一切医嘱。用红色笔在各种执行单（服药单、注射单、治疗单、饮食单等）或有关表格单上写"出院"字样，注明日期并签名。

（2）填写出院通知单。通知病人或家属到出院处结账、办理出院手续。

（3）用红色笔在体温40～42℃之间的相应时间栏内纵向填写出院时间。

（4）撤去诊断卡和床头尾卡。

（5）填写出院登记本。

（6）病人出院后需继续服药时，护士凭医嘱处方从药房领取药物，交给病人或家属带回，并指导用药方法和注意事项。

2．填写出院护理评估单

病人出院时，护士应按照护理程序的步骤，填写病人的出院护理记录单和各项评估单。

3．护送病人出院

协助病人或家属办理出院手续后，护士收到住院处签发的出院通知单，应协助病人整理用物，归还病人所寄存的物品，收回住院期间借用的物品，并消毒处理。根据病人病情选用轮椅、平车护送病人出院。

（三）出院后的护理

1．整理出院病案

病人办好出院手续后，护士应按有关要求整理病历，交病案室保存。出院病案排列顺序：住院病案首页、住院证出院或死亡记录、入院记录、病史及体格检查、病程记录、会诊记录、各种检验和检查报告单、知情同意书、特别护理记录单、医嘱单、体温单。

2. 用物终末处理

护士应等病人离开病室后，方可进行用物及病室终末处理，以免给病人造成心理上的不舒适。

（1）撤去床上的污被服，放入污衣袋，根据病种进行清洗和消毒。

（2）床垫、床褥、棉胎、枕芯用紫外线照射消毒，也可在日光下暴晒6 h。

（3）病床、床旁桌椅与地面用消毒溶液擦拭。非一次性面盆、痰杯、便盆等用消毒液浸泡。

3. 病室终末处理

（1）病室开窗通风，进行空气消毒。

（2）传染病病人的床单位及病室，均按传染病终末消毒法进行处理。

（3）铺好备用床，准备迎接新病人。

【案例分析】

该病人通过住院期间规范治疗达到出院指征。护士接到出院医嘱后应该第一时间通知病人家属，做好家属时间安排。出院前护士应该做好出院带药指导、后续康复锻炼、指导疾病等相关健康教育等工作。同时完善护理文书，做好床单位的终末消毒工作。

【学习总结】

请总结病人出院护理的流程。

（徐娜　方安帅）